胃肠外科手术系膜解剖原理
基础和临床应用

Mesenteric Principles of Gastrointestinal Surgery
Basic and Applied Science

原　著　J. Calvin Coffey（爱尔兰利默里克大学外科学系）
　　　　Ian Lavery（美国俄亥俄州克利夫兰医院结直肠外科）
　　　　Rishabh Sehgal（爱尔兰利默里克大学外科学系）

插　图　Dara Walsh（爱尔兰利默里克大学医学院）

主　译　邹瞭南　郑蓓诗

主　审　万　进　谭志健

副主译　董　琳　王　伟　何军明

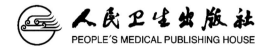

人民卫生出版社
PEOPLE'S MEDICAL PUBLISHING HOUSE

Mesenteric Principles of Gastrointestinal Surgery：Basic and Applied Science/by J. Calvin Coffey，Ian Lavery and Rishabh Sehgal
ISBN：978-1-4987-1122-7

图书在版编目（CIP）数据

胃肠外科手术系膜解剖原理：基础和临床应用/
（爱尔兰）J. 卡尔文·科菲（J. Calvin Coffey）原著；
邹瞭南，郑蓓诗主译. —北京：人民卫生出版社，2020
ISBN 978-7-117-29417-1

Ⅰ.①胃⋯　Ⅱ.①J⋯ ②邹⋯ ③郑⋯　Ⅲ.①胃肠病
-外科手术-人体解剖学　Ⅳ.①R656

中国版本图书馆 CIP 数据核字（2019）第 281719 号

| 人卫智网 | www.ipmph.com | 医学教育、学术、考试、健康，购书智慧智能综合服务平台 |
| 人卫官网 | www.pmph.com | 人卫官方资讯发布平台 |

版权所有，侵权必究！

图字：01-2017-6548

胃肠外科手术系膜解剖原理：基础和临床应用

主　　译：邹瞭南　郑蓓诗
出版发行：人民卫生出版社（中继线 010-59780011）
地　　址：北京市朝阳区潘家园南里 19 号
邮　　编：100021
E - mail：pmph @ pmph.com
购书热线：010-59787592　010-59787584　010-65264830
印　　刷：北京盛通印刷股份有限公司
经　　销：新华书店
开　　本：889×1194　1/16　　印张：21
字　　数：680 千字
版　　次：2020 年 3 月第 1 版　2023 年 2 月第 1 版第 4 次印刷
标准书号：ISBN 978-7-117-29417-1
定　　价：218.00 元
打击盗版举报电话：010-59787491　E-mail：WQ @ pmph.com
质量问题联系电话：010-59787234　E-mail：zhiliang @ pmph.com

主译

邹瞭南（广东省中医院）
郑蓓诗（Nassua University Medical Center，NY，USA）

主审

万　进（广东省中医院）
谭志健（广东省中医院）

副主译

董　琳（上海理工大学外语学院）
王　伟（广东省中医院）
何军明（广东省中医院）

译者名单（按姓氏笔画排序）

刁德昌（广东省中医院）
于向阳（天津南开医院）
马伟杰（广东省中医院）
王　琦（University of Iowa college of medicine，USA）
王　磊（中山大学附属第六医院）
王玉颖（广东省中医院）
王绍臣（杭州师范大学附属医院）
方传发（赣州市人民医院）
卢新泉（广东省中医院）
卢震海（中山大学附属肿瘤医院）
叶雅静（温州医科大学）
叶善翱（广东省中医院）
田倩倩（广东省中医院）
华赟鹏（中山大学附属第一医院）
刘　正［中国医学科学院肿瘤医院（中国国家癌症中心）］
刘　晨（广东省中医院）
刘　骞［中国医学科学院肿瘤医院（中国国家癌症中心）］

汤坚强（北京大学第一医院）
李旺林（广州市第一人民医院）
李洪明（广东省中医院）
杨向东（成都肛肠专科医院）
吴文江（广州中医药大学附属深圳医院）
何耀彬（广东省中医院）
汪　挺（《中华胃肠外科杂志》编辑部）
张　宏（中国医科大学附属盛京医院）
张恩欣（广州中医药大学附属深圳医院）
陈创奇（中山大学附属第一医院）
陈国滨（广东省中医院）
易小江（广东省中医院）
罗立杰（广东省中医院）
郑燕生（广东省中医院）
练　磊（中山大学附属第六医院）
胡亚琦（Children's hospital of Pittsburgh，USA）
钟小生（广东省中医院）
姚一博（上海中医药大学附属龙华医院）
贺　平（成都肛肠专科医院）
敖雪仁（广州中医药大学第三附属医院）
夏来阳（赣州市人民医院）
龚文敬（成都中医药大学附属广安医院）
彭　慧（中山大学附属第六医院）
董青军（上海中医药大学附属龙华医院）
曾祥福（赣南医学院第一附属医院）
蔡世荣（中山大学附属第一医院）
谭　敏（中山大学附属第一医院）
谭康联（广东省中医院）
熊文俊（广东省中医院）
黎国伟（广东省中医院）
潘宗豪（温州医科大学）
戴伟刚（中山大学附属第一医院）
魏　炜（Carilion New River Valley Center，Virginia Tech Carilion School of Medicine，USA）
Kuangda Shan（University of Iowa carver college of medicine，USA）
Nancy Ha（University of Iowa carver college of medicine，USA）

早在 19 世纪末，维也纳著名的解剖学专家 Carl Florian Toldt 就发现在肠系膜与后腹膜之间存在一层很薄的、有时呈蜂窝状的结缔组织，也就是现在公认的"Toldt 筋膜"。Toldt 筋膜对于结直肠手术的安全性具有非常重要的指导意义。沿着 Toldt 筋膜这一平面进行分离，有三大优势：一是出血少，手术视野更清楚，二是可以避免损伤后腹膜的输尿管、生殖血管等，三是可以达到真正意义上的完整的肠系膜切除，这在结直肠癌根治性肠系膜切除术中显得尤其重要。

传统的观念认为人类的肠系膜是不连续的，左、右结肠系膜在成人体中大部分已缺失。但是随着对肠系膜研究的深入，越来越多研究表明肠系膜是连续的。肠系膜由肠系膜上动脉根部开始向外延伸，呈扇形展开，覆盖的范围包括十二指肠空肠曲一直到直肠肛管交界处的肠管。这一理念的更新，对于结直肠手术具有非常重要的指导意义。由爱尔兰的 J. Calvin Coffey 教授、Rishabh Sehgal 教授和美国克利夫兰的 Ian Lavery 教授主编的《胃肠外科手术系膜解剖原理：基础和临床应用》应运而生，符合现代医学发展的需要，为推动以肠系膜为基础的肠道手术的发展做出了非常重要的贡献。

这本专著分为两大部分，第一部分主要是阐述了肠系膜的基础理论，包括解剖学、胚胎发育学、组织学、生理学、病理学、影像学等方面的基础理论与概念，尤其是对解剖结构进行了详细的描述，为进一步阐明该理论在结直肠手术和小肠手术中的应用奠定了坚实的基础。第二部分主要是介绍如何将肠系膜理论运用到实际的手术操作中，包括患者手术体位的选择、手术视野的暴露、手术平面的选择、助手的配合、开放手术和腹腔镜手术或达芬奇手术的对比、特殊情况下的处理方案等等，编者对这些内容进行了详尽介绍，展示了极其丰富的手术经验。

除了在内容方面丰富多彩之外，该专著在图谱的展示方面也颇具亮点。为了能让读者更加系统、更加直观地认识和理解肠系膜的连续性，这本专著采用了多种教学图谱结合的方法，包括 3D 图谱，开放手术、腹腔镜手术和机器人手术图谱，还有影像学图谱。其中一大亮点是采用了 3D 图谱教学模式。编者提前将 3D 图谱储存在网络上，读者只需要通过简单地扫描书上的二维码，就能直接访问相应的 3D 图谱，并且可以进行放大、缩小、旋转等操作。这比传统的 2D 平面图谱更有优势，更有利于读者全方位地理解相应的解剖学结构。

该专著的原版是英文版，为了方便来自中国的同道的阅读和理解，广东省中医院的万进教授和邹瞭南教授团队主持、翻译了这部专著。可以预见的是，该专著的出版，将有力地推动我国结直肠手术的标准化和国际化进程。无论是对于从事胃肠肿瘤研究的年轻的外科医生，还是对于经验丰富的高年资外科专家，相信都能通过阅读本专著有所收获。最后，衷心希望本书的出版能对我国结直肠手术的标准化和国际化起到促进作用，造福广大患者。

中山医科大学附属第一医院胃肠外科

何裕隆

2019 年 6 月

系膜解剖与膜解剖的关系

《胃肠外科手术系膜解剖原理：基础和临床应用》（*Mesenteric Principles Of Gastrointestinal Surgery：Basic and Applied Science*）一书，是膜解剖领域里的重要文献，其原作者 Coffey 教授是我的老朋友。2017 年 12 月 2 日，受 D'Ugo 教授的邀请，我在意大利罗马教皇医院为"意大利结直肠外科大会"做膜解剖下腔镜右半结肠癌根治术（D3+CME）的现场手术演示，Dr.Coffey 为我们的手术做了以"Membrane Anatomy"（膜解剖）为题的开幕式演讲，因而建立了很好的友谊。这次受翻译者万进教授、邹瞭南教授委托，为该书中译本作序，实在高兴，并借此机会，谈谈系膜解剖与膜解剖的关系。

Coffey 教授和他的同事历时 4 年，提出了"肠系膜不是一个碎片化的复杂结构，而是一个从十二指肠空肠曲直到直肠肛门连接处连续完整的器官"等观点，形成了"系膜解剖"的理论，给读者耳目一新的感觉，为结直肠肿瘤外科手术提供了坚实的解剖学基础。

系膜解剖，是系统解剖角度的解剖学认识，而膜解剖是外科（局部）解剖角度的解剖学认识。膜解剖是指广义的系膜与系膜床的解剖，包括了系膜、系膜床和两者间的层面。由此可见，层面、系膜，都是膜解剖的组成部分。而且，广义的系膜，突破了传统系膜印象中"扇形、游离"的束缚，而紧扣系膜的定义：包绕着器官及其血管，悬挂于体后壁，即为广义的系膜。据此定义，我们对胃系膜进行了证明，胃系膜恰恰不是"扇形、游离"的。此外，膜解剖强调了系膜床的存在，而区别于传统的系膜解剖。膜解剖不仅仅指解剖设置（结构），更揭示了其中的"生命事件"（功能）。系膜内移行的肿瘤"第五转移"，表明了系膜是一个"转移通道"，而系膜壁则是这个通道与外界的屏障，不认识这个通道，打破这个屏障，将导致其内癌细胞泄漏出来，降低外科治疗的肿瘤学效果。因此，系膜内"生命事件"（功能）的认识是膜解剖的重要特征。由此可见，系膜本无多大意义，而系膜之系膜床、系膜内的第五转移、系膜破损后的癌泄漏，赋予了系膜不可忽视的意义，并具有普遍性，千姿百态的系膜更使这个领域吸引了众多外科医生们的目光。

在此，我热忱地向大家推荐这本书，希望我们一起拓展膜解剖的领域。

华中科技大学同济医学院附属同济医院

胃肠肿瘤研究所

龚建平

2019 年 4 月

译者序

2016 年,我在英国 St. Marks Hospital 访学时,有幸得到本书作者 J. Calvin Coffey 教授的邀请,前往利默里克大学医院,为他及其外科同行介绍尾侧入路法在右半结肠癌根治术中的运用,并参观作者在默里克大学医学院的解剖实验室。J. Calvin Coffey 教授非常认同尾侧入路法,认为此法是系膜解剖理论很好的临床实践。J. Calvin Coffey 教授是一位热衷于系膜解剖理论和临床实践的外科专家,他的办公室和解剖室的墙上到处挂满了胃、结直肠三维系膜解剖彩图,令人叹为观止。

作为医学交流,J. Calvin Coffey 教授也很认真地向我讲述了他的系膜解剖理论,并低调地介绍了他当时准备完稿的 Mesenteric Principles of Gastrointestinal Surgery: Basic and Applied Science 一书,书是英文原著,因此当时没来得及细读。直到回国后认真拜读,我才惊喜地发现本书价值极高,其中很多观点与胃肠外科临床手术实践非常吻合,让我有种找到远年知音之感。更让我佩服的是 J. Calvin Coffey 教授在系膜解剖理论上有许多新的突破,如创造性地提出肠系膜不是一个碎片化的复杂结构,而是一个连续旋转的完整器官,从而重新定义了作为独立解剖器官的肠系膜;J. Calvin Coffey 教授对系膜结构在炎性肠病的病理生理方面的再认识等,都给我耳目一新的感觉。

我当时提出的尾侧入路法在国内也有不少专家质疑,因此,为了让国内读者更好地理解系膜解剖原理与实践,加强国内外业界的沟通与交流,我决定将本书翻译成中文。J. Calvin Coffey 教授得知后非常热情,亲自帮我处理好版权及出版方面的问题,让我可以安心地翻译本书。

对我而言,由于知识储备不足,又没有经验,对翻译的难度也估计不足,平时工作又琐碎繁忙,翻译这本外国专著真是难事!记得梁实秋老先生说过:"若要一天不得安,请客;若要一年不得安,盖房。"我想,若要两三年不得安,肯定是译书。本书虽经同事朋友们的初译,但全书审修工作更为艰难,更为揪心。午夜挑灯,凌晨奋起,是译作常态;字斟句酌,龟速徘徊,更是家常便饭。

所幸在艰难时刻,得到了英文专业人士上海理工大学的董琳教授和在美国参加外科培训的郑蓓诗医生的鼎力相助,以及万进教授、谭志健教授的精心指导,稿件一审再审,一改再改,得以逐步精进,现在终于完稿,进入出版阶段。本书的翻译和出版还得到了其他很多朋友的无私相助,这些朋友无法在此一一署名,我谨在此向所有为本书翻译和顺利出版提供过帮助的朋友们表达最诚挚的感谢!

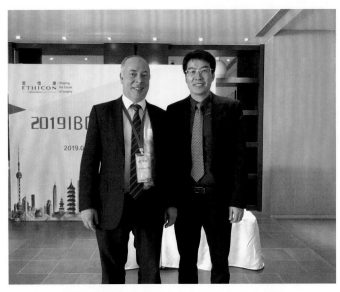

主译邹瞭南与原著作者 J. Calvin Coffey 合影

邹瞭南于广州
2019 年 4 月

近年来，我们对肠系膜的认识有了迅速且显著的提升。肠系膜现在已被定义为一个器官，它可以保持腹腔内消化器官位于恰当位置并与整个身体一致。

肠系膜在生命的各个阶段都具有至关重要的功能。比如说，在胚胎发育期，它是肝脏、脾脏、胰腺和肠道的孵化器，而在接下来的阶段，肠系膜、消化系统和整个身体之间的连续性使这种关系得以继续维持。肠道和肠系膜之间相延续的结缔组织是这种连续性的一个很好的例子。

虽然这些发现都是来自于最近的观察，但却具有极其深远的意义。其中最重要的就是对肠系膜形状的清楚描述，这意味着我们能够系统地（即科学地）学习肠系膜解剖原理。

临床和科研队伍对肠系膜的研究才刚刚起步。

要对肠系膜进行研究，就很有必要建立一个交流和解决临床和科研问题的平台。在这种背景下，《胃肠外科手术系膜解剖原理：基础和临床应用》一书应需而生。这本书总结了关于肠系膜的最新知识，并提供了在临床上解剖健康和疾病状态中肠系膜的手术技巧。

第一部分主要介绍肠系膜的研究。从总结肠系膜研究的发展史开始，然后分章节介绍解剖学、组织学、胚胎学、病理学、生理学和其他专题。

第二部分详细介绍了外科医生如何在腹部手术中处理肠系膜。因为本书主要关注小肠、结肠和直肠手术（包括开腹、腹腔镜和机器人手术），所以以肠系膜解剖为基础的手术原则从食管到直肠肛门吻合处都是一样的。

将本书翻译成中文版的想法来自于广东省中医院的邹瞭南教授。这将让更多的人因此能够有机会学习有关肠系膜的知识，这是所有参与本书工作人员的荣幸。在这里我衷心感谢所有参与翻译工作的同仁们，特别是邹瞭南教授。

J. Calvin Coffey 教授
Department of Surgery,
University Hospital Limerick Group, Ireland
Graduate Entry Medical School,
University of Limerick, Ireland

原著前言

这部著作旨在为医学生和外科医师提供人体解剖的准确视图,尤其是这门学科在外科手术实践中的应用。

——Henry Gray(1858)

已定义的以系膜解剖为基础的手术

以系膜解剖为基础的手术是外科医生利用系膜和相关结构来指导肠管切除的手术。相关的结构包括腹膜返折和 Toldt 筋膜。外科医生选择特定的结构来进行相关的特定操作,而不是随意地通过组织、结构和平面来进行切除。比如说,在结肠切除术中游离乙状结肠时,外科医生在乙状结肠系膜根部的右侧切开腹膜返折,这样就能暴露其下的系膜筋膜平面。这个平面由乙状结肠系膜和位于其下的 Toldt 筋膜组成。接着,外科医生通过分离该平面来游离乙状结肠系膜。

不以系膜解剖为基础的手术指的是外科医生不遵循特定解剖路径的手术。系膜会直接被切开并从后腹壁分离下来。在分离过程中,后腹膜和其中的结构往往还没有被辨认就已被损伤。

以系膜解剖为基础的手术多不胜数,其中包括完整结肠系膜切除术、全直肠系膜切除术和全结肠系膜切除术。还有出现的一些手术变体,包括经肛门全直肠系膜切除术、改良完整结肠系膜切除术。作为以上手术操作的一部分,外科医生通常采用定向办法进入系膜筋膜平面(通过切开腹膜返折),然后游离完整的系膜使其不被破坏。同样地,后腹膜和覆盖其上的筋膜也得以保留。当结肠系膜被充分游离后,将其中的血管游离、裸化和切断,同样也将系膜离断一直到肠管。

多个术语被专门用于指代不以系膜解剖为基础的手术,包括"传统"手术、"非 CME 手术"和"非 TME 手术"。遗憾的是,由于"CME"和"TME"最初未能科学地进行定义,所以也就无法明确相关的其他术语。

以系膜解剖为基础的手术已在国际范围内践行了一个世纪以上,所以算不上一个新的概念。然而,它并没有被广泛地使用而且显示出多种变体。这是由于在上个世纪,对肠道的解剖学研究和外科学研究一直存在分歧。虽然以系膜解剖为基础的手术不是一个新的概念,但是其解剖学基础最近才得以正式阐述。

这说明了这些原则可在教学中进行反复教授,并可完全以标准化方式在手术中进行实践。本书包括两个部分。第一部分对肠管系膜、腹膜和相关筋膜进行了描述。第二部分解释了如何将第一部分描述的资料应用到结直肠手术切除的各个环节。外科手术的解剖、手术过程和方法都得以详细阐明,这样所有的外科医生就能完美地掌握系膜解剖原理并将之重复应用于以系膜解剖为基础的手术中。

J. Calvin Coffey

本书的每个图解中都标注了一个二维码,并用"QR2/3"的类似数字组合形式进行标示。如在"QR2/3"中,读者可通过扫描"QR2",并查看其第3个注释来获得相对应的三维模型信息。

二维码的图形信息如下。如上所述,读者应先在以下图形中找到二维码"QR2",并用(如手机,笔记本电脑或者平板电脑中的)"扫一扫"扫描该二维码,便可以找到与该图解相关的三维模型。标注在模型上的一系列数字则代表其在特定角度的三维图像。在上例中,读者可通过点击数字"3",获得所需要的三维模型信息。

QR1:肠系膜和肠概述

QR2:肠系膜、腹膜和肠

QR2d:肠系膜、腹膜和肠

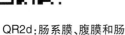

QR3:左、右结肠系膜解剖图上面观 I

QR3d:左、右结肠系膜解剖图上面观 II

QR4:左、右结肠系膜解剖图下面观

QR5:乙状结肠中段解剖图上面观

QR6:左、右结肠系膜切面图下面观

QR7:结肠和结肠系膜

QR8:小肠肠系膜基底部的内侧观

QR9:游离的脾曲

QR10:去除弯曲的脾曲

QR11:游离的肝曲

QR12:去除弯曲的肝曲

QR13:直肠系膜和筋膜

致谢

本书作者非常感谢以下提供过宝贵见解和建议的人士：

Ann Brannigan
Consultant Colorectal Surgeon
Mater Misericordiae Hospital
University College Dublin
Dublin, Ireland

John P. Burke
Consultant Colorectal Surgeon
Beaumont Hospital
Dublin, Ireland

Manish Chand
Consultant Colorectal Surgeon
Department of Surgery and Interventional Sciences
University College London
London, United Kingdom

Eoghan Condon
Consultant Surgeon
Department of Surgery
University Hospital Limerick
University of Limerick
Limerick, Ireland

Peter Dockery
Department of Anatomy
School of Medicine
National University of Ireland
Galway, Ireland

Jonathon Efron
Ravitch Division of GI Surgery
Department of Surgery
The Mark M Ravitch Professor of Surgery and Urology
Johns Hopkins University
Baltimore, Maryland

Bill Heald
Pelican Cancer Foundation
Basingstoke Hospital
Basingstoke, United Kingdom

Awad M. Jarrar
Department of Cellular and Molecular Medicine
Lerner Research Institute
Cleveland Clinic
Cleveland, Ohio

Mathew Kalady
Department of Colorectal Surgery
Digestive Diseases Institute
Cleveland Clinic
Cleveland, Ohio

Miranda Kiernan
Department of Surgery
Graduate Entry Medical School
University of Limerick
Limerick, Ireland

Ravi Kiran
Department of Surgery
Columbia University Medical Center
Mailman School of Public Health
Center for Innovation and Outcomes Research
Division of Colorectal Surgery
New York Presbyterian Hospital-Columbia
New York, New York

Joep Knol
Consultant General and Colorectal Surgeon
Jessa Hospital
Hasselt, Belgium

Ian Lavery
Department of Colorectal Surgery
Digestive Diseases Institute
Cleveland Clinic
Cleveland, Ohio

Jeremy Lipman
Associate Professor of Surgery
Cleveland Clinic Lerner College of Medicine
Case Western Reserve University
Staff Colorectal Surgeon
Cleveland Clinic Foundation
Cleveland, Ohio

Deirdre McGrath
4i Centre for Interventions in Inflammation, Infection and Immunity
Graduate Entry Medical School

University of Limerick
Limerick, Ireland

Manus Moloney
Department of Gastroentrology
University of Limerick Hospitals Group
University Hospital Limerick
Limerick, Ireland

Brendan J. Moran
Peritoneal Malignancy Institute
Basingstoke Hospital
Basingstoke, United Kingdom

James W. Ogilvie Jr.
Department of Colorectal Surgery
Spectrum Health/Ferguson Clinic
Michigan State University
Grand Rapids, Michigan

D. Peter O'Leary
Department of Surgery
University of Limerick Hospitals Group
University Hospital Limerick
Limerick, Ireland

James O'Riordan
Department of General and Colorectal Surgery
Tallaght Hospital
Dublin, Ireland

Nicola O'Riordan
Department of Surgery
University of Limerick Hospitals Group
University Hospital Limerick
Limerick, Ireland

Colin Peirce
Department of Surgery
University Hospitals Limerick
Limerick, Ireland

Feza Remzi
Professor of Surgery
Director, Inflammatory Bowel Disease Center
NYU Langone Medical Center
New York, New York

Jonathon Roddy
Department of Surgery

University of Limerick Hospitals Group
University Hospital Limerick
Limerick, Ireland

Shaheel M. Sahebally
Department of Surgery
University of Limerick Hospitals Group
University Hospital Limerick
Limerick, Ireland

Martin Shelly
Department of Radiology
University of Limerick Hospitals Group
University Hospital Limerick
Limerick, Ireland

Neil J. Smart
Department of Colorectal Surgery
University of Exeter Medical School
Royal Devon & Exeter Hospital
Exeter, United Kingdom

Mattias Soop
Department of Colorectal Surgery
University of Manchester
Manchester, United Kingdom
Salford Royal Hospital
Salford, United Kingdom

David W. Waldron
Department of Surgery
University of Limerick Hospitals Group
University Hospital Limerick
Limerick, Ireland

Leon G. Walsh
University of Limerick Hospitals Group
University Hospital Limerick
Limerick, Ireland

Steven D. Wexner
Digestive Disease Center
Department of Colorectal Surgery
Cleveland Clinic Florida
Weston, Florida
Florida Atlantic University College of Medicine
Florida International University College of Medicine
Miami, Florida

目录

第一部分

第二部分

1. 历史

J. CALVIN COFFEY AND NICOLA O'RIORDAN

Two roads diverged in a wood, and I took the one less travelled by, and that has made all the difference.

—— Robert Frost

简介

几个世纪以来,肠系膜及其相关的腹膜结构一直被认为是极为复杂的。1885 年,Frederick Treves 先生首次对两者结构进行了全面阐述,并强调虽然肠系膜的某些区域在人体内持续存在直至成人,但其他部位已经逐步退化和消失[1]。比如,小肠系膜、横结肠系膜和乙状结肠系膜在成年人体中一直存在,而右半和左半结肠系膜仅在少数成年人体中识别得到。针对这一问题的复杂性,Treves 的描述在当时备受推崇,并且在此之后,他的理论几乎为所有解剖学、胚胎学、临床医学及相关文献所接受[1-3]。现在,大多数肠道外科手术参考书的第一章,都是以 Treves 理论为基础,集中讨论解剖学和生理学。纵览后面讨论肠道切除的章节,我们发现,不同的章节之间存在着明显的不一致。左、右结肠系膜在成人体中是恒定存在的,且须像其他肠系膜区域一样进行切除。简单地说,肠道手术一直以来是依赖持续存在的整个肠系膜区域。

解剖学和外科手术对肠系膜及腹膜的研究路径的分歧是由很多因素导致的。自 Treves 基于解剖学开展研究之后,外科医生们开始越来越关注疾病的细胞学机制。随着对外科疾病的分子基础认识日益增强,他们的研究重点已不再是解剖技艺了。而最近,随着腹腔镜和机器人手术的应用,手术"技艺"又得以日益关注。外科解剖学也因此相对更受重视,从而证实了肠系膜从小肠系膜到直肠系膜之间的延续性[4,5]。接下来的章节将阐述这个变化趋势,并说明以上发现是如何把肠系膜的解剖学描述和手术中切除肠系膜的方法统一起来的。这一章的最后展示了目前广泛存在于临床与非临床学科中的新机遇。

Carl Toldt(1840—1920)

Carl Florian Toldt 于 1840 年 5 月 3 日出生于奥地利布鲁内克。他的童年生活大部分在修理钟表中度过,之后,1864 年,他在维也纳的圣约瑟夫大学获得了医学博士学位,并于 1875 年被任命为维也纳大学的解剖学教授(图 1.1)。之后,他又在布拉格成为了德国大学的解剖学教授。随后于 1884 年回到维也纳大学,与他的同事 Langer 一起建立了维也纳解剖研究所。他最著名的解剖学著作是 *Anatomischer Atlas Fur Studierende und Aerzte*(《给学生和医生的人体解剖学图谱》)(图 1.2),这本著作被翻译成英文出版。尽管该著作的质量极高且解剖学描述也非常准确,但几乎未被他人提及。最终,Toldt 于 1920 年 11 月在维也纳死于肺炎[6-9]。

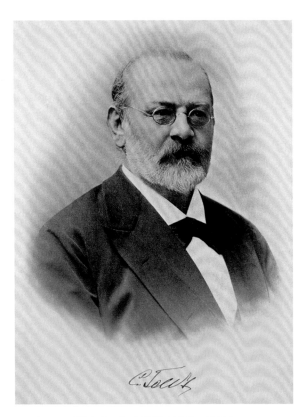

图 1.1   Carl Toldt(1840—1920)

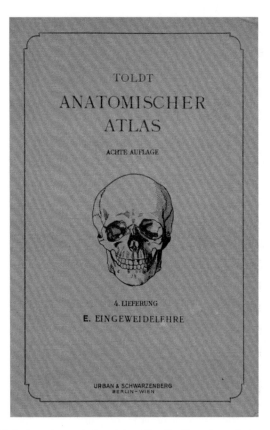

图 1.2   *Anatomischer Atlas Fur Studierende und Aerzte* (《给学生和医生的人体解剖学图谱》)封面插图

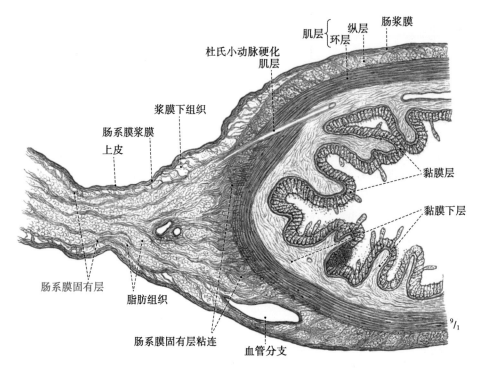

图 1.3   图示为肠系膜和邻近的小肠。Toldt 绘制了间皮下结缔组织和肠系膜结缔组织网格。他说明了这些结缔组织和肠道外层的结缔组织是相连的(摘自 Carl Toldt 的 *Anatomischer Atlas Fur Studierende und Aertze*)

Toldt 的描述报告是通过解剖未经防腐的新鲜尸体而得出。他首先观察到,肠系膜并不是简单地由两层紧密排列的细胞组成(即间皮细胞),它还包含血管、神经和脂肪。他将这层结构复合体称为"肠系膜固有层"(图 1.3)。尽管 Treves 描述了人类在成年后左、右结肠系膜会消失,但 Toldt 仍坚持认为左右结肠系膜是持续存在并附着(即贴)在腹壁上的。在它们附着的地方,Toldt 发现了一层薄如蝉翼的结缔组织(Toldt 筋膜)将肠系膜与腹壁分开,就像两层岩石被一块薄层岩石分开一样(见第 2 章)。Toldt 提出,无论肠系膜附着在腹壁何处,覆盖在肠系膜和腹壁上的细胞层(即间皮)都经历了从"逐渐消失"到"与它们的结缔组织层接触、融合"的过程。Toldt 同时认为,肠壁外浆膜层细胞会经历类似的过程,它与覆盖邻近肠系膜的间皮细胞相融合。当前的研究和 Toldt 的描述有着惊人的相似之处,然而值得注意的是,他的膜解剖学发现竟然在过去的两个世纪里很少被提及[6-9]。

Frederick Treves 先生

Frederick Treves 于 1853 年出生在英国的多塞特(图 1.4)。他毕业于伦敦医学院,并于 1879 年成为伦敦医院的一名助理外科医生。1883 年,他被聘为外科医生和解剖学部门主任。众所周知,他给 Joseph Merrick,也就是传说中的"象人"提供过住所。Merrick 一直住在 Treves 家的阁楼里,直到 1890 年去世。Treves 曾发表多篇阐述肠梗阻的病理、诊断、治疗的论文,并且开设了大量关于肠道和腹膜解剖的 Hunterian 课程,因此被授予杰克逊奖。他于 1899 年服兵役,参与了布尔战争。1902 年,他为爱德华七世做了阑尾切除术,并被授予爵士爵位。Treves 也是一位著名的旅行作家,最终因身体状况不佳,定居在瑞士日内瓦。1923年,因腹膜炎去世[6,10,11]。

Treves 认为人类的肠系膜是不连续的,因此,根据他的观点,左、右结肠系膜在成人体中大部分是缺失的。他认为,小肠、横结肠和乙状结肠肠系膜在成人体中一直存在并直接附着在腹壁上(图 1.5)。在当时,他的观点给时至今日仍被视为是非常复杂的解剖学命题(即成人肠系膜及腹膜的解剖)提供了合理的解释,并受到强烈推崇。虽然从目前的观点来看,他对肠系膜和腹膜的一些描述是不准确的,但他确实准确地描述了位于肠系膜上动脉起始部的"肠系膜根区"。同时,他也准确描述了阑尾的系膜,即它在右髂窝处起于肠系膜的下表面。Treves 这一惊人观点发表于解剖学和手术安全性均取得重大进展的时期,有助于该观点在主流文献中的传播。

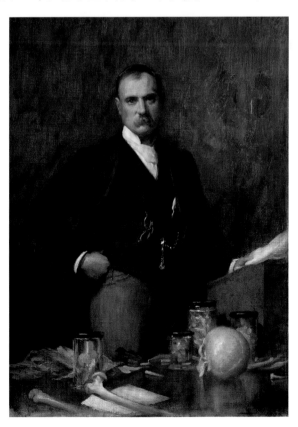

图 1.4　Frederick Treves 先生(1853—1923)

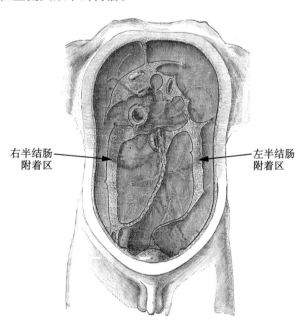

右半结肠附着区　　　左半结肠附着区

图 1.5　Frederick Treves 描述的成人的肠系膜附着区及腹膜的解剖结构示意图。小肠、横结肠和乙状结肠的肠系膜呈线性附着于后腹壁。右和左结肠的附着点如箭头指示。如果存在右或左结肠系膜的话,它们的位置与这些附着区相对应

毫无意外,他的理论被大多数解剖学、胚胎学和外科文献广泛采用,并成为目前参考书中介绍性章节的基础。但值得注意的是,即使现在,仍有病例报告将右或左结肠系膜的存在(现已被确认)描述为异常或者病理性的[1,5,6]。

对 Toldt 的观察报告的有限支持

Toldt 的研究得到了 Broesike(1891)、Vecchi(1910)、Vogt(1926)和 Congdon(1942)的支持[12]。Gerota(1895)和 Southam(1923 年)描述了"肾前筋膜"(也称为"锥侧筋膜"或"Gerota 筋膜")的自然融合态,这跟 Toldt 关于附着的观点一致[13,14]。Congdon 在 1942 年对该命题进行综述时指出,只有 Poirier 和 Charpy 在其解剖学文章中提到了 Toldt 筋膜[15]。Congdon 还指出,在当时,包括 Waterston、Last、Cunningham 和 Grant 学者编写的几本解剖书中,插图中都省略了该筋膜。在 Congdon 证实了该筋膜的存在之后,Toldt 的研究仍旧没有获得多少关注,即使有也很少。目前尚不清楚为什么会出现这种情况。直到今天,解剖学文献中仍很少提及 Toldt 的研究。尽管外科手术文献对 Toldt 的贡献做了些强调,但仍很有限[16]。然而,因为最新版本的解剖参考著作(如 *Gray's Anatomy*《格氏解剖学》)承认了肠系膜的连续性,以及在肠系膜与后腹膜之间的 Toldt 筋膜的存在,这一趋势可能在转变[4]。

"结肠系膜沿着结肠全长延伸,近端续于小肠系膜,远端连接直肠系膜⋯⋯Toldt 筋膜紧接着位于结肠系膜的后方,并在此处与后腹壁的后腹膜相连"(Culligan et al. 2014)。

大部分综合性和专科性文献都采用了 Treves 关于肠系膜是不连续的论点[5,6]。肠系膜的不连续性,是指在一般情况下,我们认为左、右结肠系膜在大多数成人体中是缺失的。如果左右结肠系膜存在,则被认为是异常的或病理性的。为使 Treves 的描述与肠系膜胚胎发育的理论相一致,出现了两种理论,即滑动和退化理论,以试图解释肠系膜的退化或消失[17-19]。

影像学

观察自然状态下活体解剖结构的最好方法之一是通过放射成像。影像科医师一直在尝试把肠系膜及相关腹膜的影像表现和 Treves 的描述统一起来。不足

为奇的是,许多关于肠系膜和腹膜影像学表现的文章开篇便阐述这个区域的普遍复杂性[20,21]。

如前所述,与其他学科相一致,影像学对于肠系膜解剖结构的评估支持了 Treves 的理论。早期影像学技术依赖注射或使用造影剂对比来显示肠腔的轮廓。这种技术只能为描述肠外结构提供非常有限的信息,大多数情况下,肠外结构只能靠推测。计算机轴向断层扫描(CT)和核磁共振成像(MRI)的突破性进展,意味着肠外的结构现在也变得可视化。随着这一发展,影像学家试图将经典解剖学理论和肠系膜在 CT 与 MRI 中的表现统一起来,却再次遇到困难。为了解决这一问题,Oliphant(1982)提出肠系膜与腹膜后(图 1.6)是连续的,并衍生出了"连续的,并衍生出的腹膜下间隙"的概念(图 1.6)[22]。1986 年,Dodd 指出,当时的肠系膜解剖学理论与 CT 成像所观察到的形状不相符。他建议,为了使影像学和解剖学观点相一致,最好将肠系膜完全视为后腹膜外器官[23]。Oliphant 的理论得到了认同,而 Dodd 的观点直到最近才被关注(见"解剖连续性:一个更简单的原则"小节)。

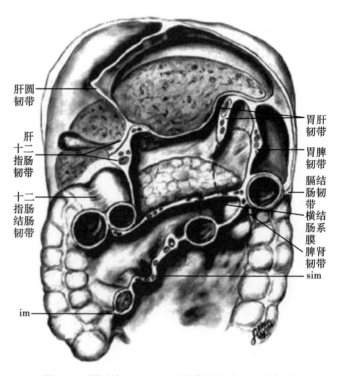

肝圆韧带
肝十二指肠韧带
十二指肠结肠韧带
胃肝韧带
胃脾韧带
膈结肠韧带
横结肠系膜
脾肾韧带
sim
im

图 1.6　图示为 Oliphant 对系膜下间隙理论的解释

最近,Charnsangavej 等人利用血管标记来识别腹部 CT 上的肠系膜区域[20,21,24]。这种方法很实用且方便易学,得以广泛应用。然而,Dodd 的观点(肠系膜的 CT 表现很难与现在流行的解剖学概念相符)依然是站得住脚的。

肠系膜领域的复兴

我们逐渐发现，在完整切除了直肠相关系膜的直肠癌病人中，癌症复发率明显下降。因此学者们对于肠系膜领域的研究兴趣日益增长。这种手术被称为"全直肠系膜切除术"。尽管近几十年以来，全直肠系膜切除术在全世界范围内已被普遍采用，但其解剖学基础直到最近才被发现。1982年，Heald等人发现，在直肠系膜和骨盆之间有一个平面，即"神圣的平面"，切开这个平面便可以完成全直肠系膜切除（图1.7）[25,26]。这是一个非常重要的解剖学描述，因为它为外科医生提供了一个安全的解剖路线图。如果照此进行手术，直肠癌患者的治疗效果更佳。对该解剖原理的接受起初极其缓慢，但现在它已在全世界范围内得到了认可。令人惊讶的是，Heald和他的同事并没有把这一解剖学理论推广到结肠和结肠系膜。

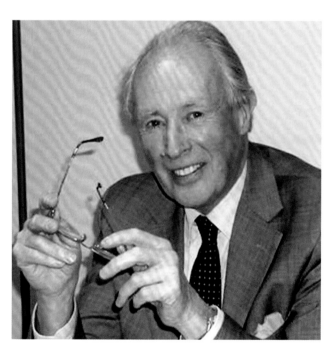

图1.7　R. J.（Bill）Heald 教授，外科硕士，皇家外科医师学会会员（工程研制）

腹腔镜和机器人手术：结直肠手术的技艺

20世纪90年代，通过提供高倍放大（大于20倍）和高分辨率的解剖图像，腹腔镜和微创手术（以及后来的机器人技术）的发展给肠道手术带来了革命性的

改变。随着腹腔镜和机器人肠道手术原理的产生，"结肠系膜"和"Toldt筋膜"等术语也越来越多地被使用。为了确保腹腔镜和机器人结直肠手术的安全性和手术成功的连续性，外科医生必须有一个普遍可复制的解剖路线图可循。遗憾的是，关于腹腔镜和机器人肠道手术的解剖学研究也非常有限[5,27]。这种说法可能令人意外，因为几十年来，外科医生已经在开放手术中积累了精湛的技术，但考虑到关于开放手术、腹腔镜手术和机器人手术技术的描述很少涉及系膜、相关腹膜和筋膜，这就不足为奇了。

在这里，简要强调一点：系膜筋膜平面在整个结直肠手术过程中至关重要。通常，进入该平面是通过切开覆盖在其上面的腹膜返折。腹膜返折切开术（即切开）和系膜筋膜平面的分离是结直肠手术的核心，一般在结直肠切除术中是必需操作。尽管如此重要，但二者的解剖学基础直到最近才得以描述。

Werner Hohenberger的研究表明，进行"全结肠系膜切除术（complete mesocolic excision，CME）"的结肠癌病人能取得非常好的治疗效果（图1.8），因此肠系膜的解剖及其在外科手术中的重要性引起了更多的关注（图1.8）[28]。

在2009年的文章中他阐明，通过应用解剖学原理，97%的病例可以实现R0切除术（即清除所有微小疾病）。与此同时，West等人展示了解剖学切除对结肠癌预后的影响。他们的研究结果表明，采用严格的解剖学切除，可以提高3期结肠癌患者的

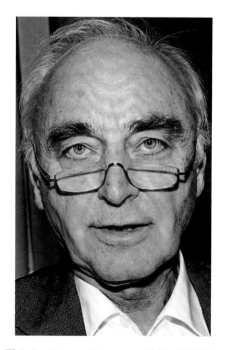

图1.8　Werner Hohenberger 教授，医学博士

术后存活率[29,30]。这些发现在论证解剖学手术和更佳的肿瘤特异性预后的关联性上，又向前迈进了一大步。

　　然而，值得注意的是，仍没有一个统一的解剖学原理，可将其对结肠、直肠和小肠的描述和这些器官已有的外科手术路径统一起来。

解剖连续性：一个更简单的原则

　　2012年，爱尔兰利默里克大学医院外科部、克利夫兰诊所消化疾病研究所结直肠外科部共同进行了一项研究，该研究阐明了小肠和大肠系膜的解剖结构（第2章）[31]。重要的是，研究者论证了小肠和结肠系膜是同一解剖结构的不同区域，而肠系膜本身横跨肠道从十二指肠延伸到直肠和肛门的连接处（图1.9）。这与传统描述是有很大不同，这意味着肠系膜器官是独立存在的、连续的结构，而不是像通常描述的那样是零散或不连续的[32,33]。

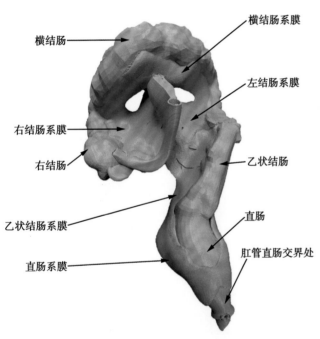

横结肠系膜
横结肠
左结肠系膜
右结肠系膜
右结肠
乙状结肠
乙状结肠系膜
直肠
直肠系膜
肛管直肠交界处

图1.9　（参见QR1和QR7）肠系膜器官。图示是使用3D打印机生成的肠系膜模型。全肠系膜表现为连续性（从十二指肠到肛门直肠连接处）

　　相比经典的描述，新的评估要简单的多。对系膜连续性的认识带来了对腹膜返折和Toldt筋膜的类似发现。Toldt筋膜现被公认是从肠系膜的起源处（肠系膜上动脉）开始一直延续到骨盆底。同样的，腹膜与腹腔内脏器毗邻并覆盖其上，从根部区域延续至骨盆中所谓的腹膜前返折处[32,33]。

未来的方向

　　肠系膜、筋膜、腹膜返折和胃肠道的解剖学延续性与相邻性，对多学科（临床和非临床）来说在多层面上都有着重要的意义，这也是本书的理论基础和主要内容。对外科医生而言，连续性和相邻性意味着相同的解剖技术要素可被广泛应用，以确保安全地进行肠切除[33]。对于腹部影像医生来说，以上两个特性使他们可以更清楚地理解腹腔疾病的类型和范围[33]。也许最重要的是，现在只有识别连续性以及辨清解剖结构以后，才能系统地研究（科学研究）肠系膜及其相关结构[33]。

总结

　　关于肠系膜结构的错误描述常被教条性地并入文献综述中，这种情况在医学史上屡见不鲜。William Osler写道："越无知，越教条。"近期，学者在对肠系膜结构的阐述中所展示的结构比我们以往认为的都要简单许多。后面的章节将描述由此所带来的科学机遇。此外，还将涉及对临床实践中的肠系膜原则的解释。

参考文献

1. Treves, F., Lectures on the anatomy of the intestinal canal and peritoneum in man. *Br Med J*, 1885. **1**(1264): 580–583.

2. McConnell, A.A. and T.H. Garratt, Abnormalities of fixation of the ascending colon: The relation of symptoms to anatomical findings. *Br J Surg*, 1923. **10**: 532–557.

3. Netter, F.H., *Atlas of Human Anatomy*. Elsevier Health Sciences, Philadelphia, PA, 2014, pp. 263–276.

4. Standring, S., *Gray's Anatomy: The Anatomical Basis of Clinical Practice*. Elsevier Health Sciences, London, U.K., 2015, Chapter 62, pp. 1098–1111, 1124–1160.

5. Coffey, J.C., Surgical anatomy and anatomic surgery—Clinical and scientific mutualism. *Surgeon*, 2013. **11**(4): 177–182.

6. Sehgal, R. and J.C. Coffey, Historical development of mesenteric anatomy provides a universally applicable anatomic paradigm for complete/total mesocolic excision. *Gastroenterol Rep*, 2014. **2**(4): 245–250.

7. Toldt, C., Bau und wachstumsveranterungen der gekrose des menschlichen darmkanales. *Denkschrdmathnaturwissensch*, 1879. **41**: 1–56.

8. Toldt, C., *An Atlas of Human Anatomy: For Students and Physicians*, Vol. 6: Primary Source Edition.

BiblioBazaar, 2013.

 9. Toldt, C. and A.D. Rosa, *An Atlas of Human Anatomy for Students and Physicians*. Macmillan, New York, 1926.

10. Cohen, M.M., Jr., Further diagnostic thoughts about the Elephant Man. *Am J Med Genet*, 1988. **29**(4): 777–782.

11. Treves, F., Discussion on the subsequent course and later history of cases of appendicitis after operation. *Med Chir Trans*, 1905. **88**: 429–610.

12. Congdon, E.D., R. Blumberg, and W. Henry, Fasciae of fusion and elements of the fused enteric mesenteries in the human adult. *Am J Anat*, 1942. **70**: 251–279.

13. Chesbrough, R.M. et al., Gerota versus Zuckerkandl: The renal fascia revisited. *Radiology*, 1989. **173**(3): 845–846.

14. Amin, M., A.T. Blandford, and H.C. Polk, Jr., Renal fascia of Gerota. *Urology*, 1976. **7**(1): 1–3.

15. Poirier, P. and A. Charpy, *Traité D'Anatomie Humaine Publié Sous la Direction de P Poirier et a Charpy*. BiblioBazaar, Charleston, SC, 2010.

16. Goligher, J., *Surgery of the Anus Rectum and Colon*. All India Traveller Book Seller, 1992.

17. Moore, K.L., T.V.N. Persaud, and M.G. Torchia, *The Developing Human: Clinically Oriented Embryology*. Elsevier Health Sciences, Philadelphia, PA, 2015, pp. 210–239.

18. Sadler, T.W., *Langman's Medical Embryology*. Wolters Kluwer Health, Philadelphia, PA, 2011, pp. 208–232.

19. Schoenwolf, G.C. et al., *Larsen's Human Embryology*. Elsevier Health Sciences, Philadelphia, PA, 2014, pp. 341–374.

20. Charnsangavej, C. et al., CT of the mesocolon. Part 1. Anatomic considerations. *Radiographics*, 1993. **13**(5): 1035–1045.

21. Charnsangavej, C. et al., CT of the mesocolon. Part 2. Pathologic considerations. *Radiographics*, 1993. **13**(6): 1309–1322.

22. Oliphant, M. and A.S. Berne, Computed tomography of the subperitoneal space: Demonstration of direct spread of intraabdominal disease. *J Comput Assist Tomogr*, 1982. **6**(6): 1127–1137.

23. Dodds, W.J. et al., The retroperitoneal spaces revisited. *Am J Roentgenol*, 1986. **147**(6): 1155–1161.

24. Coffey, J.C. et al., An appraisal of the computed axial tomographic appearance of the human mesentery based on mesenteric contiguity from the duodenojejunal flexure to the mesorectal level. *Eur Radiol*, 2016. **26**(3): 714–721.

25. Heald, R.J., The "Holy Plane" of rectal surgery. *J R Soc Med*, 1988. **81**(9): 503–508.

26. Heald, R.J., E.M. Husband, and R.D. Ryall, The mesorectum in rectal cancer surgery—The clue to pelvic recurrence? *Br J Surg*, 1982. **69**(10): 613–616.

27. Coffey, J.C. et al., Terminology and nomenclature in colonic surgery: Universal application of a rule-based approach derived from updates on mesenteric anatomy. *Tech Coloproctol*, 2014. **18**(9): 789–794.

28. Hohenberger, W. et al., Standardized surgery for colonic cancer: Complete mesocolic excision and central ligation—Technical notes and outcome. *Colorectal Dis*, 2009. **11**(4): 354–364; discussion 364–365.

29. West, N.P. et al., Pathology grading of colon cancer surgical resection and its association with survival: A retrospective observational study. *Lancet Oncol*, 2008. **9**(9): 857–865.

30. Coffey, J.C. and P. Dockery, Colorectal cancer: Surgery for colorectal cancer—Standardization required. *Nat Rev Gastroenterol Hepatol*, 2016. **13**(5): 256–257.

31. Culligan, K. et al., The mesocolon: A prospective observational study. *Colorectal Dis*, 2012. **14**(4): 421–428; discussion 428–430.

32. Coffey, J.C. et al., Mesenteric-based surgery exploits gastrointestinal, peritoneal, mesenteric and fascial continuity from duodenojejunal flexure to the anorectal junction—A review. *Dig Surg*, 2015. **32**(4): 291–300.

33. Coffey, J.C. and D.P. O'Leary, The mesentery: Structure, function, and role in disease. *Lancet Gastroenterol Hepatol*. **1**(3): 238–247.

2. 肠系膜和腹膜解剖

J. CALVIN COFFEY, PETER DOCKERY, BRENDAN J. MORAN, AND BILL HEALD

There is pleasure in recognising old things from a new viewpoint.

—— Richard Feynman

目的

　　鉴于近来我们对肠系膜和腹膜的认识有所深入,本章的主要目的是总结二者的结构特征,另一个目的是阐述二者与现今临床实践的关系与意义。

介绍

　　内镜的高倍放大成像加上现代显示器的高分辨率,使活体解剖学发生了革命性的变化。然而,解剖学和胚胎学的参考书籍中所介绍的依然是传统的解剖学观点,因此,对肠系膜和腹膜解剖学的传统描述在参考文献中持续占主导地位。1889 年,Frederick

Treves 先生研究了 100 具尸体,全面描述了人类肠系膜和腹膜的解剖结构(图 2.1)[1]。Treves 的研究首先在一系列的经典课程中得以介绍,然后被大多数解剖学、胚胎学、外科手术和影像学文献参考引用[1-11]。在以解剖学为基础并强调手术安全性和解剖性的时期(图 2.1),Treves 的肠系膜和腹膜解剖理论诞生了[1,9]。

　　Treves 准确地描述了小肠系膜根部位于肠系膜上动脉的起源处。根据他的描述,小肠系膜起于十二指肠,止于末端回肠,并呈扇形展开。在胃肠道边缘,肠系膜大幅延伸,这与其"附着"于后腹壁上的长度形成了鲜明的对比。按照 Treves 说法,该附着区跨越了从十二指肠空肠曲到回盲部水平的中间区域。正因为如此,它斜向横穿主动脉和下腔静脉(图2.2a 和图 2.2b)[1,12]。

　　Treves 认为在大多数情况下,左、右结肠系膜是不存在的。如果出现异常的右或左结肠系膜,则认

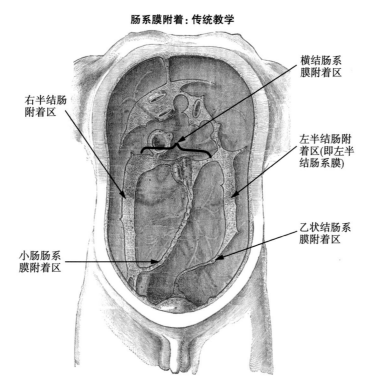

肠系膜附着：传统教学

横结肠系膜附着区

右半结肠附着区

左半结肠附着区(即左半结肠系膜)

乙状结肠系膜附着区

小肠肠系膜附着区

图2.1 Treves 描绘的肠系膜附着区示意图。小肠肠系膜附着区沿一条对角线分布，从十二指肠的第四部分到回肠交界处

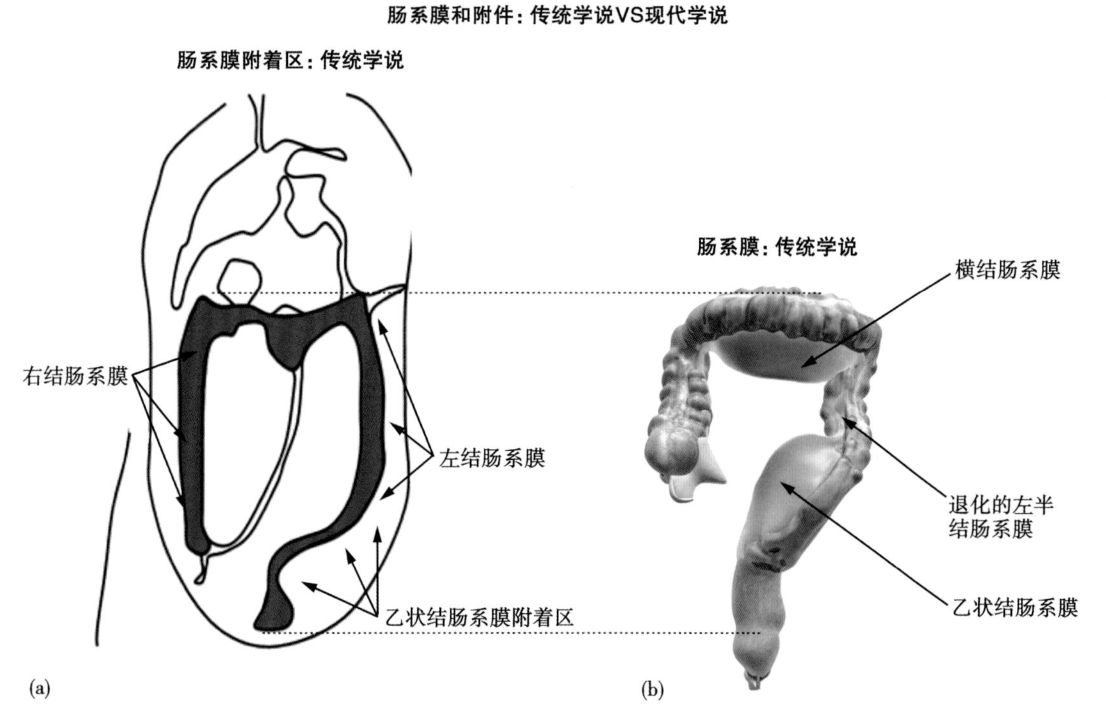

肠系膜和附件：传统学说VS现代学说

肠系膜附着区：传统学说

右结肠系膜

左结肠系膜

乙状结肠系膜附着区

(a)

肠系膜：传统学说

横结肠系膜

退化的左半结肠系膜

乙状结肠系膜

(b)

图2.2 （a）示意图总结了 Treves 对肠系膜及结肠系膜附着区的描述（红色区域）。按 Treves 所说，当异常右结肠系膜存在时，它将沿着从右髂窝至肝曲垂直走行。横肠系膜附着在横贯腹部上部的水平线上。当一个异常的左肠系膜出现时，它顺着垂直方向附着，而乙状结肠系膜沿着 v 形线附着。直肠系膜的附着并不是由 Treves 定义的。（b）从 Treves 所描述的结肠系膜（黄色）的 3D 数字成像所获得的 2.5D 快照。为了能更清楚，小肠和相关肠系膜已被概念性地移除。左、右结肠系膜是部分残留或接近缺失的，而横结肠和乙状结肠区域的系膜是充足的。直肠系膜是缺失的。总的来说，肠系膜是分段、不连续的

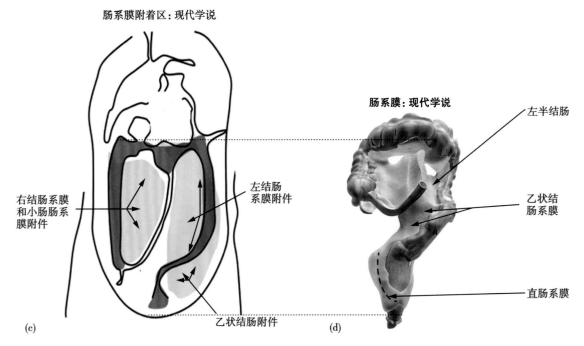

肠系膜附着区：现代学说

肠系膜：现代学说

右结肠系膜
和小肠肠系
膜附件

左结肠
系膜附件

左半结肠

乙状结
肠系膜

直肠系膜

(c)

乙状结肠附件

(d)

图2.2(续)　(c)示意图总结了 Toldt 对结肠系膜附着区的描述(黄色区域)。右肠系膜一直存在并附着于右侧后腹壁的一片广泛区域内。左肠系膜一直存在并附着于腹部左侧的一个类似大小的区域。乙状结肠系膜是左半结肠系膜的远端延续。(d)(参见 QR 1/1)从现今认为的结肠系膜(黄色)的 3D 数字成像中获得的 2.5D 快照。图示中保留了远端小肠和相关肠系膜。左、右结肠系膜是实质存在的,并与邻近肠系膜相连续。右肠系膜在内侧与小肠系膜相连续,在肝区与横结肠系膜相连续。在左侧,左半结肠系膜、乙状结肠系膜和直肠系膜同样是连续的。总的来说,肠系膜从根区到直肠系膜都是连续的

为其附着在与右或左半结肠附着区极其相近的位置(图2.1和图2.2a、b)。例如,右侧结肠系膜附着区与右侧结肠附着区一致,沿垂直方向从右髂窝延伸至肝下区。左侧结肠系膜附着区与左侧结肠附着区相一致,从脾下区域延伸到左髂窝(图2.1和图2.2a、b)[1]。直到现在,许多参考书仍把这些区域描述成右侧和左侧结肠或结肠系膜的附着区[3-5,13,14]。

Treves 认为横结肠和乙状结肠系膜与小肠系膜相类似。他描述了横结肠系膜横行附着在腹后壁的上部(图2.2a 和 2.2b)。他所描述的乙状结肠系膜在左侧髂窝处附着于后腹壁,呈倒 V 形,V 形的顶端是其下方左侧输尿管的重要解剖标志(此处,输尿管正好跨过髂总动脉的分叉处)(图2.2a和 2.2b)[2,4,6,14,15]。

乙状结肠系膜、横结肠系膜和小肠系膜是可以移动的,而右侧和左侧结肠系膜是缺失(或退化)的[4,6,8,9,13,14]。按照这一观点,肠系膜器官是不连续的(在某些区域存在,而在某些区域则是缺失的)。如果

这种观点是正确的,那么我们就可以确定每个肠系膜区域的起点和终点。这些在以前从来未被提及,而是在一开始就被解释为不存在[10]。那么问题来了,Treves 是如何得出他的结论的? 如果从腹部后区概念性地以冠状切面切开,即①右侧和左侧结肠的后面和②小肠系膜附着于后腹壁处(图2.1和图2.2b),他的观点就可以得到解释。通过这样做,我们可以想象,一系列肠系膜嵌入小肠、横结肠和乙状结肠系膜中[10,16,17]。另外,这样将无法确定右侧和左侧结肠系膜及乙状结肠系膜和直肠系膜的附着区域。

2012 年,我们的研究小组反驳了 Treves 关于肠系膜从小肠系膜延续到直肠系膜平面的论断(图2.2c 和 d)[10],这让我们重新认识了肠系膜解剖学[2]。我们发现,小肠系膜附着于后腹壁,并向外侧延伸为右结肠系膜(图2.2c、d、图2.3、图2.4)。沿着附着线,腹膜返折从小肠系膜延伸到后腹壁,并在两者之间建起了桥梁。小肠系膜附着于后腹壁(并向外侧延伸为右结肠系膜)呈对角线从十二指肠空肠曲延伸至回盲部水平。

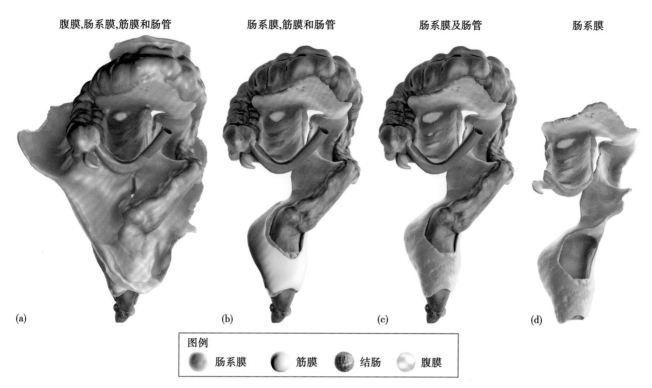

图 2.3　系膜和肠道的结缔组织。(a)(参见 QR 2/1)3D 数字模型的 2.5d 快照,描述了肠系膜,腹膜返折和大肠。正如肠系膜是连续的,腹膜覆盖物和相关的大肠也是如此。(b)与(a)相同的模型,腹膜切除。(c)与(b)相同的模型,腹膜和筋膜切除。(d)与(c)相同的模型,腹膜、筋膜和结肠切除

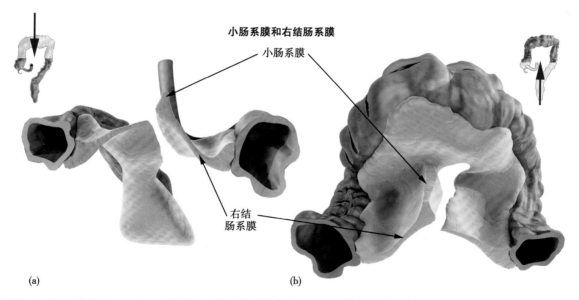

图 2.4　(a)(参见 QR 3/1)2.5d 快照 3D 数字模型的小肠系膜和右结肠系膜。从上往下看,模型已经被切割。小肠系膜延续为右结肠系膜。(b)(见 QR 4/1)在(a)中使用的模型已经在同一水平被切割,但现在的视角是自下而上的。小肠系膜与右肠系膜相延续

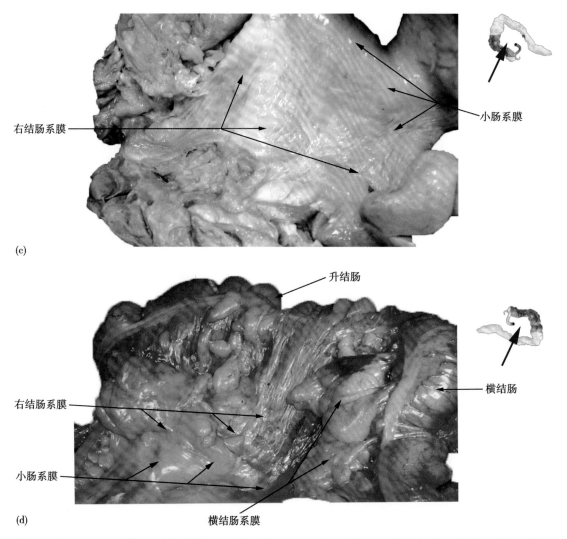

右结肠系膜

小肠系膜

(c)

升结肠

右结肠系膜

小肠系膜

横结肠

(d)

横结肠系膜

图 2.4（续）　（c）在尸体中,小肠系膜与右结肠系膜之间相延续。（d）术中描述肠系膜和结肠系膜的连续性

肠系膜解剖

肠系膜根部区域

接下来是目前学术界对肠系膜解剖学的描述。首先,对"附着"和"悬吊"进行定义是很重要的。"附着"是指肠系膜变扁、平铺于腹后壁上,与后腹膜平行。正如随后我们会看到的,肠系膜并没有"嵌入"在后腹壁的任何地方。"悬吊"是指肠系膜在血管根部悬吊于腹后壁。

肠系膜从"根部"呈扇形发出,肠系膜上动脉在此处将其悬吊于后腹壁上,Treves 之前对此的描述是正确的[1]。从根部开始,肠系膜像中国的扇子一样展开。在某些区域,它是可以移动的,而在另一些区域,它附着于(即扁平地贴在)后腹壁上。肠系膜从十二指肠空肠曲一直延续到肛管直肠交界处。

右髂窝处的肠系膜

在右侧髂窝,肠系膜朝着它在回盲部处的顶点方向逐渐变细。这一区域的肠系膜不妨可被称为"回盲部肠系膜汇合处",这是个非常有用的描述性术语(见"结肠弯曲的解剖结构"一节)。脂肪附属物(阑尾系膜)从回盲部肠系膜汇合处的下表面延伸出来(图 2.5a 至 c)。阑尾系膜的腹膜后起源,解释了为什么阑尾经常位于盲肠后的原因(其临床意义具体详见第 7章)(图 2.5a 到 c)。Treves 正确地描述了阑尾系膜在回盲部起源于肠系膜下表面[1,12]。

回盲部肠系膜汇合处是被 Toldt 筋膜从腹膜后所隔离开的实体组织。当手术进入腹腔后,因腹膜返折的遮蔽,无法直接看到融合筋膜。这里的腹膜返折是小肠系膜所形成的腹膜返折的延伸。腹膜返折区在外科手术和病理上都非常重要,因为游离肠系膜需要切开腹膜返折进入外科平面。此外,腹膜返折区作为一

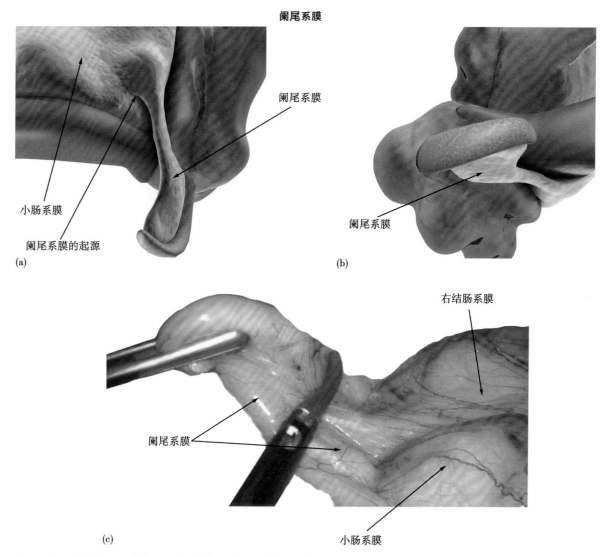

阑尾系膜

阑尾系膜

小肠系膜

阑尾系膜的起源

(a)

阑尾系膜

(b)

右结肠系膜

阑尾系膜

小肠系膜

(c)

图 2.5　(a)在回盲部肠系膜的 3D 数字模型的 2.5d 快照。阑尾系膜发于肠系膜下面。鉴于这个原因,阑尾经常出现逆行的位置不足为奇。(b)肠系膜的数字模型,说明了肠系膜阑尾是如何出现的,它出现于回盲部的肠系膜汇合处的下表面。(c)术中图像显示阑尾系膜起源于肠系膜回盲部

种机械屏障,可以防止肠系膜下疾病的传播(见第 6 章和第 7 章)[18]。

小肠系膜

　　虽然小肠系膜基底部(即其延续为右结肠系膜的地方)很短,但系膜的小肠缘约 1.22 米长[10,18]。因此,肠系膜从其基底部开始大幅度延长(图 2.6)。在自然状态下的腹部,小肠系膜被包裹起来并呈六角形,并且一旦回纳到腹腔,即刻回复到该状态。肠系膜基底部与肠管边缘肠系膜长度的不一致性,意味着小肠系膜无法彻底展开和铺平(图 2.6)。

右结肠系膜

　　相比于小肠系膜,右结肠系膜具有的表面积和体积更小。它从小肠系膜的基底部延伸到右(升)结肠的系膜边缘。右结肠系膜是实质性肠系膜区域(图 2.4),附着在(即平贴于)后腹壁上,但在解剖时被 Toldt 筋膜隔开(图 2.7a、d 和 2.8a)[2,10,16]。尽管这种解剖结构在结直肠手术中得以成功应用,但这些概念仅在一篇相关文献中被引用,即 Gray's Anatomy[2]。

肠系膜的脂肪血管区和无血管区

　　在回结肠血管的辖区内,肠系膜上的脂肪增多形成一个恒定的脂肪血管蒂(图 2.8b)。类似的肠系膜增厚可见于整个结肠系膜和主要血管相连的地方,如右结肠、中结肠和左结肠血管,以及肠系膜下和直肠上动脉。边缘动脉周围的脂肪增多,从而沿肠系膜肠管边缘纵向延伸。在脂肪血管蒂之间,肠系膜明显变薄,在有些

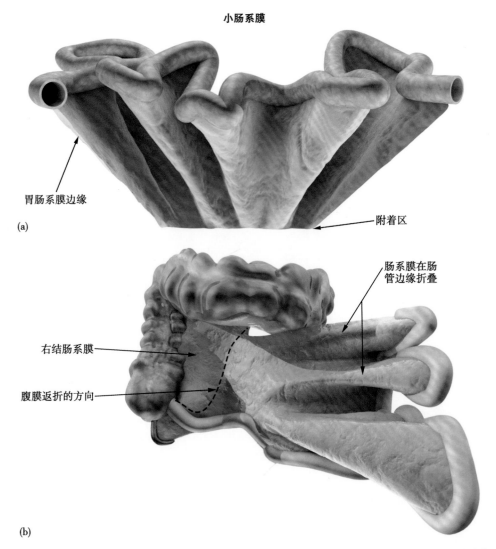

小肠系膜

胃肠系膜边缘

附着区

(a)

肠系膜在肠
管边缘折叠

右结肠系膜

腹膜返折的方向

(b)

图2.6　(a)小肠和相关肠系膜的3D数字模型的2.5D快照。小肠系膜的基底部(即,它继续作为右结肠系膜)对角距离很短(虚线)。在肠道边缘,它与小肠一起大幅度延长。与相关的肠管一起,它在有限的腹腔内空间被紧密地折叠。(b)(参见 QR 1/1)3D 数字模型的 2.5D 快照,展示小肠系膜与右结肠系膜之间的连续性。小肠系膜在它的肠管边缘广泛延长

肠系膜：局部解剖学

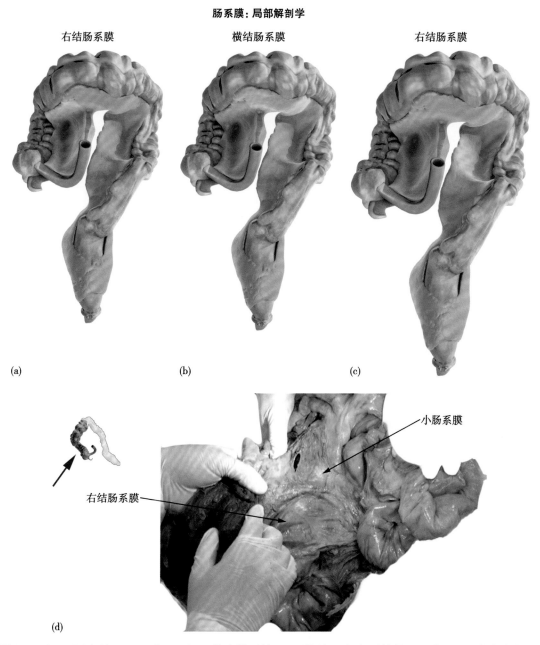

右结肠系膜　　　　　横结肠系膜　　　　　右结肠系膜

(a)　　　　　　　(b)　　　　　　　(c)

小肠系膜

右结肠系膜

(d)

图2.7　(a~c)（参见 QR 1/2 和 QR3）3D 数字模型的 2.5D 快照显示，邻近的结肠系膜区已用黄色高亮显示。肠系膜是一种脂肪结构，在相邻区域之间没有明显的界限。因此，颜色编码是显示各个区域的最佳方法。在每一张快照中，灰色是没有突出显示的肠系膜，且小肠系膜已被移除以突出显示结肠系膜。(d) 尸体标本，展示完全从后腹膜游离且完好无损的右侧结肠系膜

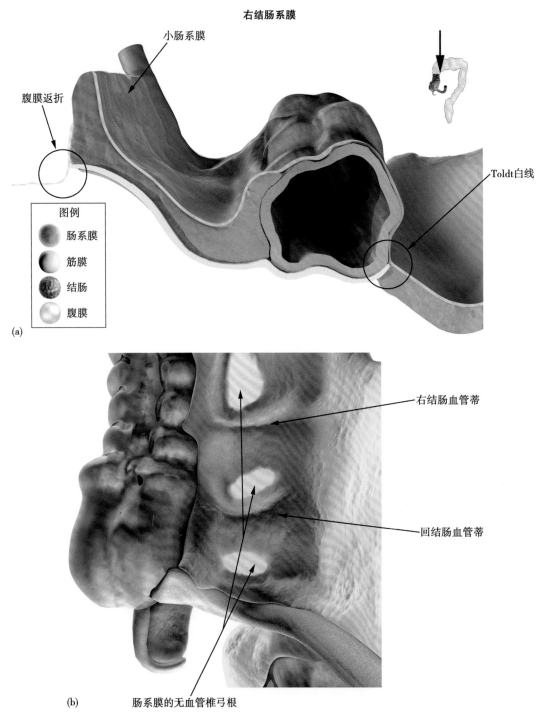

图 2.8 （a）（参见 QR 3/1）3D 数字模型的 2.5D 快照显示了小肠系膜和右结肠系膜之间的连续性（从上面看）。此外,明显可见右结肠系膜和后腹膜之间的筋膜（Toldt 筋膜）。筋膜在结肠以下延伸以形成结肠筋膜平面并在右侧腹膜返折处停止延伸并形成了 Toldt 白线（圆圈内）。筋膜同时也向内延伸,止于小肠系膜腹膜返折。（b）右侧结肠系膜的概观:脂肪血管蒂和蒂间无血管区。在蒂间区域内,因脂肪组织很少,所以看起来近乎半透明

情况下脂肪组织缺失（肥胖病人除外）。该处是主要的无血管蒂间区域,在外科手术中非常重要。因为在这个区域分离肠系膜可以减少出血（图 2.8b）[18-21]。

在结肠系膜肠管边缘（并非小肠系膜）,肠系膜上的脂肪类似于肠脂垂（图 2.9a 和 b）。肠脂垂起源于结肠浆膜面,并且十分肿胀,可用机器人或腹腔镜器械进行抓取和牵引。相反,肠系膜脂肪比较柔软,易碎,且易出血（当剥除覆盖腹膜后）,因此这部分在腹腔镜或机器人手术中不应直接抓持（如果术者想要避免大出血的话）。重要的是,肠脂垂外观呈小叶状,可以很容易地将其与肠系膜脂肪区分开来。相较而言,肠系膜的表面是光滑且柔软的。

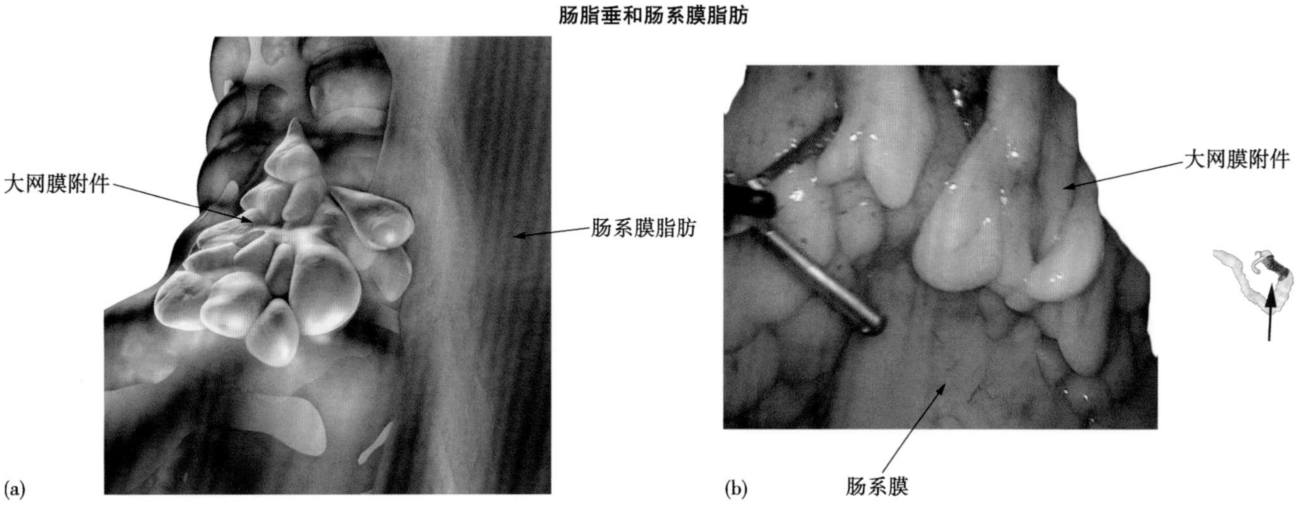

肠脂垂和肠系膜脂肪

图 2.9　（a）3D 数字模型的 2.5D 快照，显示了升结肠表面的肠脂垂。（b）术中照片：沿着右结肠表面形成褶皱的肠脂垂。它们形状可变，且颜色与附近右结肠系膜相近。它们的叶状外观可使它们区别于邻近肠系膜

结肠肝曲

在结肠肝曲，右结肠系膜变窄，并在肠管边缘与腹壁分离，然后延续为横结肠系膜肝曲部分（图 2.7b 和图 2.10）。因此，结肠肝曲的系膜是由右结肠系膜和横结肠系膜融合而成的[18,20]。

用横轴和纵轴来描述每个弯曲部位的肠系膜组成是最好的方法。结肠肝曲的横轴从中结肠血管蒂径向延伸到肠系膜的肠管缘。正因为如此，肠系膜由附着在后腹壁上逐渐变为游离，最终能移动（图 2.12a）。结肠肝曲的纵轴从右结肠系膜向横结肠系膜纵向延伸。在纵轴上的右结肠系膜呈整个宽幅状，完全附着于后腹壁。在纵轴的横结肠系膜极，肠系膜的中央呈附着状态，但在肠管边缘区是可移动的。因此，结肠肝曲肠系膜发生了相当大的结构性变化。这个结构特点对于在外科手术中进行结肠肝曲的游离和切除有一定的指导意义。

横结肠系膜

横结肠系膜通常被认为是生发于肝曲和脾曲肠系膜组织与中结肠血管蒂聚集融合的部位（图 2.7b、图 2.11 和图 2.12）。其横轴从结肠中动脉根部（即在肠系膜上动脉处）延伸到肠系膜的肠管边缘，并沿此轴从附着变为游离。横结肠系膜的纵轴从肝曲系膜延伸到脾曲系膜（图 2.12）。

与小肠和乙状结肠系膜一样，横结肠系膜在肠管边缘明显伸长。因此，系膜在此区域向自身折叠而呈现与之前迥异的形状。虽然传统解剖学认为横结肠系膜没有正规嵌入点，但其确实汇合于结肠中动脉（见第 3 章）（图 2.12）[18]。

横结肠系膜与大网膜的关系

横结肠系膜和横结肠覆盖在小肠系膜上，大网膜覆盖在横结肠系膜的上表面。且大网膜的下表面与横结肠系膜的上表面之间有广泛的粘连。所以，小网膜囊往往终止于横结肠系膜和大网膜粘连的地方。这种结构具有外科学意义，同时在控制腹腔内疾病直接传播上也有病理学价值[2]。

中结肠脂肪血管蒂

正如在左、右结肠系膜上一样，肠系膜脂肪在结肠中动脉（结肠中脂肪血管蒂）周围堆积（图 2.12）。在 BMI 低的个体中，血管蒂两侧的肠系膜变薄为半透明状态（即无血管区域）[10,18]。

结肠脾曲

在结肠脾曲，横结肠系膜向远端延伸为左结肠系膜（图 2.7c）。与结肠肝曲一样，结肠脾曲也最好从横轴和纵轴上进行描述。横轴从中结肠血管蒂径延伸至肠管边缘，随之，肠系膜从附着在后腹壁上变为游离并可移动（图 2.12b）。纵轴从横结肠系膜纵向延伸到左结肠系膜，在纵轴的横结肠极，肠系膜附着于中结肠脂肪血管蒂，且肠管边缘是可以移动的。在纵轴的左结肠系膜极，肠系膜呈整个宽幅完全附着在肠管上。因此，结肠脾曲肠系膜也发生了相当大的结构性变化。这对外科手术游离和切除脾曲有重要指导意义[18]。

肠系膜和肠系膜根区

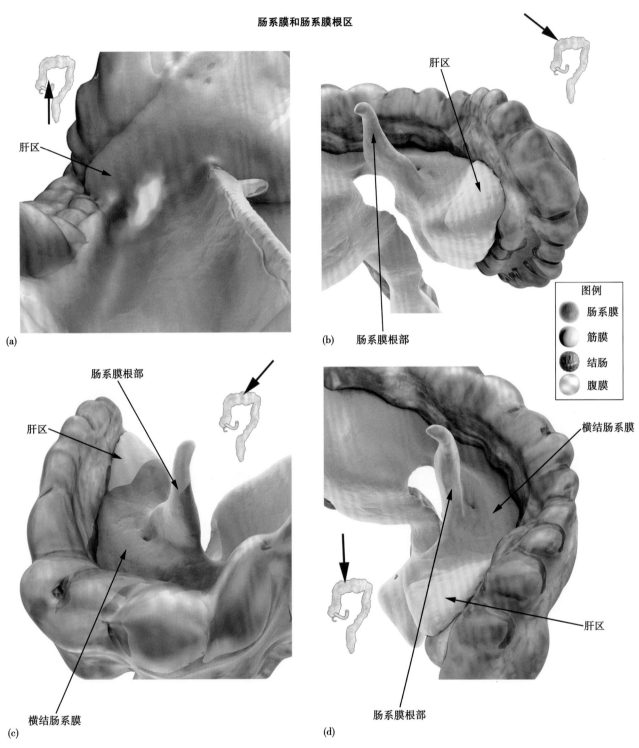

(a)

肝区

(b) 肠系膜根部

图例

肠系膜
筋膜
结肠
腹膜

肠系膜根部

肝区

横结肠系膜

(c)

横结肠系膜

肠系膜根部

肝区

(d)

图2.10 3D数字模型的2.5D快照,显示了右侧结肠系膜是如何朝着肝区变窄的。(a)前面观。(b)(参见 QR 1/4)后上方观。(c)后面观,从内到外。(d)后面观,从外到内

3D打印肠系膜和横肠系膜的局部解剖学

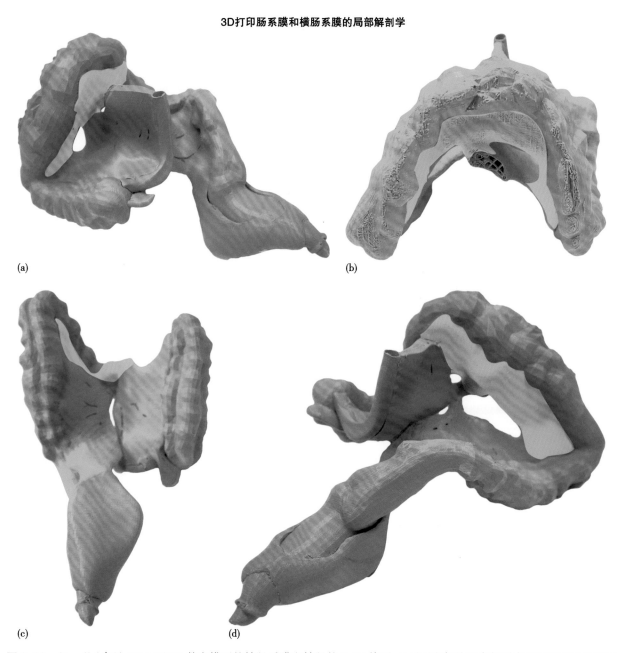

(a)　　　　　　　　　　　　　　　　(b)

(c)　　　　　　　　　　　　　　　　(d)

图 2.11　(a~d)（参见 QR 1/2）3D 数字模型的结肠系膜和结肠的 2.5D 快照,显示了它们从回盲部到直肠系膜水平的邻近关系。横结肠已用绿色标明,以显示它在不同视角下的外观

横结肠系膜

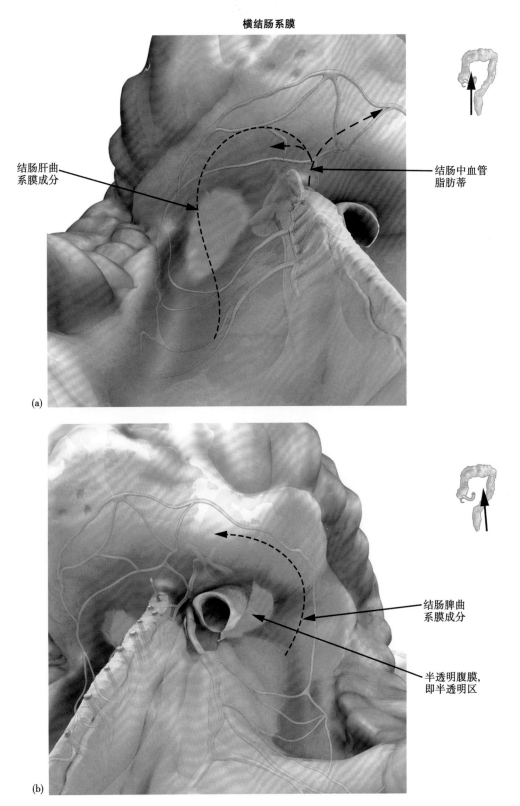

结肠肝曲
系膜成分

结肠中血管
脂肪蒂

(a)

结肠脾曲
系膜成分

半透明腹膜,
即半透明区

(b)

图 2.12　(a)(参见 QR 1/6~8)3D 数字模型的 2.5D 快照,显示了(a)肝区和(b)脾曲的肠系膜成分在中结肠动脉脂肪血管蒂处会合

左结肠系膜

左结肠系膜在结肠脾曲延续为横结肠系膜。在远端,左结肠系膜(从脾曲开始)迅速在轴向平面扩大。其全部范围(从非肠管到肠道边缘)均附着于(即平铺于)后腹壁上(图 2.7 和图 2.13a 至 c)。Toldt 筋膜位于左结肠系膜和腹膜后的间隙(图 2.13a 至 c),同样也在结肠和腹膜后的间隙(图 2.13b)。与横结肠系膜不同,左结肠系膜在肠管边缘并没有变长。在远端,左结肠系膜续为乙状结肠系膜的附着部[10,18]。

肠系膜下脂肪血管蒂

肠系膜下动脉周围脂肪堆积后生成肠系膜下脂肪血管蒂。在偏瘦的个体中,在血管蒂近头端,左结肠系膜几乎是半透明的,而在血管蒂远侧的结肠系膜普遍增厚,主要是由于系膜内乙状结肠血管、左结肠血管和直肠上动脉的存在(图 2.14)。

Toldt 白线

左、右结肠位于左、右结肠系膜的边缘,通常与腹膜后间隙相邻且平行(图 2.15a 和 b)。与结肠系膜一样,左右结肠也是通过 Toldt 筋膜与腹膜后间隙保持分离。Toldt 筋膜在结肠系膜和结肠下方延伸,直到腹膜返折处,即 Toldt 白线(图 2.15a 和 b)。当腹膜间皮层和 Toldt 筋膜间存在一个交界面时,我们就能看见 Toldt 白线。例如,可以在左、右结肠系膜下方观察到 Toldt 白线。因此,认为 Toldt 白线仅存在于右侧和左侧腹膜返折是不准确的。正如将要在右侧和左肠结肠系膜切除术的章节中所描述的,白线是帮助外科医生决定哪里开始腹膜切开作为解剖标志。(图 2.15 和图 2.16)[18]。

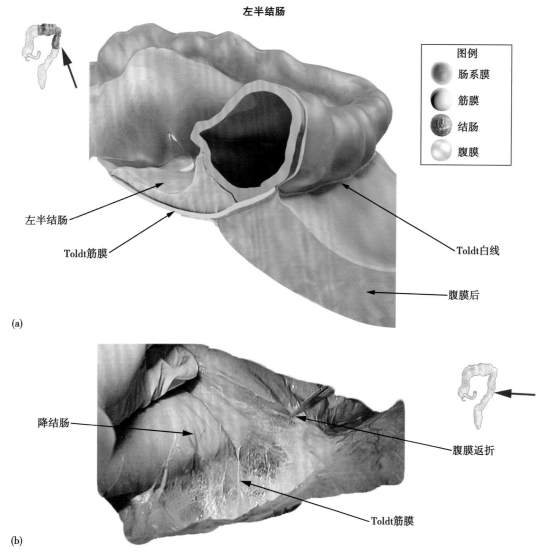

左半结肠

左半结肠

Toldt筋膜

图例
肠系膜
筋膜
结肠
腹膜

Toldt白线

腹膜后

(a)

降结肠

腹膜返折

Toldt筋膜

(b)

图 2.13 (a)(参见 QR 4/2)从 3D 数字模型获取的 2.5D 快照,显示了左结肠系膜。(b)尸体标本,展示了位于结肠后的 Toldt 筋膜。在分离上面覆盖的腹膜返折后,二者之间的关系清晰可见

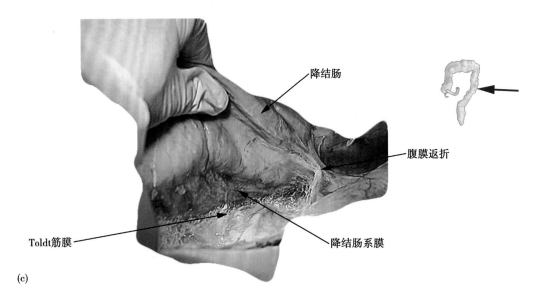

(c)

图 2.13(续)   （c）一旦结肠与 Toldt 筋膜分离,结肠系膜及其下方的筋膜即可暴露

结肠系膜连续性

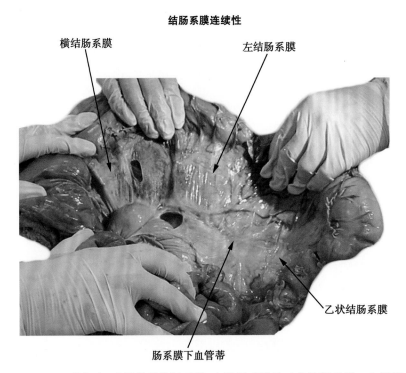

图 2.14   尸体标本:连续的横结肠系膜、左结肠系膜及乙状结肠系膜。血管蒂以及无血管的蒂间区域清晰可见。横结肠系膜上的一个小窗孔为意外损伤

左半结肠、腹膜返折,Toldt白线

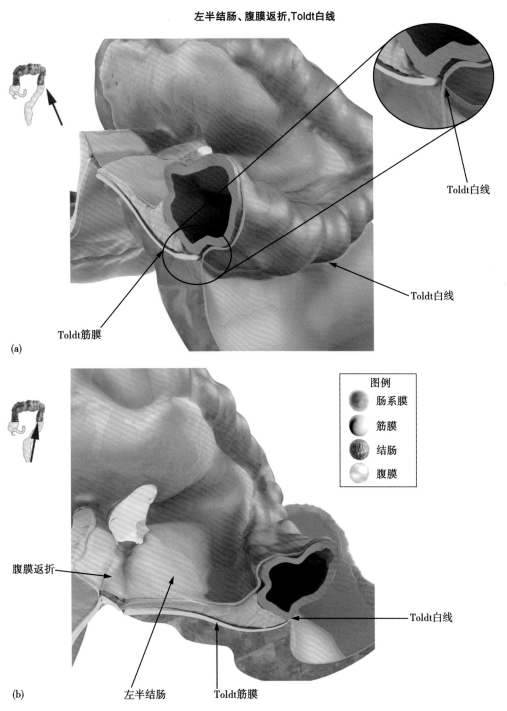

图2.15　(a)(参见 QR 6/5)3D 数字模型的 2.5D 快照,显示了左侧结肠系膜(从上面看)及降结肠。为了能够显示结肠系膜,我们已将他们分断切割。(b)(参见 QR 6/6)2.5D 快照,从下往上显示左半结肠系膜的一段分段。图示的 Toldt 筋膜从结肠系膜下方延伸到结肠下方再到腹膜返折

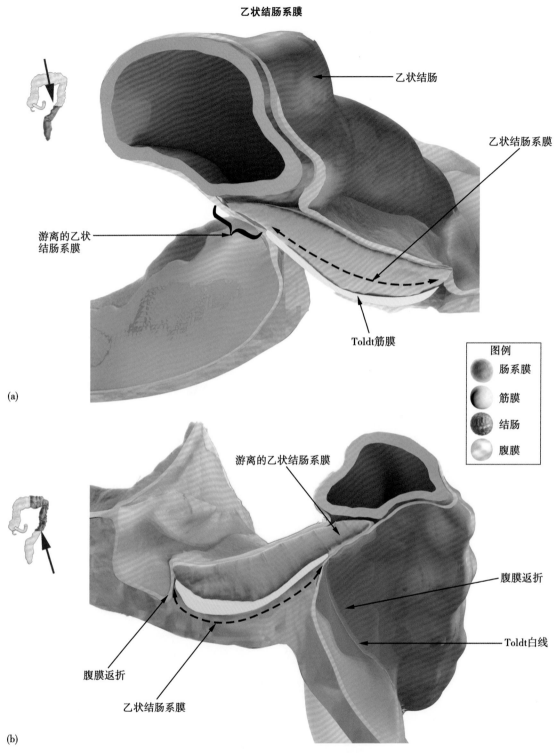

乙状结肠系膜

乙状结肠

乙状结肠系膜

游离的乙状
结肠系膜

Toldt筋膜

图例

肠系膜

筋膜

结肠

腹膜

(a)

游离的乙状结肠系膜

腹膜返折

Toldt白线

腹膜返折

乙状结肠系膜

(b)

图 2.16   (a)(参见 QR5/1)3D 数字模型的 2.5D 快照,展示了乙状结肠系膜(从上向下看)及其附着部与游离部。在乙状结肠系膜附着区下方可见 Toldt 筋膜(位于乙状结肠系膜和后腹膜之间)。筋膜向外延伸至腹膜返折,此处乙状结肠系膜的附着区向外延续为游离区。(b)(参见 QR6/1)同图(a)的模型,进行分段后,并由下向上看,显示了乙状结肠系膜附着区下方同样的系膜筋膜关系。筋膜向外延伸,直至受限于外侧腹膜返折

乙状结肠系膜

乙状结肠系膜远端延续为直肠系膜,近端与左结肠系膜相连。我们最好从纵向轴和横截轴来对它进行描述。其纵轴从左结肠系膜到直肠系膜,跨越了乙状结肠系膜附着区。其横截轴从中线向外侧延伸。

乙状结肠系膜:横截轴

横截轴的宽度取决于被检查的水平面。在降结肠和乙状结肠连接处,横截轴从中线向外侧延伸,并与后腹壁完全接触。在直肠乙状结肠交界处,横截轴狭窄并同样完全附着于后腹壁。在这两个连接处之间,乙状结肠伸长,连带着乙状结肠系膜一起离开后腹壁。这意味着横截轴的中间是固定的,外侧是游离的(图2.16a 和 b)[10,16,20,21]。在游离的腹膜与后腹壁分离的地方,腹膜返折填充了两者之间的空隙。乙状结肠系膜沿着左髂窝的对角线从后腹壁分离。相关的腹膜返折也呈类似的走向,即从降结肠和乙状结肠交界处向乙状结肠和直肠交界处延伸(图2.16a 和 b)[9,10]。

乙状结肠系膜的游离部分呈扇形散开,类似于横结肠系膜和小肠系膜散开的方式。与此属性相符,其游离的肠道缘部分比附着的基底部要长很多[9,10]。这种长度上的差异在一些个体中会表现更明显,从而容易导致肠扭转的发生,即乙状结肠在肠系膜上发生扭转(见第7章)。

乙状结肠系膜角

在降结肠与乙状结肠的交界处有一个系膜角,即近端乙状结肠系膜角(图2.17)。在乙状结肠和直肠的交界处,存在另一个类似的系膜角,即远端乙状结肠系膜角。这些成角在外科手术和内镜中有重要临床意义(图2.17)。

先天性粘连

通常,乙状结肠系膜的外侧部跨过局灶性的先天性粘连,与左侧髂窝腹壁相连。在某些个体中,这种先天性粘连是不存在的,而在另一些个体中则非常多,并会形成类似腹膜返折的束带。这些束带往往被一些手术初学者(有时甚至是非常有经验的结直肠外科医生)误以为是从外侧向中间游离乙状结肠系膜的起始点。

乙状结肠和相关的角度

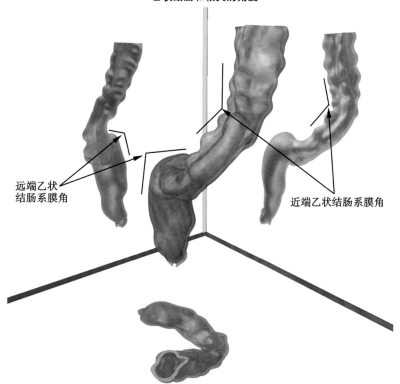

远端乙状结肠系膜角

近端乙状结肠系膜角

图2.17   2.5D 图像面板:从多个角度显示乙状结肠和直肠。这能展示近端和远端乙状结肠系膜角度。近端乙状结肠系膜角见于降结肠-乙状结肠交界处。远端乙状结肠系膜角见于乙状结肠-直肠交界处

直肠系膜

直肠系膜为乙状结肠系膜的远端延续（图 2.18a 和 b）。它从后方和外侧方包绕直肠上段。在腹膜前返折的远端，直肠系膜继续包绕直肠前部。Toldt 筋膜位于直肠系膜与周围组织之间。这种解剖关系存在于环绕直肠的各个层面，且具有相当重要的临床意义（图 2.18a 和 b）。在前方，筋膜在直肠和（男性）前列腺之间以及直肠与女性阴道之间明显变薄（图 2.18）。在这里，直肠系膜与筋膜复合体通常被称为 Denonvillier 筋膜。在骨盆深处，直肠系膜朝直肠肛管交界处方向逐渐变细，筋膜融合变得更加明显。该区域的筋膜可以交

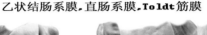

乙状结肠系膜.直肠系膜.Toldt筋膜

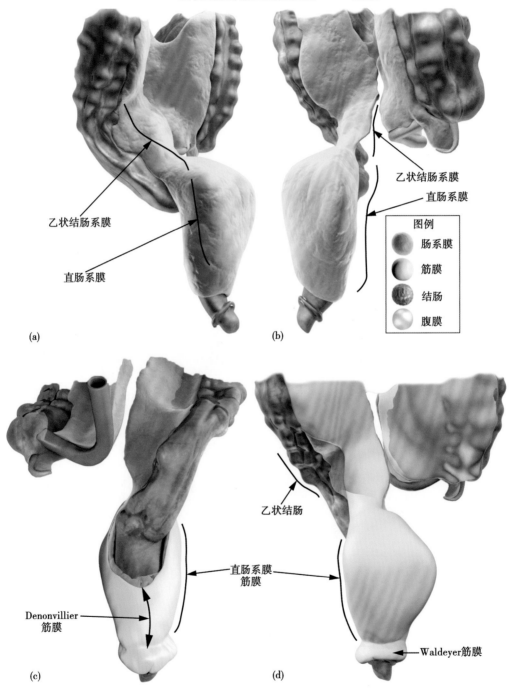

图 2.18 （a）（参见 QR 7/1）3D 数字模型的 2.5D 快照，显示了乙状结肠系膜和直肠系膜之间的连续性（后面及左侧面观）。（b）（参见 QR 7/2）3D 数字模型的 2.5D 快照，显示了乙状结肠系膜和直肠系膜之间的连续性（后面及右侧面观）。（c）3D 数字模型的 2.5D 快照，显示了乙状结肠系膜和直肠系膜之间的连续性，包括 Toldt 筋膜。（d）3D 数字模型的 2.5D 快照，显示了乙状结肠系膜和直肠系膜之间的连续性，包括筋膜

替使用几个术语来表达,包括 Waldeyer 筋膜、直肠后或骶前筋膜(图 2.18c 和 d)。在大多数个体中,该筋膜位于远端(呈锥形的)直肠系膜和周围骨盆腔之间的交界面。然而,在有些个体中,该筋膜在这一区域明显变薄,且会在此处出现一个解剖间隙[10,16,20,21]。

腹膜返折

了解肠系膜的解剖是理解相关腹膜返折的关键(图 2.3)。为了便于描述,我们按照相关的肠系膜区域把腹膜返折进行分区并进行相应的命名。虽然这样对腹膜返折的概念化有很大帮助,但这并不意味着各腹膜返折有其独立的结构[17,20,21],相反,它们是一个连续结构的不同区域。

如前所述,腹膜返折位于小肠系膜在后腹壁的附着处(小肠腹膜返折)(图 2.19a 到 c)。该处的腹膜返折在回盲肠系膜汇合区(曾被随意地称为"回盲部腹膜返折")的外下方连续,从而遮挡了该系膜汇合区使其无法被直接看到(图 2.20a 和 b)。然后,返折继续延伸到右结肠的外侧面,成为右侧腹膜返折(图 2.21a 和 b)。正如在回盲肠系膜汇合区一样,右侧腹膜返折遮挡了右结肠和 Toldt 筋膜之间形成的平面。右侧腹膜返折一般可通过一条白色的细线来识别,即 Toldt 白线[3,11,16,18]。

在结肠肝曲,腹膜返折围绕肝曲头端延伸,成为结肠肝曲腹膜返折(图 2.22a 到 c)。当切开此处返折,便可见结肠和下方筋膜之间的平面。再往内侧,大网膜与结肠肝曲腹膜返折融合,使这个部位的解剖层次难以区分。在大网膜下方通常可见一个更深层的返折,该返折桥接了大网膜与横结肠系膜之间的空隙[10,11,16,20,21],并曾被随意地称为网膜-结肠返折。

结肠脾曲的头端常被结肠脾曲返折/结肠脾曲腹膜返折所遮挡。就像在结肠肝曲一样,大网膜与结肠脾曲返折的融合使这个位置的解剖结构也很难区分(图 2.23a 和 b)。在左侧,左侧腹膜返折位于降结肠的外侧面,并覆盖在其和下方筋膜形成的平面上(图 2.24)。

就在脾曲远端,左侧腹膜返折形成一个明显的横向皱褶。在该皱褶处,结肠微妙地从非附着状态变为附着状态,并朝着左侧髂窝延续为降结肠(图 2.24)。一个类似的腹膜皱褶见于十二指肠的第四部分(产生十二指肠隐窝),此处十二指肠从后腹壁分离并延续为空肠。这些是腹膜皱褶而不是返折,是返折向自身折回而形成的腹膜脊。在回盲部和腹膜前返折处也可观察到这些腹膜褶皱。它们并不是一个在数量、范围和分布上多变的解剖学常量。

左侧腹膜返折延续到乙状结肠系膜外侧,使我们无法直接看到乙状结肠系膜基底部(即乙状结肠系膜返折)(图 2.25a 和 b)。直肠和直肠系膜两侧还存在更进一步的腹膜返折(即左、右直肠旁返折)(图 2.26),这些返折持续进入骨盆并且在前方融合成前返折。后者是腹膜腔真正的解剖学终点(图 2.26)[9,17,20,21]。

小肠的腹膜返折

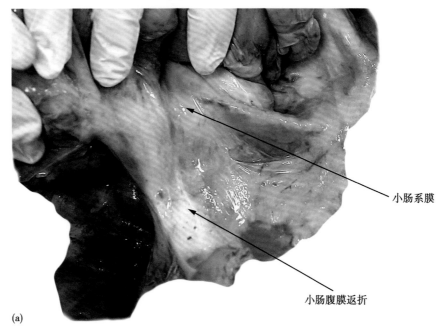

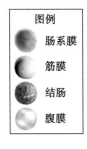

图例
- 肠系膜
- 筋膜
- 结肠
- 腹膜

(a)

小肠系膜

小肠腹膜返折

图 2.19　(a)尸体标本:位于肠系膜基底部的腹膜返折在回盲部周围延续

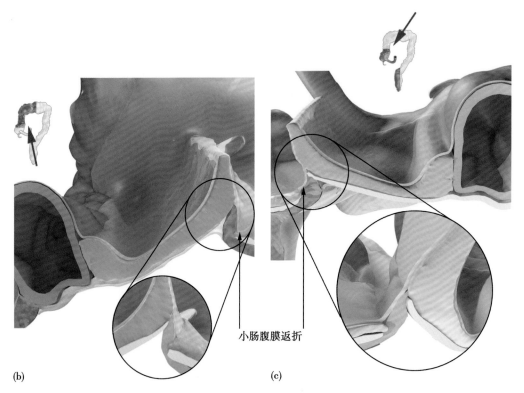

小肠腹膜返折

(b)   (c)

图 2. 19(续) （b）（参阅 QR 4/1）3D 数字模型的 2.5D 快照，已从肠系膜及右侧结肠系膜断切。由此可见小肠系膜基底部的腹膜返折（从下向上观）。（c）（参阅 QR 3/1）与（b）相同的模型，但视角为由上至下。小肠系膜与右结肠系膜相连，且在前者的基底部可见明显的腹膜返折

回盲肠的腹膜返折

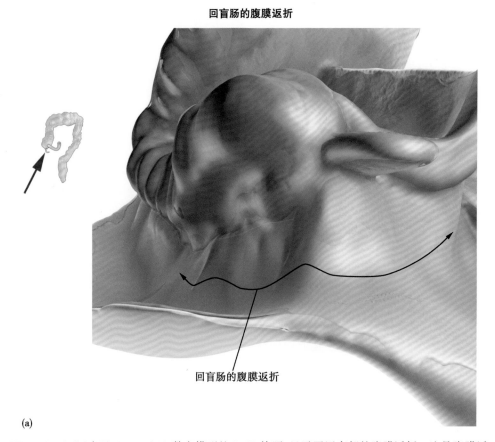

回盲肠的腹膜返折

(a)

图 2. 20 （a）（参见 QR 2/2）3D 数字模型的 2.5D 快照，显示了回盲部的腹膜返折。这是腹膜返折在小肠系膜基底部的延续

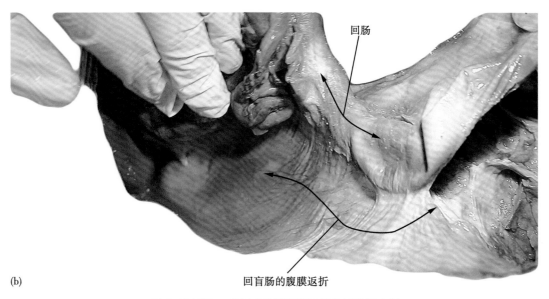

(b)

图 2.20（续）　（b）回盲部腹膜返折的尸体标本图

右侧腹膜返折

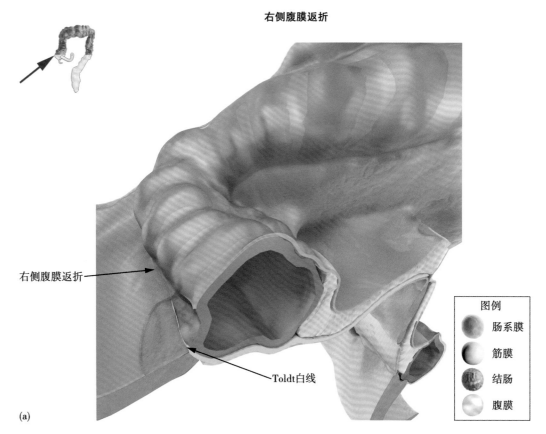

(a)

图 2.21　（a）（参阅 QR 2/3）3D 数字模型的 2.5D 快照，显示了右侧腹膜返折。这是腹膜返折在回盲部的头侧延伸

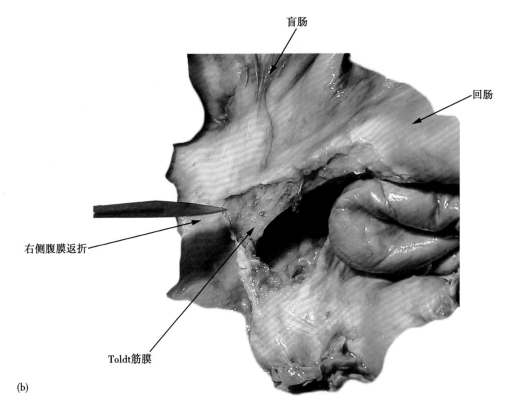

（b）

图2.21（续） （b）右侧腹膜返折的尸体图。返折已被分离（即腹膜切开术），露出下方的结肠筋膜平面

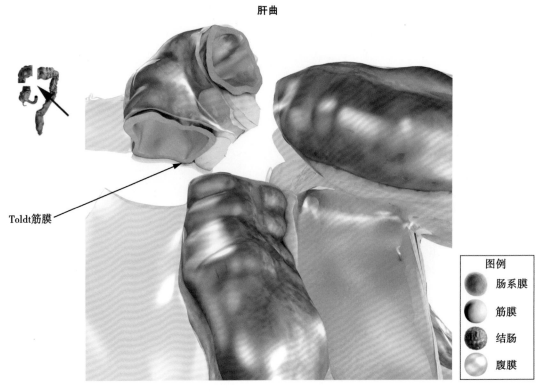

（a）

图2.22 （a）（参阅 QR 11 和 QR12）3D 数字模型的 2.5D 快照，我们概念性地将肝曲从一段连续的肠管中移出

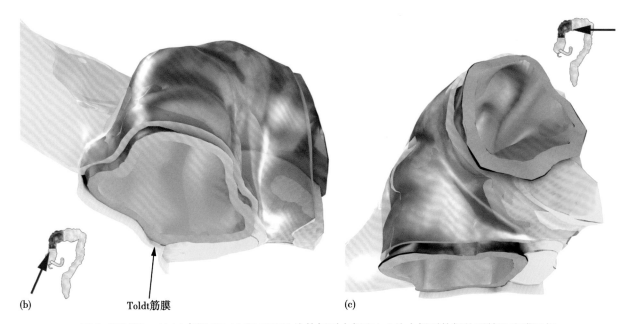

(b)　Toldt筋膜　(c)

图 2. 22(续)　(b)(参阅 QR 11 和 QR12)从外侧到内侧和(c)从内侧到外侧的肝结肠腹膜返折

脾曲

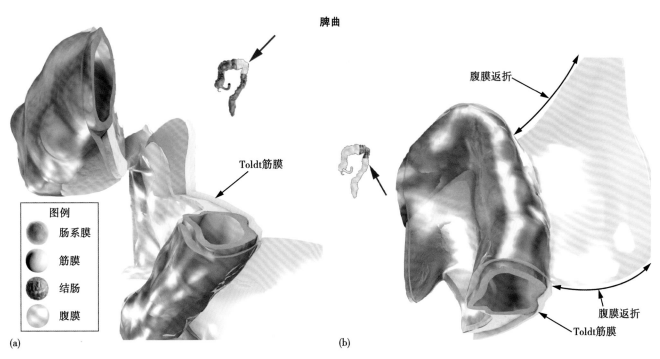

图例

肠系膜

筋膜

结肠

腹膜

Toldt筋膜

腹膜返折

腹膜返折

Toldt筋膜

(a)　(b)

图 2. 23　(a)(参见 QR 9 和 QR10)3D 数字模型的 2. 5D 快照,我们概念性地将脾曲从一段连续的肠管中移出。(b)(参见 QR 9 和 QR10)与脾曲相关的腹膜返折

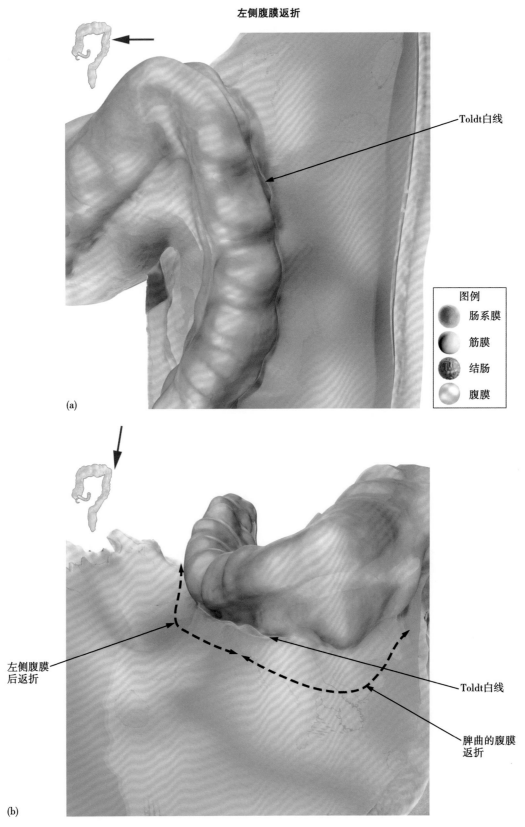

左侧腹膜返折

Toldt白线

图例
肠系膜
筋膜
结肠
腹膜

(a)

左侧腹膜
后返折

Toldt白线

脾曲的腹膜
返折

(b)

图2.24 (a)(参见 QR 2d/2)3D 数字模型的 2.5D 快照,显示了左侧腹膜返折(由外到内观)。左侧腹膜返折。(b)(参见 QR 2d/2)从脾曲的远端可看到左侧腹膜返折图像

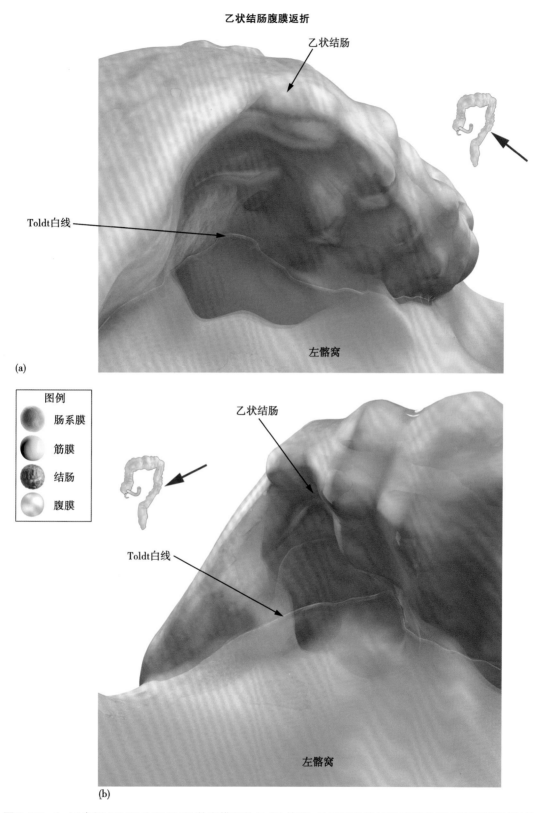

(a)

(b)

图 2.25　(a)(参阅 QR 2d/8 和 9)3D 数字模型的 2.5D 快照,显示了乙状结肠系膜外侧面的腹膜返折(从下往上看)。(b)(参阅 QR2d/8 和 9)显示了乙状结肠系膜外侧面的腹膜返折(从上往下看)

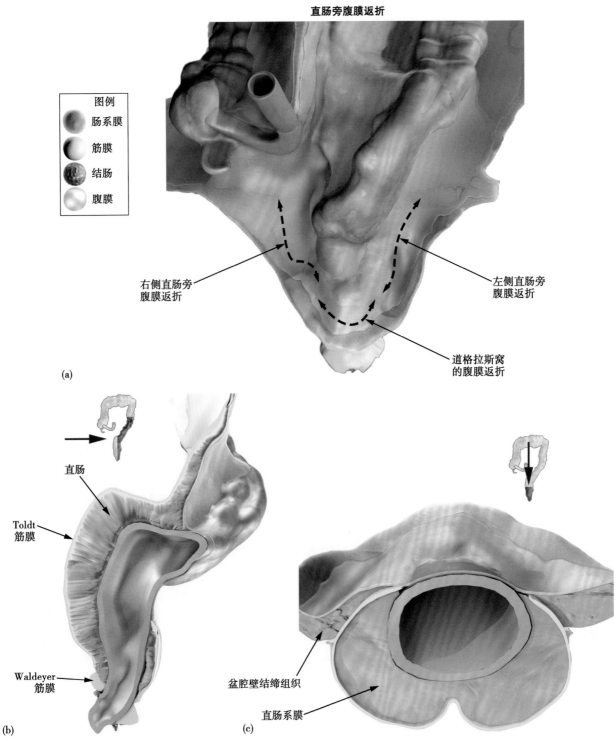

直肠旁腹膜返折

右侧直肠旁
腹膜返折

左侧直肠旁
腹膜返折

道格拉斯窝
的腹膜返折

(a)

图例
肠系膜
筋膜
结肠
腹膜

直肠

Toldt
筋膜

Waldeyer
筋膜

盆腔壁结缔组织

直肠系膜

(b)   (c)

图 2.26　(a)（参阅 QR 2/8 和 QR 3/2）3D 数字模型的 2.5D 快照,显示了直肠、相关的腹膜返折、直肠系膜和筋膜。(b) 2.5D 快照,模型与(a)相同,但从矢状面离断以显示其解剖关系。(c)（参阅 QR 2/8 和 QR 3/2）2.5D 快照,模型与(a)相同,但从横截面离断以显示其解剖关系

结肠弯曲的解剖结构

鉴于之前所描述的原则,我们现在可以开始描述结肠的各个弯曲了。这样的话,重新回忆肠系膜连续性、肠系膜边缘的延伸以及腹膜返折的概念就显得极为重要了。肠道一旦从附着态(附着于后腹壁)移行为游离态(反之亦然)时就会产生弯曲。因此,弯曲可见于十二指肠空肠交界、回盲交界、结肠肝曲和脾曲、降结肠和乙状结肠交界处以及最终在乙状结肠和直肠之间。每个弯曲的解剖结构可被简化为四个主要部分,即结肠、肠系膜、腹膜和筋膜成分[18]。

十二指肠-空肠和回盲部弯曲

在十二指肠空肠弯曲处,空肠与后腹壁分离。与腹部(即附着的)肠系膜区不同,此处肠系膜的肠缘明显延长。在该区域,小肠和肠系膜的十二指肠空肠复合体被小肠系膜腹膜返折遮蔽而无法直接看到,但有可能可以看见十二指肠腹膜皱襞。

在回盲交界,末端回肠靠近并附着于后腹壁,小肠肠系膜与右肠系膜的融合区朝着一个尖端(也是附着点)逐渐变细。因此,在十二指肠空肠曲会出现相反的情况。回盲部的小肠-肠系膜复合体被腹膜返折所遮蔽,也无法直接观察到[9,17,18,20,21]。

结肠肝曲

在肝曲,弯曲的结肠部分与后腹壁分离,右结肠移行为横结肠。肝曲肠系膜部分(即右结肠系膜和横结肠系膜的融合部)的基底部附着于后腹壁,而该融合部的主体与后腹壁分离后,呈扇形延伸到肠系膜的肠管边缘。虽然这一系列的结构变化比较复杂,但若要将其概念化,就要时刻谨记肠系膜的连续性。在融合部的肠道缘可见肠管以肠系膜为中心,环绕肝曲边缘[10,16,20,21]。这一解剖结构复合体和系膜附着方式同样被右侧腹膜和结肠肝曲腹膜返折所遮蔽。

结肠脾曲

在结肠脾曲的情况则是相反的。结肠在此处从游离态(横结肠)变为附着态(降结肠),附着于后腹壁。脾曲汇合处的肠系膜,从肠管肠系膜缘的游离状态移行为完全附着在后腹壁上,跨越了左结肠系膜的横向部分。脾曲的这种解剖结构被结肠脾曲和左侧腹膜返折所遮蔽。

乙状结肠弯曲和直肠乙状结肠弯曲

在降结肠及乙状结肠的交界处,肠管边缘系膜从腹后壁分离,并与结肠一起延长。相反,在直肠和乙状结肠之间的弯曲处,远侧肠管边缘系膜逐渐变细并改变为附着状态,尾侧延续为直肠系膜。

肠系膜构像的一般情况

所有解剖结构都有界限(即起点和终点)。十二指肠远端的肠系膜起源于肠系膜上血管根部(即肠系膜起点)。直肠系膜远端即为肠系膜的解剖学终点。可将这两者之间的肠系膜理解为呈扇形展开,并呈螺旋构象。此外,肠系膜在肠管边缘显著伸长。这种结构,连同皱褶,确保了无论肠管边缘系膜伸得有多长,整个胃肠系膜复合体仍可以有序地包裹在一起,位于有限的腹腔空间里。

未来的方向

对肠系膜和腹膜解剖的深入认识,有助于我们发现未来可能的研究领域,这样的领域不胜枚举。对于直肠切除术的外科医生来说,目前血管、神经与直肠系膜在结构上的关系仍不是非常清晰。有些人认为存在侧韧带或"附着区域",而另一些人则认为,在整个直肠周围,直肠系膜与周围结构是分离的。

内脏神经提供支配肠道的节后副交感神经和交感神经纤维。尽管这些神经的分布具有重要的临床意义,但我们对其在肠系膜器官内的分布及行走轨迹知之甚少[21]。大多数描述只提及了节后神经纤维起源的三个神经节,但未有对其离开神经节之后路线的准确描述。就这一点而言,肠系膜提供了一个关键性的平台。并且,对肠道神经解剖的全面描述非常有限,这是源于我们从一开始对系膜解剖的错误认识。在以后的研究中纠正这一错误认识,并确定节后神经纤维离开腹腔干、肠系膜上、下神经节后的准确走行是非常重要的。

总结

位于十二指肠远端的肠系膜,起源于肠系膜上动脉根部并在此处呈扇形散开,跨越了从十二指肠空肠曲到直肠肛管交界处的肠管[2]。和相关的肠管和腹膜返折一样,肠系膜是连续的。解剖学上的连续性对所有相关的基础和临床学科都有意义。对肠系膜、腹膜和筋膜解剖结构的阐述，使我们得以对每一个结构进行系统的（即科学的）研究[21]。

参考文献

1. Treves, F., Lectures on the anatomy of the intestinal canal and peritoneum in man. *Br Med J*, 1885. **1**(1264): 580–583.
2. Standring, S., *Gray's Anatomy: The Anatomical Basis of Clinical Practice*. Elsevier Health Sciences, London, U.K., 2015, pp. 1098–1111, 1124–1160.
3. Blackburn, S.C. and M.P. Stanton, Anatomy and physiology of the peritoneum. *Semin Pediatr Surg*, 2014. **23**(6): 326–330.
4. Sinnatamby, C.S., *Last's Anatomy: Regional and Applied*. Elsevier Health Sciences, London, U.K., 2011, pp. 234–238, 247–259.
5. Snell, R.S., *Clinical Anatomy by Regions*. Lippincott Williams & Wilkins, 2008, pp. 216, 226, 228, 233, 237, 240.
6. Schoenwolf, G.C. et al., *Larsen's Human Embryology*. Elsevier Health Sciences, Philadelphia, PA, 2014, pp. 341–375.
7. Cochard, L.R., *Netter's Atlas of Human Embryology: Updated Edition*. Elsevier Health Sciences, London, U.K., 2012, pp. 133–134.
8. Sadler, T.W., *Langman's Medical Embryology*. Wolters Kluwer Health, Philadelphia, PA, 2011, pp. 208–232.
9. Sehgal, R. and J.C. Coffey, The development of consensus for complete mesocolic excision (CME) should commence with standardisation of anatomy and related terminology. *Int J Colorectal Dis*, 2014. **29**(6): 763–764.
10. Culligan, K. et al., The mesocolon: A prospective observational study. *Colorectal Dis*, 2012. **14**(4): 421–428; discussion 428–430.
11. Coffey, J.C., Surgical anatomy and anatomic surgery—Clinical and scientific mutualism. *Surgeon*, 2013. **11**(4): 177–182.
12. Treves, F., Discussion on the subsequent course and later history of cases of appendicitis after operation. *Med Chir Trans*, 1905. **88**: 429–610.
13. Standring, S., *Gray's Anatomy: The Anatomical Basis of Clinical Practice*. Churchill Livingstone/Elsevier, Edinburgh, Scotland, 2008, pp. 1069–1083, 1099–1111, 1125–1163.
14. Moore, K.L., A.F. Dalley, and A.M.R. Agur, *Clinically Oriented Anatomy*. Wolters Kluwer Health, Philadelphia, PA, 2013, pp. 219–221, 239–263.
15. McConnell, A.A. and T.H. Garratt, Abnormalities of fixation of the ascending colon: The relation of symptoms to anatomical findings. *Br J Surg*, 1923. **10**: 532–557.
16. Culligan, K. et al., The mesocolon: A histological and electron microscopic characterization of the mesenteric attachment of the colon prior to and after surgical mobilization. *Ann Surg*, 2014. **260**(6): 1048–1056.
17. Coffey, J.C. et al., An appraisal of the computed axial tomographic appearance of the human mesentery based on mesenteric contiguity from the duodenojejunal flexure to the mesorectal level. *Eur Radiol*, 2016. **26**(3): 714–721.
18. Coffey, J.C. et al., Mesenteric-based surgery exploits gastrointestinal, peritoneal, mesenteric and fascial continuity from duodenojejunal flexure to the anorectal junction—A review. *Dig Surg*, 2015. **32**(4): 291–300.
19. Culligan, K. et al., Review of nomenclature in colonic surgery—Proposal of a standardised nomenclature based on mesocolic anatomy. *Surgeon*, 2013. **11**(1): 1–5.
20. Coffey, J.C. et al., Terminology and nomenclature in colonic surgery: Universal application of a rule-based approach derived from updates on mesenteric anatomy. *Tech Coloproctol*, 2014. **18**(9): 789–794.
21. Coffey, J.C. and D.P. O'Leary, The mesentery: structure, function, and role in disease. *Lancet Gastroenterol Hepatol*, 2016. **1**(3): 238–247.

3. 肠系膜、腹膜返折和 Toldt 筋膜的胚胎发育

J. CALVIN COFFEY, RISHABH SEHGAL, AND JOEP KNOL

Being entirely honest with oneself is a good exercise.

——Sigmund Freud

目的

目前对肠系膜解剖学的阐释说明了须重新评估肠系膜及其相关结构的胚胎发育。本章的目的是通过进行这样的评估,尝试将现有的解剖学观点与一系列似是而非的胚胎形成过程联系起来。

介绍

肠系膜的胚胎发育确实是个令人震惊的生物过程。关于肠系膜异常的报道相对有限,这说明肠系膜的胚胎发育在人体内是极其稳定的。背侧肠系膜是人体中最早可识别的肠系膜形式之一,在宫内及宫外发育过程中,其大小、形状和方向发生了一系列显著的变化。以下章节分为两部分,第一部分将肠系膜解剖学的传统学说和现代学说进行比较,并探讨肠系膜的发育过程。第二部分旨在解释背侧肠系膜是如何发育为在成人体内观察到的形状。

第一部分:传统肠系膜解剖学说

传统解剖学说认为,肠系膜显著延伸变长,接着以肠系膜上动脉为轴心逆时针旋转。"旋转"这一概念解释了右半结肠和相关肠系膜最终是如何到达其在成年人右侧腹腔的位置。同时,也可解释成人的小肠及其相关系膜又是如何最终位于腹腔的中央。当不发生旋转时(即畸形或不旋转),十二指肠和小肠在右侧腹垂直向下持续延伸,左半结肠位于左侧腹,右半结肠(及其肠系膜)则位于两者之间。发生旋转的初因尚未明确,而不旋转的原因亦是如此。有趣的是,一项关于猪肠系膜的研究显示,猪体内胃肠系膜旋转不良或不旋转的构造与在人体中观察到的相似。在猪体中,小肠-胃肠系膜体系在右侧腹腔垂直向下延伸。左半结肠及其系膜位于腹腔左侧,右半结肠及其系膜则位于两者之间[1,2]。

经过旋转,胃肠系膜复合体回到腹腔并呈扁平样附着在后腹壁,但并非嵌入此处。附着处由 Toldt 筋膜和腹膜返折共同发育而成。小肠和肠系膜就是以这种

方式逐渐发展为其在成人腹腔中的形态(见前面的讨论)。根据传统学说,小肠、横结肠和乙状结肠肠系膜在成人体内一直存在,右半和左半结肠系膜却退化并失去连续性。尽管滑动和退化学说被用于解释右半和左半结肠系膜的消失,但二者均未得到广泛认可[3-6]。

现代肠系膜解剖学说

该部分已在第 2 章进行详细介绍,此处仅做简要的总结。现代学说认为位于十二指肠空肠曲远端的肠系膜与直肠系膜相连续[7-9],它从根部呈扇形散开,并跨越从空肠到肛门直肠交界处的肠管。从广义上讲,肠系膜具有附着(见以上给出的定义)和非附着区。附着区的构造是一个类似问号的形状。问号的弧部由右半结肠、横结肠及左结肠系膜的附着区构成。问号体部则是由左半结肠、乙状结肠和直肠的系膜形成。未附着的肠系膜在小肠(未附着)边缘显著伸长。就这样,胃肠系膜复合体中的肠和肠系膜共同形成褶皱,紧密地盘曲于腹腔中。

重要的是,这种相对简单的形状构成了一种新的结构终止点,为胚胎学家提供了进一步的研究方向[9]。

肠系膜的旋转、锚定及延伸

目前我们对肠系膜发育过程中的细胞活动了解地相对较少,那么提出"旋转、锚定、延伸和附着是重要且相互关联的过程"这一论断是否合理?以下将就此进行简要讨论。

在肠系膜的发育过程中,直肠系膜和直肠固定于不断发育的骨盆内。这一点非常重要,因为这意味着发育中的后肠位于中央偏左的位置。卵黄肠管将小肠(及定义上的肠系膜)固定在中线(即中心)前方。肠系膜上、下动脉将肠系膜(但并未将小肠)固定在中线(中心)后方。后肠在左侧的固定及中肠在中央的固定说明它们与其解剖学术语有轻微的偏移。两端的固定使得这之间的肠管呈螺旋构象进行延伸。这可以用以下例子来说明:假设取一段软管,将管子两端固定,然后将中间段拉长,管子会卷曲成螺旋状。若从前方观察这个卷曲形状,看起来就是"旋转"的效果。因此,右侧结肠系膜(远端中肠)复合体占据了腹腔右侧的位置,小肠和其相关肠系膜(近端中肠)则处于中心位置,并且左半结肠系膜(后肠)复合体仍然位于左侧。

中肠和后肠以不同的速率延伸,也就是说成人体中的中肠残体(即小肠,右半结肠,近端横结肠)明显长于后肠残体(远端横结肠及左半结肠)。延伸过程和呈螺旋构象过程中出现的异常被称为旋转不良和未旋转,并可能产生灾难性的后果(见第 7 章)。

附着:腹膜返折

一旦胃肠系膜复合体到达其在腹腔内的既定位置时,必将进行下一步的发育——即附着。目前,认为这一过程由两大步骤组成:腹膜返折和 Toldt 筋膜的发育。

当肠系膜回到其在成人体内的最终位置时,肠系膜表面和腹壁之间会出现一个间隙,该间隙被大面积的腹膜返折所桥接,即一层从肠系膜表面(或肠道表面)蔓延到腹壁的间皮。腹膜返折见于小肠系膜基底部,并在此处与后腹壁相连。接着在回盲交界处延续,并往回在右半结肠周围形成右腹膜返折。从这里开始,返折在肝曲上表面继续延伸,并跨越横结肠上表面,一直延续至大网膜。在脾曲处延续为脾-结肠返折,接着在左半结肠的外侧继续延续为左腹膜返折。从此处起,返折逐渐延伸进入骨盆成为左侧直肠旁返折。腹膜返折也见于乙状结肠系膜右侧,并延伸至盆腔成为右侧直肠周围返折。右侧和左侧腹膜返折合并成为道格拉斯窝(直肠膀胱或直肠子宫返折)的前返折。

关于腹膜返折的胚胎发育,我们知之甚少,文献中也没有关于先天性返折缺失的报道。即使在不旋转的情况下,腹膜折返仍然存在(尽管是在不同的构象中)。由于缺乏与返折发育相关的有效数据,任何相关的陈述都有很大的推测性。然而,一旦胃肠系膜复合体到达其在腹腔内的最终位置,我们对返折发育过程及返折可确保胃肠系膜复合体固定位置的推测似乎是合理的。此外,亦或许是巧合,返折的另一个作用是阻止疾病的后续扩散。

附着:Toldt 筋膜

在结肠系膜和肠系膜附着于腹膜后腔的地方会有一层筋膜(即 Toldt 筋膜)。尽管筋膜的组织学构成为其形成过程中的细胞学及分子学基础提供了重要的线索,但仍无法进行确定[10]。筋膜在结肠下方延伸,并与腹膜后腔并行(即在左侧和右侧),占据了肠系膜和腹膜后腔之间的潜在空隙。腹膜返折是该空隙和筋膜的解剖极点[8]。

当两个间皮表面长期并直接接触时,Toldt 筋膜即在两者之间形成并发挥桥接作用。腹膜表面之间(或缺乏)的活动可能是该过程中的一个关键决定因素,并可解释为何两层胸膜间皮表面之间以及小肠间皮表面之间缺乏筋膜粘连(除去既往腹部手术或外伤的情况外)。

　　Toldt 筋膜和腹腔内粘连有明显相似,这可能说明二者的细胞及分子过程一致。在外观上,粘连呈蜂窝状,Toldt 筋膜在骨盆内也是呈类似的蜂窝状且组织极为薄弱。或者反过来说,粘连组织纤薄,因此与走行于左右结肠下方的 Toldt 筋膜近似。最后,粘连本质上是致密且富含血管,与疾病状态下如克罗恩病中的 Toldt 筋膜一样[7]。因此,粘连和筋膜很可能具有类似的发育过程,而两个间皮表面之间的长时间直接接触是一个重要的决定因素。

总结

　　一个新的问题是:为什么胃肠系膜复合体最初会附着于腹膜后腔? 附着过程不成功(与其他因素并存)将会导致肠扭转的形成,即小肠及其系膜发生扭转。这可能会导致血供受阻、肠梗阻或肠穿孔。在肠管未旋转的情况下,右半结肠系膜的附着较正常情况明显减少。所以就容易发生小肠(及其系膜)绕肠系膜上动脉发生扭转的情况。因此,单独的根区附着几乎是致命的,而且额外的附着机制总体上来说是非常必要的。

　　关于附着的另一个阐释同样很重要:如果没有附着,那么在小肠延伸之后,肠系膜很可能也会延伸。这种情况不仅仅会出现在肠缘,也会跨整个肠系膜的扇形幅面出现。其结果是会形成一个巨大的胃肠系膜组织块[9-11]。这一组织块几乎没有功能,当人体直立时,未附着的组织块会塌陷于盆腔,并且丧失蠕动功能。因此,在人体中所观察到的附着的肠系膜结构很可能可以帮助人类直立行走,但未旋转且未附着的肠系膜结构只见于四肢行走的物种中。

第二部分:肠系膜胚胎发育的反向构建

　　目前关于肠系膜解剖的理论与传统学说有很大差异。关于肠系膜的连续性研究呈现了一个更为简单的肠系膜形状和一个新的结构终点,胚胎学家当前须对此进行进一步的研究。接下来,我们将采用第一部分中所描述的过程,来识别一系列和肠系膜有关的事件,这些事件促成了肠系膜在成人体中最终形状的形成。虽然这种识别存在高度推测性,却是调和当前解剖学和胚胎学观点的第一步。

　　尽管将肠系膜从头到尾的发育过程概念化极其困难,但是可以实现的。既然我们已经了解了肠系膜的最终形态(即成人肠系膜),那么由成人肠系膜形状倒推其胚胎形状可能会更容易。接下来,我们将试验性地从成人肠系膜开始反向研究背侧肠系膜的胚胎状态。具体细节将用上述过程进行描述,即锚定、延伸、旋转/卷曲和附着。

肠系膜:反向构建

腹膜返折

　　腹膜返折桥接着肠系膜表面和后腹壁之间的空隙。接着在结肠和侧腹壁之间向外侧延续。返折也见于结肠和大网膜之间。在骨盆内,它将直肠连接于骨盆侧壁,并终止于前返折。

腹膜返折的反向构建:分离

　　腹膜返折会发生退化,这意味着肠系膜表面与后腹壁之间的腹膜连接会消失,左、右半结肠与侧腹壁之间的返折也会消失,大网膜与横结肠之间的返折同样如此。盆腔内也会出现类似的现象。

　　其实际结果是将肠系膜、结肠和直肠从由后腹壁所形成的解剖主构架中释放出来。此时,肠系膜仍然通过①Toldt 筋膜和②血管悬吊点保持附着状态。

后肠:直肠系膜的缩短和分离

　　成人的直肠系膜是其乙状结肠系膜向下的延伸部分,其主要血管为直肠上动脉(肠系膜下动脉发出左结肠动脉后向尾端延续的分支)。此时,直肠系膜通过直肠系膜筋膜附着于骨盆(即 Toldt 筋膜),Waldeyer 筋膜是 Toldt 筋膜的远端复合体。

直肠系膜的反向构建

　　Waldeyer 筋膜和 Toldt 筋膜的消失,使直肠系膜从其周围骨骼上完全剥离。然后,直肠系膜和直肠回缩到乙状结肠系膜水平,继续在中线占据中心位置。

后肠:乙状结肠系膜的缩短和分离

　　乙状结肠系膜近端续于左半结肠系膜,远端和直肠系膜连接。从横截面上看,其内侧附着于腹膜后腔,而在外侧处于游离和移动状态。此时,在整个过程中,Toldt 筋膜保持附着状态。此处的主要血管是直肠上动脉和相关的乙状动脉分支。

乙状结肠系膜的反向构建

　　Toldt 筋膜在乙状结肠系膜下方消失,使乙状结肠系膜从腹膜后腔完全剥离。乙状结肠系膜的肠缘与乙状结肠先后缩短。乙状结肠系膜沿纵轴和横轴缩短并因此变为可移动状态,随之内旋与直肠系膜一起处于中心位置。肠系膜下动脉和静脉仍然保持原位,作为后肠最终的附着点。

后肠:左半结肠系膜的缩短和分离

左半结肠系膜分别在近端续于横结肠系膜,远端延续为乙状结肠系膜。其主要血管为肠系膜下动脉的一个侧支——左结肠动脉。左结肠系膜在其全长范围内通过 Toldt 筋膜附着于腹膜后腔。

左半结肠系膜的反向构建

Toldt 筋膜在左半结肠系膜下方消失,使结肠和结肠系膜从腹膜后腔剥离。因此,左半结肠系膜和结肠可向内旋转,和乙状结肠系膜和直肠系膜一起处于中心位置。至此,后肠已全部回到中线和中心位置,并且从周围结构上完全剥离,仅保留血管悬吊点。

中肠

中肠的胃肠系膜复合体将被视为一个独立的单元。从胰腺生发出肠系膜上动脉的系膜根部区域,是一个非常重要的解剖学标志。肠系膜从根部呈扇形散开并横跨肠道的概念也很重要。最后,中结肠动脉和肠系膜下动脉的中心位置提供了固定的锚定点,因此二者是相关的。这些锚定点只存在于肠系膜的左侧(从脾曲到直肠系膜),而在右侧则不存在。

我们认为,在正常的肠系膜发育过程中,肠系膜从根区呈扇形发散延伸。正因如此,它呈现以根区域为中心的螺旋形构象,(当从前面观察)总体看上去像在旋转。旋转停止于中结肠血管和肠系膜下血管产生类似破裂效果的地方(即位于脾曲水平)。

十二指肠空肠和结肠脾曲系膜间的反向构建

将中肠连接于后腹壁的 Toldt 筋膜解体,这意味着中肠可以不受限制地进行解旋。如果从正面看,解旋看上去像一种顺时针方向的矫正。当中肠缩短时(即反向延伸),解旋即开始。由于中结肠血管和肠系膜下血管的机械作用,解旋以顺时针方向进行。在解旋过程中,卵黄肠管进行重组并通过位于中线位置的脐带与小肠连接。顺时针解旋的过程意味着中肠的胃肠系膜复合体占据了中心位置且位于后肠之上(但与后肠相连续)。

总结

以下是该过程中各重要事件的顺序,如果将其颠倒,便可以解释层状背侧肠系膜是如何演变为其在成人体中的形状:

1. 腹膜返折退化。
2. 后肠系膜之下的 Toldt 筋膜退化,使后肠完全游离仅靠血管点悬挂。
3. 后肠从而缩短并在中线处于中心位置。
4. 小肠系膜和右结肠系膜之下的 Toldt 筋膜退化,从而使中肠系膜充分游离,仅靠血管点悬挂(即上肠系膜根部)。
5. 中肠系膜及其对应肠管缩短。
6. 中肠系膜及其对应肠管缩短导致中肠在后肠的机械作用下发生顺时针解旋。
7. 中肠系膜及其对应肠管占据了后肠系膜及其肠管之上的位置。
8. 胚胎状态下的背侧肠系膜进行重组。

将以上顺序颠倒后如下:

1. 层状背侧肠系膜位于中线,在前面通过卵黄肠管连接,在后面通过肠系膜上、下血管连接。
2. 后肠肠系膜及其肠管延伸并附着于中线左侧。
3. 由于后肠位于左侧,所以中肠呈螺旋构象延伸。
4. 中肠确定其位置,右半结肠及其系膜在其右侧,小肠及其系膜位于中央。
5. Toldt 筋膜将肠系膜附着于后腹壁。
6. 腹膜返折形成并桥接肠、肠系膜和腹壁(也包括大网膜)之间的所有空隙。

未来的方向

肠系膜及其肠管在解剖学和组织学层面上是一个整体。支持这一整合的细胞和细胞外发育过程也必定是在多层面上紧密协调的。对神经嵴细胞及血管、淋巴管和结缔组织相邻性的研究发现支持了这一结论。如前所述,胚胎肠系膜发生异常的概率极低,说明其发育过程高度稳定。值得注意的是,一种多层肠道见于肠系膜的肠缘,使肠道内胚层和肠系膜中胚层相互影响,这种影响目前尚未得到定性。未来的研究应该致力于更好地描述肠道的胚胎发育,以及将其和肠系膜的胚胎发育结合起来的方式。

未来的研究应确定其他物种的胃系膜复合体构象,特别是进行四肢爬行物种与长期直立行走物种之间的比较。

最后，应基于我们目前对肠系膜和腹膜解剖的认识，对描述人类胚胎发育过程的在线图片档案进行回顾。

总结

传统胚胎学对肠系膜发育过程的评估是基于其在成人体中分散且复杂的概念。现在的研究观点认为，位于十二指肠第三部分远端的肠系膜是连续的，所以其胚胎发育和相关结构（即腹膜和肠道）必须重新进行评估。

参考文献

1. Hyttel, P. et al., *Essentials of Domestic Animal Embryology*. Elsevier Health Sciences, London, U.K., 2009, pp. 216–252.
2. Kluth, D., S. Jaeschke-Melli, and H. Fiegel, The embryology of gut rotation. *Semin Pediatr Surg*, 2003. **12**(4): 275–279.
3. Cochard, L.R., *Netter's Atlas of Human Embryology: Updated Edition*. Elsevier Health Sciences, London, U.K., 2012, pp. 131–140.
4. Beck, D.E. et al., *The ASCRS Manual of Colon and Rectal Surgery*. Springer, New York, 2014, pp. 1–27.
5. Moore, K.L., T.V.N. Persaud, and M.G. Torchia, *The Developing Human: Clinically Oriented Embryology*. Elsevier Health Sciences, London, U.K., 2015, pp. 221–233.
6. Schoenwolf, G.C. et al., *Larsen's Human Embryology*. Elsevier Health Sciences, Philadelphia, PA, 2014, pp. 341–375.
7. Coffey, J.C. et al., The mesentery in Crohn's disease: Friend or foe? *Curr Opin Gastroenterol*, 2016. **32**(4):267–273.
8. Standring, S., *Gray's Anatomy: The Anatomical Basis of Clinical Practice*. Elsevier Health Sciences, London, UK, 2015, Chapter 62, pp. 1085, 1143.
9. Culligan, K. et al., The mesocolon: A prospective observational study. *Colorectal Dis*, 2012. **14**(4): 421–428; discussion 428–430.
10. Culligan, K. et al., The mesocolon: A histological and electron microscopic characterization of the mesenteric attachment of the colon prior to and after surgical mobilization. *Ann Surg*, 2014. **260**(6): 1048–1056.
11. Coffey, J.C. and P. Dockery, Colorectal cancer: Surgery for colorectal cancer—Standardization required. *Nat Rev Gastroenterol Hepatol*, 2016. **13**(5): 256–257.

4. 系膜的组织学

J. CALVIN COFFEY, MIRANDA KIERNAN, AND LEON G. WALSH

Order is the shape upon which beauty depends.

—— Pearl Buck

目的

本章的主要目的首先是阐释肠系膜和相关腹膜在组织学方面的最新发现，其次是强调这些特性的临床意义。

介绍

值得注意的是，关于肠系膜和相关腹膜返折的组织学资料非常有限，而我们对于肠系膜和腹膜组织学的临床意义更知之甚少。这可能与肠系膜仅可作为神经和血管支架的错误概念有关[1-3]。最近的研究越来越多地关注网膜和内脏脂肪，并且发现了二者的多种免疫功能[4-8]。另外也有资料证明脂肪组织具有内分泌和代谢功能[9-16]，类似的研究发现不断涌现，尤其是与系膜相关的研究发现了在疾病状态下肠系膜产生的 C-反应蛋白和全身的 C-反应蛋白有直接联系[17-22]。越来越多的数据表明，肠系膜在协调局部和全身生理活动方面是高度活跃的，远不是我们之前所认为的懒惰旁观者。再加上最近宏观解剖学的新进展，要求我们对肠系膜组织学及其在临床实践中的重要性进行重新评估[23-24]。

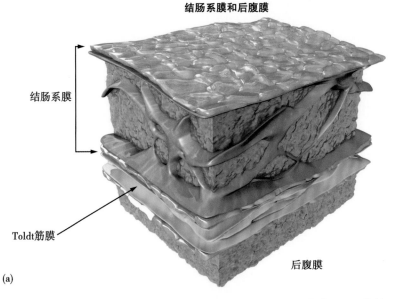

结肠系膜和后腹膜

结肠系膜

Toldt筋膜

后腹膜

(a)

图 4.1　（a）3D 数字模型的 2.5D 快照，描绘了肠系膜和下层筋膜的组织结构

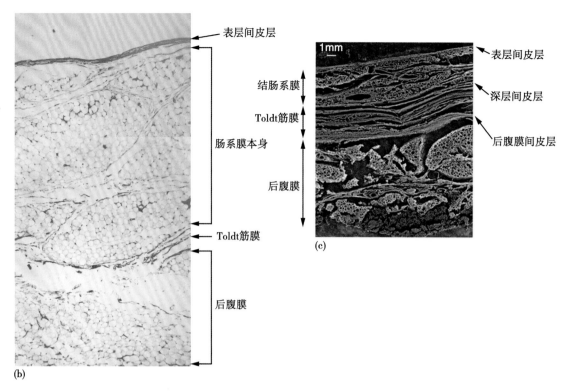

图 4.1(续) （b）左结肠系膜的肠系膜,下层筋膜和后腹膜的光学显微照片。（c）右结肠系膜的肠系膜,筋膜和后腹膜的电子显微照片

　　为了纠正之前的错误认识,我们小组对肠系膜组织学进行了更深层次的研究。在研究中,对从十二指肠空肠曲到直肠肛管连接处的所有肠系膜区域进行了全层活检(图 4.1)。因为对活体患者进行类似的研究会损伤到其腹膜后器官,如输尿管、生殖血管和十二指肠,所以实验是在尸体上进行。我们用组织学、免疫组织化学和电子显微镜等方法来检查样本,以完成综合性的评估。本章主要关注该项研究的发现及其对多种临床和非临床学科的影响。

肠系膜间皮层和 Toldt 筋膜:系膜筋膜平面

　　肠系膜从十二指肠空肠曲到直肠肛管连接处在组织学表现上十分一致(图 4.1a 至 c)。小肠系膜和乙状结肠系膜游离部分有内侧面和外侧面,这两个面都被间皮层所覆盖(图 4.2)。横结肠系膜有上下表面,也被间皮层覆盖(图 4.3)。左右结肠系膜有很明显的上表面,而其下表面附着在 Toldt 筋膜上,筋膜下就是

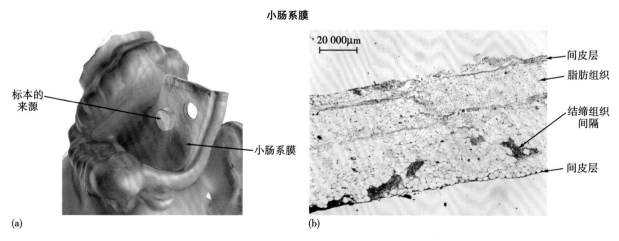

图 4.2 （a）3D 数字模型的 2.5D 快照,显示了在小肠系膜进行全层活检的位置。（b）小肠系膜结构的光学显微照片

横结肠系膜

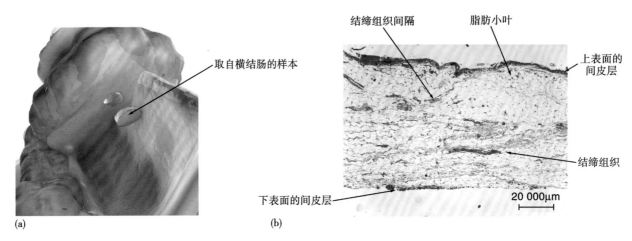

(a)   (b)

图 4.3　（a）3D 数字模型的 2.5D 快照,显示了在横结肠系膜进行全层活检的位置。（b）横结肠系膜结构的光学显微照片

左结肠系膜

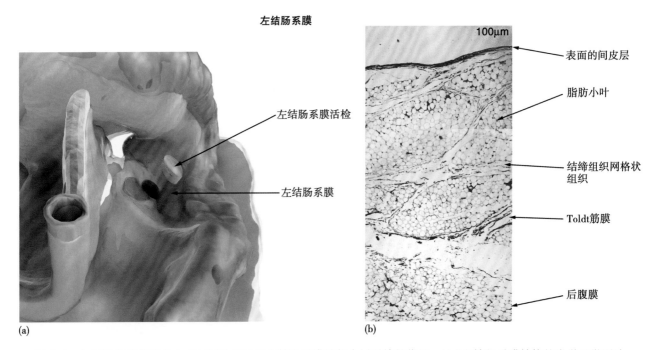

(a)   (b)

图 4.4　（a）3D 数字模型的 2.5D 快照,显示了左结肠系膜进行全层活检的位置。（b）左结肠系膜结构的光学显微照片

后腹膜;同样地,左右结肠系膜的这些表面也都被间皮层所覆盖(图 4.4)。

只要肠系膜附着于后腹膜,两者之间就会出现明显的筋膜层(Toldt 筋膜)(图 4.1b、c)[25-27]。在 Toldt 筋膜之下,还有一层间皮层覆盖着后腹膜。Toldt 筋膜的组成也有一些变异[25,26]。第 5 章将详细讨论这个筋膜层。

间皮和筋膜的这种排列生成了在质量高的结直肠手术中被广泛利用的平面,因此这种排列非常重要。手术平面被定义为两个连续表面之间的界面。手术平面提供了一个解剖路线图,通过这个路线图可将结构

从正常的解剖附着点上松解开来,以便安全地进行分离和切除。在结直肠手术中最常使用的平面主要是在系膜下表面的间皮与 Toldt 筋膜之间的界面,即中筋膜平面。我们在手术中可以通过分离该平面把肠系膜从腹腔后壁完整地剥离[24]。

专业术语:脏腹膜和壁腹膜

肠系膜间皮层表面光滑,功能强大,由单层立方形细胞组成[25]。它非常类似于胸膜间皮层,也与腹部其他地方的腹膜十分相似。许多解剖学专著将腹

腔细胞分为"壁层"和"脏层"两个区域。壁腹膜排列在腹壁的内侧,而脏腹膜覆盖于腹腔脏器(包括肠系膜)之上[1-3,27]。因此,覆盖在人类肠系膜两侧的间皮层属于"脏腹膜"(图 4.1)。根据上面的表述,覆盖在后腹膜上(即 Toldt 筋膜下)的间皮层应属于"壁腹膜"(图 4.1)。将以上两个位置的间皮层分别称为"脏筋膜"和"壁筋膜"的情况并不少见[28-36]。由于它们不是解剖学意义上的筋膜,所以这个术语是不准确的。此外,同时让人费解的是,该区域唯一真正意义上的筋膜是在脏腹膜和壁腹膜之间的 Toldt 筋膜。

在整本书中,将采用术语"脏腹膜"和"壁腹膜",术语"筋膜"将专指 Toldt 筋膜(图 4.3)[37]。

肠系膜间皮层的免疫组织化学分析

对肠系膜间皮层进行免疫组化分析,发现其表达包括 D2-40(podoplanin)和 CD-35 在内的一系列标志物[26,38]。很少有研究直接关注肠系膜和非肠系膜间皮细胞表面标志物的表达。实际上,没有研究分析过结肠系膜间皮层(即脏腹膜)、Toldt 筋膜以及 Toldt 筋膜下的腹膜(即壁腹膜)的表面标志物的表达。由于表面标志物的表达与细胞功能有关,所以这是未来研究的一个关键领域。表 4.1 总结了通常与腹膜间皮相关的表面标志物。虽然可以通过这些列出的标志物来推测系膜的特性,但是这还需要进一步的研究。

表 4.1　在表面间皮层表达的免疫组化标记物

作者	年份	杂志	标记物	参考文献
Satelli et al.	2015	*Clin Cancer Res*	84-1/vimentin	[39]
Yokobori et al.	2013	*Cancer Res*	PLS3	[40]
Yung et al.	2011	*J Biomed Biotechnol*	Hyaluronan	[41]
Foroutan et al.	2010	*J Biol Sci*	CD45	[42]
			CD34	
			HBME-1	
			Cytokeratin 18	
Rosellini et al.	2007	*Folia Biol*	CKAE1-AE3	[43]
			CK19	
			p63	
			Ki-67	
			Vimentin	
			CD34	
			HBME-1	
Yáñez-Mó et al.	2003	*N Engl J Med*	Cytokeratins	[44]
			ICAM-1	
Yang et al.	1999	*Perit Dial Int*	Cytokeratins	[45]
			Vimentin	
Ho-dac-Pannekeet et al.	1997	*Adv Perit Dial*	CA125	[46]

肠系膜结缔组织网格

结缔组织一般位于肠系膜脏腹膜之下,为"间皮下结缔组织层"。其在厚度和组成上很多变。结缔组织在某些区域十分发达,而在其他区域则完全不存在(图 4.5)。例如,结缔组织在横结肠系膜的上表面发育良好,后者粘附于大网膜。在乙状结肠系膜的侧面,结缔组织也很发达。这种分布似乎与其先天性粘连有关。例如,在乙状结肠系膜的侧面先天性粘连特别多。这些结缔组织还导致大网膜附着于横结肠系膜的上表面。

结缔组织分支或隔膜从间皮下结缔组织延伸到肠系膜实质内,将肠系膜实质分离成脂肪组织小间隔。

间皮层下结缔组织

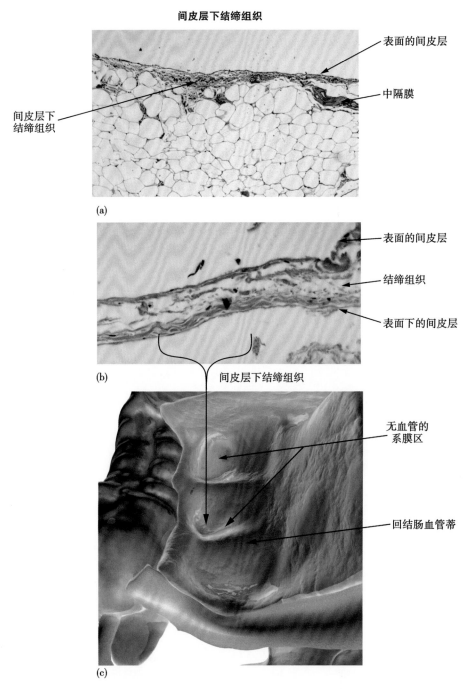

(a)

(b)

间皮层下结缔组织

(c)

图 4.5 （a）肠系膜表面的光学显微照片。上边覆盖着间皮层，下面是结缔组织层（箭头），并从此处开始出现结缔组织分隔。后者使脂肪细胞分成许多小间隔。脂肪细胞在隔间内以蜂窝状结构存在。（b）肠系膜内无血管区域的组织学结构。脂肪细胞很少，两侧的间皮层很接近。这产生它半透明状的外观（c）

脂肪细胞在隔间里形成蜂窝样的结构(图 4.5),成为肠系膜的主要部分。在某些肠系膜区域,脂肪组织很少,两个肠系膜间皮层表面贴得很近(图 4.5b、c)[23,25,26]。在显微镜下,这些区域几乎是半透明状。因为这一特性可使外科医生以最小的出血量完成肠系膜的分离,所以对外科手术来说特别重要(图 4.5c)。

总之,结缔组织隔膜和内皮下结缔组织层产生了一个网格状的组织,即"肠系膜结缔组织网格"(图 4.6a、b)。这种结构存在于整个肠系膜。在胃肠道附近,它与胃肠道外层的结缔组织连续(图 4.6b、c),直接形成了浆膜层。浆膜又为纵向和圆形平滑肌层提供结缔组织。在肠系膜内,网格包围住血管形成这些血管的外膜。

在大血管进出肠系膜的位置,网格样的结缔组织与其下面筋膜的结缔组织一起形成包围血管的袖套样结缔组织或者延续为血管外膜。血管周围袖套样结缔组织同样有外科意义,因为这意味着可在对血管或肠

系膜破坏最小的情况下,非常容易地将肠系膜从血管表面剥离。

大部分间皮下结缔组织层是没有细胞的,细胞主要集中在脂肪间隔的节点上(图 4.7a)。对连续切片的脂肪组织进行分析,结果表明孤立的细胞簇偶尔会出现。这些细胞簇内的细胞具有间充质细胞的特征,类似于成纤维细胞和肌成纤维细胞。这与之前的研究发现一致,先前的研究揭示了间皮下结缔组织层内的细胞具有介于间皮细胞和间充质细胞之间的表面标记物[23,25,26]。这表明这些簇内的间充质细胞可能来源于覆盖的肠系膜间皮层。

结缔组织网格也包含淋巴网络(图 4.7b、c)。淋巴管存在于单层间皮下结缔组织及脂肪组织小隔间内。淋巴管的识别频率在不同肠系膜区域之间有差异(尽管不是那么明显)。在间皮下结缔组织中,淋巴管的直径为 $10.2\mu m \pm 4.1\mu m$,平均扩散半径为 $174.72\mu m \pm 97.68\mu m$。这意味着每 0.17mm 就有一条淋巴管(图

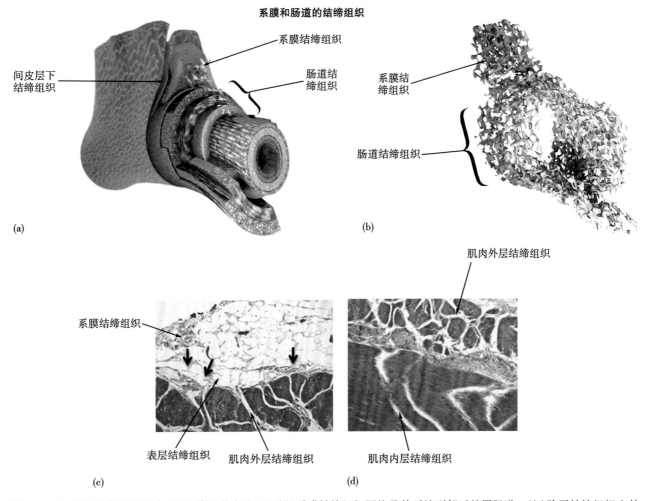

系膜和肠道的结缔组织

(a) 系膜结缔组织　肠道结缔组织　间皮层下结缔组织

(b) 系膜结缔组织　肠道结缔组织

(c) 系膜结缔组织　表层结缔组织　肌肉外层结缔组织

(d) 肌肉外层结缔组织　肌肉内层结缔组织

图 4.6　(a)用 3D 数字模型中 2.5D 快照的方法,显示肠系膜结缔组织网格及其延续到邻近的胃肠道。(b)除了结缔组织之外的所有组织都被从(a)的模型中逐层移除以描绘结缔组织网格的范围。(c)肠系膜和胃肠道之间结缔组织连续性的光学显微照片。(d)肠壁的深层和浅层肌肉层之间的结缔组织延续性的光学显微照片

系膜结缔组织的网格和淋巴组织

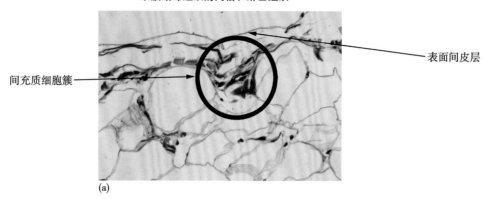

间充质细胞簇

表面间皮层

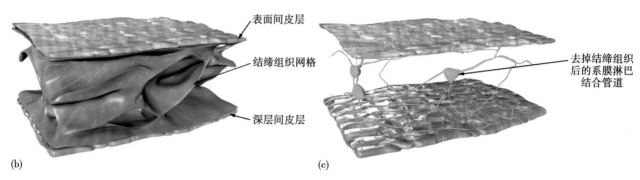

表面间皮层

结缔组织网格

深层间皮层

去掉结缔组织
后的系膜淋巴
结合管道

(b)   (c)

图 4.7 （a）右结肠系膜表面间皮层的光学显微照片。在某些点,间充质细胞如图所示聚集在一起。（b）网格状的结缔组织及其包含的淋巴管道的 3D 数字模型。（c）与（b）中的模型相同,但是移除了结缔组织

4.7b、c）。Toldt 筋膜里也有淋巴管,其直径为 4.3μm±3.1μm,扩散半径为 165.12μm±66.26μm。总的来说,一个丰富的淋巴网络占据了整个肠系膜结缔组织的各个层面,所以在手术过程中是非常容易被破坏的[26]。

间皮细胞的可塑性

许多研究已经证明,在从一种分化状态向另一种状态(比如说从间皮细胞向间质细胞)转变的细胞中通常能观察到带有表面标志物的间皮下结缔组织细胞[39,40,47-49]。这些和其他的研究结果表明,肠系膜间皮细胞是具有可塑性的,能够分化成多种间充质细胞类型[42,50]。Foroutan 等人检测了腹腔灌洗液中间皮细胞的造血标记物和间充质干细胞标志物。通过细胞培养、流式细胞术和免疫分型来检测分析 CD45 和 CD34（造血干细胞标志物）、HBME-1（间皮细胞标志物）和 cytokeratin 18（上皮标志物）。虽然间皮细胞表达经典的间皮和上皮表面标志物,但它们也表达 CD34（间充质标志物）和 CD45（造血标志物）[42]。众所周知,肠系膜间皮和淋巴上皮都表达 podoplanin[38,51-53]。其他地方的间皮瘤（例如肝和胸膜）可以进行间皮细胞和间充质细胞之间的转化[54-56]。这些发现支持了一个有趣的观点,即肠系膜间皮细胞并非不作为,事实上它是局部间充质细胞库的一部分[57-62]。我们最近对肠系膜间皮细胞的培养和观察也证实了该观点。肠系膜间皮细胞被搜集、纯化和培养 2 周后就会出现包含间充质细胞的混合物。这种特性一旦与有大范围褶皱的肠系膜总表面相结合,则意味着肠系膜间皮细胞相当于一个重要的干细胞库[63]。

肠系膜间皮细胞的可塑性紊乱可能与多种腹腔内疾病的进程有关。导致腹腔粘连形成的细胞的起源目前尚不清楚。但我们可以合理地推断,外科手术中肠系膜间皮细胞的损伤可能引起局部或广泛的间充质反应从而导致了粘连的形成[63,64]。

间皮组织与所有的腹壁疝的形成都有关系。我们可以这样来解释:随着间皮细胞的增殖会逐渐出现一些凹陷。间皮具有分泌特性,其内表面高度润滑,从而允许腹腔内容物的进入和退出。持续机械压力(包括腹膜内压力升高)的累积效应使间皮内陷的体积逐渐增加,并最终导致病理性的临床表现。这种现象的最佳活体模型是造口旁疝,造口需在腹壁形成缺口,在缺口形成时,局部脏层间皮层被破坏。随着时间的推移,间皮层增殖形成内陷并像地毯一样铺在皮下组织上,使

邻近的肠管可以顺着这些内陷滑出,这就是造口旁疝。

间皮-间充质细胞的转化也可能导致克罗恩病或憩室病的发生发展[65-69]。在克罗恩病中,肠系膜淋巴管粘连的产生与黏膜的异常分布有关[70-73]。在肠系膜炎的患者中,肠系膜回盲部汇合处会出现明显的淋巴结病变,淋巴结也可能存在于肠脂垂中[74-76]。这个研究结果令人吃惊,因为在传统的观念里,淋巴结只存在于大血管附近。肠脂垂(远离大血管)中淋巴结的发现进一步证实了细胞的迁移与邻近的肠系膜间皮层有关。

未来的方向

肠系膜的组织学特征描述给我们进一步的研究提供了方向。其中可能涉及到对肠系膜间皮层在几种疾病过程中的作用研究,包括粘连形成、疝气的发生发展和克罗恩病。结缔组织连续性的概念应该从更广泛的角度来进行探讨。比如,业已证实,肠系膜结缔组织网格与邻近肠系膜相毗邻;肠系膜结缔组织网格也构成血管的外膜。这些研究结果表明了系统性的结缔组织平台的存在,其来源有肠系膜和肠道组织,并可能提供疾病传播的新途径(图4.6)。

总结

肠系膜的细胞和细胞外组成从十二指肠空肠曲到肛直肠交界处都是极为相似的。结缔组织、血管组织、神经组织和淋巴组织在系膜和相邻肠道之间以及在肠系膜和相关血管之间的组织都具有连续性。肠系膜的组织学特征研究为多种包括有系统性表现的疾病过程提供了新的治疗途径。

参考文献

1. Snell, R.S., *Clinical Anatomy by Regions.* Lippincott Williams & Wilkins, 2008, pp. 216, 226, 228, 233, 237, 240.
2. Cunningham, D.J., *Cunningham's Textbook of Anatomy.* W. Wood, 1818, pp. 1185, 1208, 1221, 1253, 1423.
3. Arnould-Taylor, W., *A Textbook of Anatomy and Physiology.* Stanley Thornes, Surrey, U.K., 1998, pp. 60–68.
4. Hostmann, A. et al., Dendritic cells from human mesenteric lymph nodes in inflammatory and non-inflammatory bowel diseases: Subsets and function of plasmacytoid dendritic cells. *Immunology*, 2013. **139**(1): 100–108.
5. Bell, S.J. et al., Migration and maturation of human colonic dendritic cells. *J Immunol*, 2001. **166**(8): 4958–4967.
6. Silva, M.A., Intestinal dendritic cells and epithelial barrier dysfunction in Crohn's disease. *Inflamm Bowel Dis*, 2009. **15**(3): 436–453.
7. Baumgart, D.C. et al., Patients with active inflammatory bowel disease lack immature peripheral blood plasmacytoid and myeloid dendritic cells. *Gut*, 2005. **54**(2): 228–236.
8. Kaser, A. et al., Increased expression of CCL20 in human inflammatory bowel disease. *J Clin Immunol*, 2004. **24**(1): 74–85.
9. Exley, M.A. et al., Interplay between the immune system and adipose tissue in obesity. *J Endocrinol*, 2014. **223**(2): R41–R48.
10. Fenzl, A. and F.W. Kiefer, Brown adipose tissue and thermogenesis. *Horm Mol Biol Clin Investig*, 2014. **19**(1): 25–37.
11. Kloting, N. and M. Bluher, Adipocyte dysfunction, inflammation and metabolic syndrome. *Rev Endocr Metab Disord*, 2014. **15**(4): 277–287.
12. Porter, C., M. Chondronikola, and L.S. Sidossis, The therapeutic potential of brown adipocytes in humans. *Front Endocrinol*, 2015. **6**: 156.
13. Ozen, G. et al., Human perivascular adipose tissue dysfunction as a cause of vascular disease: Focus on vascular tone and wall remodeling. *Eur J Pharmacol*, 2015. **766**: 16–24.
14. Jeanson, Y., A. Carriere, and L. Casteilla, A new role for browning as a redox and stress adaptive mechanism? *Front Endocrinol*, 2015. **6**: 158.
15. Grundy, S.M., Adipose tissue and metabolic syndrome: Too much, too little or neither. *Eur J Clin Invest*, 2015. **45**(11): 1209–1217.
16. Canfora, E.E., J.W. Jocken, and E.E. Blaak, Short-chain fatty acids in control of body weight and insulin sensitivity. *Nat Rev Endocrinol*, 2015. **11**(10): 577–591.
17. Declercq, C. et al., Mapping of inflammatory bowel disease in northern France: Spatial variations and relation to affluence. *Inflamm Bowel Dis*, 2010. **16**(5): 807–812.
18. Henriksen, M. et al., C-reactive protein: A predictive factor and marker of inflammation in inflammatory bowel disease. Results from a prospective population-based study. *Gut*, 2008. **57**(11): 1518–1523.
19. Lu, X. et al., Decay-accelerating factor attenuates C-reactive protein-potentiated tissue injury after mesenteric ischemia/reperfusion. *J Surg Res*, 2011. **167**(2): e103–e115.
20. Magro, F., P. Sousa, and P. Ministro, C-reactive protein in Crohn's disease: How informative is it? *Expert Rev Gastroenterol Hepatol*, 2014. **8**(4): 393–408.
21. Peyrin-Biroulet, L. et al., Mesenteric fat in Crohn's disease: A pathogenetic hallmark or an innocent

bystander? *Gut*, 2007. **56**(4): 577–583.

22. Peyrin-Biroulet, L. et al., Mesenteric fat as a source of C reactive protein and as a target for bacterial translocation in Crohn's disease. *Gut*, 2012. **61**(1): 78–85.

23. Culligan, K. et al., The mesocolon: A prospective observational study. *Colorectal Dis*, 2012. **14**(4): 421–428; discussion 428–430.

24. Coffey, J.C. et al., Mesenteric-based surgery exploits gastrointestinal, peritoneal, mesenteric and fascial continuity from duodenojejunal flexure to the anorectal junction—A review. *Dig Surg*, 2015. **32**(4): 291–300.

25. Culligan, K. et al., The mesocolon: A histological and electron microscopic characterization of the mesenteric attachment of the colon prior to and after surgical mobilization. *Ann Surg*, 2014. **260**(6): 1048–1056.

26. Culligan, K. et al., A detailed appraisal of mesocolic lymphangiology—An immunohistochemical and stereological analysis. *J Anat*, 2014. **225**(4): 463–472.

27. Standring, S., *Gray's Anatomy: The Anatomical Basis of Clinical Practice*. Churchill Livingstone/Elsevier, Edinburgh, Scotland, 2008, pp. 1085, 1099–1111, 1143.

28. Lin, M.B. et al., Understanding the planes of total mesorectal excision through surgical anatomy of pelvic fascia. *Zhonghua Wei Chang Wai Ke Za Zhi*, 2008. **11**(4): 308–311.

29. Coffey, J.C. and P. Dockery, Colorectal cancer: Surgery for colorectal cancer—Standardization required. *Nat Rev Gastroenterol Hepatol*, 2016. **13**(5): 256–257.

30. Thorek, P., C.T. Linden, and N. Swan, *Anatomy in Surgery*. Springer, New York, 2012, pp. 327–329, 458, 506, 511, 532.

31. Lin, M. et al., The anatomic basis of total mesorectal excision. *Am J Surg*, **201**(4): 537–543.

32. Acar, H.I. et al., Dynamic article: Surgical anatomical planes for complete mesocolic excision and applied vascular anatomy of the right colon. *Dis Colon Rectum*, 2014. **57**(10): 1169–1175.

33. Gao, Z. et al., An anatomical, histopathological, and molecular biological function study of the fascias posterior to the interperitoneal colon and its associated mesocolon: Their relevance to colonic surgery. *J Anat*, 2013. **223**(2): 123–132.

34. Sondenaa, K. et al., The rationale behind complete mesocolic excision (CME) and a central vascular ligation for colon cancer in open and laparoscopic surgery: Proceedings of a consensus conference. *Int J Colorectal Dis*, 2014. **29**(4): 419–428.

35. Klingensmith, M.E. and W.U.D. Surgery, *The Washington Manual of Surgery*. Wolters Kluwer Health/Lippincott Williams & Wilkins, Philadelphia, PA, 2008, pp. 199, 207.

36. Roy, H., *Short Textbook of Surgery*. Jaypee Brothers, Medical Publishers Pvt. Limited, New Delhi, India, 2010, Chapter 41, p. 260.

37. Culligan, K. et al., Review of nomenclature in colonic surgery—Proposal of a standardised nomenclature based on mesocolic anatomy. *Surgeon*, 2013. **11**(1): 1–5.

38. Ordonez, N.G., D2-40 and podoplanin are highly specific and sensitive immunohistochemical markers of epithelioid malignant mesothelioma. *Hum Pathol*, 2005. **36**(4): 372–380.

39. Satelli, A. et al., Epithelial-mesenchymal transitioned circulating tumor cells capture for detecting tumor progression. *Clin Cancer Res*, 2015. **21**(4): 899–906.

40. Yokobori, T. et al., Plastin3 is a novel marker for circulating tumor cells undergoing the epithelial-mesenchymal transition and is associated with colorectal cancer prognosis. *Cancer Res*, 2013. **73**(7): 2059–2069.

41. Yung, S. and T.M. Chan, Pathophysiology of the peritoneal membrane during peritoneal dialysis: The role of hyaluronan. *J Biomed Biotechnol*, 2011. **2011**: 180594.

42. Foroutan, T., A. Hosseini, A.A. Pourfatholah, M. Soleimani, K. Alimoghadam, and N. Mosaffa, Peritoneal mesothelial progenitor or stem cell. *J Biol Sci*, 2010. **10**(5): 460.

43. Rosellini, A. et al., Expansion of human mesothelial progenitor cells in a longterm three-dimensional organotypic culture of Processus vaginalis peritonei. *Folia Biol*, 2007. **53**(2): 50–57.

44. Yanez-Mo, M. et al., Peritoneal dialysis and epithelial-to-mesenchymal transition of mesothelial cells. *N Engl J Med*, 2003. **348**(5): 403–413.

45. Yang, W.S. et al., Interleukin-1beta stimulates the production of extracellular matrix in cultured human peritoneal mesothelial cells. *Perit Dial Int*, 1999. **19**(3): 211–220.

46. Ho-dac-Pannekeet, M.M. et al., Markers of peritoneal mesothelial cells during treatment with peritoneal dialysis. *Adv Perit Dial*, 1997. **13**: 17–22.

47. Satelli, A. et al., Universal marker and detection tool for human sarcoma circulating tumor cells. *Cancer Res*, 2014. **74**(6): 1645–1650.

48. Sieuwerts, A.M. et al., Anti-epithelial cell adhesion molecule antibodies and the detection of circulating normal-like breast tumor cells. *J Natl Cancer Inst*, 2009. **101**(1): 61–66.

49. Yu, M. et al., Circulating breast tumor cells exhibit dynamic changes in epithelial and mesenchymal composition. *Science*, 2013. **339**(6119): 580–584.

50. Gotloib, L., L.C. Gotloib, and V. Khrizman, The use of peritoneal mesothelium as a potential source of adult stem cells. *Int J Artif Organs*, 2007. **30**(6): 501–512.

51. Kalof, A.N. and K. Cooper, D2-40 immunohistochemistry—So far! *Adv Anat Pathol*, 2009. **16**(1): 62–64.

52. Raftery, A.T., Regeneration of parietal and visceral peritoneum in the immature animal: A light and electron microscopical study. *Br J Surg*, 1973. **60**(12): 969–975.

53. Raica, M., A.M. Cimpean, and D. Ribatti, The role of podoplanin in tumor progression and metastasis. *Anticancer Res*, 2008. **28**(5b): 2997–3006.

54. Li, Y., J. Wang, and K. Asahina, Mesothelial cells give rise to hepatic stellate cells and myofibroblasts via mesothelial-mesenchymal transition in liver injury. *Proc Natl Acad Sci USA*, 2013. **110**(6): 2324–2329.

55. Okamoto, K. et al., Angiotensin II enhances epithelial-to-mesenchymal transition through the interaction between activated hepatic stellate cells and the stromal cell-derived factor-1/CXCR4 axis in intrahepatic cholangiocarcinoma. *Int J Oncol*, 2012. **41**(2): 573–582.

56. Strippoli, R. et al., Epithelial-to-mesenchymal transition of peritoneal mesothelial cells is regulated by an ERK/NF-kappaB/Snail1 pathway. *Dis Model Mech*, 2008. **1**(4–5): 264–274.

57. Balogh, P. et al., Estrogen receptor alpha is expressed in mesenteric mesothelial cells and is internalized in caveolae upon Freund's adjuvant treatment. *PLOS ONE*, 2013. **8**(11): e79508.

58. Kalluri, R. and R.A. Weinberg, The basics of epithelial-mesenchymal transition. *J Clin Invest*, 2009. **119**(6): 1420–1428.

59. Lee, J.M. et al., The epithelial-mesenchymal transition: New insights in signaling, development, and disease. *J Cell Biol*, 2006. **172**(7): 973–981.

60. Planas-Silva, M.D. and P.K. Waltz, Estrogen promotes reversible epithelial-to-mesenchymal-like transition and collective motility in MCF-7 breast cancer cells. *J Steroid Biochem Mol Biol*, 2007. **104**(1–2): 11–21.

61. Sodek, K.L. et al., Cell-cell and cell-matrix dynamics in intraperitoneal cancer metastasis. *Cancer Metastasis Rev*, 2012. **31**(1–2): 397–414.

62. Teng, R. et al., Morphological analysis of leucocyte transmigration in the pleural cavity. *J Anat*, 2003. **203**(4): 391–404.

63. Lachaud, C.C. et al., Use of mesothelial cells and biological matrices for tissue engineering of simple epithelium surrogates. *Front Bioeng Biotechnol*, 2015. **3**: 117.

64. diZerega, G., *Peritoneal Surgery*. Springer, New York, 1999, pp. 115–143, 215–295.

65. Liu, Z.J., Y. Zhuge, and O.C. Velazquez, Trafficking and differentiation of mesenchymal stem cells. *J Cell Biochem*, 2009. **106**(6): 984–991.

66. Miao, C.G. et al., Wnt signaling in liver fibrosis: Progress, challenges and potential directions. *Biochimie*, 2013. **95**(12): 2326–2335.

67. Goncalves, P., F. Magro, and F. Martel, Metabolic inflammation in inflammatory bowel disease: Crosstalk between adipose tissue and bowel. *Inflamm Bowel Dis*, 2015. **21**(2): 453–467.

68. Olszanecka-Glinianowicz, M. et al., Adipokines in the pathogenesis of idiopathic inflammatory bowel disease. *Endokrynol Pol*, 2013. **64**(3): 226–231.

69. Shelley-Fraser, G. et al., The connective tissue changes of Crohn's disease. *Histopathology*, 2012. **60**(7): 1034–1044.

70. Ersoy, O. et al., Evaluation of primary intestinal lymphangiectasia by capsule endoscopy. *Endoscopy*, 2013. **45**(Suppl. 2): E61–E62.

71. Freeman, H.J. and M. Nimmo, Intestinal lymphangiectasia in adults. *World J Gastrointest Oncol*, 2011. **3**(2): 19–23.

72. Ingle, S.B. and C.R. Hinge Ingle, Primary intestinal lymphangiectasia: Minireview. *World J Clin Cases*, 2014. **2**(10): 528–533.

73. Sura, R., J.F. Colombel, and H.J. Van Kruiningen, Lymphatics, tertiary lymphoid organs and the granulomas of Crohn's disease: An immunohistochemical study. *Aliment Pharmacol Ther*, 2011. **33**(8): 930–939.

74. Ghahremani, G.G. et al., Appendices epiploicae of the colon: Radiologic and pathologic features. *Radiographics*, 1992. **12**(1): 59–77.

75. Medani, M. et al., An appraisal of lymph node ratio in colon and rectal cancer: Not one size fits all. *Int J Colorectal Dis*, 2013. **28**(10): 1377–1384.

76. Schnedl, W.J. et al., Insights into epiploic appendagitis. *Nat Rev Gastroenterol Hepatol*, 2011. **8**(1): 45–49.

5. Toldt 筋膜

J. CALVIN COFFEY AND RAVI KIRAN

The greater the ignorance the greater the dogma.

——William Osler

目的

本章的主要目的是阐述从十二指肠空肠弯曲远端开始的所有肠段的 Toldt 筋膜的性质,其次是强调 Toldt 筋膜的临床意义。

介绍

Toldt 筋膜是位于肠系膜和后腹膜(或骨盆)之间连接区域的结缔组织层(图 5.1)[1-4]。它有多个术语名称。在直肠系膜水平,Toldt 筋膜被称为 Waldeyer 筋膜、直肠后筋膜、Denonvillier 筋膜和盆腔内筋膜。围绕肾脏的 Toldt 筋膜被称为 Gerota 筋膜或肾前筋膜。Toldt 对 Toldt 筋膜分布的描述非常准确,基本与现代所观测到的相一致(图 5.2)[5]。幸运的是,Toldt 用于观察筋膜的尸体未经防腐剂的腐蚀。因为筋膜在某些特定区域非常纤薄,极易被防腐剂腐蚀,从而会造成在该区域不存在 Toldt 筋膜的假象。在正常情况下,筋膜难以用肉眼观察。以上特性解释了为什么 Toldt 的发现尚未被普遍接受[5,6]。近来,随着结直肠外科以及腹腔镜和机器人技术的发展,筋膜被证实普遍存在于肠系膜和后腹膜之间[7-17]。

结肠系膜筋膜(Toldt筋膜)

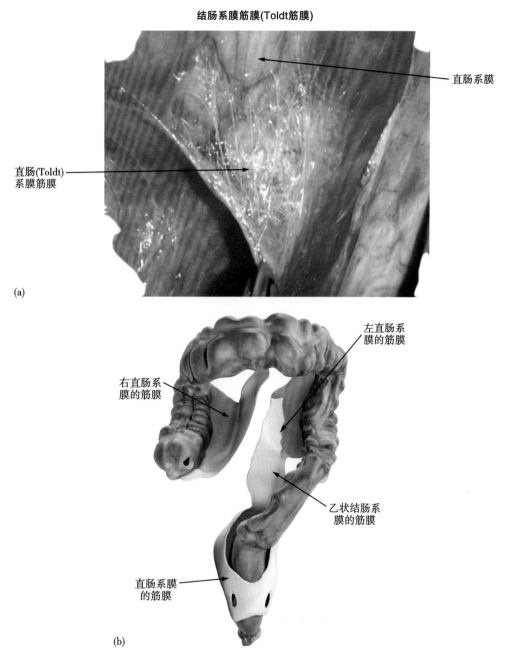

图 5.1　（a）显示 Toldt 筋膜的术中显微照片。（b）3D 数字模型的 2.5D 快照,显示与十二指肠空肠弯曲远端肠系膜相关的筋膜（绿色）。显示了右和左结肠系膜筋膜,乙状结肠系膜和直肠系膜的筋膜。这些代表了不同区域的 Toldt 筋膜整体结构相同

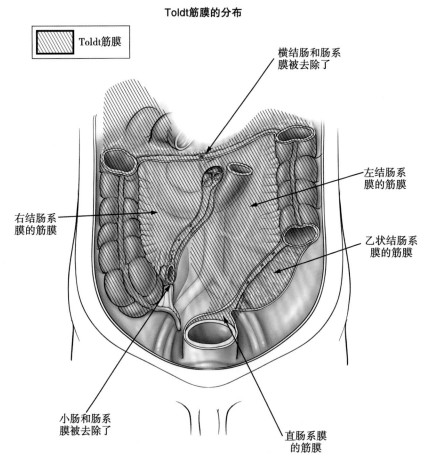

图 5.2 示意图显示了 Toldt 最初描述的 Toldt 筋膜的分布。除了极少例外,这个分布
与图 5.1b 中的分布非常相似。(CCF 提供。Copyright 2010.)

发展

Toldt 认为筋膜是在肠系膜的脏腹膜与后腹膜的壁腹膜融合后产生的[4-6]。他认为,在这个过程中上皮细胞失去了单层结构并与下面的结缔组织融合在一起产生了筋膜。现在已知的是,肠系膜的脏腹膜层和壁腹膜层会保留至成年期,筋膜就在这两者之间发育。由此产生的解剖学结构形成了胃肠道系膜手术的基础。因此,这是本章的重点。

组成

Toldt 筋膜的组成(和外观)是可变的。在右结肠系膜之下,Toldt 筋膜发育良好,包括多个胶原层[2,3,10]。在乙状结肠系膜和直肠系膜下,它的组织疏松且精致细腻,这种组织特性让其在外观上与卷曲的头发和棉花糖看起来很相似。因此,在这些区域往往难以辨认出 Toldt 筋膜,其组成和外观的多变性使得其辨认十分困难。这对新手和有经验的外科医生都是一个重大的挑战。在结肠直肠手术中,在筋膜下面的平面上操作会容易损伤输尿管和生殖血管等腹膜后结构。

对 Toldt 筋膜的阐述

鉴于筋膜组成的多变性,最好用多种不同的方式对其进行描绘。从 3D 数字模型衍生出的示意图可以展示筋膜与相邻结构的关系(图 5.1)。接下来,我们绘制了从尸体截面图衍生的筋膜示意图[1,3,10,11]。还有高清放大和高分辨率的术中影像(来自开放手术和腹腔镜手术的病例)提供了筋膜在活体解剖中无与伦比的清晰结构。最后,我们使用组织学和扫描电镜显微照片来对筋膜进行全面的视觉评估[2]。

Toldt 筋膜:局部的解剖

直肠系膜筋膜

从骨盆开始,Toldt 筋膜开始出现在直肠系膜和骨盆之间。在此处,其纤维疏松,类似于"卷曲的头发"

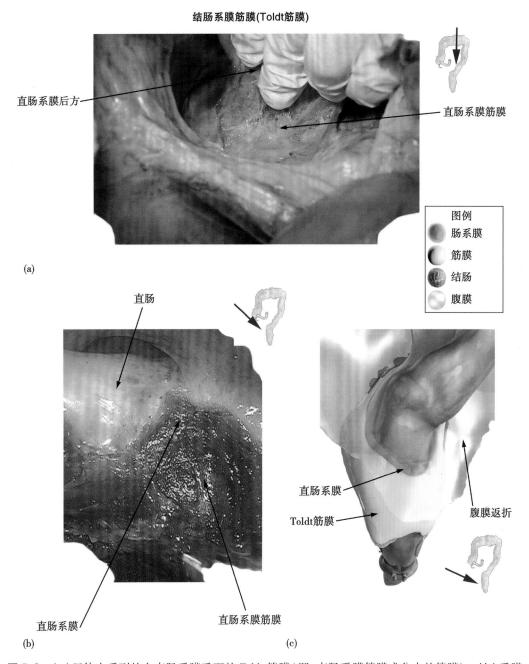

结肠系膜筋膜(Toldt筋膜)

直肠系膜后方

直肠系膜筋膜

图例
肠系膜
筋膜
结肠
腹膜

(a)

直肠

直肠系膜

直肠系膜筋膜

直肠系膜

Toldt筋膜

腹膜返折

(b)

(c)

图 5.3　(a)尸体中看到的在直肠系膜后面的 Toldt 筋膜(即,直肠系膜筋膜或盆内的筋膜)。(b)系膜周围的 Toldt 筋膜的术中图像。(c)(另见 QR 3/2)3D 数字模型的 2.5D 快照,展示了筋膜、直肠系膜和腹膜返折的关系

或"棉花糖"(图 5.3)[12,13]。多个术语被用来指代直肠系膜区域的 Toldt 筋膜,包括直肠内和盆内筋膜。在骨盆深处,直肠系膜迅速变细,形成一个 Toldt 筋膜聚集的直肠后间隙。在该区域,它被称为 Waldeyer 筋膜[13],并存在于所有的直肠系膜周围。在深入到腹膜返折的地方,其往往与直肠系膜的前袖合并形成 Denonvillier 筋膜。由于直肠系膜的该部分(即前袖)不总是发育得很好,因此 Denonvillier 筋膜不是解剖恒定的。但是,筋膜是恒定存在的。

在直肠侧面的筋膜是很难辨认的,因为在此处直肠与骨盆侧壁的脂肪结合在一起,该区域为"黏附区域"或"侧方韧带"。即使在极度肥胖的案例中,在此处进行仔细分离便可以显露出筋膜。然而,总的来说,筋膜似乎在该粘附区域中断而后又在附近区域再聚集。

乙状结肠系膜筋膜

一旦识别 Toldt 筋膜后,我们可以从骨盆开始对其进行追踪,接着到乙状结肠和左结肠系膜下方,一直到胰腺下方。在乙状结肠系膜下方,Toldt 筋膜的结构很疏松(图 5.4)[1,13],并极其纤薄,很容易中断。所以乙状结

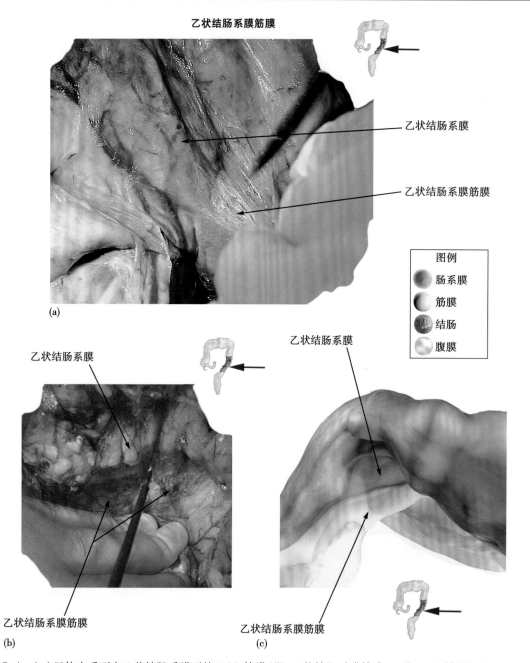

图 5.4 （a）尸体中看到在乙状结肠系膜下的 Toldt 筋膜（即，乙状结肠系膜筋膜）。在此处，筋膜组织疏松，易被破坏或忽略。（b）乙状结肠系膜与后腹膜之间的 Toldt（乙状结肠系膜的）筋膜的术中图像。（c）（另见 QR 2d/1）3D 模型的 2.5D 快照展示了筋膜与乙状结肠系膜的关系。请注意，筋膜的侧方止点为乙状结肠系膜从附着状态转为活动状态处（即在腹膜返折处）

肠系膜的筋膜被防腐剂腐蚀掉也不足为奇。这种效应也许可以解释为什么在大多数的解剖学教材中乙状结肠系膜筋膜是不存在的，只有最新版的格氏解剖学对其有所提及[2,14-17]。反过来，它也可以解释为什么在大多数情况下左右结肠系膜被认为是缺失、退化或被腐蚀了[10,14-21]。具体解释如下：如果筋膜缺失，那么该区域看起来只有脂肪；如果筋膜被保留下来，则可以观察到结肠与后腹膜是分开的。这种现象很可能解释了为什么大家长久以来认为成年人没有左右结肠系膜，也同时解释了为什么乙状结肠系膜的附着部分至今未得到承认[17]。

如第 2 章所述，乙状结肠系膜包括了附着区和移动区。Toldt 筋膜将附着的区域与下面的后腹膜分开[1,3,17]。

左结肠系膜筋膜和 Toldt 白线

Toldt 筋膜的组成在近端乙状结肠系膜下发生改变（即乙状结肠系膜和左结肠系膜相延续的地方）。在此处，筋膜（即左结肠系膜的筋膜）包含多个结缔组织薄片（图 5.5）。因此，其外观不再疏松，而变得更密集，且呈些许薄膜状[1]。当我们刻意寻找筋膜的存在时，该特性有利于我们对其进行识别。在腹腔镜和机

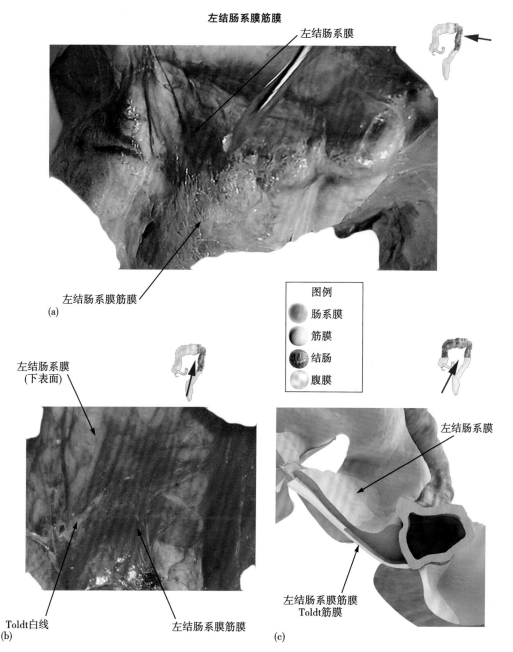

图5.5 （a）尸体中左结肠系膜下面的 Toldt 筋膜（即左结肠系膜筋膜）。在这里，筋膜组织较厚并呈薄片状，因此比在乙状结肠系膜下更容易识别。（b）位于左结肠系膜和后腹膜之间的 Toldt（结肠系膜）筋膜的术中图像。（c）（另见 QR 6/2）3D 模型的 2.5D 快照，展示了筋膜与结肠系膜的关系

器人结直肠手术中，此处的筋膜可以得到充分显露，外科医生可以依靠二十倍的放大倍数和高分辨率的数字图像来将其和相邻结构区分开来[22,23]。在这种手术中，通过分离结肠系膜下的筋膜层就能将结肠系膜和后腹膜分开。我们可以观察到在筋膜和系膜结构之间的界面处有一条白线，即 Toldt 白线[23]。如果在左侧结肠系膜下向着横结肠系膜方向分离，便可见胰腺的下极。该筋膜同时还包裹着胰腺的前后表面[1,4-6]。

筋膜继续在左结肠下方向侧面延续，终止于左侧腹膜返折，形成一条 Toldt 白线。虽然这种解剖结构可

以在开放手术中观察到，但是通过腹腔镜和机器人手术放大后会更明显[23]。Toldt 白线在左结肠清晰可见，但在乙状结肠并非如此，这是由于在两个层面的筋膜组成存在差异。左结肠系膜的筋膜比较致密，会与腹膜返折融合形成一条较清晰的线；相比之下，乙状结肠系膜的筋膜很疏松，它与腹膜返折融合并没有形成一条明显的线。这和临床的手术操作也是相关的，因为通过识别 Toldt 白线来游离左侧结肠通常更容易。但由于在乙状结肠系膜水平 Toldt 白线不存在，所以乙状结肠的游离就更加困难[22,23]。

右结肠系膜筋膜和 Toldt 白线

在右侧,Toldt 筋膜在右结肠系膜和后腹膜之间。此处的筋膜比左侧的要厚,这说明胶原层有所增加(图 5.6)。如同在左边一样,筋膜在右结肠下方向侧面延续(形成一个筋膜平面),直到右侧腹膜返折,并在此处融合形成 Toldt 白线。在内侧,右结肠系膜与小肠系膜相毗邻。因此,Toldt 筋膜也继续向内侧延续,直到小肠腹膜返折为止[3]。

筋膜的连续性

虽然筋膜是连续的,但在血管进入或离开肠系膜的位置是中断的。在这里,它与肠系膜结缔组织结合,形成一个位于血管周围的结缔组织,该组织对于我们正在讨论的血管外膜的研究有一定意义,对此我们在第 4 章中已有所讨论。筋膜也于腹膜返折处中断,腹膜返折的不同区域成为了筋膜进一步延伸的机械屏障(见第 2 章)。最后,筋膜在粘附区中断但又在其周围重新聚集。

右结肠系膜筋膜

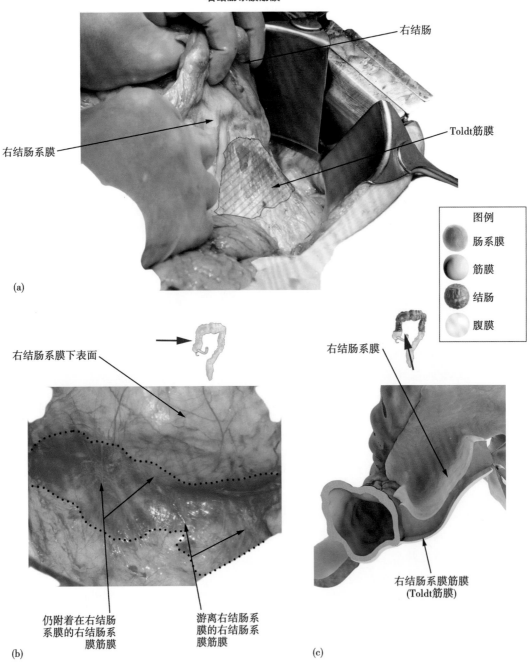

图 5.6 (a)(另见 QR 2/4)右结肠系膜下方的 Toldt 筋膜(即右结肠系膜筋膜)的术中图像。(b)位于右结肠系膜和下方后腹膜之间的 Toldt(结肠系膜)筋膜的术中图像。(c)(另见 QR 6/4)3D 模型的 2.5D 快照,展示了筋膜与结肠系膜的关系

组织学

筛膜由胶原蛋白组成,偶见细胞穿插于胶原蛋白束之间[2]。三分之一的人群筋膜间存在淋巴管。其扩散半径为 $174.72\mu m \pm 74.72\mu m$,这意味着每 $174\mu m$ 就可见一个淋巴管[24]。这些淋巴管的起始点目前尚未可知,但可能具有肿瘤学意义。

筋膜在其与血管相连接的地方(即中结肠血管或肠系膜下血管的起点)与血管合并且将其包围。从此处开始,筋膜的结缔组织继续进入肠系膜内,成为肠系膜网格结缔组织[1,2]。这种关系与疾病传播的相关性将在第 7 章中讨论(即涉及肠系膜的疾病)。

Toldt 筋膜的功能

筋膜可能有助于维持肠系膜和后腹膜的粘连状态。一般而言,我们通过分析该组织缺失时的情况和对相关观察的推断来解释该组织的功能。以肠道旋转不良为例,在肠道旋转不良(见下文)的情况中,小肠系膜完全游离并位于胃右侧旁沟(图 5.7),右结肠系膜和缩短的横结肠系膜粘附于后腹膜,小肠系膜的不

正常的胃肠道系膜　　　　　　　**旋转不良的胃肠道系膜**

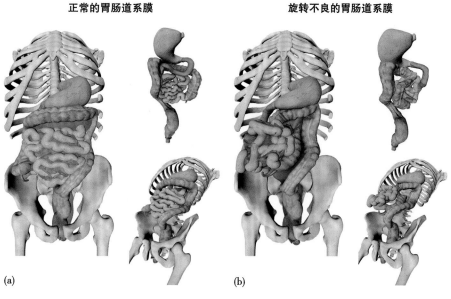

(a)　　　　　　　　　　　　　　　　(b)

术中所见的系膜旋转不良

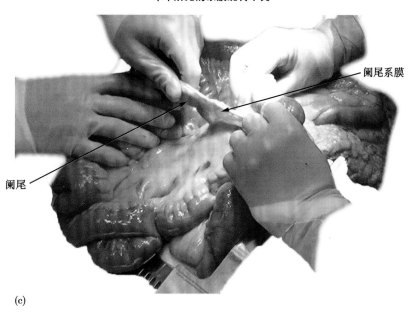

阑尾系膜

阑尾

(c)

图 5.7　(a)正常胃肠系膜解剖概况。(b)旋转不良或未旋转的胃肠系膜解剖概况。小肠和相关的肠系膜位于右侧。左侧结肠和肠系膜位于左侧,右侧胃肠系膜复合体位于二者中间。(c)鉴于右侧结肠在肠道旋转不良和不旋转的情况下处于中心位置,阑尾可能会有多种不同的位置

固定可能会导致在肠系膜根部区域的肠系膜上血管蒂处发生灾难性的肠扭转,这是在新生儿出生后的第一年中最常见的致命的急腹症。在成年期,右结肠系膜的不完全固定与回盲部扭转有关(图5.7)。与此类似,乙状结肠的不完全固定与乙状结肠的扭转相关。

最后,以上所述都提示了我们左右结肠系膜的不完全固定可能会使腹腔镜结肠手术更困难[25-28]。

Toldt筋膜也可以起到屏障作用。在结直肠癌患者中,很少观察到结肠癌通过筋膜扩散到腹膜后,即使系膜直接受累,通过筋膜传播也是不常见的(图5.8a)[13]。

右结肠系膜和Toldt筋膜

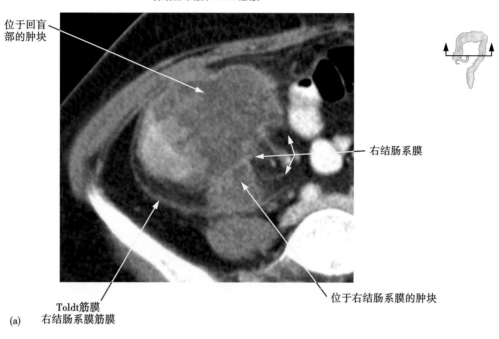

位于回盲部的肿块

右结肠系膜

Toldt筋膜
右结肠系膜筋膜

位于右结肠系膜的肿块

(a)

肾前(Toldt)筋膜

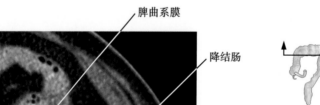

横结肠　　　　脾曲系膜

降结肠

左结肠系膜

肾前(Toldt)筋膜

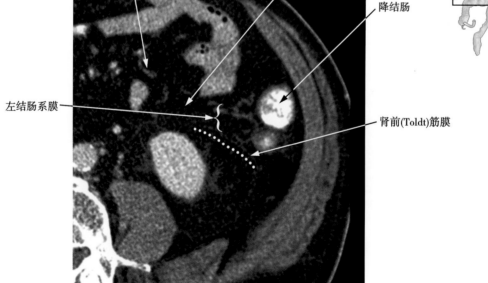

(b)

图5.8　(a)轴向CT扫描显示右侧结肠有病变。有一个右半结肠的病灶已经累及了下方的筋膜。手术中患者T4期腺癌已经通过肠系膜局部侵入并进入下面的筋膜。(b)轴向CT扫描显示充血性心脏和肾脏衰竭患者中Toldt筋膜的增厚

Toldt 筋膜的另一个功能可能和吸收液体有关。在液体超负荷的患者中,筋膜宽度显著增加(图 5.8b),这意味着筋膜提供了吸收和保留液体的一种渠道[29]。

由于缺乏合适的动物模型,阐明 Toldt 筋膜的功能很难。一般来说,在实验科学中,使用的动物模型是鼠类、猪或啮齿动物,这些动物的肠道是高度游离的,并且相关的肠系膜也不与腹壁相连。目前,还没有观察到有其他物种的肠系膜附着度与人类相当。发现一个这样的物种并将之研发为一个模型系统,是该领域未来研究的一个方向。

缺乏具有代表性的动物模型本身就说明了问题。肠系膜附着于后腹壁很可能是智人和其他高阶物种(即猿)独有的解剖学特征。肠系膜的不固定意味着一旦站

直后,整个胃肠道会塌陷入骨盆,其功能也会受损。

Toldt 筋膜的外科意义

Toldt 筋膜在结直肠手术中具有十分关键的技术性作用。它和结肠系膜(或结肠)共同构成一个平面,将肠系膜结构从后腹膜游离须切开该平面,从而完成切除(图 5.9)。因此,Toldt 筋膜为安全手术提供了一个非常重要的解剖路线图。如果没有遵循这个解剖路线,那么进入腹膜后,就有可能会损伤输尿管、生殖血管和十二指肠;或者进入肠系膜,则会造成肠系膜损伤和大出血。一般来说,顺着筋膜提供的解剖路线图,外科医生可以在失血最少或组织损伤最小的情况下切除肠系膜和肠管[1,2,24,30-34]。

筋膜和相关组织

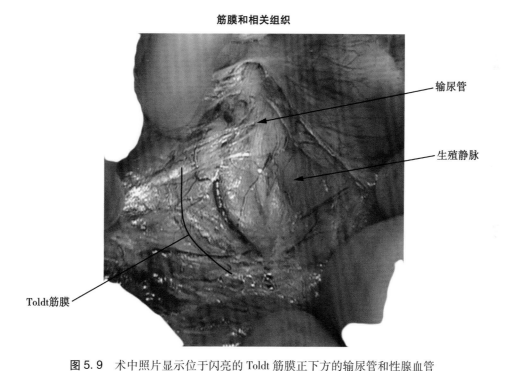

输尿管

生殖静脉

Toldt筋膜

图 5.9　术中照片显示位于闪亮的 Toldt 筋膜正下方的输尿管和性腺血管

Toldt 筋膜的影像学意义

筋膜的解剖学特性决定了它在手术中很难显现出来。由于其质地呈半透明状,在许多区域极其纤薄(图 5.3、图 5.4 和图 5.9),即使在术中也很难观察到。用影像学手段同样难以识别到筋膜也不足为奇,除非它因病理过程而变厚(图 5.8)。近年来 CT 影像学的新进展使得识别筋膜的概率大大增加[35],这将在第 8 章中有更详细的论述。与这个进展相关的是,之前我们称之为的"肾前筋膜"现在逐渐被公认是 Toldt 筋

膜的一个区域[35]。

视觉人体工程(visual human project,VHP)的发展也有可能进一步增强我们对筋膜的理解[36],在 VHP 中,全色数据集可以让我们观察筋膜在初始和原位状态下的精细结构,这是一个令人兴奋的机会,通过识别未受干扰的筋膜层,我们可能更好地理解 Toldt 筋膜、肠系膜器官与相关的腹膜返折之间的关系[35,36]。

Toldt 筋膜和粘连

粘连和 Toldt 筋膜之间有惊人的相似之处。正如

筋膜在外观上是薄膜或蜂窝状一样,粘连也是如此,这种相似性意味着两者形成的细胞和分子过程是一致的。以这种方式来思考的话,粘附形成本身不是一个病理性过程,而是确保胃肠复合体的附着和其正常功能的极其重要的胚胎学过程。

未来的方向

有关 Toldt 筋膜组成和分布的实验研究和临床研究日益增多。我们已讨论过,目前仍没有肠系膜附着于其后腹壁的动物模型,该领域应该特别关注。目前的尝试主要是通过将肠系膜缝合到后腹膜来人为地刺激啮齿动物或猪的筋膜的发育。

筋膜中淋巴管的识别推动了进一步的研究。一般来说,手术会将筋膜留下,然而我们都知道恶性细胞通过淋巴管从原发灶向周围扩散,因此就要考虑:筋膜是否也应切除。通过确定筋膜淋巴管的起点和终点可在一定程度上解决这个问题。

总结

Toldt 筋膜从肠系膜上动脉的根部到肛管齿状线是连续的,并在此扩张并压缩形成 Waldeyer 筋膜。这种连续性仅在腹膜返折处、盆腔粘附区和大血管进入或离开肠系膜的区域被中断。右结肠系膜筋膜、左结肠系膜筋膜以及乙状结肠系膜筋膜和直肠系膜筋膜是同个延续结构的不同区域。从肉眼上来看,Toldt 筋膜类似于腹部手术后可能出现的粘连。

参考文献

1. Culligan, K. et al., The mesocolon: A prospective observational study. *Colorectal Dis*, 2012. **14**(4): 421–428; discussion 428–430.
2. Culligan, K. et al., The mesocolon: A histological and electron microscopic characterization of the mesenteric attachment of the colon prior to and after surgical mobilization. *Ann Surg*, 2014. **260**(6): 1048–1056.
3. Coffey, J.C. et al., Mesenteric-based surgery exploits gastrointestinal, peritoneal, mesenteric and fascial continuity from duodenojejunal flexure to the anorectal junction—A review. *Dig Surg*, 2015. **32**(4): 291–300.
4. Coffey, J.C. et al., The mesentery in Crohn's disease: Friend or foe? *Curr Opin Gastroenterol*, 2016. **32**(4): 267–273.
5. Toldt, C., Bau und wachstumsveranterungen der gekrose des menschlichen darmkanales. *Denkschrdmathnaturwissensch*, 1879. **41**: 1–56.
6. Toldt, C. and A.D. Rosa, *An Atlas of Human Anatomy for Students and Physicians*. Macmillan, New York, 1926, pp. 1–3.
7. Chebbi, F. et al., Laparoscopic ileo-cecal resection: The total retro-mesenteric approach. *Surg Endosc*, 2015. **29**(1): 245–251.
8. Levic, K. et al., A comparative study of single-port laparoscopic surgery versus robotic-assisted laparoscopic surgery for rectal cancer. *Surg Innov*, 2015. **22**(4): 368–375.
9. Ross, H. et al., Robotic Approaches to Colorectal Surgery, Springer International Publishing, Switzerland, 2015, Chapters 1–3, pp. 3–45.
10. Coffey, J.C., Surgical anatomy and anatomic surgery—Clinical and scientific mutualism. *Surgeon*, 2013. **11**(4): 177–182.
11. Peirce, C. et al., Digital sculpting in surgery: A novel approach to depicting mesosigmoid mobilization. *Tech Coloproctol*, 2014. **18**(7): 653–660.
12. Ramos, J.R. and E. Parra-Davila, Four-arm single docking full robotic surgery for low rectal cancer: Technique standardization. *Rev Col Bras Cir*, 2014. **41**(3): 216–223.
13. Gao, Z. et al., An anatomical, histopathological, and molecular biological function study of the fascias posterior to the interperitoneal colon and its associated mesocolon: Their relevance to colonic surgery. *J Anat*, 2013. **223**(2): 123–132.
14. Netter, F.H., *Atlas of Human Anatomy*. Elsevier Health Sciences, Philadelphia, PA, 2014, pp. 263–268, 269–276.
15. Moore, K.L., A.F. Dalley, and A.M.R. Agur, *Clinically Oriented Anatomy*. Wolters Kluwer Health, Philadelphia, PA, 2013, pp. 239–263.
16. Sinnatamby, C.S., *Last's Anatomy: Regional and Applied*. Elsevier Health Sciences, London, U.K., 2011, pp. 241, 258.
17. Standring, S., *Gray's Anatomy: The Anatomical Basis of Clinical Practice*. Elsevier Health Sciences, U.K., 2015, pp. 1085, 1143.
18. Coffey, J.C. et al., Terminology and nomenclature in colonic surgery: Universal application of a rule-based approach derived from updates on mesenteric anatomy. *Tech Coloproctol*, 2014. **18**(9): 789–794.
19. Sehgal, R. and J.C. Coffey, Historical development of mesenteric anatomy provides a universally applicable anatomic paradigm for complete/total mesocolic excision. *Gastroenterol Rep*, 2014. **2**(4): 245–250.
20. Thorek, P., C.T. Linden, and N. Swan, *Anatomy in Surgery*. Springer, New York, 2012, pp. 457–506.
21. Treves, F., Lectures on the anatomy of the intestinal canal and peritoneum in man. *Br Med J*, 1885. **1**(1264): 580–583.

22. Milsom, J.W. et al., *Laparoscopic Colorectal Surgery.* Springer, New York, 2006, pp. 66, 68, 155, 156, 161, 173–175, 177, 185, 250, 291, 293, 329.

23. Delaney, C.P. et al., *Operative Techniques in Laparoscopic Colorectal Surgery.* Wolters Kluwer Health, Philadelphia, PA, 2013, pp. 31, 36, 55, 79, 80, 100, 147, 160, 183, 191, 197, 221.

24. Culligan, K. et al., A detailed appraisal of mesocolic lymphangiology—An immunohistochemical and stereological analysis. *J Anat*, 2014. **225**(4): 463–472.

25. Adams, S.D. and M.P. Stanton, Malrotation and intestinal atresias. *Early Hum Dev*, 2014. **90**(12): 921–925.

26. Marine, M.B. and B. Karmazyn, Imaging of malrotation in the neonate. *Semin Ultrasound CT MR*, 2014. **35**(6): 555–570.

27. Tackett, J.J., E.D. Muise, and R.A. Cowles, Malrotation: Current strategies navigating the radiologic diagnosis of a surgical emergency. *World J Radiol*, 2014. **6**(9): 730–736.

28. Ballesteros Gomiz, E. et al., Intestinal malrotation— Volvulus: Imaging findings. *Radiologia*, 2015. **57**(1): 9–21.

29. diZerega, G., *Peritoneal Surgery.* Springer, New York, 1999, pp. 39–51.

30. Li, L.J. et al., Progress in laparoscopic anatomy research: A review of the Chinese literature. *World J Gastroenterol*, 2010. **16**(19): 2341–2347.

31. Okazaki, T. et al., Toldt's fascia flap: A new technique for repairing large diaphragmatic hernias. *Pediatr Surg Int*, 2005. **21**(1): 64–67.

32. Sehgal, R. and J.C. Coffey, The development of consensus for complete mesocolic excision (CME) should commence with standardisation of anatomy and related terminology. *Int J Colorectal Dis*, 2014. **29**(6): 763–764.

33. Coffey, J.C. and P. Dockery, Colorectal cancer: Surgery for colorectal cancer—Standardization required. *Nat Rev Gastroenterol Hepatol*, 2016. **13**(5): 256–257.

34. Zhang, C. et al., Perirectal fascia and spaces: Annular distribution pattern around the mesorectum. *Dis Colon Rectum*, 2010. **53**(9): 1315–1322.

35. Coffey, J.C. et al., An appraisal of the computed axial tomographic appearance of the human mesentery based on mesenteric contiguity from the duodenojejunal flexure to the mesorectal level. *Eur Radiol*, 2016. **26**(3): 714–721.

36. Juanes, J.A. et al., Application of the "Visible Human Project" in the field of anatomy: A review. *Eur J Anat*, 2003. **7**: 147–159.

6. 系膜的生理学

J. CALVIN COFFEY, RISHABH SEHGAL, AWAD M. JARRAR, AND MATTIAS SOOP

Form follows function.

—— Louis Sullivan

目的

本章将讨论可以支持"肠系膜位于理想位置以收集信号从而对系统和局部活动进行调节"这一观点的证据。

介绍

在过去,我们通常认为肠系膜的唯一功能就是提供一个支架,以便血管在胃肠道内进出[1-7]。然而这个观点不完全正确,肠系膜的其他功能已经日渐凸显,并带来了更多有关肠系膜生理学的研究。关于该研究主题,可借鉴的资料是相当可观的,并且已经超出了诸如此类的总结性综述范畴。不过,重点和支持性信息还是值得强调的。也许最重要的是,肠、肠系膜和躯干间的组织学邻近性意味着肠系膜占据了一个独特的解剖位置(图 6.1)[6-10],它介于肠道和躯干之间,因此是协调全身对环境信号反应(反之亦然)的最佳位置(图 6.1)[3,9,10]。这一章将阐述肠系膜不仅仅是稳态的旁观者,还在一系列过程中发挥着核心作用。

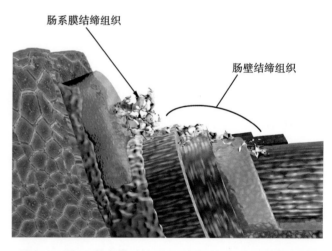

肠系膜和肠壁的延续性

肠系膜结缔组织

肠壁结缔组织

图 6.1 用 3D 数字模型的 2.5D 快照,展示了肠系膜和相邻肠道。肠壁层次结构已展示,位于肠系膜与临近肠道之间的结缔组织相毗邻

内脏脂肪

近二十年来,人们越来越认识到内脏脂肪在调节体内一系列稳态过程中的重要性[11-21]。内脏脂肪是内脏脂肪组织的统称,其静脉回流是通过门静脉系统,而不是全身循环(即大网膜、小肠肠系膜、腹膜后腔)(表 6.1)[22-36]。许多人认为,该术语应包括腹部脏器内部及周围的脂肪,然而,即使至今,也鲜有将结肠系

表 6.1　肥胖病人和非肥胖病人体内各种白色脂肪组织的性质

作者	年份	杂志	变量	非肥胖	肥胖	参考文献
Fried et al.	1993	*J Clin Invest*	脂肪细胞大小	不确定	女性的网膜脂肪细胞小于皮下脂肪组织细胞	[27]
Kraunsøe et al.	2010	*J Physiol*	线粒体数量和呼吸速度	不确定	与皮下脂肪组织细胞相比，网膜脂肪细胞的线粒体数目更多且呼吸速度更快	[33]
Hoffstedt et al.	1997	*J Lipid Res*	脂肪分解率	网膜脂肪细胞和皮下脂肪组织细胞无差异	网膜脂肪细胞高于皮下脂肪组织细胞	[31]
Ray et al.	2009	*Lipids Health Dis*	脂肪细胞的基础分解速度和去甲肾上腺素引发的脂肪分解速度	不确定	网膜脂肪细胞较慢	[35]
Ray et al.	2010	*Lipids Health Dis*	激素敏感脂肪酶(HSL)的基因表达水平和蛋白含量	网膜脂肪细胞的 HSL 基因表达水平低于皮下脂肪组织细胞	与偏瘦群体相同，网膜脂肪细胞的 HSL 基因表达水平低于皮下脂肪组织细胞；两种脂肪细胞的 HSL 基因表达水平均比偏瘦女性高 3 倍	[35]
Ray et al.	2011	*Lipids Health Dis*	脂滴包被蛋白的基因表达水平和蛋白含量	脂滴包被蛋白在网膜脂肪细胞和皮下脂肪组织细胞中的基因表达水平类似；网膜脂肪细胞中脂滴包被蛋白的蛋白含量是皮下脂肪组织细胞的两倍	脂滴包被蛋白在网膜脂肪细胞中的基因表达水平比皮下脂肪细胞低 2 倍；两种脂肪细胞中脂滴包被蛋白的蛋白含量类似	[35]
Bonen et al.	2006	*Int J Obes*	脂肪酸转运蛋白和白细胞分化抗原的表达水平	内脏脂肪细胞比皮下脂肪组织细胞高 50%	内脏脂肪细胞和皮下脂肪组织细胞类似	[28]
Hou et al.	2009	*Obesity*	脂肪生成：甘油二酯酰基转移酶的活性	网膜脂肪细胞是皮下脂肪组织细胞的两倍	网膜脂肪细胞和皮下脂肪组织细胞类似	[32]
Virtanen et al.	2002	*J Clin Endocrinol Metab*	胰岛素刺激下的葡萄糖吸收	内脏脂肪细胞高于皮下脂肪组织细胞	与非肥胖男性的情况类似	[36]
Drolet et al.	2009	*Obesity*	离体脂肪细胞释放的脂联素	网膜脂肪细胞和皮下脂肪组织细胞类似	在网膜脂肪细胞中下降，在皮下脂肪组织细胞中不变	[29]
Ortega et al.	2009	*Obesity*	甲状腺激素受体的表达水平	网膜脂肪细胞和皮下脂肪组织细胞相似	网膜脂肪细胞和皮下脂肪组织细胞中的甲状腺受体 α 和 α1 的表达水平升高	[34]
Erman et al.	2011	*Int J Obes*	生长激素受体的表达水平	网膜脂肪细胞生长激素受体的表达高于皮下脂肪组织细胞	网膜脂肪细胞和皮下脂肪组织细胞的生长激素受体表达低于偏瘦群体	[30]

缩写：DGAT，甘油二酯酰基转移酶；FAT/CD36，脂肪酸转运蛋白和白细胞分化抗原 36；GHR，生长激素受体；HSL，激素敏感脂肪酶；NA，去甲肾上腺素；OM，网膜；SAT，皮下脂肪组织；TRα，甲状腺受体 α；VS，内脏脂肪。

膜认定为内脏脂肪的论断。因为我们现在可以确认,结肠系膜是一个实体,跨越了小肠和大肠,所以相应地也应被包含在该术语中(图 6.2)[37]。以这种方式考虑内脏脂肪时,显然肠系膜是其最大的组成部分。

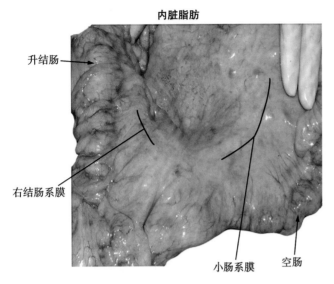

内脏脂肪

升结肠

右结肠系膜

小肠系膜　空肠

图 6.2　术中图片显示结肠系膜和小肠系膜在内脏脂肪中的构成;小肠系膜与右结肠系膜相延续,因此,支持了涵盖性术语"内脏脂肪"包括肠系膜的学说。在回盲部有一实质性的肠系膜组织结构,淋巴结自始至终都非常明显

表 6.1 总结了与不同脂肪库相关的活动,包括促进内脏脂肪形成的活动。与迄今的研究趋势一致,结肠系膜未被包括在内。必要的是,所列的脂肪活动应于结肠系膜内进行研究,这是未来研究的一个途径。

Tracy 等在一篇题为《内脏脂肪是否是身体的内部敌人》(Is visceral adiposity the enemy within)的有趣文章中认为,内脏脂肪和稳态过程如炎症、纤维蛋白溶解和凝血之间存在联系[38],他们阐释了大量由脂肪活动和其他活动紊乱造成的疾病。内脏脂肪和稳态之间的联系说明内脏脂肪本身的变化会引发疾病。事实上,以人口为基础来调查内脏脂肪和动脉粥样硬化之间关联的研究支持了这一论点[38-44]。最近的研究认为内脏脂肪的增加与可致动脉粥样硬化的血脂异常、代谢综合征和糖尿病有关[45-51]。未来的研究应检验内脏脂肪中的肠系膜和结肠系膜成分是否会以不同方式对疾病的发展产生影响。

肠系膜细胞因子的产生

肠系膜是细胞因子产生的主要来源。已知的肠系膜细胞因子越来越多,目前包括亲脂素、周脂素、抵抗素和瘦素(表 6.2)[16,52-54]。这些代谢产物的变化也与代谢综合征、动脉粥样硬化及糖尿病有关。这些关联说明了肠系膜细胞因子在血糖和脂质调节中的作用。大多数以内脏脂肪相关性细胞因子的产生为对象的研究主要关注大网膜和小肠处的细胞因子产生情况[29,55-57]。结肠系膜很大程度上被排除在这些检测之外。鉴于在胚胎来源、脂肪构成和静脉回流(即通过门静脉系统)方面的相似之处,我们有理由认为,分离的结肠系膜区也产生细胞因子。在所有结肠系膜范围里研究这一论断是十分重要的。

表 6.2　克罗恩病中肠系膜细胞因子的产生

作者	年份	杂志	细胞因子	表达	参考文献
Sideri et al.	2015	*Cell Mol Gastroenterol Hepatol*	Tacr-1/-2,IL-17A	升高	[107]
Leal et al.	2013	*Int J Clin Exp Med*	LC3-II	下降	[108]
			TLR-4	无差异	
			F4/80	无差异	
			IL-1β	无差异	
			IL-6	无差异	
Kredel et al.	2013	*Gut*	IL-10,IL-6,TNF-alpha	升高	[66]
Jung et al.	2013	*Cytokine*	IL-6,IL-4,IL-13	升高	[109]
Peyrin-Biroulet et al.	2012	*Gut*	CRP	升高	[69]
Rodrigues et al.	2012	*Clin Exp Immunol*	CRP	升高	[80]
			adiponectin	下降	
			Leptin	无差异	
Sibartie et al.	2101	*Inflamm Bowel Dis*	TNF-alpha	升高	[110]
			IL-8	升高	

续表

作者	年份	杂志	细胞因子	表达	参考文献
Karagiannides et al.	2006	*Proc Natl Acad Sci USA*	NK-1R, IL-8	升高	[111]
Schäffler et al.	2006	*J Gastroenterol Hepatol*	RANTES	升高	[71]
			IL-10	升高	
Paul et al.	2006	*Inflamm Bowel Dis*	Adiponectin	升高	[112]
			Macrophage colony-stimulating factor	升高	
			Leptin	升高	
			migration inhibitory factor	升高	
			Resistin	无差异	
			Interleukin-6	无差异	
			Monocyte chemotactic protein-1	无差异	
Schäffler et al.	2006	*J Gastroenterol Hepatol*	VEGF	无差异	[113]
Yamamoto et al.	2005	*Gut*	Adiponectin	升高	[73]
			IL-6	无差异	
Barbier et al.	2003	*Gut*	Leptin	升高	[58]
Desreumaux et al.	1999	*Gastroenterology*	TNF-alpha	升高	[60]

数据显示,在克罗恩病中,肠系膜细胞因子的产生在炎症和非炎症性的肠系膜中存在差异。在克罗恩病中,肠系膜异常可能先于并引发黏膜和胃肠道异常[58-73]。因为通常认为克罗恩病与肠腔内的环境因素(如细菌)有关,所以这些观察研究说明,肠系膜细胞因子的产生受胃肠道细菌的影响。此外,这些数据也表明肠系膜细胞因子的产生对肠道炎症和肠道紊乱有影响[59,61,74-80]。

肠系膜 C-反应蛋白的产生

C-反应蛋白(C-reactive protein, CRP)是一种急性期蛋白质,鉴于新的研究发现,我们将对其单独探讨[81]。过去,肝脏被认为是 CRP 的主要来源。令人吃惊的是,近期研究发现肠系膜也是其来源之一。在具有里程碑意义的一项研究中,Peyrin-Biroulet 发现,对于克罗恩病患者来说,肠系膜(而不是肝)的 CRP产出很大程度上决定了其全身 CRP 的产生[69]。

Amato 等人注意到,内脏脂肪、全身 CRP 的升高以及糖尿病进展这三者之间存在联系[20,45,82]。在非超重的肥胖人群中,内脏脂肪比皮下脂肪增加的程度更为显著[83-85]。这种不平衡与胰岛素抵抗异常相关的 CRP 改变有关[85-90]。因此,不同脂肪量之间的比值会影响全身 CRP 水平和血糖的控制。这种看法如果成立的话,将会有非常深远的意义。

胚胎发育期间的迁移

越来越多的数据表明,在胚胎发育过程中,肠系膜起到了可让多种细胞类型迁移至肠道的支架作用。对肠和肠系膜间结缔组织和血管连续性的观察支持了以上论断。Nishiyama 等在 2012 年的《自然神经科学》(*Nature Neuroscience*)杂志上展示了神经嵴细胞通过背侧肠系膜迁移到肠道的非凡旅程:一旦细胞到达肠道,就会沿着肠的纵轴迁移到整个肠神经系统(图6.3)[91]。Nishiyama 的论文证明了肠系膜支架对于细

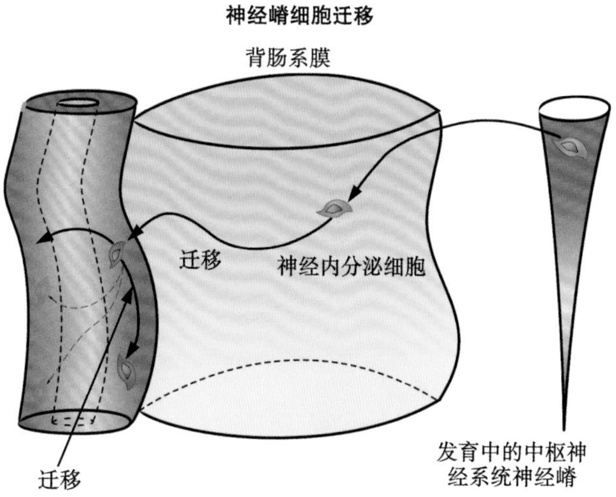

图6.3　神经嵴细胞通过肠系膜迁移至近端肠道的示意图。然后,从这里向远处迁移并定植于整个肠道

胞迁移的重要性,但也可以解释胃肠系膜的神经内分泌异常是如何产生的。神经内分泌肿瘤被认为是产生于神经嵴细胞[92]。神经嵴细胞经肠系膜和肠进行迁移的过程中发生改变,可能会导致成年后肠系膜神经内分泌肿瘤的发生。

肠系膜作为调节中枢

新出现的证据表明,肠道细菌可调节肠系膜的活动,进而控制邻近肠内的免疫反应。现在越来越认为,该免疫轴上的紊乱出现在炎症性腹部疾病中,且这种紊乱也可能在多种胃肠道炎症中有更大的影响[93-97]。肠系膜越来越被认为是一个调节中枢,或信号盒,这个功能在结缔组织这一平台上发挥作用,脂肪细胞、间叶细胞和免疫细胞为该平台提供了分子基础。

在过去的十年中,越来越多的数据证明了以肠系膜为基础的免疫细胞类型的关键作用。Wei 等[98]证明了肠系膜 B 细胞会抑制 CD4$^+$T 细胞所诱导的结肠炎的发生。他们先靶向定位于肠系膜淋巴结,然后改变 CD4$^+$ 及 CD8α$^+$ T 细胞向相邻肠道黏膜募集的过程[98](图 6.4)。Wei 等认为肠系膜淋巴结 B 细胞具有保护作用,并在调节邻近肠黏膜内的动态平衡中至关重要。他们的发现表明黏膜活动是由肠系膜淋巴结衍生的免疫活动及细胞活动所引导,并涉及 B 细胞、T 细胞和 NK 细胞之间的相互协调[98]。

Hammerschmidt 等人进一步探讨了这一现象[99]。他们认为肠系膜淋巴结的基质细胞对印迹 T 细胞上的表面 α4β7-整合蛋白及 CCR9 具有重要作用。在印迹之后,T 细胞就会靶向定位于邻近的肠道,这一现象被称为"肠道定向"。Hammerschmidt 等认为,肠道介导的 T 细胞只能在一个宽松的淋巴结环境中生成[99]。

在具有里程碑意义的一项研究中,Diehl 等认为,肠道微生物群可以调节共生生物向肠系膜淋巴结的移位[100]。在一定的条件(包括抗生素诱导的肠道微生态失调和 MyD88 缺陷)下,共生生物的异常播散发生了改变。他们的发现指出了微生物生态学在调节肠道抗原向肠系膜淋巴结传送的过程中起到的重要作用[100]。

Karlis 等采用炎症性肠病小鼠的适应性模型,发现了在肠系膜淋巴结中适应性转移的树突细胞[101]。这些细胞在发生黏膜异常之前,回到肠系膜淋巴结。其他人的研究表明,内脏脂肪的放射学迹象存在于 Crohn 病早期,黏膜疾病之前[22,101-106]。

以上研究结果说明(表 6.2)肠系膜淋巴结在协调黏膜炎症性和免疫性活动中起到关键作用,其方式受到局部微生物生态学的制约。由于许多研究只是在鼠

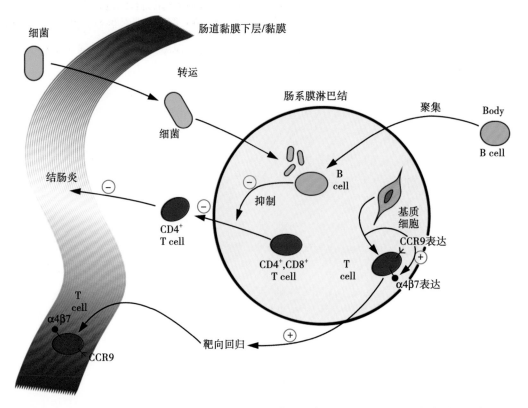

图 6.4 肠系膜淋巴结内的细胞与分子之间的相互作用和邻近肠道黏膜炎症及免疫效应示意图

模型中进行,类似的研究应该在人类群体中开展。

肠系膜间皮的可塑性

越来越多的证据表明肠系膜间皮具有可塑性,这在第4章中已做了部分说明(表6.3)[114-119]。Balogh等认为,在炎症情况下,间皮细胞脱离基底层,变为梭形细胞,同时释放更多促炎细胞因子如TGF-β[120]。一些检测间皮下结缔组织的研究发现,具有免疫组化特征的细胞与间皮及间叶细胞类型相重叠。另一些人则认为肠系膜间皮中含有一种多能性的细胞亚群[121,122]。

我们最近注意到当肠系膜间皮细胞在体外扩大时,它们会依赖TGF-β转变成梭形细胞。这些是间皮衍生而来的间叶细胞,包括活化的成纤维细胞、纤维细胞和肌成纤维细胞的混合物。我们研究了这些细胞在克罗恩病中的特性,发现它们与疾病活动及循环纤维细胞水平有关(图6.5)[37,123-126]。

表6.3　间皮可塑性的研究

作者	年份	杂志	对象	病理	TGF-β1的促进	抗TGF-β1的MMT抑制剂?	表型的突变观察?	参考文献
Nasreen et al.	2009	*Am J Physiol Lung Cell Physiol*	Human	特发性肺间质纤维化	是	否	是	[117]
Strippoli et al.	2008	*Dis Models Mech*	Human	腹膜纤维化	是	否	是	[119]
Li et al.	2013	*PNAS*	Murine	肝纤维化	是	是	是	[115]
Sandoval et al.	2013	*J Pathol*	Human+murine	腹膜癌	是	是	是	[118]
Karki et al.	2014	*FASEB*	Human+murine	特发性肺间质纤维化	是	否	是	[114]
Loureiro et al.	2013	*PLOS ONE*	Human+murine	腹膜纤维化	是	他莫西芬	是	[116]

Sources:Burke,J. P. et al. ,*Br J Surg*,97(7),1126,2010;Burke,J.P. et al. ,*Br J Surg*,97(6),892,2010;Burke,J.P. et al. ,*Br J Surg*,96(5),541,2009;Sahebally,S. M. et al. ,*Br J Surg*,100(12),1549,2013;diZerega,G. ,*Peritoneal Surgery*,Springer,New York,1999;Garriga,V. et al. ,*Radiographics*,29(7),2017,2009.

注:MMT,间皮到间质的转化;TGF-β,β-转化生长因子。

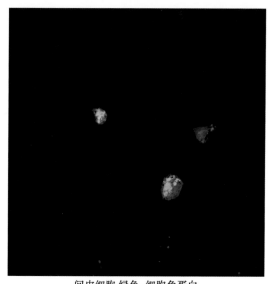

间皮细胞,绿色=细胞角蛋白
蓝色=Hoechst(DNA链)

(a)

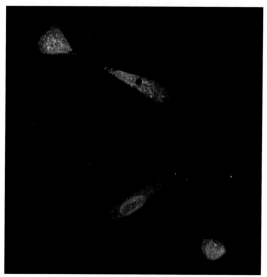

纤维细胞,绿色=Ⅰ型胶原,红/粉色=CD45
由于Hoechst的存在而呈粉色,CD45分布
于核膜周围

(b)

图6.5　样本显示由体外培养的肠系膜间皮产生的不同间充质细胞类型。(a)培养后约24小时的间皮细胞。(b)纤维细胞

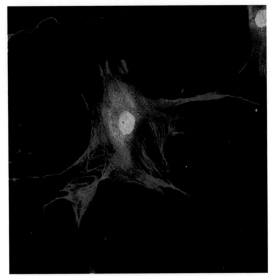

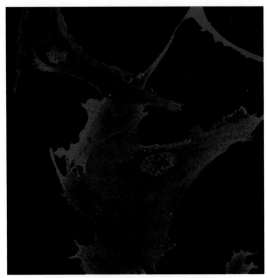

成纤维细胞；红色,波形蛋白；绿色,I型胶原；
绿色阴影,细胞核内Hoechst蓝

(c)

成肌纤维细胞,红色=α平滑肌肌动蛋白,
蓝色=Hoechst(DNA)

(d)

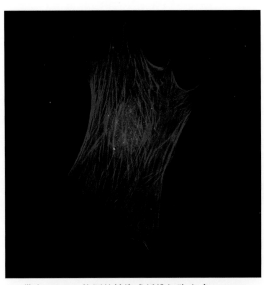

成肌纤维细胞及细胞角蛋白残体,
红色=α平滑肌肌动蛋白,蓝色=Hoechst,
绿色=细胞角蛋白

(e)

带有 SV40 T-抗原的转染成纤维细胞,红色=TRITC
鬼笔环肽可将所有细胞内的肌动蛋白染色,
绿色=抗SV40 T-抗原的抗体,核染色

(f)

图 6.5(续) 样本显示由体外培养的肠系膜间皮产生的不同间充质细胞类型。(c)成纤维细胞。(d)肌成纤维细胞。(e)和(f)成肌纤维细胞及胞浆内细胞角蛋白

综上所述,这些发现表明肠系膜间皮细胞是非惰性的,它不仅仅起到防止腹膜液被吸收的屏障作用[127],相反,它还具有再生能力。如果我们将肠系膜视为人体最大的器官之一,那间皮细胞数量是非常巨大的(图 6.6)[37]。

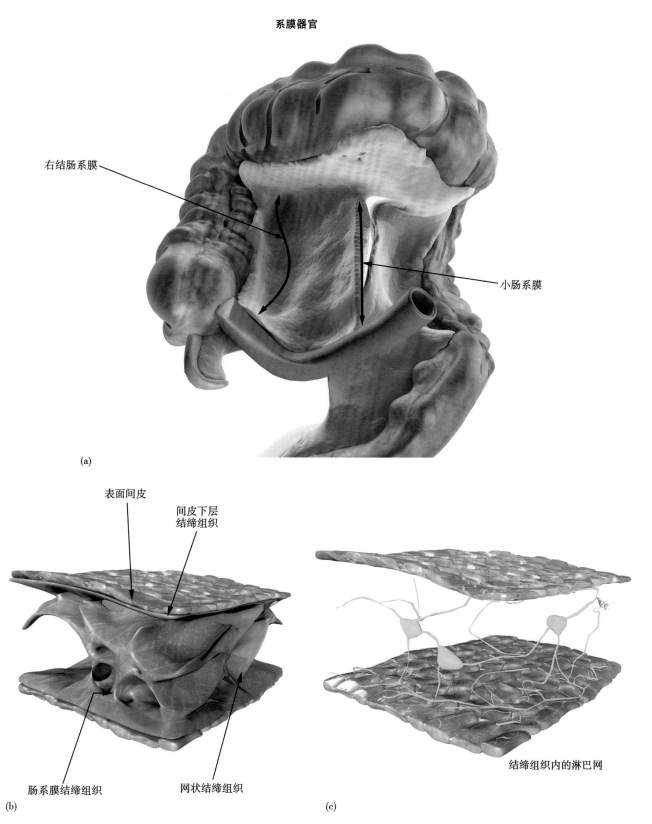

图 6.6　用 3D 数字模型的 2.5D 快照描绘了 (a) 在回盲部,小肠系膜延续为右结肠系膜。(b) 网状结缔组织和表面间皮组织由肠系膜包被,抽象性去除脂肪组织以阐述结缔组织网状结构的自然状态,通常在网状结构的间隔中充满脂肪细胞组织。(c) 去除结缔组织的淋巴管

肠系膜间皮的可塑性与腹腔内病理

虽然该主题将在下一章中详细介绍,但在本章值得参考。

肠系膜间皮可转化为间叶细胞,这一概念可能在多种病理环境下具有重要意义。在腹壁疝的形成中,间皮囊会根据疝的大小发育得相当大。在腹股沟疝形成中,一个间皮的延长部(鞘状突)延伸到腹股沟管,并将腹部的内容物挤压到管内[128]。

术后,腹膜间皮再生并在 48 小时~72 小时内填充间皮缺损[129-133]。新间皮化也与间叶细胞的生长有关,两者同时发生时产生粘连。不同的粘连在形态学和细胞成分上有很大的不同,但总是涉及不同比例的间皮和间叶细胞的组合。接受腹部手术的病人腹腔内发生粘连的风险增加,并需要紧急手术治疗肠梗阻。尽管大量关于粘连形成的研究已有数十载,但仍缺乏有效的预防措施。这与我们对粘连形成过程中间皮和间叶细胞之间的相互调和仍了解不够[127,134]。肠系膜间皮、间皮下结缔组织、Toldt 筋膜和粘连形成四者之间有明显的相似之处。这说明了在这些过程中存在细胞和分子上的重叠,我们将在下一章对此进行更详细的讨论。

间皮对腹膜液的分泌与吸收

肠系膜间皮腔以不同速率产生和吸收腹膜液。男性每天产生 5 毫升腹膜液,女性则随月经周期而变化,从黄体期的 5 毫升至月经期的 18 毫升不等[127,135,136]。腹腔积液在一系列病理情况下大量增加,包括肝硬化、卵巢纤维瘤(Meigs 综合征)、肠癌、腹膜转移癌、内脏炎症、卵巢扭转、有蒂的子宫肌瘤(由于静脉血流的机械损伤)[137-139]。

腹膜液分泌在术后修复或炎症中明显增加[127]。正因为分泌增加,所以腹膜液的吸收也会增加,而后液体量(反映在腹腔引流输出量上)会减少。这些现象反映了间皮功能的变化,因为间皮须先进行增殖和再腹膜化,从而覆盖到通常不暴露的表面(即肠系膜、筋膜、腹壁、腹膜后)。

腹膜液中有大量的细胞类型。巨噬细胞和间皮细胞占细胞总数的 36%,而淋巴细胞和多形核细胞分别占 18% 和 7%。腹膜利用肠系膜间皮细胞的吸收能力进行渗析,鉴于每天产生的液体量,这种能力是相当客观的[127]。

间皮的淋巴系统

如前所述(见第 4 章),结缔组织连续体见于肠和肠系膜结缔组织网格之间[9,10]。淋巴网位于该网格中(图 6.6 和图 6.7)。此外,在肠与其邻近肠系膜之间存在淋巴连续体[140]。

尽管连续体的概念我们已习以为常,但它在细胞或分子实体的分布中极其重要。Boni 等证明了结肠癌

肠系膜淋巴管

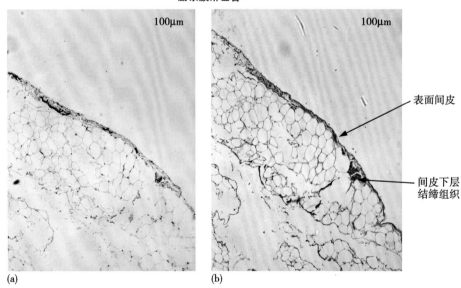

图 6.7　根据肠系膜切片的显微照片。(a)被染色的部分结构(淋巴和间皮表面标记)显示淋巴管在间皮细胞表面下方。(b)通过马松三色染色的连续部分组织结构以突出结缔组织,将 A 与 B 相互联系,证实在间皮下层淋巴管产生大量结缔组织

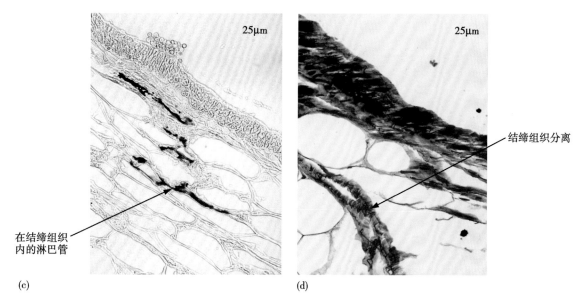

图6.7(续)　根据肠系膜切片的显微照片。(c)在结缔组织中的平足蛋白管道(即淋巴管)使有限的肠系膜分离以及使结缔组织网状结构相融合。(d)通过马松三色染色的连续部分组织结构以突出结缔组织分离状态

经肠系膜淋巴转移的路径。他们分别将结肠癌细胞系注入到大鼠结肠的对肠系膜缘和肠系膜缘[141],然后研究了癌细胞经淋巴扩散的模式。在对系膜缘被注射的大鼠中,仅少数发生肠系膜淋巴结转移,大多数发生了肠系膜癌变。肠系膜癌变的特征是个别肿瘤沉积、点状腹膜播散。在晚期癌变中,这些沉积物融合,并变得散乱。在肠系膜缘被注射的大鼠中,大多数发生了淋巴结转移,而癌变却很少发生。他们的观察结果可以用结肠系膜与肠之间的淋巴连续体来解释。

将Boni等的观察与对胃癌和卵巢癌的临床观察相结合,我们也许能得到新的启示。在胃癌、卵巢甚至阑尾癌患者中,扩散的模式可能是经腹膜(导致癌变),而非经淋巴结。虽然癌变一般是由于腹膜液的散布而引起,但也可以通过经间皮下结缔组织中的淋巴管扩散来解释。淋巴结转移模式的研究进展,以及癌变与淋巴结转移之间的较低相关性,可用肠系膜内存在的其他淋巴系统来解释。

大网膜

根据目前的胚胎学理论,大网膜与肠系膜发育起源相同。在此基础上,我们可以合理地认为,任何关于肠系膜功能的讨论都应该包括与大网膜相关的细胞和分子活动。至少,这可以为未来的研究提供重要的功能线索和途径。

大网膜曾被恰当地称为"腹部警察",因为它附着于炎症区,可防止整个腹腔内的病理进程扩散。通过

这种方式,大网膜可以对穿孔进行机械密封、局限炎症、限制感染的传播,同时促进局部血管再生和组织再生[142-144]。

大网膜含有脂肪细胞、巨噬细胞、B细胞、T细胞、肥大细胞、树突细胞[145]。Lynch等指出,虽然iNKT和CD1d+细胞会积聚在大网膜中,但这种现象(发生率)会在肥胖和结直肠癌患者中减少[144]。由此可见,大网膜的警察活动不仅限于简单的机械活动,也可能包括了对抗恶性肿瘤发展的免疫保护[146]。Lysaght等研究了35例食管腺癌患者的内脏脂肪(使用网膜)和外周血T淋巴细胞的特征。与外周血比较,T细胞活化标志CD69和CD107a在网膜的CD4+和CD8+T细胞中表达增加。同样与外周血相比,大网膜中CD45RO+T细胞更普遍。虽然这些结果的相关性正处于研究阶段,但它们表明系膜结构,如肠系膜,很可能比我们先前所了解的更为活跃[146]。这些观察结果还有待在肠系膜具体成分背景下进行研究。

未来的方向

从前面的讨论中可见,肠系膜并不是一个只为血管和肠道提供支架的旁观者,它在肠道和躯干之间占有独特的解剖位置。这三者之间的组织学、结缔组织、淋巴和免疫学的连续性,意味着肠系膜处在可对局部和系统的稳态过程产生关键影响的最佳位置。这个位置可使其从微生物环境线索中取样并协调系统及局部黏膜的恰当反应。因此,进一步研究这个调控中

心或信号盒,并描述其在正常和疾病中的作用是极为重要的。

肠系膜是一种高度活跃的免疫、内分泌和代谢器官。肠系膜间皮的可再生性和多能性在人体应对腹部损伤时很重要,但这些特性可能会被疝气或粘连的出现破坏。未来的研究应关注肠系膜间皮的再生能力以及它在腹部病理学中的作用。

总结

肠系膜生理学是一个新兴的领域。近来从十二指肠空肠曲到直肠系膜水平的肠系膜解剖结构已得到澄清,这为更好地描述该器官的生理重要性提供了一个理想的平台。这对当今科学家和临床工作者都是一个令人兴奋的机遇,可更深入地认识肠系膜在正常状态下的功能及在疾病过程中所扮演的角色。

参考文献

1. Gray, H., *Anatomy, Descriptive and Surgical*. Henry C. Lea, Philadelphia, PA, 1867, pp. 662–663.
2. Moore, K.L., A.F. Dalley, and A.M.R. Agur, *Clinically Oriented Anatomy*. Wolters Kluwer Health, Philadelphia, PA, 2013, pp. 219–221, 241–251.
3. Coffey, J.C., Surgical anatomy and anatomic surgery—Clinical and scientific mutualism. *Surgeon*, 2013. **11**(4): 177–182.
4. McConnell, A.A. and T.H. Garratt, Abnormalities of fixation of the ascending colon: The relation of symptoms to anatomical findings. *Br J Surg*, 1923. **10**: 532–557.
5. Coffey, J.C. and P. Dockery, Colorectal cancer: Surgery for colorectal cancer—Standardization required. *Nat Rev Gastroenterol Hepatol*, 2016. **13**(5): 256–257.
6. Standring, S., *Gray's Anatomy: The Anatomical Basis of Clinical Practice*. Churchill Livingstone/Elsevier, Edinburgh, Scotland, 2008, pp. 1099–1111, 1125–1163.
7. Schoenwolf, G.C. et al., *Larsen's Human Embryology*. Elsevier Health Sciences, London, U.K., 2014, pp. 343–345, 346f, 347f, 356, 356f, 357.
8. Coffey, J.C. et al., Mesenteric-based surgery exploits gastrointestinal, peritoneal, mesenteric and fascial continuity from duodenojejunal flexure to the anorectal junction—A review. *Dig Surg*, 2015. **32**(4): 291–300.
9. Culligan, K. et al., The mesocolon: A histological and electron microscopic characterization of the mesenteric attachment of the colon prior to and after surgical mobilization. *Ann Surg*, 2014. **260**(6): 1048–1056.
10. Culligan, K. et al., The mesocolon: A prospective observational study. *Colorectal Dis*, 2012. **14**(4): 421–428; discussion 428–430.
11. Quante, M. et al., Obesity-related immune responses and their impact on surgical outcomes. *Int J Obes*, 2015. **39**(6): 877–883.
12. Feakins, R.M., Obesity and metabolic syndrome: Pathological effects on the gastrointestinal tract. *Histopathology*, 2016. **68**(5): 630–640.
13. Farb, M.G. and N. Gokce, Visceral adiposopathy: A vascular perspective. *Horm Mol Biol Clin Investig*, 2015. **21**(2): 125–136.
14. Takahara, M. and I. Shimomura, Metabolic syndrome and lifestyle modification. *Rev Endocr Metab Disord*, 2014. **15**(4): 317–327.
15. Ryo, M. et al., Clinical significance of visceral adiposity assessed by computed tomography: A Japanese perspective. *World J Radiol*, 2014. **6**(7): 409–416.
16. Lopez-Jaramillo, P. et al., The role of leptin/adiponectin ratio in metabolic syndrome and diabetes. *Horm Mol Biol Clin Investig*, 2014. **18**(1): 37–45.
17. Kolovou, G.D. et al., Body mass index, lipid metabolism and estrogens: Their impact on coronary heart disease. *Curr Med Chem*, 2014. **21**(30): 3455–3465.
18. Kaur, J., A comprehensive review on metabolic syndrome. *Cardiol Res Pract*, 2014. **2014**: 943162.
19. Castro, A.V. et al., Obesity, insulin resistance and comorbidities? Mechanisms of association. *Arq Bras Endocrinol Metabol*, 2014. **58**(6): 600–609.
20. Amato, M.C. and C. Giordano, Visceral adiposity index: An indicator of adipose tissue dysfunction. *Int J Endocrinol*, 2014. **2014**: 730827.
21. Zhao, J. and M.W. Lawless, Stop feeding cancer: Proinflammatory role of visceral adiposity in liver cancer. *Cytokine*, 2013. **64**(3): 626–637.
22. Connelly, T.M. et al., Volumetric fat ratio and not body mass index is predictive of ileocolectomy outcomes in Crohn's disease patients. *Dig Surg*, 2014. **31**(3): 219–224.
23. Keum, N. et al., Visceral adiposity and colorectal adenomas: Dose-response meta-analysis of observational studies. *Ann Oncol*, 2015. **26**(6): 1101–1109.
24. Kimura, Y. et al., Relationship between visceral fat and development of colorectal neoplasms using computed tomographic colonography and adipocytokine levels. *Nihon Shokakibyo Gakkai Zasshi*, 2014. **111**(11): 2121–2130.
25. Lee, J.Y. et al., Visceral fat accumulation is associated with colorectal cancer in postmenopausal women. *PLOS ONE*, 2014. **9**(11): e110587.
26. Wronska, A. and Z. Kmiec, Structural and biochemical characteristics of various white adipose tissue depots. *Acta Physiol*, 2012. **205**(2): 194–208.
27. Fried, S.K. et al., Lipoprotein lipase regulation by insulin and glucocorticoid in subcutaneous and

omental adipose tissues of obese women and men. *J Clin Invest*, 1993. **92**(5): 2191–2198.

28. Bonen, A. et al., The fatty acid transporter FAT/CD36 is upregulated in subcutaneous and visceral adipose tissues in human obesity and type 2 diabetes. *Int J Obes*, 2006. **30**(6): 877–883.

29. Drolet, R. et al., Fat depot-specific impact of visceral obesity on adipocyte adiponectin release in women. *Obesity*, 2009. **17**(3): 424–430.

30. Erman, A. et al., Human growth hormone receptor (GHR) expression in obesity: I. GHR mRNA expression in omental and subcutaneous adipose tissues of obese women. *Int J Obes*, 2011. **35**(12): 1511–1519.

31. Hoffstedt, J. et al., Variation in adrenergic regulation of lipolysis between omental and subcutaneous adipocytes from obese and non-obese men. *J Lipid Res*, 1997. **38**(4): 795–804.

32. Hou, X.G. et al., Visceral and subcutaneous adipose tissue diacylglycerol acyltransferase activity in humans. *Obesity*, 2009. **17**(6): 1129–1134.

33. Kraunsoe, R. et al., Mitochondrial respiration in subcutaneous and visceral adipose tissue from patients with morbid obesity. *J Physiol*, 2010. **588**(Pt 12): 2023–2032.

34. Ortega, F.J. et al., Subcutaneous fat shows higher thyroid hormone receptor-alpha1 gene expression than omental fat. *Obesity*, 2009. **17**(12): 2134–2141.

35. Ray, H. et al., Depot-specific differences in perilipin and hormone-sensitive lipase expression in lean and obese. *Lipids Health Dis*, 2009. **8**: 58.

36. Virtanen, K.A. et al., Glucose uptake and perfusion in subcutaneous and visceral adipose tissue during insulin stimulation in nonobese and obese humans. *J Clin Endocrinol Metab*, 2002. **87**(8): 3902–3910.

37. Coffey, J.C. et al., The mesentery in Crohn's disease: Friend or foe? *Curr Opin Gastroenterol*, 2016. **32**(4): 267–273.

38. Tracy, R.P., Is visceral adiposity the "enemy within"? *Arterioscler Thromb Vasc Biol*, 2001. **21**(6): 881–883.

39. Danesh, J. et al., Association of fibrinogen, C-reactive protein, albumin, or leukocyte count with coronary heart disease: Meta-analyses of prospective studies. *J Am Med Assoc*, 1998. **279**(18): 1477–1482.

40. Festa, A. et al., Chronic subclinical inflammation as part of the insulin resistance syndrome: The Insulin Resistance Atherosclerosis Study (IRAS). *Circulation*, 2000. **102**(1): 42–47.

41. Loskutoff, D.J. and F. Samad, The adipocyte and hemostatic balance in obesity: Studies of PAI-1. *Arterioscler Thromb Vasc Biol*, 1998. **18**(1): 1–6.

42. Schmidt, M.I. et al., Markers of inflammation and prediction of diabetes mellitus in adults (Atherosclerosis Risk in Communities study): A cohort study. *Lancet*, 1999. **353**(9165): 1649–1652.

43. Yudkin, J.S., Abnormalities of coagulation and fibrinolysis in insulin resistance. Evidence for a common antecedent? *Diabet Care*, 1999.

22(Suppl. 3): C25–C30.

44. Yudkin, J.S. et al., C-reactive protein in healthy subjects: Associations with obesity, insulin resistance, and endothelial dysfunction: A potential role for cytokines originating from adipose tissue? *Arterioscler Thromb Vasc Biol*, 1999. **19**(4): 972–978.

45. Amato, M.C. et al., Visceral adiposity index and DHEAS are useful markers of diabetes risk in women with polycystic ovary syndrome. *Eur J Endocrinol*, 2015. **172**(1): 79–88.

46. Moh, M.C. et al., Evaluation of body adiposity index as a predictor of aortic stiffness in multi-ethnic Asian population with type 2 diabetes. *Diab Vasc Dis Res*, 2015. **12**(2): 111–118.

47. Nazare, J.A. et al., Usefulness of measuring both body mass index and waist circumference for the estimation of visceral adiposity and related cardiometabolic risk profile (from the INSPIRE ME IAA Study). *Am J Cardiol*, 2015. **115**(3): 307–315.

48. Needham, B.L. et al., Endogenous sex steroid hormones and glucose in a South-Asian population without diabetes: The Metabolic Syndrome and Atherosclerosis in South-Asians Living in America pilot study. *Diabet Med*, 2015. **32**(9): 1193–1200.

49. Shah, R.V. et al., Visceral adiposity and the risk of metabolic syndrome across body mass index: The MESA study. *JACC Cardiovasc Imaging*, 2014. **7**(12): 1221–1235.

50. Yamaoka, M. et al., Adipose hypothermia in obesity and its association with period homolog 1, insulin sensitivity, and inflammation in fat. *PLOS ONE*, 2014. **9**(11): e112813.

51. Yu, H. et al., Visceral fat area as a new predictor of short-term diabetes remission after Roux-en-Y gastric bypass surgery in Chinese patients with a body mass index less than 35 kg/m. *Surg Obes Relat Dis*, 2015. **11**(1): 6–11.

52. Guenther, M. et al., Adiposity distribution influences circulating adiponectin levels. *Transl Res*, 2014. **164**(4): 270–277.

53. Hartwig, S. et al., Identification of novel adipokines differential regulated in C57BL/Ks and C57BL/6. *Arch Physiol Biochem*, 2014. **120**(5): 208–215.

54. Zubiria, M.G. et al., Relationship between impaired adipogenesis of retroperitoneal adipose tissue and hypertrophic obesity: Role of endogenous glucocorticoid excess. *J Cell Mol Med*, 2014. **18**(8): 1549–1561.

55. Shah, S. et al., Cellular basis of tissue regeneration by omentum. *PLOS ONE*, 2012. **7**(6): e38368.

56. Hoggard, N. et al., Using gene expression to predict differences in the secretome of human omental vs. subcutaneous adipose tissue. *Obesity*, 2012. **20**(6): 1158–1167.

57. Sadler, D., C.A. Mattacks, and C.M. Pond, Changes in adipocytes and dendritic cells in lymph node containing adipose depots during and after many weeks of mild inflammation. *J Anat*, 2005. **207**(6):

769–781.

58. Barbier, M. et al., Overexpression of leptin mRNA in mesenteric adipose tissue in inflammatory bowel diseases. *Gastroenterol Clin Biol*, 2003. **27**(11): 987–991.

59. Batra, A. et al., Mesenteric fat—Control site for bacterial translocation in colitis? *Mucosal Immunol*, 2012. **5**(5): 580–591.

60. Desreumaux, P. et al., Inflammatory alterations in mesenteric adipose tissue in Crohn's disease. *Gastroenterology*, 1999. **117**(1): 73–81.

61. Drouet, M. et al., Visceral fat and gut inflammation. *Nutrition*, 2012. **28**(2): 113–117.

62. Heidemann, J. et al., Antiangiogenic treatment of mesenteric desmoid tumors with toremifene and interferon alfa-2b: Report of two cases. *Dis Colon Rectum*, 2004. **47**(1): 118–122.

63. Karagiannides, I. and C. Pothoulakis, Neuropeptides, mesenteric fat, and intestinal inflammation. *Ann N Y Acad Sci*, 2008. **1144**: 127–135.

64. Kaser, A. and H. Tilg, "Metabolic aspects" in inflammatory bowel diseases. *Curr Drug Deliv*, 2012. **9**(4): 326–332.

65. Kawashima, D. et al., Augmented expression of secondary lymphoid tissue chemokine and EBI1 ligand chemokine in Crohn's disease. *J Clin Pathol*, 2005. **58**(10): 1057–1063.

66. Kredel, L.I. et al., Adipokines from local fat cells shape the macrophage compartment of the creeping fat in Crohn's disease. *Gut*, 2013. **62**(6): 852–862.

67. Magnusson, F.C. et al., Direct presentation of antigen by lymph node stromal cells protects against CD8 T-cell-mediated intestinal autoimmunity. *Gastroenterology*, 2008. **134**(4): 1028–1037.

68. Mahida, Y.R. et al., High circulating concentrations of interleukin-6 in active Crohn's disease but not ulcerative colitis. *Gut*, 1991. **32**(12): 1531–1534.

69. Peyrin-Biroulet, L. et al., Mesenteric fat as a source of C reactive protein and as a target for bacterial translocation in Crohn's disease. *Gut*, 2012. **61**(1): 78–85.

70. Sakuraba, A. et al., Th1/Th17 immune response is induced by mesenteric lymph node dendritic cells in Crohn's disease. *Gastroenterology*, 2009. **137**(5): 1736–1745.

71. Schaffler, A. et al., Secretion of RANTES (CCL5) and interleukin-10 from mesenteric adipose tissue and from creeping fat in Crohn's disease: Regulation by steroid treatment. *J Gastroenterol Hepatol*, 2006. **21**(9): 1412–1418.

72. Schaffler, A., J. Scholmerich, and C. Buchler, Mechanisms of disease: Adipocytokines and visceral adipose tissue—Emerging role in intestinal and mesenteric diseases. *Nat Clin Pract Gastroenterol Hepatol*, 2005. **2**(2): 103–111.

73. Yamamoto, K. et al., Production of adiponectin, an anti-inflammatory protein, in mesenteric adipose tissue in Crohn's disease. *Gut*, 2005. **54**(6): 789–796.

74. Zuo, L. et al., Mesenteric adipocyte dysfunction in Crohn's disease is associated with hypoxia. *Inflamm Bowel Dis*, 2016. **22**(1): 114–126.

75. Goncalves, P., F. Magro, and F. Martel, Metabolic inflammation in inflammatory bowel disease: Crosstalk between adipose tissue and bowel. *Inflamm Bowel Dis*, 2015. **21**(2): 453–467.

76. Magro, F., P. Sousa, and P. Ministro, C-reactive protein in Crohn's disease: How informative is it? *Expert Rev Gastroenterol Hepatol*, 2014. **8**(4): 393–408.

77. Kredel, L.I. and B. Siegmund, Adipose-tissue and intestinal inflammation—Visceral obesity and creeping fat. *Front Immunol*, 2014. **5**: 462.

78. Kredel, L., A. Batra, and B. Siegmund, Role of fat and adipokines in intestinal inflammation. *Curr Opin Gastroenterol*, 2014. **30**(6): 559–565.

79. Siegmund, B., Mesenteric fat in Crohn's disease: The hot spot of inflammation? *Gut*, 2012. **61**(1): 3–5.

80. Rodrigues, V.S. et al., Serum levels and mesenteric fat tissue expression of adiponectin and leptin in patients with Crohn's disease. *Clin Exp Immunol*, 2012. **170**(3): 358–364.

81. Black, S., I. Kushner, and D. Samols, C-reactive protein. *J Biol Chem*, 2004. **279**(47): 48487–48490.

82. Amato, M.C. et al., Visceral adiposity index (Visceral adiposityl) is predictive of an altered adipokine profile in patients with type 2 diabetes. *PLOS ONE*, 2014. **9**(3): e91969.

83. Despres, J.P., Body fat distribution and risk of cardiovascular disease: An update. *Circulation*, 2012. **126**(10): 1301–1313.

84. Fernandes, R.A. et al., The use of bioelectrical impedance to detect excess visceral and subcutaneous fat. *J Pediatr*, 2007. **83**(6): 529–534.

85. Tchernof, A. and J.P. Despres, Pathophysiology of human visceral obesity: An update. *Physiol Rev*, 2013. **93**(1): 359–404.

86. Ding, Y. et al., Association of homeostasis model assessment of insulin resistance, adiponectin, and low-grade inflammation with the course of the metabolic syndrome. *Clin Biochem*, 2015. **48**(7–8): 503–507.

87. Holecki, M. et al., Inflammation but not obesity or insulin resistance is associated with increased plasma fibroblast growth factor 23 concentration in the elderly. *Clin Endocrinol*, 2015. **82**(6): 900–909.

88. Kaur, R. et al., C-reactive protein + 1059 G>C polymorphism in type 2 diabetes and coronary artery disease patients. *Meta Gene*, 2013. **1**: 82–92.

89. Rethorst, C.D., I. Bernstein, and M.H. Trivedi, Inflammation, obesity, and metabolic syndrome in depression: Analysis of the 2009–2010 National Health and Nutrition Examination Survey (NHANES). *J Clin Psychiatry*, 2014. **75**(12): e1428–e1432.

90. Zuliani, G. et al., Insulin resistance and systemic inflammation, but not metabolic syndrome phenotype, predict 9 years mortality in older adults. *Atherosclerosis*, 2014. **235**(2): 538–545.

91. Nishiyama, C. et al., Trans-mesenteric neural crest cells are the principal source of the colonic enteric nervous system. *Nat Neurosci*, 2012. **15**(9): 1211–1218.

92. Chan, J.A. and M.H. Kulke, Neuroendocrine tumors-current and future clinical advances. *Hematol Oncol Clin North Am*, 2016. **30**(1): xiii–xiv.

93. Boland, B.S. et al., Validation of gene expression biomarker analysis for biopsy-based clinical trials in Crohn's disease. *Inflamm Bowel Dis*, 2015. **21**(2): 323–330.

94. Cekic, C. et al., Evaluation of the relationship between serum ghrelin, C-reactive protein and interleukin-6 levels, and disease activity in inflammatory bowel diseases. *Hepatogastroenterology*, 2014. **61**(133): 1196–1200.

95. Lopez-Hernandez, R. et al., Pro- and anti-inflammatory cytokine gene single-nucleotide polymorphisms in inflammatory bowel disease. *Int J Immunogenet*, 2015. **42**(1): 38–45.

96. Tsukahara, T. et al., Tumor necrosis factor alpha decreases glucagon-like peptide-2 expression by up-regulating g-protein-coupled receptor 120 in Crohn disease. *Am J Pathol*, 2015. **185**(1): 185–196.

97. Zhang, H. et al., Bioactive dietary peptides and amino acids in inflammatory bowel disease. *Amino Acids*, 2015. **47**(10): 2127–2141.

98. Wei, B. et al., Mesenteric B cells centrally inhibit CD4+ T cell colitis through interaction with regulatory T cell subsets. *Proc Natl Acad Sci USA*, 2005. **102**(6): 2010–2015.

99. Hammerschmidt, S.I. et al., Stromal mesenteric lymph node cells are essential for the generation of gut-homing T cells in vivo. *J Exp Med*, 2008. **205**(11): 2483–2490.

100. Diehl, G.E. et al., Microbiota restricts trafficking of bacteria to mesenteric lymph nodes by CX(3)CR1(hi) cells. *Nature*, 2013. **494**(7435): 116–120.

101. Karlis, J. et al., Characterization of colonic and mesenteric lymph node dendritic cell subpopulations in a murine adoptive transfer model of inflammatory bowel disease. *Inflamm Bowel Dis*, 2004. **10**(6): 834–847.

102. Bialecki, M. et al., Contrast-enhanced ultrasonography for the determination of Crohn's disease activity—Preliminary experience. *Pol J Radiol*, 2014. **79**: 70–74.

103. Girlich, C. et al., Quantitative assessment of bowel wall vascularisation in Crohn's disease with contrast-enhanced ultrasound and perfusion analysis. *Clin Hemorheol Microcirc*, 2009. **43**(1–2): 141–148.

104. Girlich, C. et al., Comparison between a clinical activity index (Harvey-Bradshaw-Index), laboratory inflammation markers and quantitative assessment of bowel wall vascularization by contrast-enhanced ultrasound in Crohn's disease. *Eur J Radiol*, 2012. **81**(6): 1105–1109.

105. Schreyer, A.G. et al., Microcirculation and perfusion with contrast enhanced ultrasound (CEUS) in Crohn's disease: First results with linear contrast harmonic imaging (CHI). *Clin Hemorheol Microcirc*, 2008.

40(2): 143–155.

106. Ripolles, T. et al., Contrast-enhanced ultrasound (CEUS) in Crohn's disease: Technique, image interpretation and clinical applications. *Insights Imaging*, 2011. **2**(6): 639–652.

107. Sideri, A. et al., Substance P mediates proinflammatory cytokine release from mesenteric adipocytes in inflammatory bowel disease patients. *Cell Mol Gastroenterol Hepatol*, 2015. **1**(4): 420–432.

108. Leal, R.F. et al., Toll-like receptor 4, F4/80 and pro-inflammatory cytokines in intestinal and mesenteric fat tissue of Crohn's disease. *Int J Clin Exp Med*, 2013. **6**(2): 98–104.

109. Jung, S.H. et al., The role of adipose tissue-associated macrophages and T lymphocytes in the pathogenesis of inflammatory bowel disease. *Cytokine*, 2013. **61**(2): 459–468.

110. Sibartie, S. et al., *Mycobacterium avium* subsp. *paratuberculosis* (MAP) as a modifying factor in Crohn's disease. *Inflamm Bowel Dis*, 2010. **16**(2): 296–304.

111. Karagiannides, I. et al., Induction of colitis causes inflammatory responses in fat depots: Evidence for substance P pathways in human mesenteric preadipocytes. *Proc Natl Acad Sci USA*, 2006. **103**(13): 5207–5212.

112. Paul, G. et al., Profiling adipocytokine secretion from creeping fat in Crohn's disease. *Inflamm Bowel Dis*, 2006. **12**(6): 471–477.

113. Schaffler, A. et al., Vascular endothelial growth factor secretion from mesenteric adipose tissue and from creeping fat in Crohn's disease. *J Gastroenterol Hepatol*, 2006. **21**(9): 1419–1423.

114. Karki, S. et al., Wilms' tumor 1 (Wt1) regulates pleural mesothelial cell plasticity and transition into myofibroblasts in idiopathic pulmonary fibrosis. *FASEB J*, 2014. **28**(3): 1122–1131.

115. Li, Y., J. Wang, and K. Asahina, Mesothelial cells give rise to hepatic stellate cells and myofibroblasts via mesothelial-mesenchymal transition in liver injury. *Proc Natl Acad Sci USA*, 2013. **110**(6): 2324–2329.

116. Loureiro, J. et al., Tamoxifen ameliorates peritoneal membrane damage by blocking mesothelial to mesenchymal transition in peritoneal dialysis. *PLOS ONE*, 2013. **8**(4): e61165.

117. Nasreen, N. et al., Pleural mesothelial cell transformation into myofibroblasts and haptotactic migration in response to TGF-beta1 in vitro. *Am J Physiol Lung Cell Mol Physiol*, 2009. **297**(1): L115–L124.

118. Sandoval, P. et al., Carcinoma-associated fibroblasts derive from mesothelial cells via mesothelial-to-mesenchymal transition in peritoneal metastasis. *J Pathol*, 2013. **231**(4): 517–531.

119. Strippoli, R. et al., Epithelial-to-mesenchymal transition of peritoneal mesothelial cells is regulated by an ERK/NF-kappaB/Snail1 pathway. *Dis Model Mech*,

2008. **1**(4–5): 264–274.

120. Balogh, P. et al., Estrogen receptor alpha is expressed in mesenteric mesothelial cells and is internalized in caveolae upon Freund's adjuvant treatment. *PLOS ONE*, 2013. **8**(11): e79508.

121. Li, C. and J.F. Kuemmerle, Mechanisms that mediate the development of fibrosis in patients with Crohn's disease. *Inflamm Bowel Dis*, 2014. **20**(7): 1250–1258.

122. Sazuka, S. et al., Fibrocytes are involved in inflammation as well as fibrosis in the pathogenesis of Crohn's disease. *Dig Dis Sci*, 2014. **59**(4): 760–768.

123. Burke, J.P. et al., Bacterial lipopolysaccharide promotes profibrotic activation of intestinal fibroblasts. *Br J Surg*, 2010. **97**(7): 1126–1134.

124. Burke, J.P. et al., Endoglin negatively regulates transforming growth factor beta1-induced profibrotic responses in intestinal fibroblasts. *Br J Surg*, 2010. **97**(6): 892–901.

125. Burke, J.P. et al., Simvastatin impairs smad-3 phosphorylation and modulates transforming growth factor beta1-mediated activation of intestinal fibroblasts. *Br J Surg*, 2009. **96**(5): 541–551.

126. Sahebally, S.M. et al., Circulating fibrocytes and Crohn's disease. *Br J Surg*, 2013. **100**(12): 1549–1556.

127. diZerega, G., *Peritoneal Surgery*. Springer, New York, 1999, pp. 162–163, 422–442, 484.

128. Garriga, V. et al., US of the tunica vaginalis testis: Anatomic relationships and pathologic conditions. *Radiographics*, 2009. **29**(7): 2017–2032.

129. Raftery, A.T., Regeneration of parietal and visceral peritoneum in the immature animal: A light and electron microscopical study. *Br J Surg*, 1973. **60**(12): 969–975.

130. Hubbard, T.B., Jr. et al., The pathology of peritoneal repair: Its relation to the formation of adhesions. *Ann Surg*, 1967. **165**(6): 908–916.

131. Glucksman, D.L., Serosal integrity and intestinal adhesions. *Surgery*, 1966. **60**(5): 1009–1011.

132. Eskeland, G., Regeneration of parietal peritoneum in rats. 1. A light microscopical study. *Acta Pathol Microbiol Scand*, 1966. **68**(3): 355–378.

133. Ellis, H., W. Harrison, and T.B. Hugh, The healing of peritoneum under normal and pathological conditions. *Br J Surg*, 1965. **52**: 471–476.

134. Milligan, D.W. and A.T. Raftery, Observations on the pathogenesis of peritoneal adhesions: A light and electron microscopical study. *Br J Surg*, 1974. **61**(4): 274–280.

135. Brosens, I.A., P.R. Koninckx, and P.A. Corveleyn, A study of plasma progesterone, oestradiol-17beta, prolactin and LH levels, and of the luteal phase appearance of the ovaries in patients with endometriosis and infertility. *Br J Obstet Gynaecol*, 1978. **85**(4): 246–250.

136. Dhont, M. et al., Ovulation stigma and concentration of progesterone and estradiol in peritoneal fluid: Relation with fertility and endometriosis. *Fertil Steril*, 1984. **41**(6): 872–877.

137. Berkovich, L. et al., Evaluation of peritoneal CEA levels following colorectal cancer surgery. *JSurg Oncol*, 2014. **110**(4): 458–462.

138. Blackburn, S.C. and M.P. Stanton, Anatomy and physiology of the peritoneum. *Semin Pediatr Surg*, 2014. **23**(6): 326–330.

139. Passot, G. et al., Intra-operative peritoneal lavage for colorectal cancer. *World J Gastroenterol*, 2014. **20**(8): 1935–1939.

140. Culligan, K. et al., A detailed appraisal of mesocolic lymphangiology—An immunohistochemical and stereological analysis. *J Anat*, 2014. **225**(4): 463–472.

141. Boni, L. et al., Injection of colorectal cancer cells in mesenteric and antimesenteric sides of the colon results in different patterns of metastatic diffusion: An experimental study in rats. *World J Surg Oncol*, 2005. **3**: 69.

142. Platell, C. et al., The omentum. *World J Gastroenterol*, 2000. **6**(2): 169–176.

143. Litbarg, N.O. et al., Activated omentum becomes rich in factors that promote healing and tissue regeneration. *Cell Tissue Res*, 2007. **328**(3): 487–497.

144. Lynch, L. et al., Invariant NKT cells and CD1d(+) cells amass in human omentum and are depleted in patients with cancer and obesity. *Eur J Immunol*, 2009. **39**(7): 1893–1901.

145. Bianchini, F., R. Kaaks, and H. Vainio, Overweight, obesity, and cancer risk. *Lancet Oncol*, 2002. **3**(9): 565–574.

146. Lysaght, J. et al., T lymphocyte activation in visceral adipose tissue of patients with oesophageal adenocarcinoma. *Br J Surg*, 2011. **98**(7): 964–974.

7. 系膜病理

J. CALVIN COFFEY , JONATHON RODDY , MIRANDA KIERNAN , AND SHAHEEL M. SAHEBALLY

The problem , when solved , will be simple.

——On wall of General Motors
Research Laboratory

目的

本章的第一个目的是定义肠系膜疾病的概念，并对其分类体系进行说明。其次是描述不同肠系膜疾病亚型的系膜和腹膜表现。

介绍

肠系膜的功能和解剖特征的与众不同引起了人们对肠系膜疾病的兴趣。因此，一系列与肠系膜直接相关的病理特征能够得以识别。最近的实验研究发现还有一些其他的病理特征和系膜也有关联。与其他器官疾病一样，肠系膜也容易发生包括炎症、血管、结缔组织和肿瘤在内的一系列病理变化。

表 7.1　肠系膜疾病

肠系膜疾病			
原发性		继发性	特发性
	亚型		
克罗恩病		肠系膜淋巴结炎	粘连
缺血		阑尾炎	糖尿病
旋转不良或未旋转		蜂窝织炎	动脉粥样硬化
肠扭转		转移性疾病	代谢综合征
腹内疝		硬纤维瘤	肠易激综合征
囊肿		腹膜转移癌	
神经鞘瘤		卡斯尔曼病	
硬化性肠系膜炎	原发——IG4	淋巴瘤	
	继发——透析	肠系膜空泡综合征	
肠脂垂炎			

肠系膜疾病是肠系膜的一种异常状态。原发肠系膜疾病是原发于肠系膜内,可累及邻近结构(如小肠)的疾病(表 7.1)。继发性肠系膜疾病是起源于肠系膜外,但继发累及肠系膜的疾病。特发性肠系膜疾病原因不明,但其来源是与之有病理生物学关系的肠系膜或其他组织。

应该说,这是一个新兴领域。根据现有的支持数据,这类疾病被归类在早期的分类系统中。这种分类并非不可更改也不尽翔实,只是旨在提供一种可以系统地研究肠系膜异常的平台。

原发性肠系膜疾病

这些异常原发于肠系膜内,但可进展并涉及局部或全身器官。

克罗恩病(原发性肠系膜疾病)

近期的发现挑战了克罗恩病起源于肠黏膜的传统观点。克罗恩病是一种真正的原发性肠系膜疾病,即起源于肠系膜的疾病。由于此观点代表了当前研究观点的重大转变,我们将会详细讨论支持该观点的数据。

克罗恩病的病因和病理仍在研究中。尽管出现了新的治疗方案,但是手术切除率保持不变[1]。因此,研究人员转向其他假说来解释这种疾病。最为广泛接受的理论是,克罗恩病是一种起源于胃肠道并进一步透壁性地侵犯肠系膜的炎症和纤维化疾病[2]。虽然透壁间质异常是克罗恩病的特征,但其细胞和分子基础尚不清楚[3]。以下部分探讨了可支持克罗恩氏病是一种原发性肠系膜疾病理论的数据(即"外向

内假设")。

克罗恩病的肠系膜表现

克罗恩病的肠系膜异常包括脂肪包裹和肠系膜增厚。脂肪包裹是克罗恩病所特有的,代表肠系膜脂肪病变在肠表面发展。系膜增厚也是其显著特征,给外科医师带来显著的技术难题[4-8]。脂肪包裹会直接增加未来手术治疗复发性克罗恩病的风险(图 7.1)[5,6,8,9]。在脂肪包裹超过 50%肠周的病人中,手术后复发的时间缩短。在纳入吸烟和多个其他因素的多因素分析中,结果显示脂肪包裹仍然是手术复发的最强预测因子。这些结果强化了一个概念,即根据系膜疾病的严重程度,能够预测克罗恩病的复发率和严重性(图 7.1)。这也支持了肠系膜相关事件在克罗恩病中有重要病理学意义的假设。

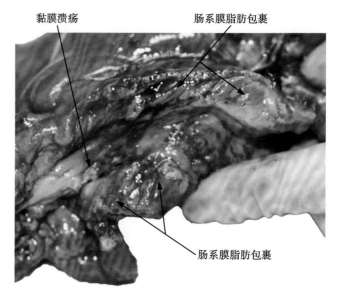

黏膜溃疡　　　肠系膜脂肪包裹

肠系膜脂肪包裹

图 7.1　一例狭窄性克罗恩病患者的肠系膜和黏膜

肠系膜病变与克罗恩病的局部和全身性异常相关

炎症性肠病中,肠道外的异常变化(即肠外病变)会影响眼睛、关节、皮肤和其他系统[10]。虽然肠系膜病变是克罗恩病的特征,但仍需深入研究。脂肪包裹和肠系膜增厚可能是概念上结合产生的一个评分机制,能够定量肠系膜疾病,以及它与其他疾病活动评分系统的相关性(图7.2)。新的数据表明,肠系膜疾病评分与克罗恩病活动指数(Crohn's disease activity index,CDAI)

克罗恩病的肠系膜疾病表现

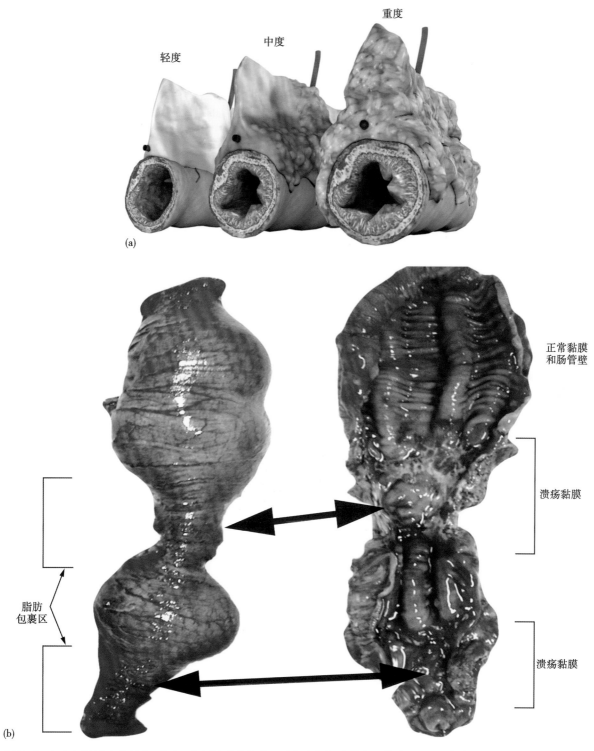

图 7.2　(a)克罗恩病中轻度、中度、重度肠系膜表现。(b)随着肠系膜表现的进展,肠系膜增厚导致脂肪细胞血管蒂与相邻无血管弓区域无法区分。随着肠系膜表现的进展,脂肪包裹延伸至浆膜面涉及更大的环周

及黏膜疾病的发病水平增高相关。数据表明吸烟导致肠系膜疾病评分明显恶化。这种高度相关性是由于吸烟会导致克罗恩病恶化和增加再手术风险[8,11-13]。这些结果综合分析显示,肠系膜对吸烟在克罗恩病中的负面影响很敏感。因此,肠系膜病变是克罗恩病的主要病理学变化(图7.2)。

肠系膜和黏膜异常与克罗恩病直接相关

克罗恩病术后标本检查显示肠系膜在一个区域由正常变为异常。这是一个黏膜疾病开始出现的交界区,是分隔正常黏膜和异常黏膜的明显界限。克罗恩病患者的黏膜溃疡总是开始于邻近肠系膜,而不在对侧的对系膜缘黏膜。这被称为轴向极性(图7.3)[7,8,14,15]。虽然这一观察的分子基础尚不清楚,但越来越多的证据表明肠系膜源性细胞因子的参与——如肿瘤坏死因子-α[16,17]。肿瘤坏死因子-α上调纤维化和促有丝分裂的基因表达增加,延长炎症,增强其他炎性细胞因子的表达。

肠系膜和肠间质异常重叠

最近对肠系膜组织学的研究显示其与邻近的肠道之间有连续的结缔组织[19]。在检查克罗恩病中肠系膜和相关肠管时,类似的间充质异常在两者中均有发生。这些包括脂肪细胞、结缔组织和纤维细胞增生。肠系膜和肠(即肠门)之间的界面发生重叠可以解释克罗恩病的间充质异常的透壁特征。

肠系膜和黏膜转录谱

目前,用硅技术来比较克罗恩病的黏膜和肠系膜基因表达是可行的[20]。此外,基因表达的异常可以通过网络联系工具如"智慧®"与疾病过程相联系[21]。新发现表明,当克罗恩病的黏膜基因表达完成时,疾病与血管和代谢紊乱有关。相反,与肠系膜基因异常相关的疾病似乎更多地与间质和炎症性疾病有关。因此,似乎是肠系膜内,而非黏膜中的转录环境证实了克罗恩病的间充质特征。

纤维细胞是克罗恩病的生物标志物

综上所述,肠系膜表现定量将有助于调整克罗恩病患者的治疗方案。肠系膜表现可通过影像学确定,但这涉及到辐射[22]。目前,还不能通过内镜检查肠系膜。新的数据表明循环纤维细胞在这种情况下可能成为潜在的生物标志物(图7.4)[23]。

脂肪包裹和黏膜疾病

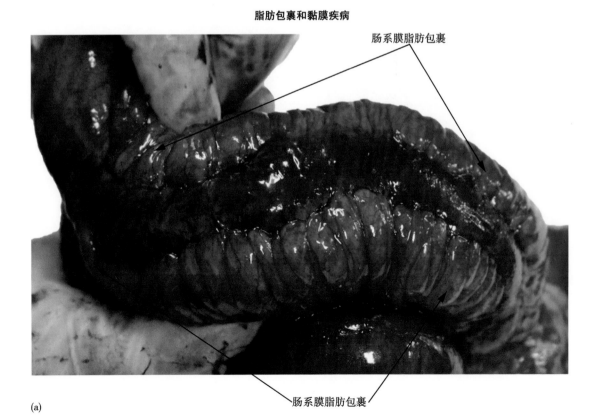

肠系膜脂肪包裹

肠系膜脂肪包裹

(a)

图7.3　(a)末端回肠表现为从轻度到中度,然后到重度脂肪包裹

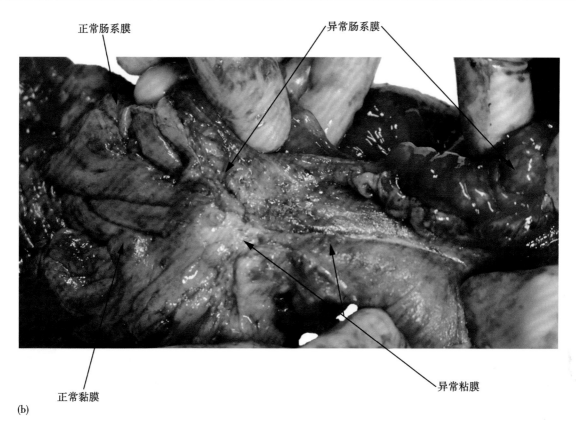

正常肠系膜　　　　　　异常肠系膜

正常黏膜　　　　　　异常粘膜

(b)

图 7.3(续)　(b) 在 (a) 中黏膜对应的区域。口疮性溃疡在早期脂肪包裹的邻近区域明显,然而汇合的线性溃疡发生在对应的重度脂肪包裹的区域。在所有情况下,溃疡仅局限于黏膜的肠系膜极(即轴向极性)

组织和循环中的成纤维细胞

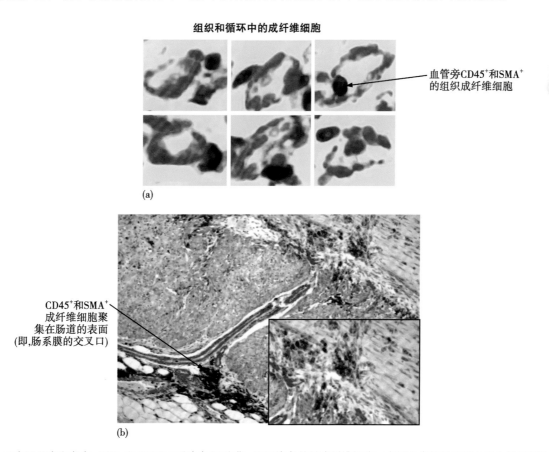

血管旁CD45⁺和SMA⁺的组织成纤维细胞

(a)

CD45⁺和SMA⁺成纤维细胞聚集在肠道的表面(即,肠系膜的交叉口)

(b)

图 7.4　(a) 克罗恩病患者中 αSMA 和 CD45 双重染色肠系膜。双重染色的是成纤维细胞。克罗恩病的肠系膜中有大量双重染色。它们大多在毛细血管内或附近,给人的印象是它们被肠系膜吸收。(b) 成纤维细胞聚集在肠道表面,扩展到外纵肌层结缔组织间隔

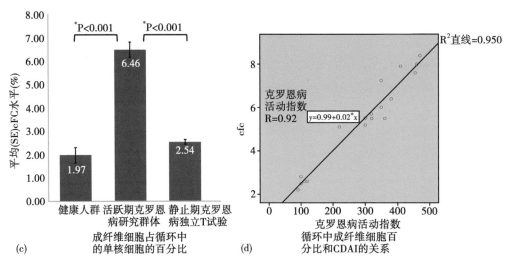

图 7.4（续）　（c）条形图分别描述了健康人、活动期克罗恩病患者和静止克罗恩病患者中循环成纤维细胞水平。（d）循环成纤维细胞水平（y 轴）与克罗恩病活动指数（x 轴）之间的相关性。两者之间有很强的相关性

克罗恩病中循环纤维细胞和疾病活动

克罗恩病患者肠系膜中的成纤维细胞可以通过免疫组化鉴定（图 7.4）[8,24,25]。新数据表明这些细胞群集在肠浆膜和相邻肠系膜之间的界面。从细胞群集处，它们可沿着结缔组织分支延伸到纵向和环形的平滑肌层。循环纤维细胞水平似乎与 CDAI 相关。外科手术切除术后，循环纤维细胞水平下降。如果患者行改道肠造口术，该水平显著下降。虽然循环纤维细胞水平在急性阑尾炎和憩室病例中升高，但在克罗恩病中的升高幅度水平明显大于前两者。循环纤维细胞水平似乎是与肠系膜疾病评分相关，因而可以提供克罗恩病中肠系膜病变的血清学标志物。

克罗恩病肠切除后循环纤维细胞水平变化

如前所述，切除手术后循环纤维细胞水平下降，在肠造口患者中显著下降（图 7.4）。两个原因可以解释切除或粪便改道后的不同结果。第一种是，肠和肠系膜的关键病变因素在手术切除时移除，减少了循环中的单核细胞向成纤维细胞的分化。第二种解释是，外科医生行肠系膜切除术，移除了额外的纤维细胞来源。尽管纤维细胞通常被描述为来自循环单核细胞（因此源于骨髓），但是许多观察可以支持克罗恩病中的成纤维细胞来源是混合的。

首先，成纤维细胞可以在克罗恩病患者的肠系膜间皮中识别到。其次，肠系膜间皮基质会导致肠系膜间充质细胞（mesenteric-derived mesenchymal cells, MMC）产生。这其中包括成纤维细胞、活化的成纤维细胞和纤维球（图 7.5）。检验 MMC 细胞特性的研究表明，其粘附、增殖、迁移与 CDAI 相关[26-28]。也许更重要的是，这些细胞的特性与循环纤维细胞水平也密切相关[23,29,30]。

通过整理先前的研究发现，肠系膜间皮可能是可以转换的，并可以为间充质细胞提供额外的来源。

肠系膜受累的多项支持

本章无法列出所有支持克罗恩病中肠系膜病变的数据。一些额外的要点在以下简要提及，包括和阑尾炎的相关性、肠系膜 P 物质和 CRP 的生成[31-33]。

阑尾炎和克罗恩病

克罗恩病中阑尾炎的发病率增加。优先阑尾切除术是克罗恩病术后复发的独立危险因素（即严重疾病需重复操作）[8,34-36]。有趣的是，这种关系是由克罗恩等人揭示的[37]。他们很有远见地指出，在克罗恩病患者中出现的阑尾炎、炎症只涉及阑尾的外层（即未涉及内层）。这表明，阑尾炎症不是腔内触发，而是外源性的（即肠系膜为主）（图 7.6）。"阑尾系膜炎"这一术语也是参考这一现象新造的[33,38]。

图示展示不同类型细胞

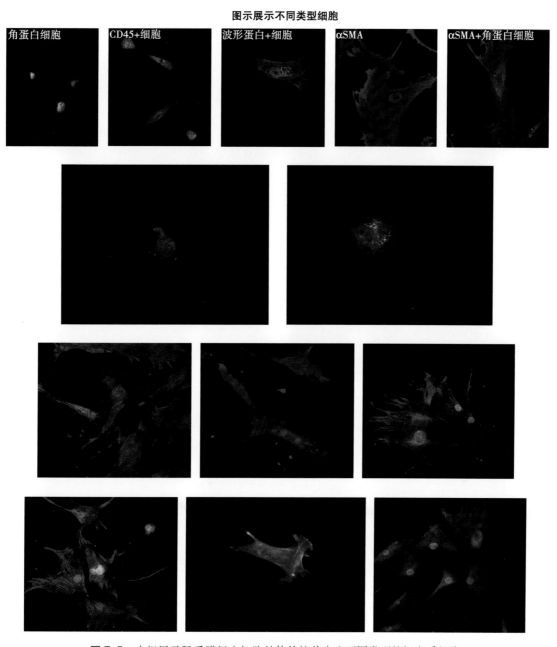

角蛋白细胞　　CD45+细胞　　波形蛋白+细胞　　αSMA　　αSMA+角蛋白细胞

图 7.5　小组展示肠系膜间皮细胞的体外培养产生不同类型的间充质细胞

克罗恩病 C-反应蛋白的产生

研究人员最近发现肠系膜生成 CRP 与克罗恩病的全身疾病状态有直接联系[32]。这是一个突破性的发现，因为它证明了肠系膜事件如何影响全身性疾病的表现。有趣的是，在其他一些疾病中也有类似的观察结果，包括代谢综合征、动脉粥样硬化血脂异常和 2 型糖尿病[39-44]。在每个疾病中，和内脏脂肪相关的 CRP 生成是全身 CRP 水平的主要决定因素。

克罗恩病肠系膜中 P 物质的生成

神经肽 P 物质是由肠系膜脂肪细胞分泌的。它刺激前成脂肪细胞的增殖和减少细胞的凋亡，这可能与脂肪包裹相关[45]。由于脂肪包裹与透壁性炎症、肌肉肥大、纤维化及狭窄形成相关，因此肠系膜来源 P 物质可能在克罗恩病中起着关键的信号作用[18]。肠系膜 P 物质的生成也与肠易激综合征的症状有关。值得注意的是，肠易激综合征和克罗恩病的症状非常类似[46-48]。

克罗恩病中的阑尾炎和阑尾系膜炎
炎症粘连的阑尾

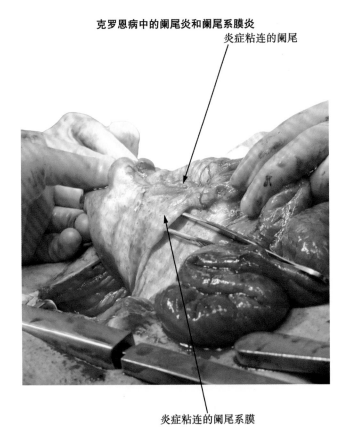

炎症粘连的阑尾系膜

图 7.6 克罗恩病中的阑尾炎和阑尾系膜炎。两者都是继发于邻近器官的炎症

总结

总之,肠系膜疾病的表现与克罗恩病的局部黏膜和全身表现密切相关。这一关系通过明显的组织学变化和转录环境得以证明。该环境为支持纤维化、炎症、间皮细胞增殖和转化提供了条件。克罗恩病的经典模型认为炎症始于黏膜,向外扩散(变为透壁),进而影响邻近肠系膜。因此,鉴于上述情况,我们可以选择另一种模式,那么与之前的模式相比,肠系膜事件可能会更早地发挥作用。

不旋转(即先天性肠旋转不良)

不旋转或先天性肠旋转不良是一种原发性肠系膜疾病。

解剖

无旋转和不完全固定通常被称为病理复杂区域。然而,当将肠道和肠系膜视为成人体中的连续实体时,就像二者在胚胎中一样,无旋转和不完全固定的

概念就很容易理解。在不旋转患者中,典型表现如下:十二指肠的第二部分垂直插入右侧而不是穿过腹主动脉延伸。肠系膜与小肠系膜相连,在右侧腹呈类似的垂直方向(图 7.7a)。因而,整个小肠胃系膜复合体位于右侧(图 7.7b)。在所有不旋转和不固定患者中,左半结肠、乙状结肠和直肠系膜则在常规解剖位置(图 7.7b)。这个恒定的解剖发现最有可能与直肠和直肠系膜在骨盆中的一种锚固效应有关。由于这些位置固定,因此乙状结肠和左半结肠系膜也同样固定。综上所述,右半结肠和横结肠系膜必须占据中心位置(图 7.7b)。虽然盲肠位于小肠及右半结肠之间,但是回盲部肠系膜融合处的附着变化意味着其可以改变定位(阑尾也同样可以)(图 7.7c)。隐匿性肠旋转不良在阑尾炎中不常见,它会造成阑尾位于异常位置,如左或右上象限。右结肠系膜通常较短,并常规连接小肠系膜与横结肠系膜。总之,在不旋转患者中,小肠系膜、右半结肠系膜、横结肠系膜和左半结肠系膜呈手风琴式结构从右边到中线,然后到左侧腹腔(图 7.7)。

不旋转(即先天性肠旋转不良)的临床意义

严格意义来讲,"先天性肠旋转不良"这个术语是不恰当的,应改为"不旋转"。在大多数情况下,肠系膜是完全不旋转的。这种情况是新生儿在出生后第一年内急性腹部症状最常见的原因。然而,不旋转也可能不会引起症状,许多病例是在成年后接受放射学检查时偶然发现。小肠系膜在肠系膜上动脉根部发生扭曲(即扭转),会危及生命。在不旋转却存活至成年的病人中,很有可能小肠系膜部分地附着于后腹膜。这能防止肠系膜上血管蒂完全旋转。虽然很罕见,但在成人体中,这些粘连偶尔会导致急性或亚急性肠梗阻(图 7.7d)。

不旋转(即先天性肠旋转不良)的分子基础

在正常情况下,Toldt 筋膜和腹膜返折将肠系膜附着于腹膜后[49]。在不旋转患者中,筋膜和腹膜返折将右结肠系膜附着于靠近中线的后腹膜,并非腹腔右侧的后腹膜。小肠系膜虽然位于右侧,但仍与右结肠系膜连续。因此,形成附着的细胞和分子过程(即筋膜和腹膜返折的生成)仍然不变。考虑到这一点,似乎根本的异常是缺乏旋转(而不是异常旋转或"旋转不良")。目前还不清楚在这种情况下是否存在一个基本的机械、细胞或分子基础。

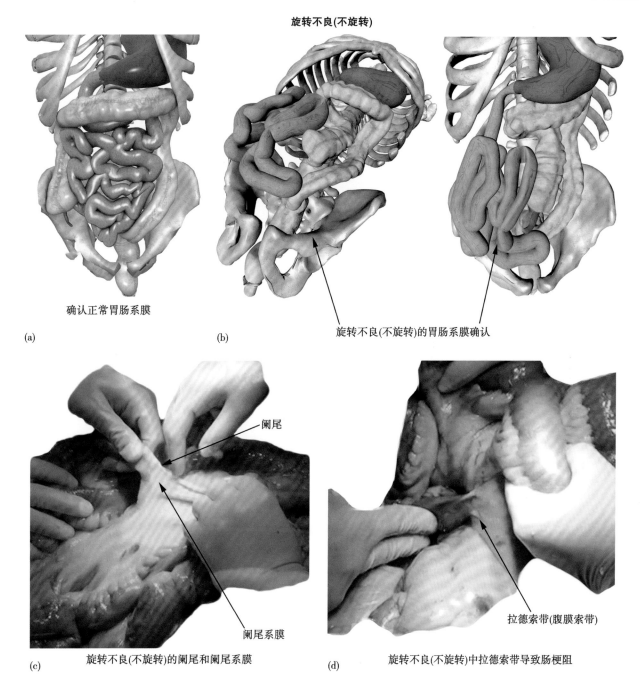

旋转不良(不旋转)

确认正常胃肠系膜

(a)

(b)

旋转不良(不旋转)的胃肠系膜确认

阑尾

阑尾系膜

(c)　旋转不良(不旋转)的阑尾和阑尾系膜

拉德索带(腹膜索带)

(d)　旋转不良(不旋转)中拉德索带导致肠梗阻

图 7.7　从 3D 数字雕塑展示 2.5D 插图。(a)正常小肠及肠系膜。(b)未旋转或旋转不良的小肠和肠系膜。在后者中,小肠的胃系膜复合体位于中线的右侧。(c)未旋转或旋转不良的阑尾系膜和阑尾。(d)未旋转情况下的粘连。粘连将十二指肠的第三部分拉向肠系膜,由此产生的角度,导致不全梗阻,需行粘连松解术

肠扭转

　　肠扭转——就像不旋转,是一个原发性肠系膜疾病。肠扭转是部分小肠及肠系膜在其附着处的旋转。文献普遍报道左、右结肠系膜持续"异常",以及它以何种方式诱发肠扭转的形成[50-57]。有些描述尽管不正确,但是五花八门,如以下:

　　……结肠系膜如腭裂一样不规则[58]。

　　由于我们现在已认同了结肠系膜持续存在至成

年期,所以不再将其视为异常病变[19,59,60]。

　　真正的异常确实会出现,比如不旋转(如前面所述)。右结肠系膜和乙状结肠系膜在后腹膜附着处的变化则更频繁,这也是真正的肠系膜异常。如果肠系膜异常程度足够厉害,则会诱发肠扭转。部分人的小肠系膜和右结肠系膜在后腹膜附着极小。轻度或无固定会增加在结肠镜检查过程中横跨结肠的难度,并且很可能导致回路形成。

　　当乙状结肠或乙状结肠系膜冗长时,扭转多发生在左侧。这是个典型的例子,它具备扭转的两个关键

因素。首先,肠扭转大多数与异常冗长的乙状结肠相关。如果乙状结肠冗长,那么相邻的乙状结肠系膜也会冗长。其次,乙状结肠系膜附着于腹膜后的区域往往比预期的窄。因此,乙状结肠系膜附着区和肠边缘之间长度的差异会导致乙状结肠绕附着处扭转。长度差异越大,扭转的风险就越大。

当末端回肠和盲肠没有附着在后腹膜时,类似的力学现象也发生在回盲部,在这种情况下,肠系膜附着处顶端也很窄,从而导致回盲部肠管绕该顶端发生扭转。虽然横结肠和结肠系膜能自由活动,但很少发生扭转。这是由于在中结肠血管蒂的两边存在横结肠系膜的附着部和脾曲。

肠脂垂炎

肠脂垂是附着在结肠上,大小不同和形状各异的脂肪。虽然有人认为它们起源于结肠对系膜缘的结肠带,但是其分布情况似乎不能支持这一观点[61]。在纤瘦的个体中,肠脂垂非常小,而在肥胖个体中,则遍布结肠表面,在这种情况下,它们似乎与肠系膜融合,并很难与后者区分开来。鉴于这些相似之处,有人认为肠脂垂是肠系膜的异位形式。既然如此,那么其炎症或坏死就是一种原发性肠系膜疾病。

肠脂垂有成对的动脉和一条引流静脉[62]。在解剖学上,它们在盲肠和乙状结肠的数量最多[63]。基底部扭转或引流静脉血栓可导致血管损害、缺血、梗死和炎症。病人所经历的疼痛本质上是躯体性的,而且这种疼痛被误认为是该部位的肠道炎症也不足为奇。盲肠肠脂垂炎可能类似阑尾炎,而乙状结肠肠脂垂炎可能类似憩室炎[64,65]。因此,肠脂垂炎或梗死是比较难诊断的,这需要与诸多疾病进行鉴别诊断。

虽然肠脂垂的功能尚未可知,但存在几个假设。这包括细菌采样,促进结肠吸收和保护结肠的血供(即当主要血管已经崩溃[66])。虽然支持这些作用的证据有限,但是在大网膜中识别到淋巴结可被视为证据之一。

大网膜可以起到重要的屏障或缓冲作用,可抑制结肠穿孔和结肠周围炎症。许多病例已被报道存在肠穿孔被其上方肠脂垂脂肪覆盖的情况。图7.8a和b说明,在憩室穿孔后,乙状结肠周围的肠脂垂限制了腹腔内污染。

局限性乙状结肠穿孔

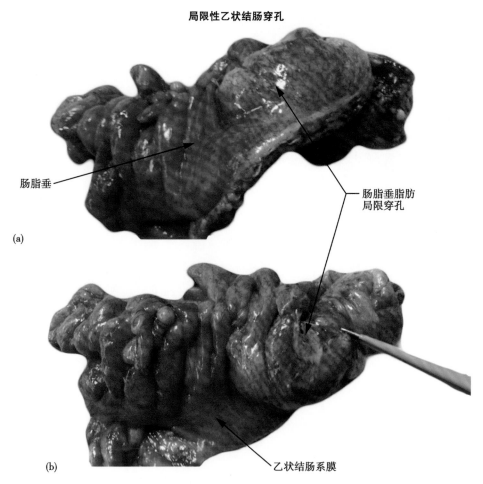

图7.8 (a)包含在结肠肠脂垂中结肠穿孔的术后图片。(b)有明确的乙状结肠系膜的增厚及乙状结肠系膜水肿术后图片

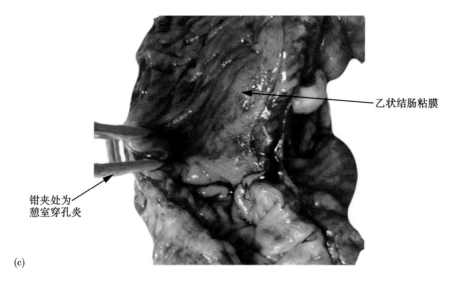

乙状结肠粘膜

钳夹处为
憩室穿孔炎

(c)

图7.8(续)　（c）a、b 两组标本在穿孔后的黏膜图像

肠系膜缺血

由于肠系膜缺血是肠系膜血管紊乱,因此属于原发性肠系膜疾病范畴。结肠系膜供血血管闭塞导致肠缺血和坏死。有三个主要的病理原因:肠系膜上动脉栓塞和血栓形成、肠系膜静脉血栓,以及非闭塞性肠系膜缺血[67]。这种外科急症需要及时诊断和治疗。症状的发展可能是急性的或慢性的。急性患者的腹痛表现与临床体征分离。当发生急性缺血性事件,代谢会出现异常,可进展为多器官功能障碍[68]。急性主诉的非特异性性质,伴随着缺血的快速进展,会导致围手术期44%~90%的死亡率[69]。如在出现症状后12小时内进行手术,存活率可达72.3%[70]。同样的研究发现,当手术延迟到症状出现后的24到48小时,只有20%的病人能幸存下来。慢性肠系膜缺血的临床模式往往类似于心绞痛或跛行。饭后,内脏血流量增加难以满足肠代谢需求,因而产生肠系膜绞痛[71]。通常会出现畏食、体重减轻、恶心和呕吐等症状[72]。干预治疗通常需要绕过狭窄的部分。保守治疗涉及抗凝及严密监测。这些情况下的解决方案很可能要归因于侧支循环的形成。血管内修复(血管成形术和支架置入术)是新兴的治疗方法[73]。

腹内疝

如果腹内疝是由于肠系膜缺陷引起的,则属于原发性肠系膜疾病的范畴。肠系膜连续性的任何缺损都可能导致腹内疝。腹内疝是小肠梗阻的罕见原因。

所报道的发病率从0.5%到5.8%不等[74]。肠系膜疝占所有腹内疝的8%[75]。肠系膜的缺损可以是先天性的,也可能是由外科手术、外伤、炎症或循环病理原因引起的[76]。35%的肠系膜疝发生于3岁至10岁儿童[75]。肠系膜无血管区域细长区域出现先天性缺陷的频率增加,以及腹内疝在闭锁肠段婴幼儿中患病率高,都与产前肠缺血事件相关联[75]。成人肠系膜缺损更可能是由既往的腹腔手术、腹部创伤或腹腔内炎症造成[75],死亡率高达50%[74]。腹内疝由于没有疝囊,使得大量肠管疝入[75]。缺损孔径的大小决定了绞窄、缺血和坏死的风险[75]。

硬纤维瘤

硬纤维瘤常发生在肠系膜,应被视为一种原发性肠系膜疾病[77]。这些瘤都是良性的成纤维细胞增生。它们局部入侵,有很高的复发率,但不会转移[78]。其病因与遗传、内分泌和创伤等因素相关。硬纤维瘤与家族性腺瘤息肉病、经产和术后瘢痕相关[79]。这说明腺瘤性结肠息肉病和β连环蛋白的编码基因存在突变[80]。虽然硬纤维瘤转移的可能不大,但会局部发展,最终可能损害肠系膜血管或引起阻塞。目前有几种治疗方法,但手术切除仍是最主要的[78]。术后放疗能降低局部复发率[78]。

肠系膜囊肿

肠系膜囊肿是一种罕见的原发性肠系膜疾病,它更容易在小肠或结肠的肠系膜发生[81](图7.9)。目前病因不明,可能与肠系膜淋巴管发育异常相关[82]。临床表现各异,包括无症状的腹部肿胀、慢性腹痛或扭转继发性急腹症、感染,或囊肿本身出血[83]。

肠系膜囊肿

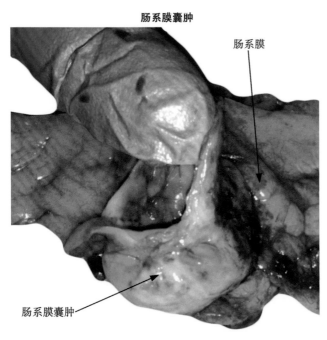

肠系膜

肠系膜囊肿

图7.9 在乙状结肠系膜内侧肠系膜囊肿的术中图片。囊肿含有澄清的液体和光滑的内表面。这是手术中的偶然发现

硬化性肠系膜炎

硬化性肠系膜炎包括一系列以慢性炎症、纤维化以及(有时)肠系膜的器官坏死为特征的疾病。肠系膜脂肪代谢障碍、肠系膜脂膜炎和IgG4相关硬化性肠系膜炎均属于这一类原发性肠系膜疾病。虽然其病因尚不清楚,但有报道表明与自身免疫异常或既往腹部手术有关[84]。

尽管尚未观察到肠系膜脂膜炎有恶性潜能,但目前我们传统地将其描述为副肿瘤性现象[85,86]。肠系膜脂膜炎患者可表现出腹部肿块、腹部疼痛、恶心、呕吐或排便习惯改变[84]。明显的全身症状包括厌食、体重减轻或发热[84]。治疗通常以皮质类固醇和硫唑嘌呤的免疫抑制为基础,这或许反映了其病因是以原发性免疫或炎症为基础的[87]。

IgG4相关硬化性肠系膜炎

IgG4相关硬化性肠系膜炎是IgG4相关疾病的腹内表现。IgG4相关疾病可以影响任何器官,肠系膜血管病变的特点是淋巴浆细胞浸润和席纹状纤维化[88]。闭塞性静脉炎常伴有浆细胞浸润。病人常有非特异性表现,如腹痛,并且影像学显示有肠系膜肿块。免疫抑制是其主要治疗手段。糖皮质激素是一线治疗,而对于难治性病例,则要用疾病修饰性抗风湿药物或利妥昔单抗[89]。

肠系膜神经病理

小肠接收节后交感和副交感神经,这些神经具有多种调节功能。它们源于腹腔干、肠系膜上动脉和肠系膜下动脉的三个主要神经节。除了这些学说,目前尚缺乏描述节后神经与肠系膜关系的信息。近来,对肠系膜结构的清晰阐述表明了节后神经必须进入和横跨肠系膜和大血管。在肠系膜和邻近胃肠道的交叉点,它们穿过胃肠道的外层,并最终达到Meissner's和Auerbach's丛。

肠神经系统(enteric nervous system,ENS)调节肠蠕动、分泌、吸收、局部炎症和免疫反应[90]。在ENS的胚胎发生过程中,肠系膜作为肠神经嵴细胞从中肠迁移到后肠的桥梁。因此,肠系膜的发展首先是后肠神经有效支配的基本条件[91]。有研究表明,先天性巨结肠是由肠神经嵴细胞的经肠系膜迁移失败引起[90]。神经嵴细胞经肠系膜的不完整迁移与多发性内分泌肿瘤、神经母细胞瘤、圆锥动脉干畸形及Waardenburg综合征有关[92]。ENS发育延迟可能是引起腹裂畸形矫正术后神经活动错乱的原因[93]。腹裂畸形与Cajal间质细胞的发育不良相关,类似于心脏起搏细胞。

虽然关于终末回肠系膜神经鞘瘤的报道很少,但确实存在。这说明了在肠系膜内分布着神经组织[94]。

继发性肠系膜疾病

继发性肠系膜疾病是其异常发生在肠系膜外,但可通过直接累及或全身播散而累及肠系膜。

阑尾炎

虽然阑尾炎不是原发性肠系膜疾病(即疾病主要由肠系膜引起),但关于盲肠后位阑尾的研究与之有关联。在此之前,阑尾这个实体没有得到充分的解释,这种情况本身令人惊讶,因为在大多数情况下,阑尾尖端占据盲肠后位。从解剖学上来解释,阑尾系膜从肠系膜的底部延伸开来[95]。在回肠和盲肠交界处,肠系膜向尖端逐渐变细,阑尾系膜正是从这个尖端的底面延伸并横跨于系膜与阑尾之间的间隙。由于阑尾系膜属肠系膜后位,因此阑尾也是如此。

　　阑尾所处的系膜后位或盲肠后位,一定程度上解释了阑尾炎呈现方式的不同(图7.10)。如果阑尾位于盲肠后,则炎症更可能被邻近结构隔离,而不会引起明显的症状。如果阑尾系膜较长,那么阑尾更可能在右髂窝内进行游离活动。在此处,它与前腹壁直接接触,导致早期腹膜炎。因此,阑尾系膜的位置可以解释为何阑尾炎或右髂窝疼痛缺乏确定性的诊断。

阑尾系膜和盲肠后位阑尾

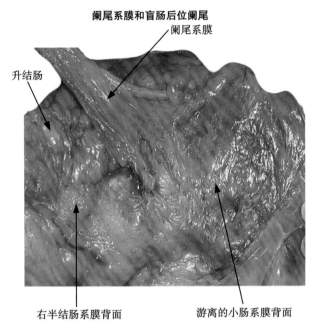

图7.10　阑尾和阑尾系膜。阑尾系膜起源于小肠系膜和右结肠系膜交界的内表面,呈盲肠后位。因此,只有游离了结肠系膜和小肠系膜后,才能显露阑尾

蜂窝织炎

　　蜂窝组织炎是一个经常遇到的临床问题(图7.11)。它是一种复杂炎症,累及多段肠道及肠系膜。蜂窝组织炎是由持续的炎症引起,常见于憩室病、克罗恩病或迁延不愈的阑尾炎(图7.11)。因为蜂窝织炎频繁累及肠系膜,因此这一章对此将重点讨论。一般原则上,除非迫不得已,外科医师应避免对蜂窝织炎进行手术。在腹部(如大多数体腔),炎症的表面往往互相粘附,粘附程度从轻微到密集不等。对于致密粘连,分离蜂窝织炎成分会导致进一步的肠系膜和血管损伤。如果医生没有全面熟悉肠系膜解剖,那么他/她将很难识别并且安全分离蜂窝织炎组织。

脂肪包裹

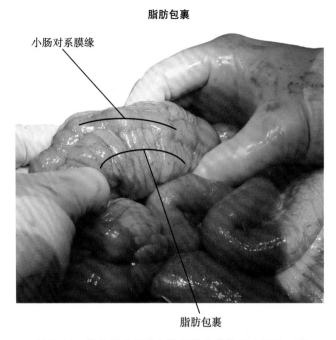

图7.11　蜂窝织炎累及末端回肠及粘附的小肠袢。回肠末端有脂肪包裹

肠系膜淋巴结炎

　　肠系膜淋巴结炎可能是一种继发性肠系膜疾病,因为它主要的异常是一种全身性病毒血症。肠系膜淋巴结炎类似于阑尾炎,表现为右髂窝疼痛。疼痛病因不明常使这两种疾病难以区分,因此需要在全身麻醉下进行手术探查。防止在手术探查中出现潜在危害的重点在于探索其分子标志物,包括粪钙卫蛋白、降钙素原和细胞生物标志物(如成纤维细胞)[96-98]。

肠系膜和脂肪垂淋巴结肿大

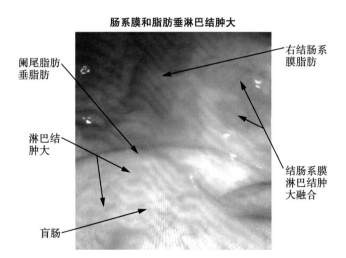

图7.12　腹腔镜手术中图片。病人接受腹腔镜检查术,探查右侧髂窝疼痛原因。有广泛的系膜淋巴结病。系膜淋巴结病在肠脂垂覆盖的盲肠和结肠中也存在

目前尚不清楚为何肠系膜淋巴炎的症状主要出现在右髂窝。据了解，该病与右髂窝显著的肠系膜淋巴结病有关（图7.12）。然而，在整个肠系膜上也存在类似的淋巴结病，这很可能反映了淋巴结病存在一个全身性的过程。正如在前面的章节中描述的，小肠系膜和右结肠系膜是连续的结构。这种解剖学性质，导致肠系膜和淋巴结在右髂窝有一个转折点，即回肠末端与盲肠交界处。此处肠系膜的实质性存在可能引起了右髂窝症状。

淋巴瘤

肠系膜最常见的原发肿瘤是弥漫性大B细胞淋巴瘤[99]。发病的平均年龄为70岁，通常是由于淋巴结复合体迅速扩大所致。1/3是Ⅳ期疾病，1/3有B症状（包括发热、盗汗和体重减轻），半数病人血清乳酸脱氢酶升高[100]。肠系膜淋巴瘤（mesenteric lymphoma，ML）通常在淋巴系统膨胀增大的早期阶段无症状[101]（图7.13）。肿瘤会围绕肠系膜血管延伸并束缚血管，但不引起缺血[102]。其症状包括腹痛、可触及的肿块和餐后饱胀[102]。诊断通常需要计算机断层扫描（CT）加上活检。在CT中，"三明治标志"能特异性诊断ML[103]。出现软组织肿块并伴有气液平的症状，加上罕见的多发ML，易被误诊为腹腔脓肿[104]。

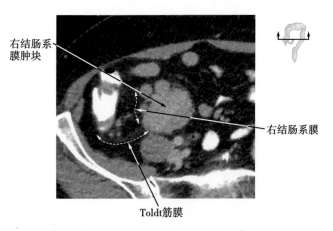

右结肠系膜肿块

右结肠系膜

Toldt筋膜

图7.13　轴向CT片显示右结肠系膜中的淋巴结肿块。病人接受回结肠切除术，病理证实是淋巴结瘤

腹膜转移癌

腹膜转移癌是弥漫性的腹腔恶性肿瘤，是源于实性器官如卵巢、胃或结直肠的恶性肿瘤。腹腔扩散发生的机制尚不清楚。在腹腔液细胞学检查中，对游离癌细胞的鉴定表明，细胞的分布可能与流动有关。然而，这一理论无法解释为什么肿瘤病灶发展在多个位置，通常被重要的解剖边界分隔（即骨盆、膈肌、大网膜和肠道）（图7.14）。如果流动理论是正确的，那么人们可能会观察到地毯式的恶性肿瘤分布，而不是通常所观察到的弥漫性点状图案。

腹膜转移癌

末端回肠

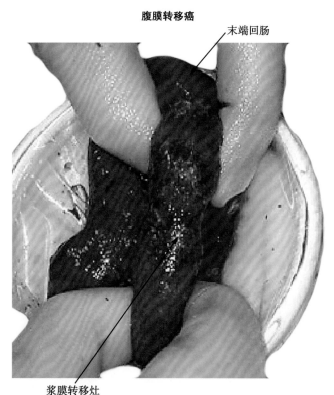

浆膜转移灶

图7.14　小肠表面的腹膜转移癌

近期与肠系膜有关的组织学观察可以揭示腹膜癌的播散机制。微小淋巴管存在于肠系膜结缔组织网格内[105]。在这个网格内的下间皮部分，这些小淋巴管与表面间皮紧密相连。由于肠系膜结缔组织网格与肠道连续，这可能提供了癌细胞扩散到肠道表面的组织平台。Boni等人的观察实验一定程度上支持了这一基于淋巴的理论[106]。他们在大鼠模型的两个位置注射了人结肠癌细胞系。在第一位置（即小肠系膜的边界）注射后，出现了类似于腹膜癌的播散模式，肠系膜淋巴结转移微乎其微。相反，当细胞被注入小肠肠壁附近，淋巴结转移更为突出而腹膜转移则更少见[106]。

神经内分泌肿瘤

神经内分泌肿瘤（包括良性肿瘤）起源于肠道嗜铬细胞，是分化良好的分泌性肿瘤[107]。它们目前是

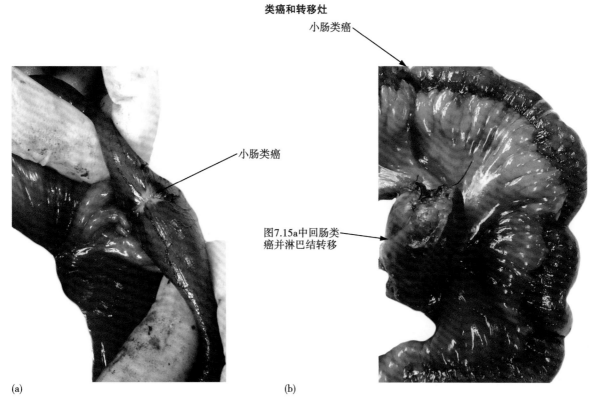

类癌和转移灶

小肠类癌

小肠类癌

图7.15a中回肠类癌并淋巴结转移

(a)　　　　　　　　(b)

图 7.15　（a）末端回肠良性肿瘤的术中图片。（b）与（a）图中同一个患者的肠系膜淋巴结转移（肠系膜切除术后）

根据胚胎起源分类的。虽然原发性肠系膜的神经内分泌肿瘤很少见，但是在中肠来源的神经内分泌肿瘤中，继发性肠系膜转移瘤不少见（图 7.15a 和 b）[108]。原发性肠系膜神经内分泌肿瘤可由肠系膜缺损或神经嵴细胞不完全的肠系膜迁移来解释。血管活性物质和神经肽，尤其是血清素经释放后，进入全身循环引起临床类癌综合征：腹泻、面部潮红、支气管狭窄和右心瓣膜病[109]。肠系膜扭转继发于显著的肠系膜纤维化和增生，可能会导致肠梗阻。类癌综合征多发生在肝转移后，也有未发生肝转移的系统性症状的报道[110]。肠系膜结缔组织复合体可作为肠系膜和全身脉管系统之间的管道，并可在一定程度上解释以上现象。

卡斯尔曼氏病

卡斯尔曼氏病是一种良性淋巴组织增生性疾病，可以影响身体任何含淋巴组织的部位[111]。本病可以累及局部或全身，在组织学上分为透明血管型或浆细胞型[111]。70%的病例会累及纵隔，而发生在腹腔的不到 10%[112]。其病因不明，目前的主要理论认为是对未知抗原的慢性炎症反应或是 B 淋巴细胞免疫调节缺陷[113]。由于肠系膜器官有丰富的淋巴管，因此，它可能与腹腔疾病有关也不足为奇。

肠系膜淋巴细胞增生可以被证实。正如一项报告中所反映的，一块组织占据整个直肠系膜并伴有乙状结肠系膜浸润[114]。虽然大多是局部和无症状的，弥散性卡斯尔曼氏病伴有全身性炎症反应，表现为发热、脾肿大，白细胞增多[112]。手术切除通常是局限性疾病的治愈方法，也是诊断手段[114]。局部结构压迫以及与淋巴瘤、结核、结节病和腹膜后肉瘤影像学表现相似，给诊断带来了挑战[115]。

肠系膜淋巴结空洞综合征

顾名思义，肠系膜淋巴结空洞综合征与肠系膜淋巴结坏死有关。研究者曾将其与乳糜泻联系起来[116]。虽然其病因和病理学机制尚不清楚，但研究表明，过度长时间接触肠道抗原会导致淋巴细胞减少、退化和肠系膜淋巴结空洞化[116]。影像学检查显示，肠系膜血管病变的特征类似于肠病相关的 T 细胞淋巴瘤、Whipple 病、结核分枝杆菌感染或坏死的转移[117]。采用无麸质饮食会迅速改善淋巴结的大小和临床症状[118]。尽管如此，由于感染、恶病质及电解质紊乱，患者预后仍然很差[119]。

不确定的肠系膜疾病

这部分疾病，从病理学上，既有肠系膜的原因，也有其他器官的原因。

粘连形成

识别以下事实:①间皮细胞可以转化为间充质细胞;②存在于肠系膜间皮表面正下方的下间皮结缔组织层,促进了对粘连形成中的肠系膜间皮的研究。这一过程的病因尚未得到正式证实,已有的预防方案也几乎没有,所以粘连的形成仍是不解之谜。术后发生的粘连与存在于结肠系膜和下方后腹膜之间的筋膜(即 Toldt 筋膜)有惊人的相似之处[120]。这提示了单个细胞过程可能在两者中普遍存在。该提示是合理的,因为粘连形成的细胞来源仍然难觅踪迹。

先天性粘连形成

除了在肠旋转不良的情况下,先天性粘连很少见。在肠旋转不良的情况下,先天性粘连可在十二指肠第二部分和腹膜外侧壁之间形成。它们在此处被称为 Ladd's

bands,会导致急性肠回转和引发肠梗阻。在正常腹部,先天性粘连形成于多个部位(见第 2 章)。它们往往形成于壁层腹膜和脏层腹膜长期接触但互不干扰的区域。一种情况是在乙状结肠系膜的外侧。在这里,乙状结肠系膜外侧的脏层腹膜与左髂窝的壁层腹膜直接接触(图 7.16a和 b)。另一种情况是在结肠脾曲,结肠本身与左上腹的壁层腹膜直接接触(图 7.16c)。粘连也可发生在十二指肠空肠曲,附着在腹膜后(图 7.16d)。这些粘连横跨在十二指肠第四部分和相邻的左或横结肠系膜之间。正如前面提到的,它们并未构成十二指肠旁隐窝(图 7.16e)。隐窝形成于两个位置紧挨着的腹膜皱襞之间(且不是返折)。在这里,十二指肠急剧转折移行为空肠(图 7.16e)。

也许与手术最相关的"正常"粘连发生在大网膜下表面和横结肠系膜的上表面。此处的粘连可以是局部的,也可以是广泛的。其作用是使小网膜囊消失,在大网膜下方形成多个腔室或空间(图 7.17)。这些粘连有手术意义,因为必须将它们分离才能进入小网膜囊。它们也可起到限制疾病进展到小网膜囊的屏障作用。

先天性粘连

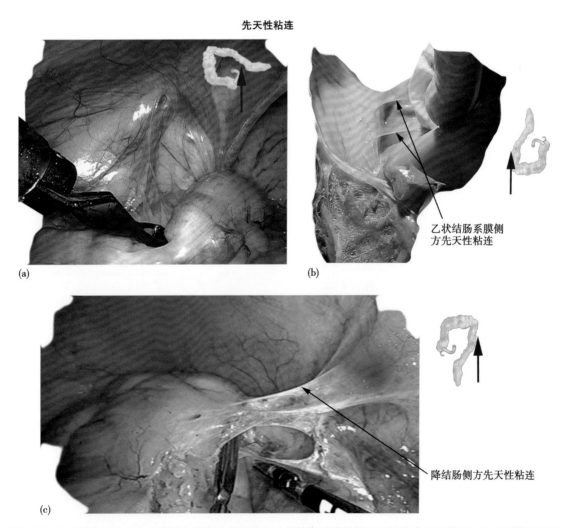

(a)

(b)　乙状结肠系膜侧方先天性粘连

(c)　降结肠侧方先天性粘连

图 7.16 (a)腹腔镜手术中观察到左髂窝的侧腹膜与乙状结肠系膜的侧面之间的先天性粘连。(b)尸体解剖图片显示先天性粘连在乙状结肠系膜外侧。(c)仅在脾曲远端发现术中粘连

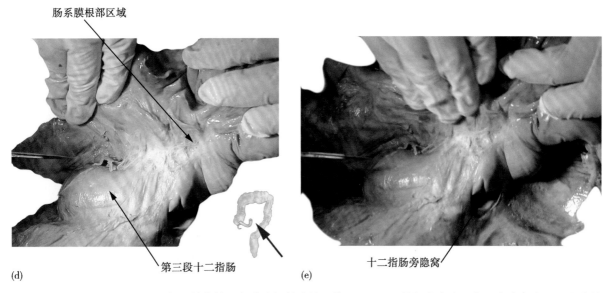

肠系膜根部区域

第三段十二指肠

十二指肠旁隐窝

(d)　　(e)

图 7.16(续) （d）十二指肠和邻近结构第四部分之间粘连的尸体观。（e）尸体标本中十二指肠旁隐窝产生的腹膜皱襞（而不是返折）。皱襞发生在腹膜自身双层返折的位置

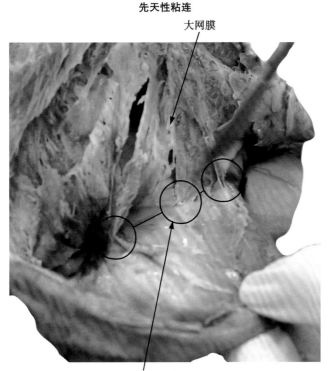

先天性粘连

大网膜

横结肠和结肠系膜粘连

图 7.17 尸体标本显示大网膜内表面和横结肠系膜上表面之间的粘连。在分离两者之间的腹膜返折时可以看到这些粘连。网膜和结肠系膜粘连创建多个假腔，容易误导医生以为已进入小网膜囊

糖尿病与代谢综合征

　　脂肪组织增加和糖尿病之间的相关性是公认的[121]。肠系膜、内脏和皮下脂肪组织是不同的脂肪室，对应的活动也不应相同。肠系膜分泌的甘油促进了糖尿病胰岛素抵抗的形成。在肠系膜内，瘦素和脂联素基因表达存在平衡。这种平衡的紊乱与糖尿病的发病机制有关[122]。肠系膜脂肪是一种新的可溶性蛋白，其在糖耐量受损和 2 型糖尿病的大鼠模型中增加[123]。

　　肝脏直接接触肠系膜趋化因子（包括游离脂肪酸）和直接释放于门静脉系统的细胞因子[124]。根据"门脉假说"，肝脏直接接触的游离脂肪酸增加，会引起代谢综合征中出现的糖耐量受损、高胰岛素血症和高甘油三酯血症[125]。

肠易激综合征

　　肠易激综合征（irritable bowel syndrome，IBS）也属于不确定的肠系膜疾病范畴。肠系膜脂肪源性 P 物质与 IBS 有关。在 IBS 中，内脏对多种刺激的高敏感性是由肥大细胞介导的[126]。这些肥大细胞在腹泻型肠易激综合征患者的回肠末端、结肠和直肠处显著增加，并位于肠神经的附近[127]。然而肥大细胞计数不与症状直接相关，而与 P 物质水平有关。该水平在 IBS 腹泻的主子型（IBS diarrhea predominant subtype，IBS-D）患者中增加。血管活性肠肽水平也在 IBS-D 女性患者中升高[128]。这可能是因为肠系膜源性 P 物质的增多可导致肥大细胞过度刺激，进而引起炎症介质释放、腹泻和腹痛[31]。

未来的方向

最近对肠系膜结构的研究大大改善了对肠系膜的阐释。与此同时,我们对相关组织学和淋巴管学的理解也进一步加深。这反过来又提供了一个平台,通过这个平台我们可将异常(疾病)与正常状态区分开来,逐渐认识到肠系膜在各种疾病过程(包括代谢综合征、糖尿病、动脉粥样硬化)中的新作用。肠系膜紊乱在克罗恩病中发生的时间可能比我们之前认为的更早。这个例子很好地说明了对正常组织学认识的提高是如何促进了对疾病过程的了解。在克罗恩病中,肠系膜和邻近肠道之间结缔组织的连续性提供了炎症和间质异常发生发展的平台。

现在,我们对解剖结构的认识日益深入并逐渐清晰,可以此为机遇更新大量治疗腹腔内和腹腔外疾病的方法。这些成果已经改进了对腹腔内疾病的放射学解释,并为疾病治疗提供了新的方向。比如,通过增殖肠系膜间皮细胞和转化其间质,会促进粘连的形成和在克罗恩病中形成间充质池。迄今为止,仍有大量疾病的病因和发病机制无法得到解释,科学界和临床界正努力在此方面寻求大的进展。

总结

人类肠系膜器官与其他器官的病理脆弱性相同,越来越多的新数据可支持这一观点。据此,肠系膜病理异常可分为原发性、继发性和不确定性。原发性肠系膜疾病起源于系膜,继发性肠系膜通过直接或全身蔓延累及肠系膜。

参考文献

1. Burke, J.P. et al., National trends in intestinal resection for Crohn's disease in the post-biologic era. *Int J Colorectal Dis*, 2013. **28**(10): 1401–1406.
2. Koltun, W.A., The future of surgical management of inflammatory bowel disease. *Dis Colon Rectum*, 2008. **51**(6): 813–817.
3. Abraham, C. and J.H. Cho, Inflammatory bowel disease. *N Engl J Med*, 2009. **361**(21): 2066–2078.
4. Zulian, A. et al., Visceral adipocytes: Old actors in obesity and new protagonists in Crohn's disease? *Gut*, 2012. **61**(1): 86–94.
5. Sheehan, A.L. et al., Fat-wrapping in Crohn's disease: Pathological basis and relevance to surgical practice. *Br J Surg*, 1992. **79**(9): 955–958.
6. Goncalves, P., F. Magro, and F. Martel, Metabolic inflammation in inflammatory bowel disease: Crosstalk between adipose tissue and bowel. *Inflamm Bowel Dis*, 2015. **21**(2): 453–467.
7. Schäffler, A. and H. Herfarth, Creeping fat in Crohn's disease: Travelling in a creeper lane of research? *Gut*, 2005. **54**(6): 742–744.
8. Coffey, J.C. et al., The mesentery in Crohn's disease: friend or foe? *Curr Opin Gastroenterol*, 2016. **32**(4): 267–273.
9. Shelley-Fraser, G. et al., The connective tissue changes of Crohn's disease. *Histopathology*, 2012. **60**(7): 1034–1044.
10. Brown, S.R. and L.C. Coviello, Extraintestinal manifestations associated with inflammatory bowel disease. *Surg Clin North Am*, 2015. **95**(6): 1245–1259.
11. Michetti, P., Postsurgical prophylaxis in Crohn's disease: Which patients, which agents? *Dig Dis*, 2015. **33**(Suppl 1): 78–81.
12. Kulaylat, A.N. et al., Impact of smoking on the surgical outcome of Crohn's disease: A propensity-score matched National Surgical Quality Improvement Program analysis. *Colorectal Dis*, 2015. **17**(10): 891–902.
13. De Bie, C. et al., Smoking behaviour and knowledge of the health effects of smoking in patients with inflammatory bowel disease. *Aliment Pharmacol Ther*, 2015. **42**(11–12): 1294–1302.
14. Olivier, I. et al., Is Crohn's creeping fat an adipose tissue? *Inflamm Bowel Dis*, 2011. **17**(3): 747–757.
15. Golder, W.A., The "creeping fat sign"-really diagnostic for Crohn's disease? *Int J Colorectal Dis*, 2009. **24**(1): 1–4.
16. Peyrin-Biroulet, L. et al., Mesenteric fat in Crohn's disease: A pathogenetic hallmark or an innocent bystander? *Gut*, 2007. **56**(4): 577–583.
17. van Deventer, S.J.H., Cytokines and mucosal inflammatory response in Crohn's disease. *Eur J Surg*, 1998. **164**(12): 897–901.
18. Rogler, G. et al., *Anti-Tumor Necrosis Factor Therapy in Inflammatory Bowel Disease*. S. Karger AG, Basel, Switzerland, 2015, pp. 1–8, 9–26, 27–34.
19. Culligan, K. et al., The mesocolon: A histological and electron microscopic characterization of the mesenteric attachment of the colon prior to and after surgical mobilization. *Ann Surg*, 2014. **260**(6): 1048–1056.
20. Abbas, A.R. et al., Gene expression markers for crohn's disease. Google Patents EP 2757160 A3, 2011, Publication number: WO2011011339 A1.
21. van Lierop, P.P. et al., Gene expression analysis of peripheral cells for subclassification of pediatric inflammatory bowel disease in remission. *PLOS ONE*,

2013. **8**(11): e79549.

22. Gore, R.M. and M.S. Levine, *Textbook of Gastrointestinal Radiology.* Elsevier Health Sciences, Philadelphia, PA, 2015, pp. 3–23.

23. Sahebally, S.M. et al., Circulating fibrocytes and Crohn's disease. *Br J Surg*, 2013. **100**(12): 1549–1556.

24. Burke, J.P. et al., Bacterial lipopolysaccharide promotes profibrotic activation of intestinal fibroblasts. *Br J Surg*, 2010. **97**(7): 1126–1134.

25. Burke, J.P. et al., Endoglin negatively regulates transforming growth factor beta1-induced profibrotic responses in intestinal fibroblasts. *Br J Surg*, 2010. **97**(6): 892–901.

26. Molendijk, I. et al., Immunomodulatory effects of mesenchymal stromal cells in Crohn's disease. *J Allergy*, 2012. **2012**: 8.

27. Kredel, L.I. and B. Siegmund, Adipose-tissue and intestinal inflammation—Visceral obesity and creeping fat. *Front Immunol*, 2014. **5**: 462.

28. Walker, J.A., J.L. Barlow, and A.N.J. McKenzie, Innate lymphoid cells—How did we miss them? *Nat Rev Immunol*, 2013. **13**(2): 75–87.

29. Sazuka, S. et al., Fibrocytes are involved in inflammation as well as fibrosis in the pathogenesis of Crohn's disease. *Dig Dis Sci*, 2014. **59**(4): 760–768.

30. Li, C. and J.F. Kuemmerle, Mechanisms that mediate the development of fibrosis in patients with Crohn's disease. *Inflamm Bowel Dis*, 2014. **20**(7): 1250–1258.

31. Sideri, A. et al., Substance P mediates proinflammatory cytokine release form mesenteric adipocytes in Inflammatory Bowel Disease patients. *Cell Mol Gastroenterol Hepatol*, 2015. **1**(4): 420–432.

32. Peyrin-Biroulet, L. et al., Mesenteric fat as a source of C reactive protein and as a target for bacterial translocation in Crohn's disease. *Gut*, 2012. **61**(1): 78–85.

33. Stangl, P.C. et al., Crohn's disease of the appendix. *Virchows Arch*, 2002. **440**(4): 397–403.

34. Alemayehu, H. et al., Incidence and outcomes of unexpected pathology findings after appendectomy. *J Pediatr Surg*, 2014. **49**(9): 1390–1393.

35. Kaplan, G.G. et al., The risk of developing Crohn's disease after an appendectomy: A population-based cohort study in Sweden and Denmark. *Gut*, 2007. **56**(10): 1387–1392.

36. Onali, S. et al., Frequency, pattern, and risk factors of postoperative recurrence of Crohn's disease after resection different from ileo-colonic. *J Gastrointest Surg*, 2009. **13**(2): 246–252.

37. Crohn, B.B., L. Ginzburg, and G.D. Oppenheimer, Regional ileitis: A pathologic and clinical entity. 1932. *Mt Sinai J Med*, 2000. **67**(3): 263–268.

38. Han, H. et al., Appendiceal Crohn's disease clinically presenting as acute appendicitis. *World J Clin Cases*, 2014. **2**(12): 888–892.

39. Indulekha, K. et al., Metabolic obesity, adipocyto-

kines, and inflammatory markers in Asian Indians-CURES-124. *Diabetes Technol Ther*, 2015. **17**(2): 134–141.

40. Matsubara, T. et al., Impact of pitavastatin on high-sensitivity C-reactive protein and adiponectin in hypercholesterolemic patients with the metabolic syndrome: The PREMIUM Study. *J Cardiol*, 2012. **60**(5): 389–394.

41. Rethorst, C.D., I. Bernstein, and M.H. Trivedi, Inflammation, obesity, and metabolic syndrome in depression: Analysis of the 2009–2010 National Health and Nutrition Examination Survey (NHANES). *J Clin Psychiatry*, 2014. **75**(12): e1428–e1432.

42. Sen, D., S. Ghosh, and D. Roy, Correlation of C-reactive protein and body mass index with diabetic retinopathy in Indian population. *Diabetes Metab Syndr*, 2015. **9**(1): 28–29.

43. Signorelli, S.S., V. Fiore, and G. Malaponte, Inflammation and peripheral arterial disease: The value of circulating biomarkers (review). *Int J Mol Med*, 2014. **33**(4): 777–783.

44. Sur, G. et al., The relevance of inflammatory markers in metabolic syndrome. *Maedica*, 2014. **9**(1): 15–18.

45. Karagiannides, I. and C. Pothoulakis, Neuropeptides, mesenteric fat, and intestinal inflammation. *Ann N Y Acad Sci*, 2008. **1144**: 127–135.

46. Farrell, D., G. McCarthy, and E. Savage, Self-reported symptom burden in individuals with inflammatory bowel disease. *J Crohn's Colitis*, 2015. **pii**: jjv218.

47. Maconi, G. et al., The impact of symptoms, irritable bowel syndrome pattern and diagnostic investigations on the diagnostic delay of Crohn's disease: A prospective study. *Dig Liver Dis*, 2015. **47**(8): 646–651.

48. Bor, R. et al., Comparison of symptoms, laboratory parameters and illness perception in patients with irritable bowel syndrome and inflammatory bowel disease. *Orv Hetil*, 2015. **156**(23): 933–938.

49. Coffey, J.C. et al., Mesenteric-based surgery exploits gastrointestinal, peritoneal, mesenteric and fascial continuity from duodenojejunal flexure to the anorectal junction—A review. *Dig Surg*, 2015. **32**(4): 291–300.

50. Tsuruta, A. et al., Laparoscopic right hemicolectomy for ascending colon cancer with persistent mesocolon. *World J Gastroenterol*, 2014. **20**(18): 5557–5560.

51. Ellis, H. and V. Mahadevan, *Clinical Anatomy: Applied Anatomy for Students and Junior Doctors.* Wiley, Chichester, U.K., 2013, pp. 2–4, 15, 16.

52. Balthazar, E.J., Congenital positional anomalies of the colon: Radiographic diagnosis and clinical implications. II. Abnormalities of fixation. *Gastrointest Radiol*, 1977. **2**(1): 49–56.

53. Moore, K.L., T.V.N. Persaud, and M.G. Torchia, *The Developing Human: Clinically Oriented Embryology.*

Elsevier Health Sciences, 2015, pp. 144, 225, 228, 230.

54. Popky, G.L. and M.S. Lapayowker, Persistent descending mesocolon. *Radiology*, 1966. **86**(2): 327–331.

55. Morgenstern, L., Persistent descending mesocolon. *Surg Gynecol Obstet*, 1960. **110**: 197–202.

56. Kanai, M. et al., Colonic varices as a result of persistent mesocolon of the ascending and descending colon. *Endoscopy*, 2011. **43**(Suppl 2): E103–E104.

57. Ongom, P.A., R.L. Lukande, and J. Jombwe, Anal protrusion of an ileo-colic intussusception in an adult with persistent ascending and descending mesocolons: A case report. *BMC Res Notes*, 2013. **6**: 42.

58. Small, A., The surgical correction of anomalies in fixation of the ascending colon. *Ann Surg*, 1937. **106**(2): 230–241.

59. Coffey, J.C. et al., Terminology and nomenclature in colonic surgery: Universal application of a rule-based approach derived from updates on mesenteric anatomy. *Tech Coloproctol*, 2014. **18**(9): 789–794.

60. Coffey, J.C., Surgical anatomy and anatomic surgery—Clinical and scientific mutualism. *Surgeon*, 2013. **11**(4): 177–182.

61. Sand, M. et al., Epiploic appendagitis—Clinical characteristics of an uncommon surgical diagnosis. *BMC Surg*, 2007. **7**: 11.

62. Singh, A.K. et al., Acute epiploic appendagitis and its mimics. *Radiographics*, 2005. **25**(6): 1521–1534.

63. Almeida, A.T. et al., Epiploic appendagitis: An entity frequently unknown to clinicians—Diagnostic imaging, pitfalls, and look-alikes. *Am J Roentgenol*, 2009. **193**(5): 1243–1251.

64. Sangha, S. et al., Primary epiploic appendagitis: An underappreciated diagnosis. A case series and review of the literature. *Dig Dis Sci*, 2004. **49**(2): 347–350.

65. Schnedl, W.J. et al., Insights into epiploic appendagitis. *Nat Rev Gastroenterol Hepatol*, 2011. **8**(1): 45–49.

66. Issa, I.A., M.T. Berjaoui, and W.S. Hamdan, Primary epiploic appendagitis: From A to Z. *Int Med Case Rep J*, 2010. **3**: 67–69.

67. Yasuhara, H., Acute mesenteric ischemia: The challenge of gastroenterology. *Surg Today*, 2005. **35**(3): 185–195.

68. Berland, T. and W.A. Oldenburg, Acute mesenteric ischemia. *Curr Gastroenterol Rep*, 2008. **10**(3): 341–346.

69. Oldenburg, W.A. et al., Acute mesenteric ischemia: A clinical review. *Arch Intern Med*, 2004. **164**(10): 1054–1062.

70. Szabone Revesz, E., Acute mesenteric ischemia: Analysis of cases over a ten-years period (2001–2010). *Orv Hetil*, 2012. **153**(36): 1424–1432.

71. Sreenarasimhaiah, J., Chronic mesenteric ischemia. *Best Pract Res Clin Gastroenterol*, 2005. **19**(2): 283–295.

72. Garetier, M., C. Delluc, and J. Rousset, Chronic mesenteric ischemia. *Clin Res Hepatol Gastroenterol*, 2011. **35**(12): 781–782.

73. Turba, U.C. et al., Chronic mesenteric ischaemia: 28-year experience of endovascular treatment. *Eur Radiol*, 2012. **22**(6): 1372–1384.

74. Narjis, Y. et al., Transmesocolic internal herniation: A rare case of small bowel obstruction, "the Marrakesh hernia". *Hernia*, 2010. **14**(4): 427–429.

75. Gomes, R. and J. Rodrigues, Spontaneous adult transmesentric hernia with bowel gangrene. *Hernia*, 2011. **15**(3): 343–345.

76. Ueda, J. et al., Transmesocolic hernia of the ascending colon with intestinal obstruction. *Case Rep Gastroenterol*, 2012. **6**(2): 344–349.

77. Tan, C.H. et al., Mesenteric desmoid tumour masquerading as a fat-containing cystic mass. *Br J Radiol*, 2010. **83**(994): e200–e203.

78. Kasper, B., P. Strobel, and P. Hohenberger, Desmoid tumors: Clinical features and treatment options for advanced disease. *Oncologist*, 2011. **16**(5): 682–693.

79. Escobar, C. et al., Update on desmoid tumors. *Ann Oncol*, 2012. **23**(3): 562–569.

80. Kotiligam, D. et al., Desmoid tumor: A disease opportune for molecular insights. *Histol Histopathol*, 2008. **23**(1): 117–126.

81. Bhandarwar, A.H. et al., Laparoscopic excision of mesenteric cyst of sigmoid mesocolon. *J Minim Access Surg*, 2013. **9**(1): 37–39.

82. Sahin, D.A. et al., Laparoscopic enucleation of mesenteric cyst: A case report. *Mt Sinai J Med*, 2006. **73**(7): 1019–1020.

83. Reddy, G.R. et al., Infected mesenteric cyst. *BMJ Case Rep*, 2013. **2013**, doi:10.1136/bcr-2012-008195.

84. Akram, S. et al., Sclerosing mesenteritis: Clinical features, treatment, and outcome in ninety-two patients. *Clin Gastroenterol Hepatol*, 2007. **5**(5): 589–596; quiz 523–524.

85. Wilkes, A. et al., Mesenteric panniculitis: A paraneoplastic phenomenon? *Dis Colon Rectum*, 2012. **55**(7): 806–809.

86. Gogebakan, O. et al., Is mesenteric panniculitis truely a paraneoplastic phenomenon? A matched pair analysis. *Eur J Radiol*, 2013. **82**(11): 1853–1859.

87. Bala, A. et al., Treatment of sclerosing mesenteritis with corticosteroids and azathioprine. *Can J Gastroenterol*, 2001. **15**(8): 533–535.

88. Stone, J.H., Y. Zen, and V. Deshpande, IgG4-related disease. *N Engl J Med*, 2012. **366**(6): 539–551.

89. Nomura, Y. et al., A case of IgG4-related sclerosing mesenteritis. *Pathol Res Pract*, 2011. **207**(8): 518–521.

90. Burzynski, G., I.T. Shepherd, and H. Enomoto, Genetic model system studies of the development of the enteric nervous system, gut motility and Hirschsprung's disease. *Neurogastroenterol Motil*, 2009. **21**(2): 113–127.

91. Nishiyama, C. et al., Trans-mesenteric neural crest cells are the principal source of the colonic enteric nervous system. *Nat Neurosci*, 2012. **15**(9):

1211–1218.

92. Amiel, J. et al., Hirschsprung disease, associated syndromes and genetics: A review. *J Med Genet*, 2008. **45**(1): 1–14.

93. Auber, F. et al., Enteric nervous system impairment in gastroschisis. *Eur J Pediatr Surg*, 2013. **23**(1): 29–38.

94. Khan, S.Y. et al., Asymptomatic ileal schwannoma presenting as a mesenteric tumour: Case report and review of literature. *Sultan Qaboos Univ Med J*, 2013. **13**(2): E330–E333.

95. Culligan, K. et al., The mesocolon: A prospective observational study. *Colorectal Dis*, 2012. **14**(4): 421–428; discussion 428–430.

96. Makay, B., O. Makay, and E. Unsal, Can we use faecal calprotectin to distinguish abdominal pain of familial Mediterranean fever (FMF) from acute appendicitis? *Clin Rheumatol*, 2009. **28**(2): 239–240.

97. Kisacik, B. et al., Accurate diagnosis of acute abdomen in FMF and acute appendicitis patients: How can we use procalcitonin? *Clin Rheumatol*, 2007. **26**(12): 2059–2062.

98. Konikoff, M.R. and L.A. Denson, Role of fecal calprotectin as a biomarker of intestinal inflammation in inflammatory bowel disease. *Inflamm Bowel Dis*, 2006. **12**(6): 524–534.

99. Jeon, Y.S., J.W. Lee, and S.G. Cho, Is it from the mesentery or the omentum? MDCT features of various pathologic conditions in intraperitoneal fat planes. *Surg Radiol Anat*, 2009. **31**(1): 3–11.

100. Hunt, K.E. and K.K. Reichard, Diffuse large B-cell lymphoma. *Arch Pathol Lab Med*, 2008. **132**(1): 118–124.

101. Salemis, N.S. et al., Diffuse large B cell lymphoma of the mesentery: An unusual presentation and review of the literature. *J Gastrointest Cancer*, 2009. **40**(3–4): 79–82.

102. Yenarkarn, P., R.F. Thoeni, and D. Hanks, Case 107: Lymphoma of the mesentery. *Radiology*, 2007. **242**(2): 628–631.

103. Medappil, N. and R. Reghukumar, Sandwich sign in mesenteric lymphoma. *J Cancer Res Ther*, 2010. **6**(3): 403–404.

104. Koronakis, N. et al., Mesentery lymphoma in a patient with Crohn's disease: An extremely rare entity. *Int J Surg Case Rep*, 2012. **3**(7): 343–345.

105. Culligan, K. et al., A detailed appraisal of mesocolic lymphangiology—An immunohistochemical and stereological analysis. *J Anat*, 2014. **225**(4): 463–472.

106. Boni, L. et al., Injection of colorectal cancer cells in mesenteric and antimesenteric sides of the colon results in different patterns of metastatic diffusion: An experimental study in rats. *World J Surg Oncol*, 2005. **3**: 69.

107. Strosberg, J., Neuroendocrine tumours of the small intestine. *Best Pract Res Clin Gastroenterol*, 2012.

26(6): 755–773.

108. Park, I.S. et al., Primary mesenteric carcinoid tumor. *J Korean Surg Soc*, 2013. **84**(2): 114–117.

109. Zacharias, D.G., M.H. Jensen, and D.R. Farley, Long-term survival with metastatic carcinoid tumors: A case report and review of the literature. *J Surg Educ*, 2010. **67**(2): 99–102.

110. Haq, A.U. et al., Carcinoid syndrome in the absence of liver metastasis: A case report and review of literature. *Med Pediatr Oncol*, 1992. **20**(3): 221–223.

111. Jongsma, T.E., R.J. Verburg, and P.H. Geelhoed-Duijvestijn, Castleman's disease: A rare lymphoproliferative disorder. *Eur J Intern Med*, 2007. **18**(2): 87–89.

112. Li, F.F., T. Zhang, and Y.Z. Bai, Mesenteric Castleman's disease in a 12-year-old girl. *J Gastrointest Surg*, 2011. **15**(10): 1896–1898.

113. Aslan, M. et al., Mesenteric Castleman's disease. *Turk J Gastroenterol*, 2011. **22**(6): 653–654.

114. Al-Natour, S. et al., Mesenteric Castleman's disease: Case report and literature review. *Asian J Surg*, 2010. **33**(3): 150–153.

115. Zhang, K.R. and H.M. Jia, Mesenteric Castleman disease. *J Pediatr Surg*, 2008. **43**(7): 1398–1400.

116. Schmitz, F. et al., On the pathogenesis and clinical course of mesenteric lymph node cavitation and hyposplenism in coeliac disease. *Int J Colorectal Dis*, 2002. **17**(3): 192–198.

117. Reddy, D. et al., Mesenteric lymph node cavitation in celiac disease. *Am J Roentgenol*, 2002. **178**(1): 247.

118. Bardella, M.T. et al., Mesenteric lymph node cavitation: A rare hallmark of celiac disease. *Scand J Gastroenterol*, 1999. **34**(12): 1257–1259.

119. Howat, A.J. et al., Cavitation of mesenteric lymph nodes: A rare complication of coeliac disease, associated with a poor outcome. *Histopathology*, 1995. **27**(4): 349–354.

120. diZerega, G., *Peritoneal Surgery*. Springer, New York, 1999, pp. 215, 217–221.

121. Kopelman, P.G., Obesity as a medical problem. *Nature*, 2000. **404**(6778): 635–643.

122. Yang, Y.K. et al., Human mesenteric adipose tissue plays unique role versus subcutaneous and omental fat in obesity related diabetes. *Cell Physiol Biochem*, 2008. **22**(5–6): 531–538.

123. Bozaoglu, K. et al., Chemerin is a novel adipokine associated with obesity and metabolic syndrome. *Endocrinology*, 2007. **148**(10): 4687–4694.

124. Rytka, J.M. et al., The portal theory supported by venous drainage-selective fat transplantation. *Diabetes*, 2011. **60**(1): 56–63.

125. Wajchenberg, B.L., Subcutaneous and visceral adipose tissue: Their relation to the metabolic syndrome. *Endocr Rev*, 2000. **21**(6): 697–738.

126. Dong, W.Z. et al., Study of visceral hypersensitivity in irritable bowel syndrome. *Chin J Dig Dis*, 2004. **5**(3):

103–109.

127. Park, J.H. et al., Mucosal mast cell counts correlate with visceral hypersensitivity in patients with diarrhea predominant irritable bowel syndrome. *J Gastroenterol Hepatol*, 2006. **21**(1 Pt 1): 71–78.

128. Sohn, W. et al., Mast cell number, substance P and vasoactive intestinal peptide in irritable bowel syndrome with diarrhea. *Scand J Gastroenterol*, 2014. **49**(1): 43–51.

8. 肠系膜与腹膜的影像学表现

J. CALVIN COFFEY AND MARTIN SHELLY

Learn to see things as they really are, not as we imagine they are.

——Vernon Howard

目的

本章的首要目的是总结肠系膜和腹膜返折在影像学中的发展轨迹。其次是基于我们最近对肠系膜及腹膜解剖认识的深入，构建出肠系膜及相关腹膜返折的影像学表现图谱。

介绍

影像学检查作为一种非侵入性的观察方法，对疾病的诊断及后续处理有着关键的辅助作用。鉴于最近关于肠系膜及腹膜返折解剖的研究成果，对二者在正常以及疾病状态下的影像学表现重新进行评估很有必要。

腹膜内或者是腹腔内结构的影像学评估对于评估腹腔内疾病非常重要。随着以计算机断层扫描（computer tomography，CT）和核磁共振（magnetic resonance，MR）为基础的影像学模型的发展，腹部影像学可以生成肠管内外结构的实时快照。近几十年，腹部影像学强调使用对比技术来刻画肠管的形态。随着CT及MR对轴状面、矢状面和冠状面资料的采集，肠管外结构得以被分辨和进行重建，这大大改善了对疾病的评估[1]。非常有趣的是，虽然现在无创影像学正在复兴，但时至今日，脂肪组织结构的显影仍然处于相对发展不足的状态。

肠系膜影像学的历史

随着以CT以及MR为基础的影像学模型的发展，影像学家意识到现有的解剖学知识很难准确地描述各肠系膜区域的外观。传统的解剖学将肠系膜描述

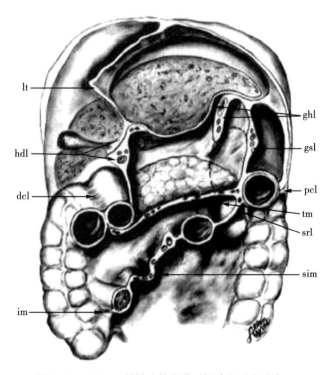

图 8.1　Oliphant 所描述的腹膜下间隙和后腹腔中心

为一种不连续的片段样结构,所以该部分被描述为复杂的领域也就不足为奇[2,3]。现代肠系膜解剖的原则更为简单,即强调其为一种连续的结构,但这个新观点还没有被影像学界完全接受[3-9]。

1982 年,Oliphant 提出一个观点,肠系膜的 CT 表现说明了肠系膜和后腹膜是一个连续的组织(图8.1)[10]。其中,被称为"后中央区"的后腹膜及其相连续的空间被称为"Oliphant 腹膜下腔"。已有数篇相关的研究支持该观点[11-17]。

1986 年,Willie Dodd 表述了腹腔内结构的 CT 表现与传统的解剖概念如何不相一致[18]。所以他预测性地提出,如果把肠系膜看成是独立于后腹膜的一个器官,其 CT 表现就会更容易理解(图 8.2)。

尽管这项建议与更早前的 Carl Toldt 提出的解剖学理念有异曲同工之妙(第 1 章),但这个观点极少被采纳[19]。

1993 年,Charnsangavej 等使用血管标志重新评估了结肠系膜的影像学表现,以辨认结肠系膜的不同区域[20,21]。这种方法大大简化了正常或是疾病状态下的结肠系膜区段的辨认,并因其实用性得到了广泛应用[20-23]。但是,该方法仍然没有将影像学表现和盛行的结肠系膜的解剖学概念相统一起来。在这个领域最新的综述中,Ramachandran 等认为肠系膜和腹膜返折的影像学表现仍然是一个很复杂的领域[24]。他们对肠系膜的解析根据是传统的肠系膜解剖学(即肠系膜是不连续的)。

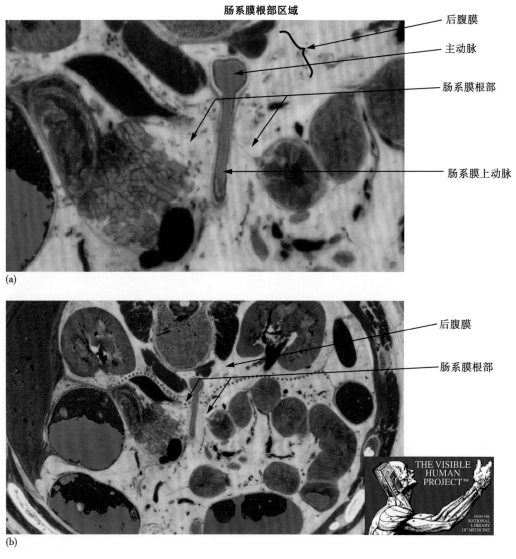

肠系膜根部区域

后腹膜
主动脉
肠系膜根部
肠系膜上动脉

(a)

后腹膜
肠系膜根部

THE VISIBLE HUMAN PROJECT™

FROM THE NATIONAL LIBRARY OF MEDICINE

(b)

图 8.2　(a)人类可视计划在肠系膜上动脉根部水平的全色图。肠系膜在肠系膜上动脉根部聚拢。否则,肠系膜与后腹膜就不会有连续性。重要的是,类根区"是肠系膜这个器官在十二指肠第四部分远端的起始点。(b)同一区域更广泛的视野,阐述如(a)肠系膜根区与邻近结构的关系

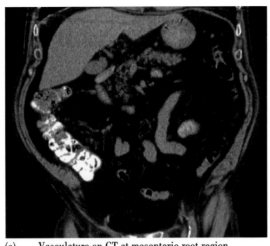
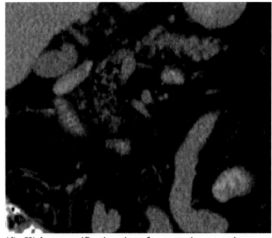

(c)　Vasculature on CT at mesenteric root region　　　(d)　Higher-magnification view of mesenteric root region

图 8.2(续)　分别在低(c)和高(d)放大倍数下的肠系膜根部冠状 CT 成像

肠系膜器官

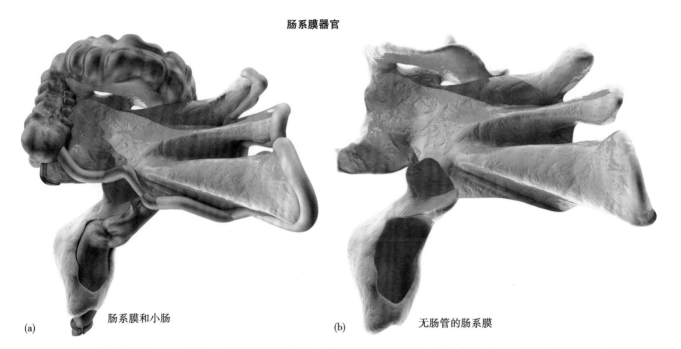

(a)　肠系膜和小肠　　　　　　　　　　　　　　(b)　无肠管的肠系膜

图 8.3　3D 数字成像的 2.5D 快照显示肠系膜器官和肠系膜根区远端的小肠。(a)(参见 QR 1/1)肠系膜和小肠。(b)无肠管的肠系膜

最新的解剖学发现(见第 2 章),作为完全独立于后腹膜的器官,结肠系膜全长保留至成人体中[18],这个观点与 Dodd 和 Toldt 等人相一致。在之前的章节中,Culligan 等认为,通过综合运用不同的检查手段发现,成人的肠系膜从十二指肠空肠曲至直肠肛管连接处是相连续的(图 8.3a 至 b)[4,5]。至关重要的是,肠系膜通常从肠系膜上动脉的根部呈扇形展开,并跨越从十二指肠一直到直肠肛管连接处的整个肠道。虽然其在多个区域附于后腹膜腔,但仍然通过 Toldt 筋膜与后腹膜相分离。尽管肠系膜上血管与肠系膜下血管是相通的,但其脂肪组织并不相延续[3,6,25-28]。

肠系膜与腹膜返折影像学表现的重新评估

构建影像学图谱时遇到的困难

对影像学家来说,在分析肠系膜的影像学表现时,有一个能够把解剖学和影像学结合起来的参考图谱是最理想的。但是有几个因素阻碍了这种图谱的绘制。首先,游离的肠系膜同自然状态下的肠系膜在外观上几乎没有共同点。因此,依靠切下来

的标本来推测肠系膜的外形是不可能的。相应地,这也影响了对相关结构的外形推测,比如腹膜返折。

其次,把后腹膜和肠系膜分隔开的筋膜是非常薄的(见第 5 章),因此在标本固定的过程中很容易被消融。除此之外,现今影像学的分辨率也很难分辨非病理状态下的筋膜。

最后,由于肠系膜的边界是间皮组织,所以现今的 CT 及 MRI 图像还无法将其分辨。这就意味着将肠系膜器官的结肠系膜区域同小肠系膜区域区分开来是很困难的。如果两者相互覆盖,则无法确定两者之间的平面。

新技术使肠系膜及腹膜影像学图谱得以诞生

幸运的是,大量新技术的出现使得肠系膜影像学的参考图谱得以绘制成功。这些包括了影像数字化,人类可视计划(visual human project, VHP)和 3D 重建软件(例如 OsiriX)[28]。这些新技术的结合,加上在肠系膜解剖和组织学研究上的最新进展,让第一本有理有据的肠系膜及腹膜影像学参考图谱顺利诞生。在描述该图谱之前,让我们来先介绍一下图谱制作的相关工具。

人类可视计划:整合全色图片和影像学图片

影像学参考图谱绘制的关键是确定一个可将尸体中的解剖发现(在自然状态下)和 CT 图像进行比对的档案库。人类可视计划就是能让这种比对成为现实的档案库[29-31]。人类可视计划的总部位于美国国家医学图书馆(U. S. National Library of Medicine),这是人类尸体解剖冷切片的一个数字化档案库[32]。每一张冷切片都采用全色图片和高素分辨率保存,从而可以对精细的筋膜层和腹膜返折进行辨认。由于这些是全色图片,意味着我们可以像在尸体解剖中一样很好地观察到肠系膜、结肠系膜、腹膜以及筋膜结构。重要的是,这些结构是在自然以及原位的状态下被观察的。

相应的轴向 CT 及 MRI 影像的提供使人类可视计划带来了更多的可能性(图 8.4a 至 c)。比如,如果通过全色图片识别到一个特定结构,那么也可以在相应的 CT 及 MRI 影像中识别到相同的结构。因此,人类可视计划为绘制以 CT(或 MRI)为基础的肠系膜解剖和影像学参考图谱提供了独一无二的重要机会[7,31]。

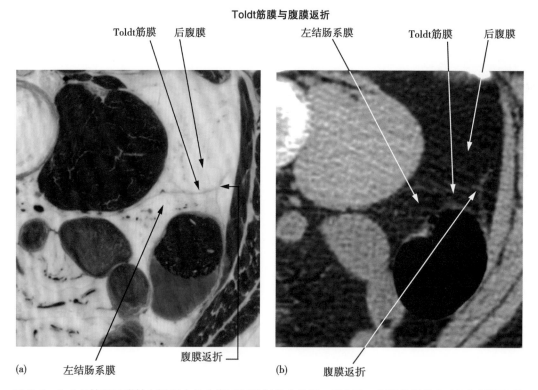

图 8.4 (a)左结肠系膜轴向视图中的人类可视计划的全色图。(b)同一水平的图像在 CT 中(接下页)

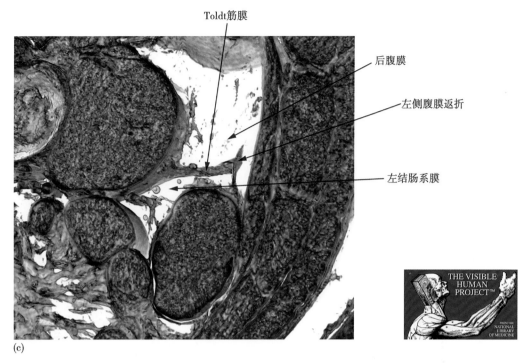

图8.4(续)　(c)在 OsiriX 中,OsiriX 中脂肪已被剔除,只留下腹膜返折。当轴向图被放在 OsiriX 中,就可以生成一个 3D 模型,这是左侧腹膜返折

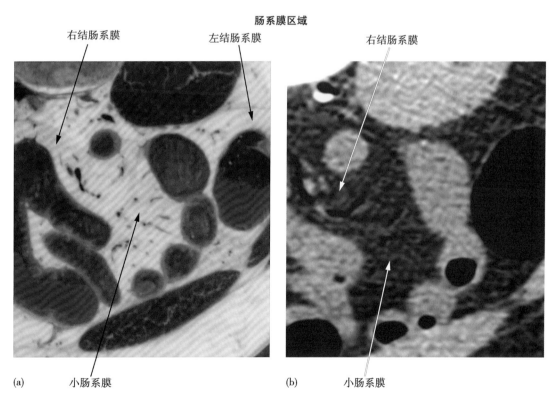

图8.5　组合展示(a)在人类可视计划中小肠系膜和右结肠系膜相延续的区域,(b)人类可视计划中相应的CT 图像和(c)在(b)被输入 OsiriX 后相对应的图像(接下页)

右结肠系膜　　　　　　　　　　　左结肠系膜

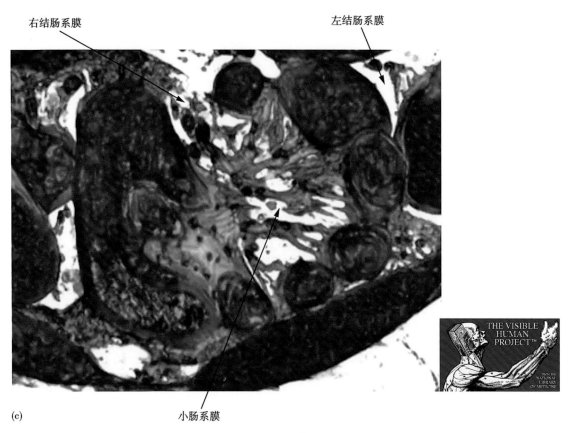

(c)　　　　　　　　　小肠系膜

图 8.5(续)

OsiriX:提高可视化和模型的诞生

在人类可视计划中数字化影像的数据一旦被输入到 OsiriX(Pixmeo,Switzerland)这类的软件中,就可从全色图、CT 以及 MRI 数据中生成相应的轴位、冠状位及矢状位图片(图 8.4)[28,33]。OsiriX 的多功能性相当全面,查阅者可通过常规地查找桌面(即 custom lookup table,CLUT),人为地把肠系膜脂肪组织剔除,仅留下筋膜、血管和腹膜返折(图 8.5)。连续的轴位切片可概念性地生成一个完整的 3D 模型,重建体内的肠系膜、相关的筋膜以及腹膜返折,这对描述自然及原位状态下的肠系膜、筋膜和腹膜结构至关重要。

举个例子,这一操作过程已被应用于描述小肠系膜在何处向右延续为右结肠系膜(图 8.5)。该区域最先在人类可视计划中被识别,然后在 CT 影像中得以证实,这些 CT 图片紧接着被输入到 OsiriX。最后,所有的肠系膜脂肪都被概念性地剔除,只留下相关的血管、腹膜返折以及下面的筋膜[7]。

点云(Point cloud)

肠系膜不弯曲的区域(例如左结肠系膜和右结肠系膜)已经在人类可视计划中被识别。弯曲的区域(例如回结肠、肝曲、脾曲、乙状结肠、直肠乙状结肠交界处)则很难分析。我们可以用一种叫"点云(Point cloud)"的技术来攻克这个难关。首先,在人类可视计划中,肠系膜的边界是通过一系列的点来划分的。在轴位、冠状位以及矢状位角度的连续图片中也是如此。将所有的点云输入到软件中来"合成所有的点",从而构建出 3D 的模型(图 8.6)。这是一种数字化的模型,也就是说可以将其输入到一系列的软件中,例如 Cinema 4D,Z-Brush 和 OsiriX。这种模型同样也可以被用于制作肠系膜的 3D 打印模型[7,28,34]。

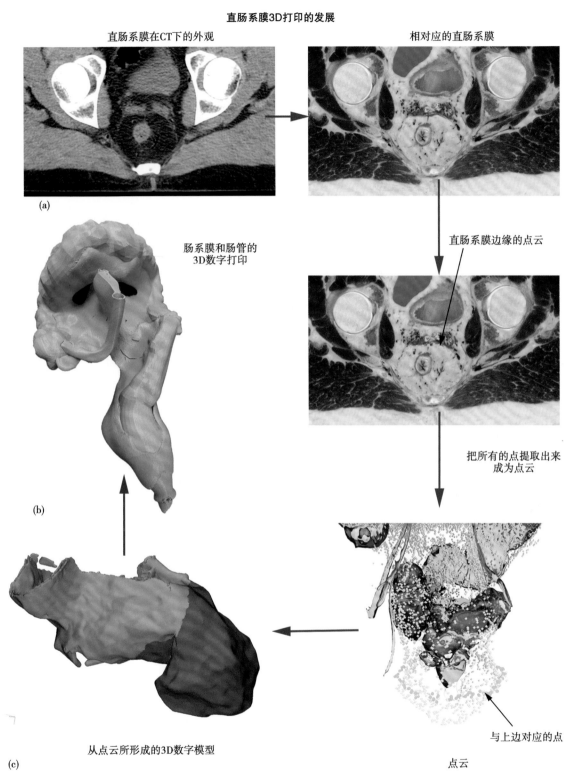

直肠系膜3D打印的发展

直肠系膜在CT下的外观

相对应的直肠系膜

直肠系膜边缘的点云

把所有的点提取出来
成为点云

肠系膜和肠管的
3D数字打印

(a)

(b)

从点云所形成的3D数字模型

(c)

与上边对应的点

点云

图8.6　流程图展示了进展的过程(a)肠系膜在人类可视计划中的展示图。(b)用点云刻画出的展示图，和(c)从点云发展而来的直肠系膜的3D模型

参考图谱

最近,我们用前面描述的软件和档案库开发了肠

系膜在 CT 中外观的参考图谱,同样也包括相关的筋膜和腹膜返折。该图谱绘制的是从十二指肠空肠曲至直肠肛管连接处的肠系膜。每个组合包括全色图片(强调了弯曲处及非弯曲处的肠系膜、下面的筋膜

和相关的腹膜）以及相对应的 CT 图片,这使得阅片者在 CT 上可辨别出相对应的肠系膜、筋膜和腹膜[7]。

　　为了验证图谱的实用性,我们检测在正常状态下弯曲处与非弯曲处肠系膜的识别率。影像学家先参考图谱然后系统地查看已知健康的腹部 CT 扫描图。在所有病人身上,弯曲部分及非弯曲部分的肠系膜都和图谱相一致(图 8.7a 至 d)。弯曲部分及非弯曲部分肠系膜的识别率从回结肠部向乙状结肠系膜及直肠系膜逐渐提高[7]。

　　理想状态下,所有肠系膜区域(弯曲和非弯曲)在所有病人中应该都可以识别的到,但在我们的研究中并非如此。虽然影像学家普遍赞同这个观点,但是在相当多的案例中还是有和该观点不一致的地方。未来的研究应该着眼于,以最新的解剖学评估为基础,提升肠系膜弯曲和非弯曲区域的识别率。这种研究应首先在健康状态(在发展为疾病状态之前)下进行,并可以此为向导来识别肠系膜的弯曲及非弯曲区域[7]。

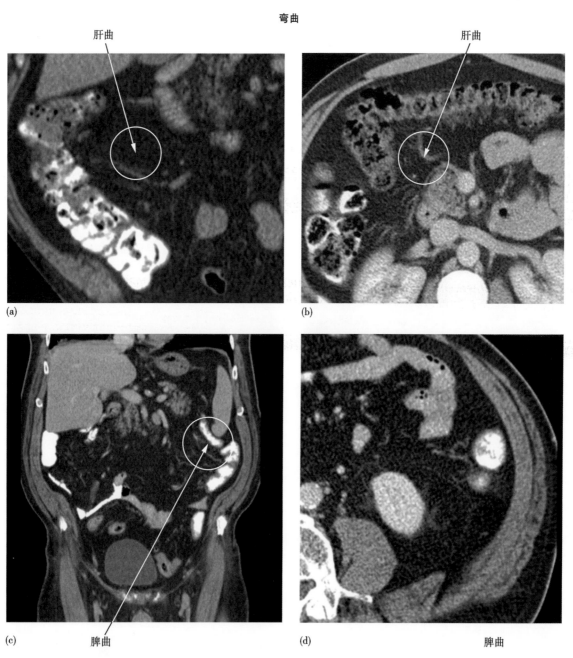

图 8.7　取自肠系膜影像学的参考图谱。(a)右结肠系膜(冠状面)。这是非弯曲部的结肠系膜(结肠系膜附着于后腹膜)。(b)肝曲(轴视图)。右结肠系膜、肝曲、横结肠系膜。三者之间的连续性是显而易见的。(c)脾曲(冠状面)。横、左半结肠非常明显,因为两者之间有一个弯曲区域(例如脾曲)。(d)左结肠系膜轴视图

腹部疾病影像学评估的意义

上述影像学的发展有多种意义。首先,参考图谱提供了一个标准,该标准可能可以协助影像学家们识别从肠系膜上动脉起始点到直肠肛管连接处的单独肠系膜区域,但这还有待进一步证实。通过充分认识健康状态,影像学家可以改善对疾病状态的影像学评估。与此同时,我们可以根据良、恶性疾病影响肠系膜、其下筋膜和附近腹膜返折的方式来对疾病进程进行更合理的分期。

未来的方向:腹部解剖的综合模拟模型

标准腹部 CT 可以对肠系膜、筋膜以及腹膜结构进行可靠识别,从而使我们构建一个在自然状态下的高度精细的腹腔解剖综合模型。例如,肠系膜可以作为一个起始框架(如果刻画正确的话),围绕着它,我们可将后腹膜、网膜囊、小肠、筋膜以及腹膜结构组装上去构成模型。在该模型上把各部分进行数字化的加减则非常简单。

这个过程也可以在疾病状态中进行重复。在疾病状态下,影像学家们可以重建小肠、相关肠系膜、后腹膜以及大网膜等结构(和其他结构)的 3D 模型。然后可以相继减去其他的单独结构以更好地呈现病理区域的 3D 特征。首先,该模型是一个非常有用的教学工具。除此之外,在临床上,它可以帮助介入医生制定脓肿穿刺以及其他组织活检的方案。

总结

鉴于对肠系膜结构的最新研究,十二指肠空肠曲远端的肠系膜影像学外观须重新进行评估。在完成这样的一个 CT 评估中,健康状态下的影像学参考图谱得以诞生。该图谱提供了可与腹腔内疾病的影像学表现进行比对的参考。未来的研究方向也应该基于这种比对来解释腹腔内疾病的表现。

参考文献

1. Li, Y. and K. Hauenstein, New imaging techniques in the diagnosis of inflammatory bowel diseases. *Viszeralmedizin*, 2015. **31**(4): 227–234.

2. Treves, F., Lectures on the anatomy of the intestinal canal and peritoneum in man. *Br Med J*, 1885. **1**(1264): 580–583.

3. Coffey, J.C., Surgical anatomy and anatomic surgery—Clinical and scientific mutualism. *Surgeon*, 2013. **11**(4): 177–182.

4. Culligan, K. et al., The mesocolon: A prospective observational study. *Colorectal Dis*, 2012. **14**(4): 421–428; discussion 428–430.

5. Culligan, K. et al., The mesocolon: A histological and electron microscopic characterization of the mesenteric attachment of the colon prior to and after surgical mobilization. *Ann Surg*, 2014. **260**(6): 1048–1056.

6. Sehgal, R. and J.C. Coffey, Historical development of mesenteric anatomy provides a universally applicable anatomic paradigm for complete/total mesocolic excision. *Gastroenterol Rep*, 2014. **2**(4): 245–250.

7. Coffey, J.C. et al., An appraisal of the computed axial tomographic appearance of the human mesentery based on mesenteric contiguity from the duodenojejunal flexure to the mesorectal level. *Eur Radiol*, 2016. **26**(3): 714–721.

8. Coffey, J.C. and P. Dockery, Colorectal cancer: Surgery for colorectal cancer—Standardization required. *Nat Rev Gastroenterol Hepatol*, 2016. **13**(5): 256–257.

9. Coffey, J.C. et al., The mesentery in Crohn's disease: Friend or foe? *Curr Opin Gastroenterol*, 2016. **32**(4): 267–273.

10. Oliphant, M. and A.S. Berne, Computed tomography of the subperitoneal space: Demonstration of direct spread of intraabdominal disease. *J Comput Assist Tomogr*, 1982. **6**(6): 1127–1137.

11. Oliphant, M. and A.S. Berne, Mechanism of direct spread of abdominal neuroblastoma: CT demonstration and clinical implications. *Gastrointest Radiol*, 1987. **12**(1): 59–66.

12. Oliphant, M., A.S. Berne, and M.A. Meyers, The subserous thoracoabdominal continuum: Embryologic basis and diagnostic imaging of disease spread. *Abdom Imaging*, 1999. **24**(3): 211–219.

13. Oliphant, M., A.S. Berne, and M.A. Meyers, The subperitoneal space of the abdomen and pelvis: Planes of continuity. *Am J Roentgenol*, 1996. **167**(6): 1433–1439.

14. Oliphant, M., A.S. Berne, and M.A. Meyers, Direct spread of subperitoneal disease into solid organs: Radiologic diagnosis. *Abdom Imaging*, 1995. **20**(2): 141–147; discussion 148.

15. Oliphant, M., A.S. Berne, and M.A. Meyers, Bidirectional spread of disease via the subperitoneal space: The lower abdomen and left pelvis. *Abdom Imaging*, 1993. **18**(2): 117–125.

16. Oliphant, M., A.S. Berne, and M.A. Meyers, Spread of disease via the subperitoneal space: The small bowel mesentery. *Abdom Imaging*, 1993. **18**(2): 109–116.

17. Oliphant, M., A.S. Berne, and M.A. Meyers, Imaging the direct bidirectional spread of disease between

the abdomen and the female pelvis via the sub-peritoneal space. *Gastrointest Radiol*, 1988. **13**(4): 285–298.

18. Dodds, W.J. et al., The retroperitoneal spaces revisited. *Am J Roentgenol*, 1986. **147**(6): 1155–1161.

19. Toldt, C., Bau und wachstumsveranterungen der gekrose des menschlischen darmkanales. *Denkschrdmathnaturwissensch*, 1879. **41**: 1–56.

20. Charnsangavej, C. et al., CT of the mesocolon. Part 1. Anatomic considerations. *Radiographics*, 1993. **13**(5): 1035–1045.

21. Charnsangavej, C. et al., CT of the mesocolon. Part 2. Pathologic considerations. *Radiographics*, 1993. **13**(6): 1309–1322.

22. Healy, J.C. and R.H. Reznek, The peritoneum, mesenteries and omenta: Normal anatomy and pathological processes. *Eur Radiol*, 1998. **8**(6): 886–900.

23. Johnson, P.T., K.M. Horton, and E.K. Fishman, Nonvascular mesenteric disease: Utility of multidetector CT with 3D volume rendering. *Radiographics*, 2009. **29**(3): 721–740.

24. Ramachandran, I. et al., Multidetector computed tomography of the mesocolon: Review of anatomy and pathology. *Curr Probl Diagn Radiol*, 2009. **38**(2): 84–90.

25. Coffey, J.C. et al., Terminology and nomenclature in colonic surgery: Universal application of a rule-based approach derived from updates on mesenteric anatomy. *Tech Coloproctol*, 2014. **18**(9): 789–794.

26. Sehgal, R. and J.C. Coffey, The development of consensus for complete mesocolic excision (CME) should commence with standardisation of anatomy and related terminology. *Int J Colorectal Dis*, 2014. **29**(6): 763–764.

27. Coffey, J.C. and P. Dockery, Colorectal cancer: Surgery for colorectal cancer—Standardization required. *Nat Rev Gastroenterol Hepatol*, 2016. **13**(5): 256–257.

28. Rosset, A. et al., OsiriX: An open-source software for navigating in multidimensional DICOM images. *J Digit Imaging*, 2004. **17**(3): 205–216.

29. Spitzer, V. et al., The visible human male: A technical report. *J Am Med Inform Assoc*, 1996. **3**(2): 118–130.

30. Ackerman, M.J., The visible human project. *J Biocommun*, 1991. **18**(2): 14.

31. Juanes J.A. et al., Application of the "Visible Human Project" in the field of anatomy: A review. *Eur J Anat*, 2003. **7**: 147–159.

32. The National Library Of Medicine's Visible Human Project. https://www.nlm.nih.gov/research/visible/visible_human.html, 2016. Web. April 6, 2016.

33. Shamshuddin, S. and H.R. Matthews, Use of OsiriX in developing a digital radiology teaching library. *Clin Radiol*, 2014. **69**(10): e373–e380.

34. Peirce, C. et al., Digital sculpting in surgery: A novel approach to depicting mesosigmoid mobilization. *Tech Coloproctol*, 2014. **18**(7): 653–660.

9. 手术专用术语

J. CALVIN COFFEY，BILL HEALD 和 BRENDAN J. MORAN

If the English language made any sense, lackadaisical would have something to do with a shortage of flowers.

——Doug Larson

目的

本章的第一个目的是讨论外科术语的重要性。其次是总结新近出现的解剖学术语，以助于我们理解肠系膜和腹膜的解剖。第三个目的是展示这些术语在结直肠外科手术操作中的应用。

介绍

专用术语是用于描述的代码。一个有效的术语是由合理的元素组合而成，合成的术语要比其中任何一个单独元素的意义都大。在化学中，元素组合形成分子，分子之间存在着化学反应。在数学中，符号被用来表示概念，这些符号通过方程格式组合成为函数。尽管胃肠外科手术是一门科学，但相关的术语并不精确。下面是我们运用传统外科术语的例子：

全直肠系膜切除术是指用高频电刀将筋膜所包绕的直肠系膜囊从直肠系膜筋膜结构外分离。

另一个例子是：

完整结肠系膜切除术包括壁层和脏层筋膜的分离。

鉴于关于肠系膜解剖的误解和困惑，在多种科学领域和临床学科中产生了一些宽泛的术语也不足为奇[1-6]。虽说外科医生早就意识到肠系膜组织的重要性，但直到全直肠系膜切除概念的提出，腹腔镜和机器人结直肠手术的出现，以及最近对肠系膜连续性的证实，肠外科的肠系膜基础才得到了关注[7-10]。显然，外科手术和外科技术名称先出现，而后才出现解剖术语[1-4]。就如"全直肠系膜切除"、"完整结肠系膜切除术"和"全结肠系膜切除术"是相对较新的术语，正逐渐被引入技术词典[1-4,11-26]。然而，这些新术语还没有完全替换诸如"前切除术"、"直肠乙状结肠切除术"和"回结肠切除术"这些传统术语。

肠系膜的影像学术语也因难以达成共识而未得以发展，"Gerota 筋膜"、"肾前筋膜"和"肾前间隙"这些术语通常交替使用指代肠系膜。虽然影像学越来越多地使用"肠系膜"和"结肠系膜"来描述腹腔疾病，但很少使用 Toldt 筋膜和腹膜返折，也没有区分结肠的弯曲和非弯曲部分及附着和游离部分[27-30]。其原因主要在于这些领域的复杂性。虽然左、右半结肠系膜以及直肠系膜很容易被识别，但乙状结肠的单独区域却难以进行分类。此外，肠系膜在肠边缘的延伸意味着在此处有显著的折叠和覆盖,这给对其进行影像学解释及构造出合适的术语带来了挑战[1,3,4,30-32]。

因缺乏普遍共识,所以在现有的研究背景下,建立基于规则的术语命名法很有必要,该命名法应可普遍应用于科学和临床学领域[1-4,33,34]。任何术语命名法都应为解剖、手术和影像三种情境下所用。它应该是简明、直观且易于理解的。在本章中,我们首先用基于解剖的直观术语来描述肠系膜、腹膜返折和 Toldt 筋膜,然后再将这些术语应用于外科手术和影像学情境。

解剖学术语

虽然解剖学术语已在第 2 章中详细描述,但术语及相关描述将大概列出如下。

肠系膜的根部:肠系膜的根部位于胰腺下方肠系膜上动脉发出处。从此处开始,位于十二指肠空肠曲远端的整个肠系膜呈扇形展开。从总体上看,它是裹在肠边缘外的一个螺旋构象紧凑复合体(图 9.1)。

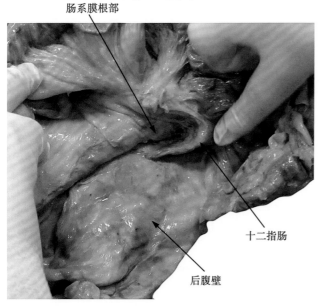

尸体肠系膜根部

肠系膜根部

十二指肠

后腹壁

图 9.1　肠系膜源于肠系膜上动脉根部、胰腺后方。如图所示,发自十二指肠升部右侧的肠系膜

概论

附着:在肠系膜与后腹膜并列处。这并不是指肠系膜进入后腹壁。肠系膜不在任何部位进入后腹壁。

悬吊:肠系膜悬吊于后腹壁血管连接处。

十二指肠空肠曲:十二指肠及其系膜由连续转为不连续的小肠区及相关系膜(图 9.2)。

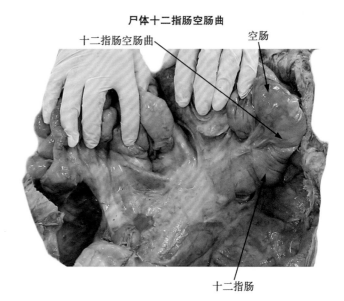

尸体十二指肠空肠曲

十二指肠空肠曲　　　　　　　空肠

十二指肠

图 9.2　十二指肠空肠曲,即十二指肠由腹膜后转向腹腔而后延续为空肠的部分

肠系膜:介于肠管和后腹壁两者之间并将两者相连的结构(图 9.3)。

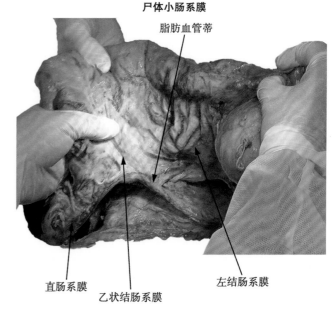

尸体小肠系膜

脂肪血管蒂

直肠系膜　　乙状结肠系膜　　左结肠系膜

图 9.3　区域展示的是左结肠系膜和乙状结肠系膜,以及肠系膜下动脉对应的脂肪血管蒂

弯曲部肠系膜:弯曲的肠系膜部分(图 9.4)。

非弯曲部肠系膜:肠系膜在两弯曲间的部分。例如,小肠系膜(十二指肠空肠曲和回盲曲之间部分)、右半结肠系膜、左半结肠系膜、乙状结肠系膜和直肠系膜。

脾曲

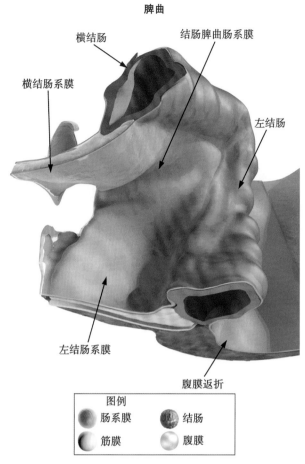

横结肠
结肠脾曲肠系膜
横结肠系膜
左结肠
左结肠系膜
腹膜返折

图例
肠系膜　　结肠
筋膜　　腹膜

图9.4　（参见 QR 9/1 和 2）脾曲三维数字化模型的 2.5D 快照。为展示脾曲的构成,图中去掉了其弯曲部分

蒂

脂肪血管蒂:包绕着大血管的肠系膜,如肠系膜上动脉(终末为回结肠动脉)、右结肠动脉、中结肠动脉和左结肠动脉、肠系膜下动脉及其终末直肠上动脉(图9.5)。

尸体肠系膜上动脉血管脂肪蒂

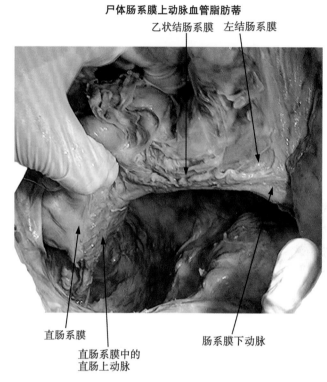

乙状结肠系膜　左结肠系膜
直肠系膜
直肠系膜中的直肠上动脉
肠系膜下动脉

图9.5　肠系膜下动脉向远端延续为直肠上动脉

脂肪血管蒂以及无血管蒂区

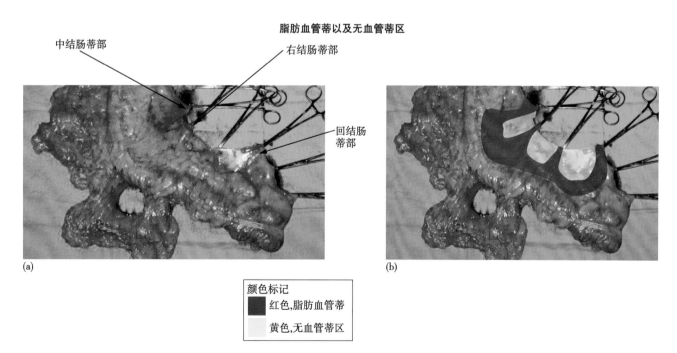

中结肠蒂部
右结肠蒂部
回结肠蒂部

(a)　　　　(b)

颜色标记
红色,脂肪血管蒂
黄色,无血管蒂区

图9.6　（a）全结肠系膜切除术后的标本。脂肪血管蒂和无血管蒂区清晰可见。（b）这两个区域分别用红色和黄色突显

血管蒂间(无血管)肠系膜:血管蒂之间的连续肠系膜(图9.6)。

肠系膜

小肠系膜区:小肠所属的肠系膜区。

肠系膜边缘:肠系膜附着于肠管的边缘。注:因肠系膜从上根部呈扇形展开,所以没有对应的非肠系膜边缘(图9.7)。

回盲部肠系膜区:末端回肠和盲肠所属的肠系膜区。在这个区,融合的小肠系膜和右结肠系膜在回盲交界处逐渐变尖(图9.8)。

阑尾系膜:附着于阑尾的肠系膜。它起源于回盲部肠系膜下面(图9.9)。

右结肠系膜:附着于右结肠的肠系膜区。在内侧,它与小肠系膜相连;在肝曲,它为横结肠系膜的延续;小肠腹膜返折则为其内侧界(图9.10)。

回盲曲:肠管、肠系膜和腹膜的复合体,回肠在此延续为盲肠。

肝曲:肠管、肠系膜和腹膜的复合体,升结肠在这延续为横结肠(图9.11)。

横结肠系膜:附着于横结肠的系膜。它是由肝曲和脾曲处的肠系膜与中结肠脂肪血管蒂融合而成。横结肠系膜悬挂在中结肠动脉的起源处,然后向肠管边缘延伸。

脾曲:肠管、肠系膜和腹膜的复合体,横结肠在此延续为横降结肠(图9.12)。

左结肠系膜:附着于左结肠的系膜。它的外侧界为左结肠,内侧界为左内侧腹膜返折。

乙状结肠近端曲:肠管、肠系膜和腹膜的复合体,降结肠在此延续为乙状结肠(图9.13)。

乙状结肠远端曲:肠管、肠系膜和腹膜的复合体,乙状结肠远端在此延续为直肠(图9.13)。

乙状结肠系膜:附着于乙状结肠的系膜。它是上方左结肠系膜与左下方直肠系膜之间的肠系膜(图9.14)。

游离乙状结肠系膜:附着于乙状结肠游离区域的系膜。它与固定乙状结肠系膜相连(图9.14)。

固定乙状结肠系膜:附着于(即紧贴于)后腹膜的乙状结肠系膜。它是游离乙状结肠系膜向内及左结肠系膜向尾部的延伸段(图9.14)。

大肠及其肠系膜

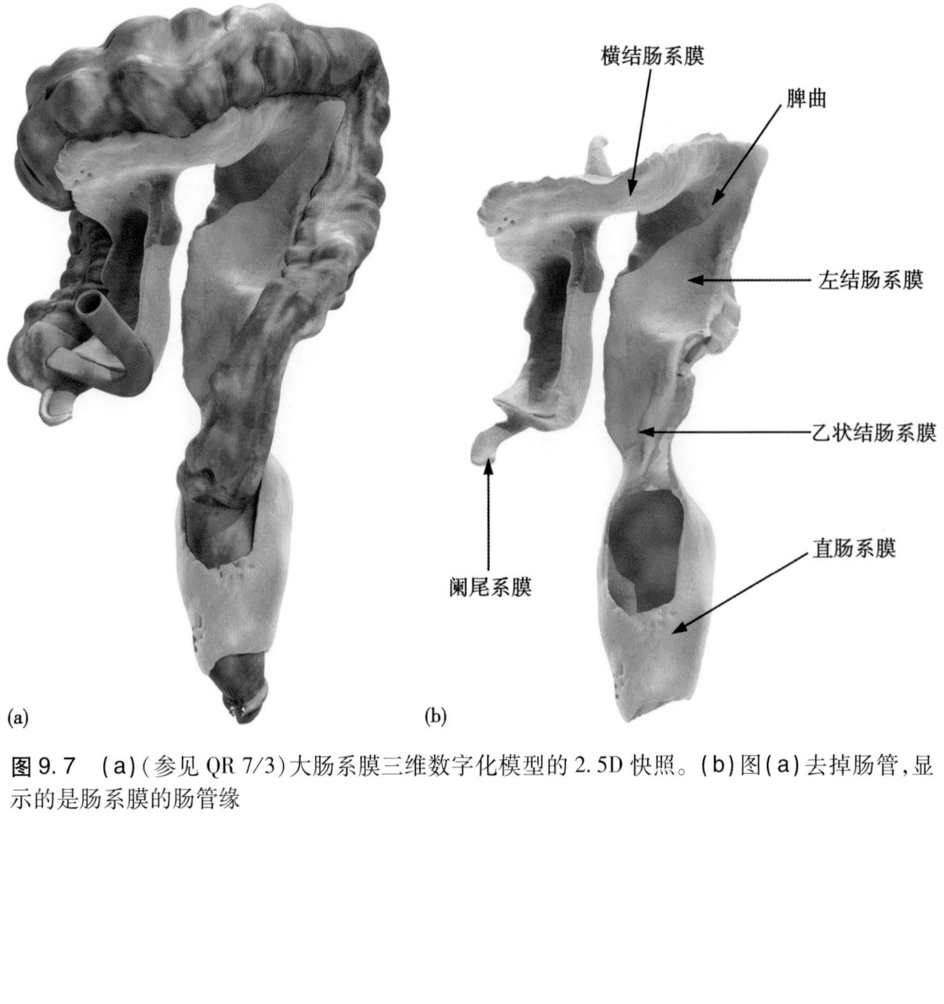

(a)　　　　　　　　　　(b)

图9.7 (a)(参见 QR 7/3)大肠系膜三维数字化模型的2.5D 快照。(b)图(a)去掉肠管,显示的是肠系膜的肠管缘

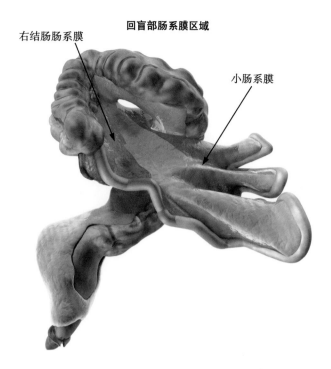

回盲部肠系膜区域

右结肠肠系膜

小肠系膜

图 9.8　（参见 QR 1/1）右结肠系膜和小肠系膜三维数字化模型的 2.5D 快照。这两个系膜相互延续，分别代表着同一个结构的不同部分

阑尾系膜

克罗恩病

阑尾系膜

(a)

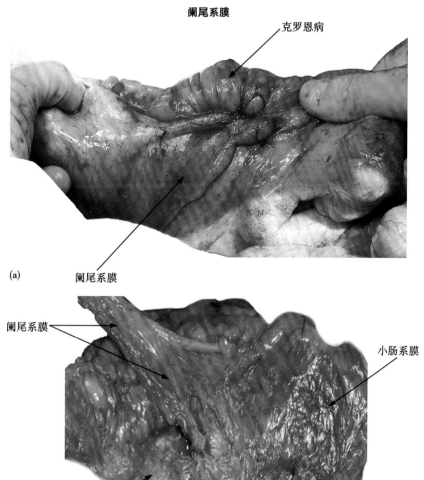

阑尾系膜

小肠系膜

右结肠肠系膜

(b)

图 9.9　（a）显示了阑尾系膜源于回盲部肠系膜下，并与之相融合。（b）阑尾系膜和其起源（从后腹壁游离下来的系膜汇合处）

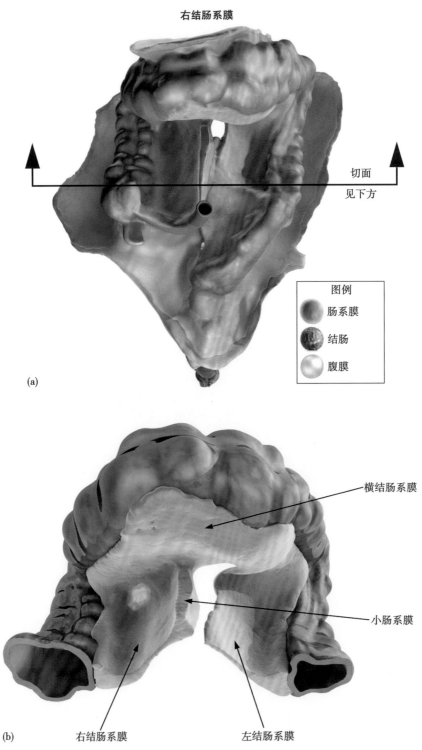

图 9.10 （a）肠系膜三维数字化模型的 2.5D 快照（参见 QR 2/1）。（b）右结肠系膜三维数字化模型的 2.5D 快照（参见 QR 4/1）

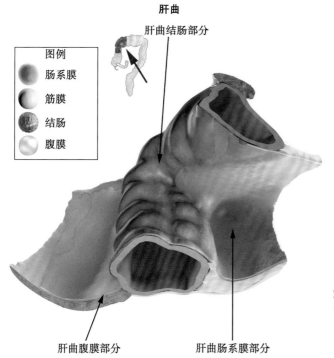

肝曲

肝曲结肠部分

图例
肠系膜
筋膜
结肠
腹膜

肝曲腹膜部分　　　肝曲肠系膜部分

图 9.11 （参见 QR 11/1,2）肝曲三维数字化模型的 2.5D 快照。为展示肝曲的构成,图中已概念性去除其弯曲部分

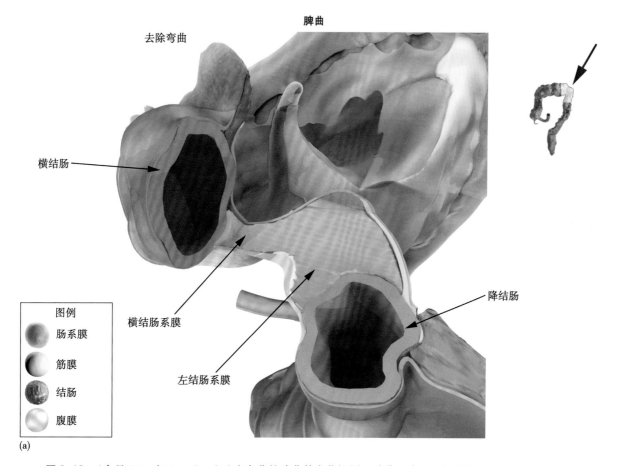

脾曲

去除弯曲

横结肠

横结肠系膜

左结肠系膜

降结肠

图例
肠系膜
筋膜
结肠
腹膜

(a)

图 9.12 （参见 QR9 和 QR10）。(a)去弯曲的脾曲数字化视图。脾曲固有的解剖结构及其邻近关系未变

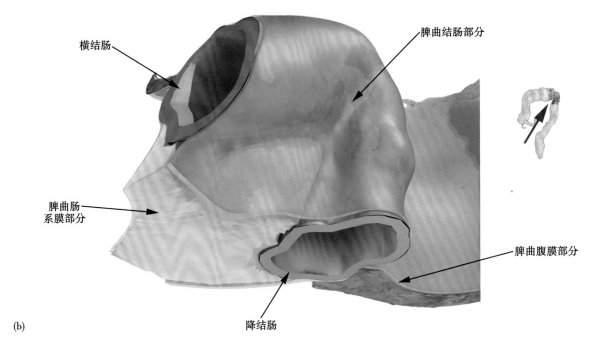

横结肠

脾曲结肠部分

脾曲肠
系膜部分

脾曲腹膜部分

降结肠

(b)

图 9.12(续) （参见 QR9 和 QR10）。(b) 去相关解剖结构的脾曲数字视图。结肠、肠系膜、筋膜和腹膜之间的关系是未变

变化的乙状结肠系膜

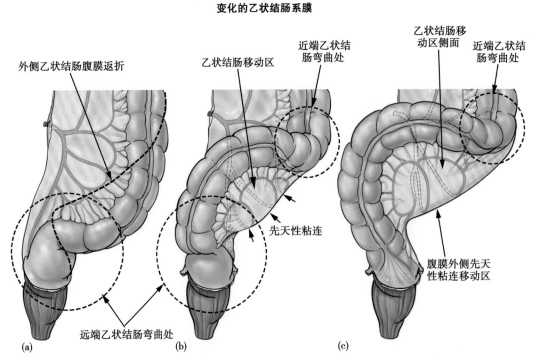

外侧乙状结肠腹膜返折

乙状结肠移动区

近端乙状结
肠弯曲处

乙状结肠移
动区侧面

近端乙状结
肠弯曲处

先天性粘连

腹膜外侧先天
性粘连移动区

远端乙状结肠弯曲处

(a)　　　　　　　(b)　　　　　　(c)

图 9.13 （参见 QR 7/4-6）。(a) 手术中未受干扰的乙状结肠系膜的 2.5D 示意图。分界线是不易辨认
的左侧乙状结肠腹膜返折线。(b) 乙状结肠系膜部分受牵拉，可显露出先天性粘连和左侧乙状结肠腹膜
返折线。(c) 完全分离先天性粘连后，乙状结肠系膜呈游离状态，充分显露了左侧乙状结肠。这是结直
肠手术中游离乙状结肠系膜的真正起点(CCF 提供，版权 2010)

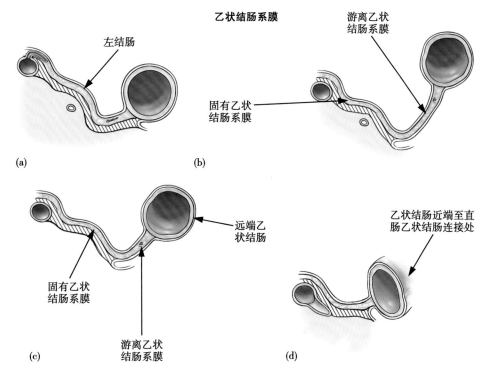

图 9.14　（参见 QR 5/1）。更远端乙状结肠系膜的横断面示意图。乙状结肠系膜包含游离和固定两部分。固定部分是左结肠系膜远端的延续。游离和固定乙状结肠系膜缘在直肠乙状结肠连接处融合

直肠乙状结肠连接处：乙状结肠和上段直肠的转接处（图 9.15）。

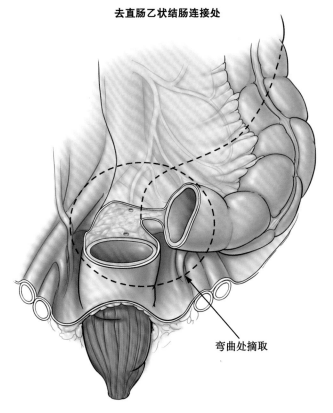

图 9.15　乙状结肠系膜远端延续为直肠系膜的示意图。为展示近端的乙状结肠系膜和远端的直肠系膜，图中已概念性去除胃肠系膜连接处部分（CCF 提供，版权 2010）

直肠系膜：附着于直肠的系膜（图 9.15）。它为乙状结肠系膜向下的延伸。

腹膜返折

下面的描述并不意味着存在单独的腹膜返折。腹膜返折是连续的，各区域之间没有明确的解剖界

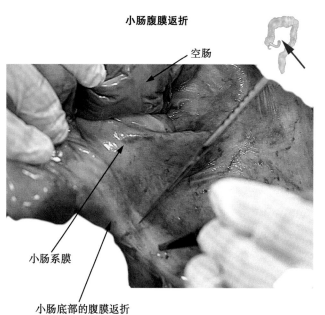

图 9.16　（参见 QR 8/1）。尸体中的小肠系膜底部的腹膜返折内侧观

限。下面所述是已知的腹膜返折区。

小肠腹膜返折:小肠系膜底部的腹膜返折,弯曲地附着于后腹膜(图9.16)。

回盲部腹膜返折:小肠腹膜返折在回盲曲的延续部分,也附着于后腹壁(图9.17)。

右腹膜返折:回盲部腹膜返折向肝曲沿着右结肠旁沟在头侧的延续部分(图9.18)。

肝结肠腹膜返折:右腹膜返折在肝曲的延续部分(图9.19)。

网膜结肠返折:位于大网膜和横结肠上表面之间的腹膜返折(图9.20)。

左腹膜返折:脾结肠腹膜返折沿左结肠旁沟向远端的延续部分(图9.21和图9.22)。

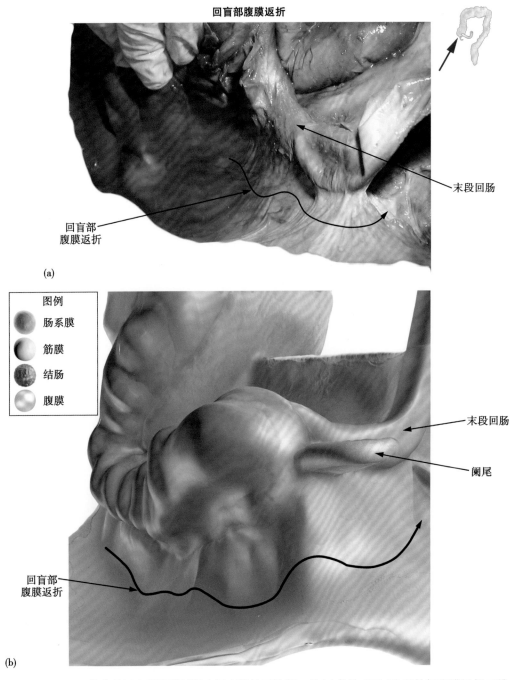

图9.17　(a)尸体中的回盲部腹膜返折在回盲部的下外侧。(b)(参见 QR2/2)下外侧腹膜返折三维数字化模型的 2.5D 快照。腹膜返折区与其延续区之间并没有明显的解剖界限(如右腹膜返折和小肠系膜返折)

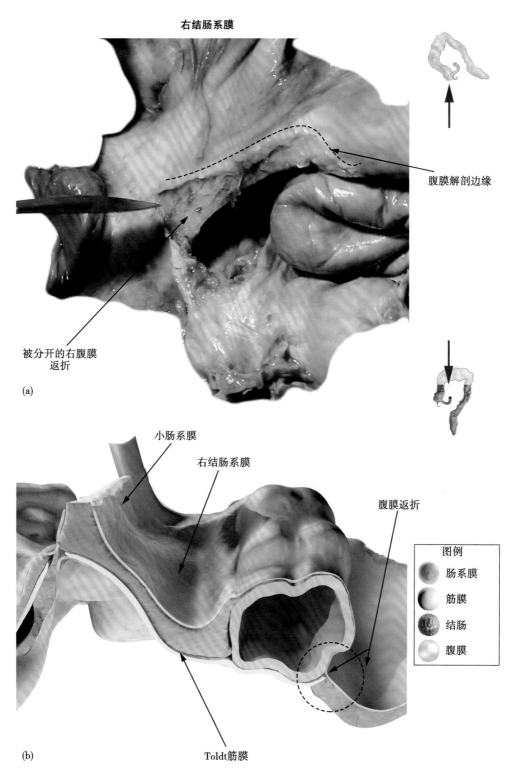

右结肠系膜

腹膜解剖边缘

被分开的右腹膜
返折

(a)

小肠系膜

右结肠系膜

腹膜返折

图例

肠系膜

筋膜

结肠

腹膜

(b)

Toldt筋膜

图 9.18 　(a)（参见 QR 3/3）。尸体中位于右结肠外侧且被切开的右腹膜返折（下面观）。
(b)（参见 QR 3/3）。三维数字化模型的 2.5D 快照。这个模型已被分割，以证明其组成部分的解剖关系。从上（如从肝曲）往远端看，右腹膜返折可见

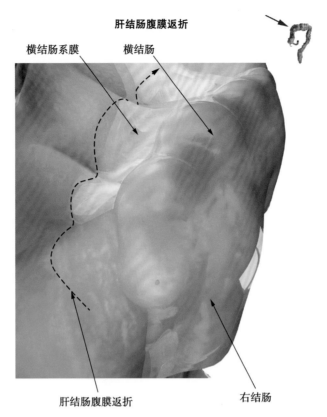

图 9.19　（参见 QR 2/4）。肝结肠腹膜返折三维数字化模型的 2.5D 快照（上面观）。肝结肠腹膜返折是右腹膜返折的侧向延续

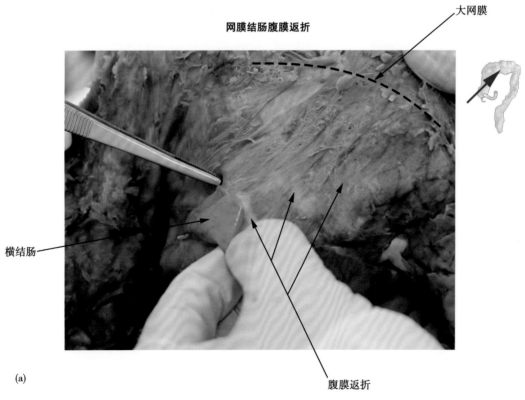

(a)

图 9.20　（a）尸体中的连接大网膜和横结肠的网膜结肠返折

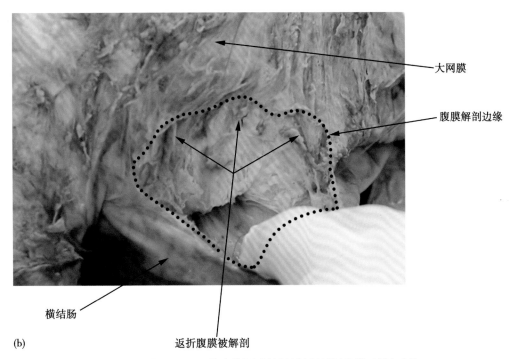

大网膜

腹膜解剖边缘

横结肠

(b)

返折腹膜被解剖

图 9.20(续)　（b）尸体中的网膜结肠返折（返折腹膜已被解剖）

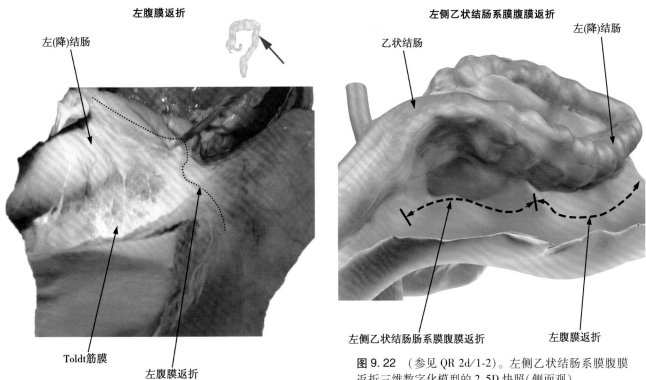

左腹膜返折

左(降)结肠

Toldt筋膜

左腹膜返折

图 9.21　尸体中的左腹膜返折(下面观)。腹膜返折已
被分开,远端显露出其下方的结肠筋膜面

左侧乙状结肠系膜腹膜返折

乙状结肠

左(降)结肠

左侧乙状结肠肠系膜腹膜返折

左腹膜返折

图 9.22　（参见 QR 2d/1-2）。左侧乙状结肠系膜腹膜
返折三维数字化模型的 2.5D 快照（侧面观）

右侧乙状结肠系膜腹膜返折：中线附近的左结肠系膜表间皮。它上与横结肠系膜下面的间皮相连，下与右侧乙状结肠系膜腹膜返折相连续。在中间，间皮则从结肠系膜分离，直至后腹壁。

左侧乙状结肠系膜返折：左腹膜返折沿乙状结肠系膜左侧面向远端的延续部分（图9.22）。

右侧乙状结肠系膜返折：乙状结肠系膜内侧的腹膜返折。

直肠旁返折：直肠和直肠系膜两边的腹膜返折。左侧直肠旁返折是左侧乙状结肠系膜返折的延续。右侧直肠旁返折是右侧乙状结肠系膜返折的延续（图9.23）。

前返折：由两侧的直肠旁返折在前正中线Douglas直肠膀胱窝融合形成的腹膜返折（图9.23）。

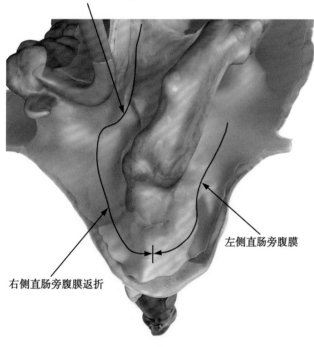

直肠旁腹膜返折

右侧乙状结肠肠系膜腹膜返折

左侧直肠旁腹膜

右侧直肠旁腹膜返折

图9.23 （参见QR 2d/5-7）。左、右侧直肠旁腹膜返折三维数字化模型的2.5D快照。这是在前正中线Douglas窝融合形成的腹膜返折

筋膜

Waldeyer筋膜：位于远端骨盆并介于直肠系膜远端与骶骨后方之间的缩减的Toldt筋膜。该筋膜填充着直肠系膜末端与周围骨盆的间隙。

Toldt筋膜：肠系膜与后腹膜之间的筋膜，它附着于后腹膜（即左右结肠系膜、乙状结肠系膜和直肠系

膜的固定部分）。筋膜区是根据相关的肠系膜区来划分的。直肠系膜周围的筋膜被定义为直肠系膜筋膜。位于固定乙状结肠系膜及后腹膜之间的筋膜被称为乙状结肠筋膜。Gerota筋膜对应着包绕肾周脂肪的Toldt筋膜。Waldeye筋膜是位于远端骨盆和直肠后的缩减的直肠系膜筋膜。左右结肠系膜筋膜的定义虽然是新的，但很直观，符合上述系统化的命名法。

先天性粘连

乙状结肠先天性粘连：乙状结肠系膜和左髂窝侧腹膜之间的先天性粘连。

十二指肠先天性粘连：十二指肠升部与左结肠之间的粘连。

右侧先天性粘连：右腹膜返折和右结肠旁沟侧腹膜之间的先天性粘连。

解剖术语在外科的应用

如前所述，一个有效的术语是由数个元素组合而成。这些元素合起来才有意义，分开则无明显含义。数学和化学中使用的命名法就是例子。在这两种学科中，每个术语的元素都可以组合来表达意义、规则和功能。

结直肠切除外科专用术语在过去的半个世纪变化不大。诸如回结肠切除术、直肠前切除术和直肠乙状结肠切除术等术语主要强调肠管部分而忽略了肠系膜。通过观察发现，在胃肠手术中，游离、切开和切除肠系膜所用的时间比我们之前认为的要更多。因此，我们要比以往更加重视肠系膜部分。早期的解剖学术语由单一的元素构成，需进行组合来描述全系膜切除术中涉及的手术操作[1-4,33]。这给系统化地命名外科术语提供了基础。

结直肠外科手术的命名

在外科手术中，术语大致可分为两类：第一类（手术命名）是手术名称的代码（如全直肠系膜切除术）。第二类（技术命名）是手术中个别操作的代码。前者经历了喜人的变化，因为出现了一些新术语，如全直肠系膜切除术和全结肠系膜切除术[2]。另一个是"整体结肠系膜切除术"。与此相反，与特定操作

相关的术语(如腹膜切除、肠系膜切除术)却很少。这两类术语都可通过系统地组合早期的解剖学术语来改进。

重要的是,我们要意识到所有的命名都有局限性。尽管如此,结直肠外科学的命名仍需不断改进。随着我们对解剖学和外科学理解的不断深入,相关的命名也会同时出现[34]。为了适应潮流,我们提议以下外科术语(表9.1):

表9.1 提议的外科术语的当前用语、提议用语和缩略语的一览表

当前用语	提议用语	缩略语
右半结肠切除术	右半结肠及其肠系膜切除术	右结肠系膜切除术(RMC)
左半结肠切除术	左半结肠及其肠系膜切除术	左结肠系膜切除术(LMC)
乙状结肠切除术	乙状结肠及其肠系膜切除术	乙状结肠系膜切除术(MSE)
前切除术	乙状结肠系膜和直肠系膜切除术	MSE+TME
全结肠切除	全结肠系膜切除	TMC

- 小肠切除术改为小肠系膜切除,可加上"全部"或"部分"的前缀以表示肠系膜切除的程度。术语中可以省略"小肠",因为相关肠系膜的切除已暗示了小肠的切除。而且一旦切除肠系膜,小肠已经不可能保留。
- 右结肠切除术改为右结肠系膜切除术更好,同样的,其前缀"全部"或者"部分"代表着肠系膜切除的程度。

技术性术语

这是指单独手术操作的专用术语。下面将重点探讨肠系膜的牵拉、分离及切除的手术操作,而肠管的切断与吻合不在本章探讨范围。

肠系膜相关的手术操作主要涉及腹膜返折、肠系膜本身和潜在筋膜。因此,现在是在原有的解剖学术语基础上系统性地构造更恰当的技术性术语的好时机[1,4]。举个与腹膜返折相关的例子,腹膜切开术对进入结肠筋膜或肠系膜筋膜平面至关重要。表9.2列举了一些描述肠系膜牵拉、游离和切除过程所涉及的术语。

表9.2 肠系膜手术操作的各种术语一览表

术语	定义
腹膜切开	腹膜的分开
肠系膜切除	某区肠系膜的部分或全部切除
肠系膜切开	肠系膜的切线
结肠筋膜平面	结肠与潜在的Toldt筋膜之间的层面
肠系膜筋膜平面	结肠系膜与潜在的筋膜之间的层面
结肠筋膜的分离	结肠筋膜平面的组织分离
肠系膜筋膜的分离	肠系膜筋膜层面的组织分离
后筋膜层面	后腹膜与潜在的Toldt筋膜之间的层面
后筋膜的分离	后筋膜层面的组织分离

右结肠部分或全部系膜切除术

下面将描述"全部或部分右结肠系膜切除术"[4]。该描述是以原有的术语为基础,旨在阐明其作用。

在右腹膜返折的外侧进行回盲部返折腹膜切开,并在此方向继续切开。如果将结肠/肠系膜复合体从后腹壁牵起,那么结肠筋膜平面和系膜筋膜平面及其结构就清晰可见了。分离系膜筋膜后再分离结肠筋膜。接着,继续在内侧沿着小肠系膜返折(即小肠系膜底部)向十二指肠空肠曲方向切开回盲部返折。以上操作显露了右结肠系膜与Toldt筋膜之间的系膜筋膜界面。分离系膜筋膜可在完全不用进入后腹腔的情况下,使右结肠系膜与后腹膜分开。

然后继续切开到右/升结肠的外侧,在此切开右腹膜返折即可显露结肠筋膜或系膜筋膜界面。将系膜筋膜分离。继续向内侧操作,将小肠系膜、右结肠系膜、右结肠、回盲部和肠系膜融合处完全游离。肠系膜是完整的,就如覆盖在后腹膜上的筋膜。

进行肝曲返折腹膜切开时,肝曲结肠部分显露出来,将结肠筋膜界面分离。须通过分离系膜筋膜将肝曲肠系膜同下方筋膜分离。在内侧,十二指肠降部与胰头区的肠系膜薄如间皮(即横结肠系膜底部)。

将横结肠系膜从大网膜(附于横结肠系膜上表面)分离就完成了横结肠系膜的完全游离了。这个过程首先是切开(即腹膜切开术)连接大网膜下表面与横结肠的大网膜返折。接着,分离连接大网膜上表面和横结肠下表面的粘连。随之,小网膜囊完全显露。早期的手术在不破坏结肠系膜组织的情况下可将整个右结肠和横结肠系膜游离。这种游离状态意味着可将相关的肠系膜器官从腹腔取出,以易于识别其中的血管[4]。

回结肠脂肪血管蒂在右结肠系膜/小肠系膜交汇

处是很明显的。其他血管蒂还包括右结肠和中结肠
脂肪血管蒂。在这些区域,需清理掉脂肪再进行腹膜
切开,并将其中的血管裸化后将其切开。切开蒂间系
膜就分离出切除区域。顺行切开肠系膜至肠管边缘
完成肠系膜切除术。胃肠手术最后通过切断和吻合
来完成。这些步骤及其相关术语不在此赘述。

影像学术语的应用

可视化人体项目提供的数字图像可全色识别肠
系膜、相关筋膜和腹膜附属结构,就如在尸体解剖中
所见一样[30,33,35-38]。CT 和 MRI 的匹配性意味着放射
影像所识别的形状可与尸体中的相应结构对应起
来[39]。以此看,之前被称为"肾前筋膜"的结构相当
于 Toldt 筋膜,"肾周前筋膜"相当于左结肠系膜[30]。
因此,本章第一部分中详述的解剖学术语也可用于腹
部结构的影像评估与描述。

未来的方向

新构造术语的作用应正式在临床实践中不断被
检验。

总结

一个有效的术语是由数个元素组合而成。这些
元素合起来就有意义,分开则无明显含义。解剖学术
语是基于我们对肠系膜和腹膜解剖的最新认识而产
生的。在此基础上,适用于结直肠手术的新命名法得
以诞生。这种命名方法具有普适性(即使是不/非正
常旋转和镜面内脏也适用),也具有科学严谨性,这正
是之前术语命名中缺乏的。

参考文献

1. Culligan, K. et al., Review of nomenclature in colonic surgery—Proposal of a standardised nomenclature based on mesocolic anatomy. *Surgeon*, 2013. **11**(1): 1–5.

2. Sehgal, R. and J.C. Coffey, Standardization of the nomenclature based on contemporary mesocolic anatomy is paramount prior to performing a complete mesocolic excision. *Int J Colorectal Dis*, 2014. **29**(4): 543–544.

3. Coffey, J.C., Surgical anatomy and anatomic surgery—Clinical and scientific mutualism. *Surgeon*, 2013. **11**(4): 177–182.

4. Coffey, J.C. et al., Terminology and nomenclature in colonic surgery: Universal application of a rule-based approach derived from updates on mesenteric anatomy. *Tech Coloproctol*, 2014. **18**(9): 789–794.

5. Coffey, J.C. et al., The mesentery in Crohn's disease: Friend or foe? *Curr Opin Gastroenterol*, 2016. **32**(4): 267–273.

6. Coffey, J.C. and P. Dockery, Colorectal cancer: Surgery for colorectal cancer—Standardization required. *Nat Rev Gastroenterol Hepatol*, 2016. **13**(5): 256–257.

7. Heald, R.J., The "Holy Plane" of rectal surgery. *J R Soc Med*, 1988. **81**(9): 503–508.

8. Heald, R.J., E.M. Husband, and R.D. Ryall, The mesorectum in rectal cancer surgery—The clue to pelvic recurrence? *Br J Surg*, 1982. **69**(10): 613–616.

9. Enker, W.E., Total mesorectal excision—The new golden standard of surgery for rectal cancer. *Ann Med*, 1997. **29**(2): 127–133.

10. Delaney, C.P. et al., *Operative Techniques in Laparoscopic Colorectal Surgery*. Wolters Kluwer Health, Philadelphia, PA, 2013, pp. 55–65, 85–96, 109–123, 141–155.

11. Adamina, M. et al., Laparoscopic complete mesocolic excision for right colon cancer. *Surg Endosc*, 2012. **26**(10): 2976–2980.

12. Bertelsen, C.A. et al., Can the quality of colonic surgery be improved by standardization of surgical technique with complete mesocolic excision? *Colorectal Dis*, 2011. **13**(10): 1123–1129.

13. Bertelsen, C.A. et al., Disease-free survival after complete mesocolic excision compared with conventional colon cancer surgery: A retrospective, population-based study. *Lancet Oncol*, 2015. **16**(2): 161–168.

14. Feng, B. et al., Laparoscopic complete mesocolic excision (CME) with medial access for right-hemi colon cancer: Feasibility and technical strategies. *Surg Endosc*, 2012. **26**(12): 3669–3675.

15. Galizia, G. et al., Is complete mesocolic excision with central vascular ligation safe and effective in the surgical treatment of right-sided colon cancers? A prospective study. *Int J Colorectal Dis*, 2014. **29**(1): 89–97.

16. Hohenberger, W. et al., Standardized surgery for colonic cancer: Complete mesocolic excision and central ligation—Technical notes and outcome. *Colorectal Dis*, 2009. **11**(4): 354–364; discussion 364–365.

17. Kang, J. et al., Laparoscopic right hemicolectomy with complete mesocolic excision. *Surg Endosc*, 2014. **28**(9): 2747–2751.

18. Killeen, S. et al., Complete mesocolic resection and extended lymphadenectomy for colon cancer: A systematic review. *Colorectal Dis*, 2014. **16**(8): 577–594.

19. Sondenaa, K. et al., The rationale behind complete mesocolic excision (CME) and a central vascular ligation for colon cancer in open and laparoscopic

surgery: Proceedings of a Consensus Conference. *Int J Colorectal Dis*, 2014. **29**(4): 419–428.

20. Storli, K.E. et al., Short term results of complete (D3) vs. standard (D2) mesenteric excision in colon cancer shows improved outcome of complete mesenteric excision in patients with TNM stages I–II. *Tech Coloproctol*, 2014. **18**(6): 557–564.

21. West, N.P. et al., Complete mesocolic excision with central vascular ligation produces an oncologically superior specimen compared with standard surgery for carcinoma of the colon. *J Clin Oncol*, 2010. **28**(2): 272–278.

22. West, N.P. et al., Understanding optimal colonic cancer surgery: Comparison of Japanese D3 resection and European complete mesocolic excision with central vascular ligation. *J Clin Oncol*, 2012. **30**(15): 1763–1769.

23. West, N.P. et al., Pathology grading of colon cancer surgical resection and its association with survival: A retrospective observational study. *Lancet Oncol*, 2008. **9**(9): 857–865.

24. Yao, H.W. and Y.H. Liu, Re-examination of the standardization of colon cancer surgery. *Gastroenterol Rep*, 2013. **1**(2): 113–118.

25. Sehgal, R. and J.C. Coffey, Historical development of mesenteric anatomy provides a universally applicable anatomic paradigm for complete/total mesocolic excision. *Gastroenterol Rep*, 2014. **2**(4): 245–250.

26. Sehgal, R. and J.C. Coffey, The development of consensus for complete mesocolic excision (CME) should commence with standardisation of anatomy and related terminology. *Int J Colorectal Dis*, 2014. **29**(6): 763–764.

27. Charnsangavej, C. et al., CT of the mesocolon. Part 1. Anatomic considerations. *Radiographics*, 1993. **13**(5): 1035–1045.

28. Charnsangavej, C. et al., CT of the mesocolon. Part 2. Pathologic considerations. *Radiographics*, 1993. **13**(6): 1309–1322.

29. Ramachandran, I. et al., Multidetector computed tomography of the mesocolon: Review of anatomy and pathology. *Curr Probl Diagn Radiol*, 2009. **38**(2): 84–90.

30. Coffey, J.C. et al., An appraisal of the computed axial tomographic appearance of the human mesentery based on mesenteric contiguity from the duodenojejunal flexure to the mesorectal level. *Eur Radiol*, 2016. **26**(3): 714–721.

31. Culligan, K. et al., The mesocolon: A prospective observational study. *Colorectal Dis*, 2012. **14**(4): 421–428; discussion 428–430.

32. Culligan, K. et al., The mesocolon: A histological and electron microscopic characterization of the mesenteric attachment of the colon prior to and after surgical mobilization. *Ann Surg*, 2014. **260**(6): 1048–1056.

33. Coffey, J.C. et al., Mesenteric-based surgery exploits gastrointestinal, peritoneal, mesenteric and fascial continuity from duodenojejunal flexure to the anorectal junction—A review. *Dig Surg*, 2015. **32**(4): 291–300.

34. Standring, S., *Gray's Anatomy: The Anatomical Basis of Clinical Practice*. Elsevier Health Sciences, London, U.K., 2015, pp. 1083–1098.

35. Ackerman, M.J., The visible human project. *J Biocommun*, 1991. **18**(2): 14.

36. Johnson, P.T., K.M. Horton, and E.K. Fishman, Nonvascular mesenteric disease: Utility of multidetector CT with 3D volume rendering. *Radiographics*, 2009. **29**(3): 721–740.

37. The National Library Of Medicine's Visible Human Project. https://www.nlm.nih.gov/research/visible/visible_human.html, N.p., 2016. Web April 10, 2016.

38. Juanes J.A. et al., Application of the "Visible Human Project" in the field of anatomy: A review. *Eur J Anat*, 2003. **7**: 147–159.

39. Li, Y. and K. Hauenstein, New imaging techniques in the diagnosis of inflammatory bowel diseases. *Viszeralmedizin*, 2015. **31**(4): 227–234.

10. 系膜原则的教学

J. CALVIN COFFEY,DEIRDRE McGRATH,AND COLIN PEIRCE

An investment in knowledge pays the best interest.

——Benjamin Franklin

目的

本书的后半部分重点介绍前面章节中描述的科学原理在以肠系膜解剖为基础的外科手术中的应用。在开始之前,我们应首先描述可以体现相关原则的教学方法。

介绍

接下来的章节详述了十二指肠空肠弯曲远端的肠外科手术的肠系膜基础。所涉及的概念主要是三维的,无法用传统的教学模式充分传达。为了应对这一挑战,我们开发了数种新型教学手段,包括数字化模式、手术模式(开放式、腹腔镜式和机器人式)、尸体解剖,以及肠系膜器官的放射学图谱。总的来说,使用以上教学手段的课程有助于教授和理解以系膜解剖为基础的手术[1-11]。以下章节将描述这些教学模式以及当前教学背景所提供的机遇。

数字图集和膜解剖原则的阐述

描绘活体解剖的新方法

解剖的连续性原则构成了现代结直肠手术的基石[8]。腹膜、结肠和肠系膜的连续性和邻接性意味着在十二指肠空肠弯曲远端的任何水平上,腹膜切开、系膜和筋膜分离和肠系膜切除是切除病灶所需的关键步骤。然而,因为没有解剖学标记来界定腹膜、结肠和相关肠系膜的连续区域边界,系膜连续性教学成为一个教育难题。另外,胃肠系膜复合体被切下来后,系膜的形态与在腹腔中的形态完全不一样[2,8]。数字模型为克服这些难题提供了一个可能。使用诸如 ZBrush(Pixologic, Los Angeles, Unites States), Cinema 4D (Maxon Computer Ltd. , Bedford, United Kingdom), Maya (Maya Digital Studios, Mumbai, India) 和 RenderMan(Pixar, California, United States) 的数字模型,可以生成高保真的肠系膜模型,并且能进行区域染色、变形和切片(图 10.1)[12]。由此构建了肠系膜、结肠和腹膜的数字图谱(第 2 章)。这些模型的教育价值在结肠肝脾曲章节(第 20 章)中进行了说明,结肠肝脾曲被概念性地删除以描述各解剖组件(即腹膜返折,结肠和肠系膜)之间的关系。

外科教育的新维度

随着科技成为 21 世纪教育环境中不可分割的一部分,在本科和研究生的外科教学中出现了一些机会。传统的手术文本将操作呈现为一系列 2D 快照(通常以灰度或黑白展示)。看片的人需要发现腹膜、肠系膜和肠道的形状变化。通过数字模型,游离的过程可以从任何角度,在任何时间点被及时捕捉(图 10.2)。另外,数字模型的各个结构的变化也是同步的。因此,外科医生可以看到各个解剖部分是如何改变的。最后,可将数字模型进行细分或分割,以提供任何所需的截面图[8,12]。

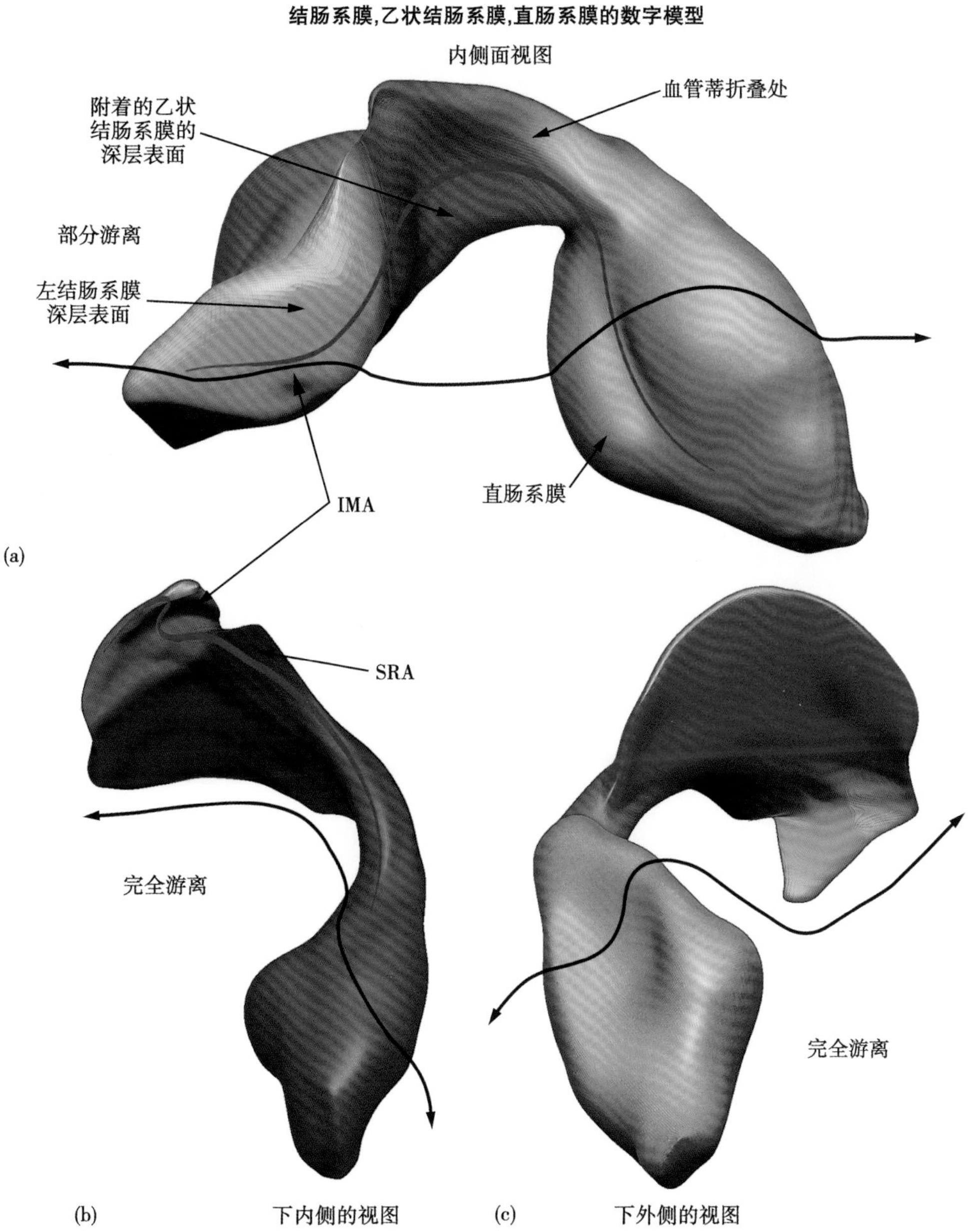

结肠系膜,乙状结肠系膜,直肠系膜的数字模型

内侧面视图

附着的乙状
结肠系膜的
深层表面

血管蒂折叠处

部分游离

左结肠系膜
深层表面

直肠系膜

IMA

(a)

SRA

完全游离

完全游离

(b)　　下内侧的视图　　(c)　　下外侧的视图

图 10.1 (a-c)将乙状结肠系膜从后腹膜剥离开后观察到的从左结肠系膜到胃系膜(包括乙状结肠系膜)的肠系膜。将肠系膜区域进行彩色编码识别的数字化模型快照。(a)肠系膜下血管蒂分离后的肠系膜从内侧面向外侧面的视图。(b)完全分离乙状结肠后,肠系膜从内侧向外侧的视图。(c)如图(b)所示,从外侧面向内侧面的视图。缩写:IMA,肠系膜下动脉;SRA,直肠上动脉

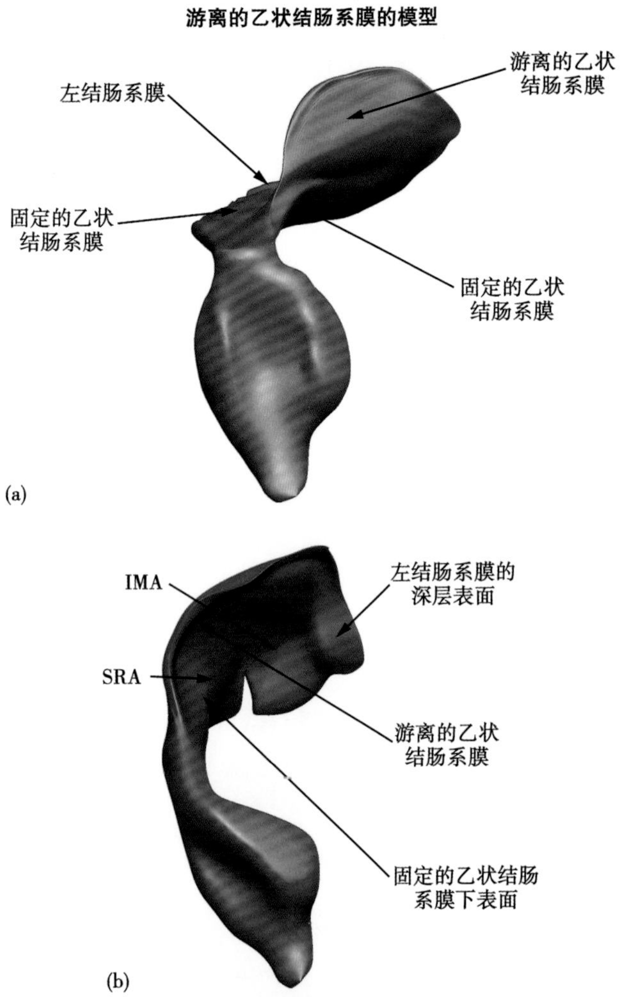

游离的乙状结肠系膜的模型

（a）

（b）

图10.2　乙状结肠系膜和直肠系膜的视图。这是数字化模型的快照，其中肠系膜区域用颜色编码进行识别。（a）游离状态前的乙状结肠系膜的前后视图（从左侧开始），显示了乙状结肠系膜的游离区域和非游离区域之间的关系。（b）完全从后腹膜游离后的乙状结肠系膜视图，同样显示了乙状结肠系膜的游离区域和非游离区域之间的关系。缩写：IMA，肠系膜下动脉；SRA，直肠上动脉

由于图像是在平面或2D平面上呈现，3D模型在教科书中的再现仍然有诸多限制。通过将数字模型链接到网络平台可以解决这个问题。例如，可将数字模型存档在一个网址上，然后使用简单的QR码从文本嵌入的插图来进行访问。QR码可让读者从他们的智能手机或笔记本电脑的页面图像切换到多功能的数字模型（图10.3）。在软件里，一旦模型被访问（通过智能手机、平板电脑、台式机或笔记本电脑），读者可以放大、缩小、旋转模型，或增减不同的组件。这个办法意味着医学生、实习医生和外科医生可以全方位地理解在以肠系膜为基础的外科手术中所涉及的相关结构的所有三维性质。

另外，可将3D数字模型导入到增强现实程序中，然后读者可像观察面前的物体一样观察3D成像。三维环境（影像，腹部）可由此生成，从而提供一个虚拟的现实环境，让读者可以从概念上进入并学习（图10.4）。

模拟手术

为了阐述肠道手术的肠系膜基础而衍生出的数字模型，也可以作为医学研究生手术模拟的高保真平台。鉴于对外科教学模拟的要求总体上越来越高，这些模型在该背景下的应用可能会越来越多[13-17]。因此，未来在此领域的研究应该集中在开发腹膜切开、肠系膜筋膜分离、血管裸化和骨盆腔切除的模拟程序。

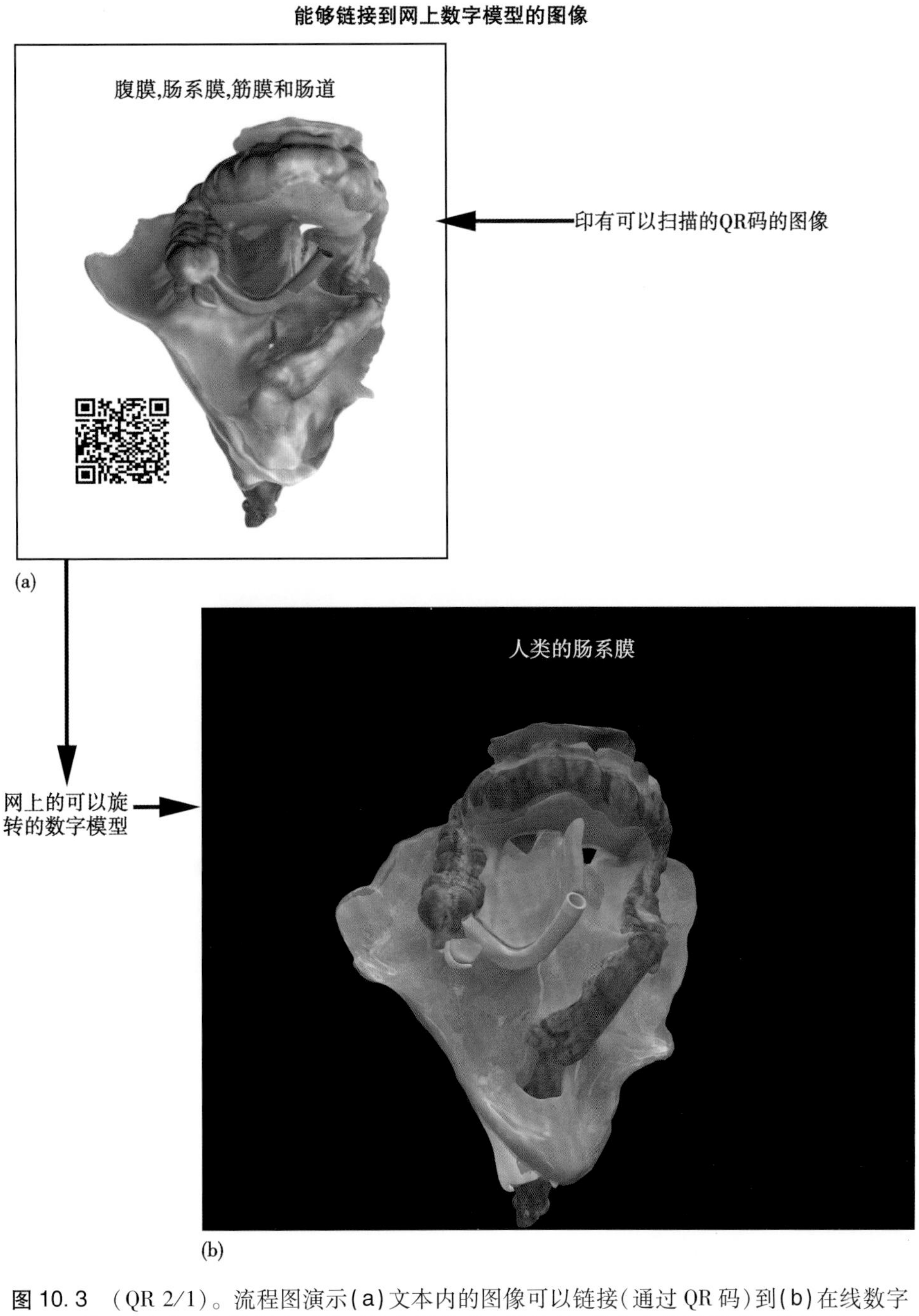

能够链接到网上数字模型的图像

图 10.3　（QR 2/1）。流程图演示（a）文本内的图像可以链接（通过 QR 码）到（b）在线数字模型。然后，读者可以根据查看模型的应用程序在线旋转、放大和分段模型。这种 QR 代码功能非常有助于教授传统的文本教学模式难以传达的三维概念

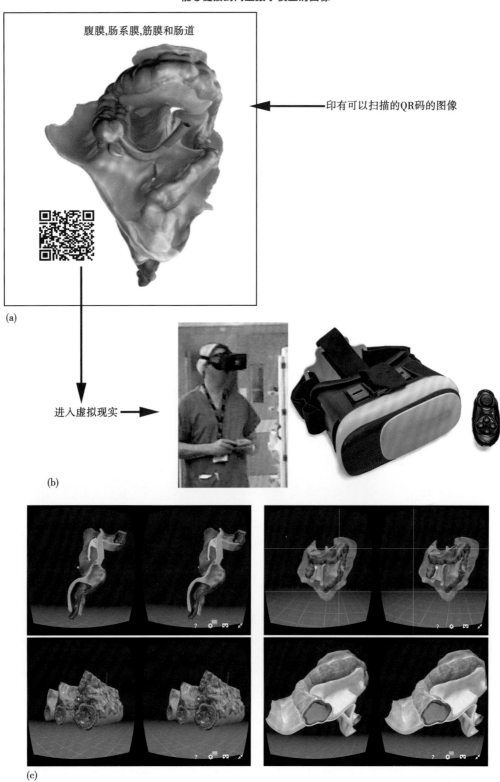

图 10.4 （a-c）上图展示了用户如何将标准教科书的一个图像可视化,然后通过这个图像的 QR 码链接到数字模型的在线虚拟现实(VR)模型。如果将模型形象化的应用程序是基于 VR 的,则用户可以在任何 VR 环境中将其可视化。这种方法非常有助于传达标准教育模式难以传达的三维概念

开放手术,腹腔镜和机器人辅助下肠道外科手术的图集

因为 Bill Heald 和 Brendan Moran 对高分辨率视频的持续性研究,关于全系膜切除术(total mesorectalexcision,TME)的解剖学交流大为改善[18-20]。他们高质量录音,首次阐释了骨盆中的系膜筋膜平面及其组成部分。这都要归功于两位外科医生都付出了相当大的努力,坚持研发高质量的教育视频和图像。

腹腔镜在开放手术中的使用

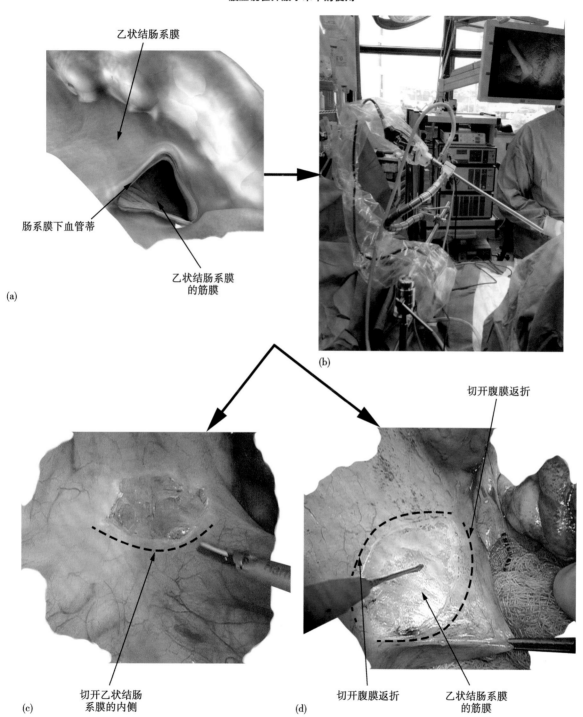

图 10.5　(a)游离后的乙状结肠内侧面的 2.5D 快照。该图像来源于 3D 数字模型。(b)UL Exoscope 的设备包括可延展的蛇臂,金属框架和标准的 30 度腹腔镜。(c)(另见 QR 5/3 和 QR 2/11)。在 UL Exoscope 中可以看到在开腹手术时乙状结肠系膜的内侧面。腹膜切开术暴露了明显的乙状结肠系膜筋膜。(d)(见 QR 5/3 和 QR 2/11)。(c)中展示了腹膜切开术后的视野

随着腹腔镜和机器人结直肠手术的广泛采用和发展,外科医生现在可以更容易地获得与 Heald 和 Moran 研发的同样质量的图像[21,22]。腹腔镜和机器人成像提供了人眼视力 20 倍的放大倍数,加上其高分辨率的图像,使外科医生能够记录并且随后展示在肠系膜手术中使用的平面。另外,最近腹腔镜在开放手术

中的应用在这方面也提供了相同的益处(图 10.5)。30 的斜面腹腔镜配合高放大率和高分辨率的光学元件,使外科医生能够在开放的背景下展示肠系膜外科手术中所使用的平面[23]。由此生成的图像信息丰富,将其与数字图像相结合,可使读者更容易理解区域解剖结构,显著改善了教学过程(图 10.6)。

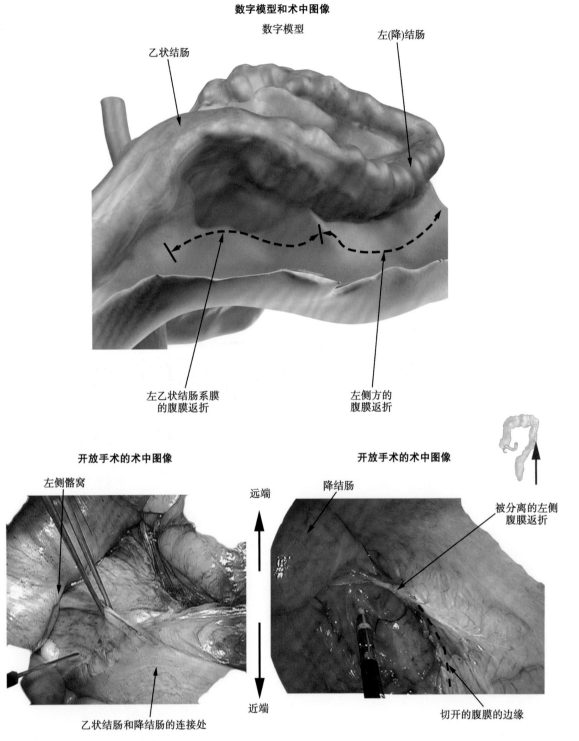

数字模型和术中图像

数字模型

乙状结肠　　　　　左(降)结肠

左乙状结肠系膜的腹膜返折　　　　左侧方的腹膜返折

开放手术的术中图像　　　　　　　开放手术的术中图像

左侧髂窝　　　　　　　　　　　降结肠　　　　　被分离的左侧腹膜返折

远端

近端

乙状结肠和降结肠的连接处　　　　切开的腹膜的边缘

图 10.6　(参见 QR 2d/1,2)。顶部图像是来自 3D 数字模型的 2.5D 快照,展示了乙状结肠系膜和左结肠系膜侧面的腹膜返折。左下图从上方俯视的角度来展示腹膜返折(开放手术)。右下图是从下向上的角度展示腹膜返折(腹腔镜视图)。组合图像传达了要理解分离腹膜和进入正确的解剖平面这些手术操作需要具备的三维概念

影像学图集

尽管外科医生应能根据肠系膜和腹膜参数来分析手术区域这一点十分重要,但他/她能够根据相同参数来规划手术也同样重要。为了做到这一点,最近我们开发了肠系膜解剖学的影像学图谱(第8章)[9]。图谱有许多功能,首先,图谱作为一个参考,通常可以用来比较正常肠系膜在 CT 中的外观;其次,它提供了一个对疾病状态下的肠系膜外观进行重新评估的手段。从手术的角度来看,影像学图谱提供了一个重要的工具,有助于为患者做术前准备和帮助术者决定术中策略。举例来说,如果从影像学上观察到肠系膜、腹膜和筋膜平面疾病侵犯到这些组织以外的区域,就是疾病晚期的征兆。这种征兆通常也可在对技术有挑战的手术中观察得到。

人类可视计划

如果没有人类可视计划(visual human project,VHP)提供的数据,就不可能做出影像学图集[9,24-26]。在 VHP 中,可以用全色格式观察人体解剖结构,并与相应的计算机轴向断层扫描(CT)和磁共振成像(MRI)进行交叉比对(图10.7)。因此,弯曲部分可在全色数据集的原位状态下识别到,也可以在 CT 和 MRI 图像中的相应区域识别到[9]。VHP 图像的分辨率让筋膜可以被识别、提取和重建。同样,腹膜返折也可以被识别、追踪、发现和重建[9,24-26]。来自 VHP 全色数据集的图像在证明肠系膜、腹膜和筋膜连续性的概念上以及其技术意义上是必不可少的。作为延伸,VHP 的图像有助于展示肠系膜手术最重要的平面。

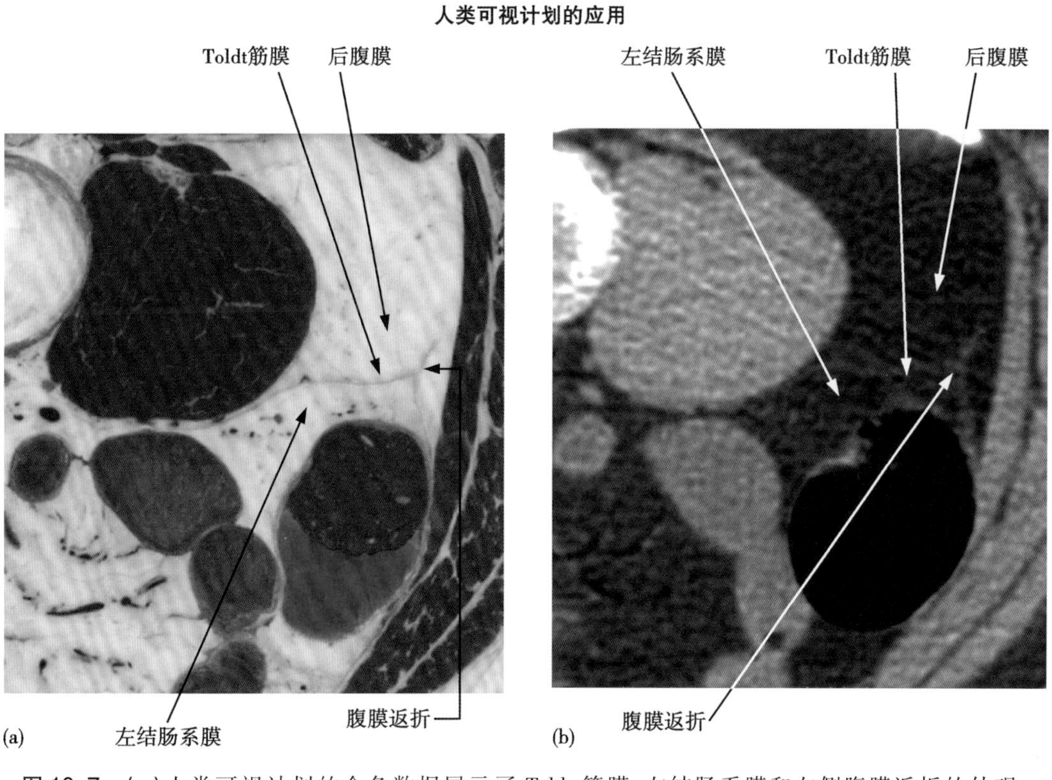

人类可视计划的应用

图 10.7 (a)人类可视计划的全色数据展示了 Toldt 筋膜、左结肠系膜和左侧腹膜返折的外观。(b)对应于(a)中区域的计算机化轴向 CT 断层图像(轴面)和 Toldt 筋膜、结肠系膜和腹膜返折对应的结构是明显的

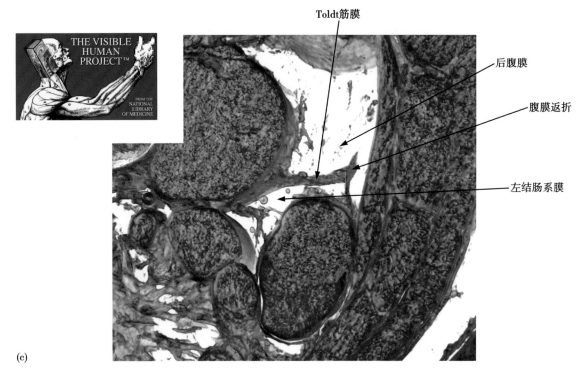

图 10.7(续)　在将 CT 数据集导入 Osirix(c)之后,下边的图像显示了在三维图像中相应的区域。Toldt 筋膜、左结肠系膜和腹膜返折可以在三维中变得可视化

未来的方向

以上介绍的多种教学手段都是为了传达复杂的三维概念而衍生出来的。这些教学手段需在教学实践中进行正式验证。

总结

肠系膜手术建立在肠系膜、腹膜、筋膜和肠道连续性及其相邻性原则的基础上。为了在机器人、腹腔镜和开放环境中展示这些原则,我们开发了多种教学手段来捕捉这些结构的三维特质和连续性,它们克服了连续肠系膜区缺乏解剖学标志所带来的局限性。这些教学手段在以下的章节中交替使用。

参考文献

1. Coffey, J.C., Surgical anatomy and anatomic surgery—Clinical and scientific mutualism. *Surgeon*, 2013. **11**(4): 177–182.

2. Coffey, J.C. et al., Terminology and nomenclature in colonic surgery: Universal application of a rule-based approach derived from updates on mesenteric anatomy. *Tech Coloproctol*, 2014. **18**(9): 789–794.

3. Culligan, K. et al., The mesocolon: A prospective observational study. *Colorectal Dis*, 2012. **14**(4): 421–428; discussion 428–430.

4. Culligan, K. et al., Review of nomenclature in colonic surgery—Proposal of a standardised nomenclature based on mesocolic anatomy. *Surgeon*, 2013. **11**(1): 1–5.

5. Culligan, K. et al., A detailed appraisal of meso-colic lymphangiology—An immunohistochemical and stereological analysis. *J Anat*, 2014. **225**(4): 463–472.

6. Culligan, K. et al., The mesocolon: A histological and electron microscopic characterization of the mesenteric attachment of the colon prior to and after surgical mobilization. *Ann Surg*, 2014. **260**(6): 1048–1056.

7. Sehgal, R. and J.C. Coffey, Historical development of mesenteric anatomy provides a universally applicable anatomic paradigm for complete/total mesocolic excision. *Gastroenterol Rep*, 2014. **2**(4): 245–250.

8. Coffey, J.C. et al., Mesenteric-based surgery exploits gastrointestinal, peritoneal, mesenteric and fascial continuity from duodenojejunal flexure to the anorectal junction—A review. *Dig Surg*, 2015. **32**(4): 291–300.

9. Coffey, J.C. et al., An appraisal of the computed axial tomographic appearance of the human mesentery based on mesenteric contiguity from the duodenojejunal flexure to the mesorectal level. *Eur Radiol*, 2016. 26(3): 714–721.

10. Coffey, J.C. and P. Dockery, Colorectal cancer: Surgery for colorectal cancer—Standardization required. *Nat Rev Gastroenterol Hepatol*, 2016. **13**(5): 256–257.

11. Coffey, J.C. et al., The mesentery in Crohn's disease: friend or foe? *Curr Opin Gastroenterol*, 2016. **32**(4): 267–273.

12. Peirce, C. et al., Digital sculpting in surgery: A novel approach to depicting mesosigmoid mobilization. *Tech Coloproctol*, 2014. **18**(7): 653–660.

13. Steigerwald, S.N. et al., Does laparoscopic simulation predict intraoperative performance? A comparison between the Fundamentals of Laparoscopic Surgery and LapVR evaluation metrics. *Am J Surg*, 2015. **209**(1): 34–39.

14. Stefanidis, D. et al., Simulation in surgery: What's needed next? *Ann Surg*, 2015. **261**(5): 846–853.

15. Partridge, R.W. et al., The LEAPTM gesture interface device and take-home laparoscopic simulators: A study of construct and concurrent validity. *Surg Innov*, 2015. **23**(1): 70–77.

16. Kleinert, R. et al., Design, realization, and first validation of an immersive web-based virtual patient simulator for training clinical decisions in surgery. *J Surg Educ*, 2015. **72**(6): 1131–1138.

17. Shaharan, S. and P. Neary, Evaluation of surgical training in the era of simulation. *World J Gastrointest Endosc*, 2014. **6**(9): 436–447.

18. Heald, R.J. et al., Rectal cancer: The Basingstoke experience of total mesorectal excision, 1978–1997. *Arch Surg*, 1998. **133**(8): 894–899.

19. Moran, B. and R.J. Heald, *Manual of Total Mesorectal Excision*. Taylor & Francis Group, Boca Raton, FL, 2013, pp. 31–52, 103–124.

20. Heald, R.J., The "Holy Plane" of rectal surgery. *J R Soc Med*, 1988. **81**(9): 503–508.

21. Ross, H. et al., *Robotic Approaches to Colorectal Surgery*. Springer International Publishing, Cham, Switzerland, 2015, pp. 57–67.

22. Milsom, J.W. et al., *Laparoscopic Colorectal Surgery*. Springer, New York, 2006, pp. 10–29, 97–110.

23. Delaney, C.P. et al., *Operative Techniques in Laparoscopic Colorectal Surgery*. Wolters Kluwer Health, Philadelphia, PA, 2013, pp. 9–19.

24. Ackerman, M.J., The visible human project. *J Biocommun*, 1991. **18**(2): 14.

25. The National Library Of Medicine's Visible Human Project. https://www.nlm.nih.gov/research/visible/visible_human.html. N.p., 2016. Web April 10, 2016.

26. Juanes, J.A. et al., Application of the "Visible Human Project" in the field of anatomy: A review. *Eur J Anat*, 2003. **7**: 147–159.

11. 胃肠病学

J. CALVIN COFFEY AND MANUS MOLONEY

Sometimes one has to go a very long distance out of his/her way, to come back a short distance correctly.

——Edward Albee

目的

本章的主要目的是讨论在结肠镜检查时遇到的不适和相关肠系膜事件之间的关系。其次是讨论内镜肠系膜图(endoscopic mesenteric mapping,EMM)的新兴概念和临床机遇。

介绍

内镜检查时的疼痛

结肠镜检查是全世界最常用的内窥镜检查方法之一,仅在美国,每年完成的就超过 50 万例[1-4]。结肠镜检查培训项目需评估受训者进行结肠镜检查的能力[5-11]。90%的盲肠到达率是联合咨询小组(joint advisory group,JAG)制定的关于肠镜检查能力的标准之一。JAG 要求,术者需在评估之前完成 200 例结肠镜检查[12-16]。目前,结肠镜检查的培训依赖 Halstedian 学徒模式[17]。结肠镜检查能力的评估基于一系列要素,如腺瘤检出率、息肉切除率和盲肠到达率,还有最关键的是病人舒适度。一个合格的结肠内镜医生可在给病人造成最小程度不适感的情况下到达患者盲肠。当需要多次入镜来切除和取出右侧结肠病变时,这种能力就更为重要。

在肠镜检查中因肠系膜的原因而引起病人腹部不适(尽管未经证实)是可能的。内镜检查时疼痛的原因是多方面的,但传统的观点认为主要是由结肠伸展引

起[18]。虽然有一小部分病人在肠镜仅插入直肠时就会感知到显著疼痛,但这些病人是少数。有人认为,这种疼痛是由预先存在的心理因素造成的[19-22]。结肠的结构决定了在检查时需要注气才能使结肠伸展。众所周知,当内镜医师的操作通过弯曲部位时,即使在最小的注气量下病人也会感知到疼痛。在结肠没有伸展的情况下,肠系膜牵拉(或肠系膜内张力)也可能会导致不适和疼痛。由于结肠共有六个弯曲部位(包括直肠乙状结肠),所以肠系膜牵拉发生的概率很高。因此,有观点认为内窥镜检查所引起的疼痛是由伸展和张力等肠外因素所引起[18,23],这也并不是没有道理。

张力可以出现在肠系膜的多个不同部位。通常来说,这些部位对应的是肠道从游离转为附着于腹壁的过渡区域,反之亦然(即弯曲),例如直肠和乙状结肠之间以及乙状结肠和降结肠之间的弯曲。降结肠有特别大的转弯角度。在乙状结肠充气之后,这个角度会变得更大。

转角特别大的其他部位还有结肠脾曲、肝曲和回盲部弯曲。有许多方法可有效地帮助肠镜通过这些弯曲。其中包括在肠镜进入时同时吸气,使肠镜尽可能保持直线,让病人改变姿势,依靠重力来使屈曲形态变化和直接手动腹部施力(以改变结肠形态)[24,25]。

当一个肠襻形成时,患者在结肠镜进镜时会感到不适。这种不适主要是由于结肠伸展,但也有可能是肠系膜牵拉所致。如果结肠伸展,则附属的肠系膜也必然伸展。组织学研究证明,在肠壁和相关肠系膜之间的区域有许多神经末梢[26-28]。肠襻易受肠道和肠系膜因素的影响。虽然两者的长度都很重要,但肠和肠系膜之间的长度差异可能更重要。这种差异在乙状结肠区域最大,其次是在回盲部和横结肠区域。

内镜下的肠系膜的图集

最近,作为进入结肠和减少肠系膜张力或肠襻扭

曲的一种手段,用内窥镜来识别肠系膜附着点逐渐得到关注。所使用的方法被称为内窥镜肠系膜图(EMM)[29]。该方法是基于以下观点:如果内窥镜顺着肠道的肠系膜边界,则就会顺着肠系膜的走向,因此不易形成肠袢或过度伸展。EMM 图谱在息肉的定位中有其他潜在用途[29]。结肠的整圈黏膜在管腔内看起来通常是一样的,目前还不能精确定位息肉的环形位置。我们有理由认为,如果能够识别肠系膜的附着点(即通过 EMM),将为息肉定位提供参考标志。将这些数据与到肛门边缘的距离进行比较,可以帮助精确定位息肉位置。

我们最近进行了一项研究,将标准超声探头应用于纵向打开的肠道内表面。为了确定肠系膜是否能够被正确识别,探头会扫过整个周径。结果证明,肠系膜是可识别的。另外,我们观察到了在肠系膜止点存在过渡区。这些发现表明,肠周围的肠系膜和非肠系膜区域可以通过超声图像来进行区分。在此基础上,肠系膜也可被带有超声探头的内窥镜仪器识别。

超声内窥镜(endoscopic ultrasound,EUS)使用线性排列和径向回声内窥镜,并被用于评估肠壁和肠道的邻近组织。标准内窥镜的超声波探头现在市场上有发售。目前,EUS 被广泛应用于直肠癌的局部分期,以确定手术类型和是否需要术前新辅助放化疗[30-33]。肛门内超声在肛门括约肌成像中是一项比较成熟的技术。EUS 使操作者能够确定括约肌的缺陷[34-39]。同样,EUS 可用于检查肛瘘[40-47]。富士能和奥林巴斯是这项技术的市场领导者。目前这些技术同样适用于涉及肺、上消化道和直肠恶性肿瘤的分期和诊断。它们在勾勒和绘制结肠系膜解剖和附着状态方面的应用尚未在临床上得到开发,但在日常实践中具有广泛的诊断意义。

总结

肠系膜牵拉可能是造成下消化道内窥镜检查中不适的主要原因。EMM 可以提供一个思路,减少进行该项检查的患者的不适。基于肠系膜的图集可能有助于息肉的定位。

参考文献

1. Leggett, B.A. and D.G. Hewett, Colorectal cancer screening. *Intern Med J*, 2015. **45**(1): 6–15.
2. Rutter, C.M. et al., Prevalence of colonoscopy before age 50. *Prev Med*, 2015. **72**: 126–129.
3. Short, M.W. et al., Colorectal cancer screening and surveillance. *Am Fam Physician*, 2015. **91**(2): 93–100.
4. Waldmann, E., J. Regula, and M. Ferlitsch, How can screening colonoscopy be optimized? *Dig Dis*, 2015. **33**(1): 19–27.
5. Barnes, L.J. et al., Achieving endoscopic competency in a general surgery residency. *Am J Surg*, 2014. **208**(6): 1035–1039.
6. Choi, J.M. et al., Complete resection of colorectal adenomas: What are the important factors in fellow training? *Dig Dis Sci*, 2015. **60**(6): 1579–1588.
7. Koch, A.D. et al., Simulated colonoscopy training leads to improved performance during patient-based assessment. *Gastrointest Endosc*, 2015. **81**(3): 630–636.
8. Voiosu, A. et al., Factors affecting colonoscopy comfort and compliance: A questionnaire based multicenter study. *Rom J Intern Med*, 2014. **52**(3): 151–157.
9. Walsh, C.M., et al., Gastrointestinal Endoscopy Competency Assessment Tool: Reliability and validity evidence. *Gastrointest Endosc*, 2015. **81**(6): 1417–1424.e1412.
10. Hope, W.W. et al., Assessing resident performance and training of colonoscopy in a general surgery training program. *Surg Endosc*, 2013. **27**(5): 1706–1710.
11. Bowles, C.J. et al., A prospective study of colonoscopy practice in the UK today: Are we adequately prepared for national colorectal cancer screening tomorrow? *Gut*, 2004. **53**(2): 277–283.
12. Ansell, J. et al., Can endoscopists accurately self-assess performance during simulated colonoscopic polypectomy? A prospective, cross-sectional study. *Am J Surg*, 2014. **207**(1): 32–38.
13. Challand, C.P. et al., How do you measure performance as a colonoscopist? *Colorectal Dis*, 2011. **13**(8): 939–943.
14. Kurien, M. et al., National survey evaluating service provision for percutaneous endoscopic gastrostomy within the UK. *Scand J Gastroenterol*, 2011. **46**(12): 1519–1524.
15. Leyden, J.E. et al., Quality of colonoscopy performance among gastroenterology and surgical trainees: A need for common training standards for all trainees? *Endoscopy*, 2011. **43**(11): 935–940.
16. Stebbing, J.F., Quality assurance of endoscopy units. *Best Pract Res Clin Gastroenterol*, 2011. **25**(3): 361–370.
17. Rosenthal, R. et al., The future of patient safety: Surgical trainees accept virtual reality as a new training tool. *Patient Saf Surg*, 2008. **2**: 16.
18. Shah, S.G. et al., Patient pain during colonoscopy: An analysis using real-time magnetic endoscope imaging. *Endoscopy*, 2002. **34**(6): 435–440.
19. Banihashem, N. et al., Sedation with etomidate-fentanyl versus propofol-fentanyl in colonoscopies: A prospective randomized study. *Caspian J Intern*

Med, 2015. **6**(1): 15–19.

20. Ahmadi, A. et al., Comparison of the analgesic effect of intravenous paracetamol/midazolam and fentanyl in preparation of patients for colonoscopy: A double blind randomized clinical trial. *Caspian J Intern Med*, 2015. **6**(2): 87–92.

21. Park, D.I. et al., Factors affecting abdominal pain during colonoscopy. *Eur J Gastroenterol Hepatol*, 2007. **19**(8): 695–699.

22. Takahashi, Y. et al., Prospective evaluation of factors predicting difficulty and pain during sedation-free colonoscopy. *Dis Colon Rectum*, 2005. **48**(6): 1295–1300.

23. Asai, S. et al., Water immersion colonoscopy facilitates straight passage of the colonoscope through the sigmoid colon without loop formation: Randomized controlled trial. *Dig Endosc*, 2015. **27**(3): 345–353.

24. Berzin, T.M., Colonoscopic tips and tricks—Advice from 3 master endoscopists. *Gastrointest Endosc*, 2009. **70**(2): 370–371.

25. Bourke, M.J. and D.K. Rex, Tips for better colonoscopy from two experts. *Am J Gastroenterol*, 2012. **107**(10): 1467–1472.

26. Tomita, R., Are there any functional differences of the enteric nervous system between the right-sided diverticular colon and the left-sided diverticular colon? An in vitro study. *Int J Colorectal Dis*, 2014. **29**(5): 571–577.

27. Furness, J.B. et al., The enteric nervous system and gastrointestinal innervation: Integrated local and central control. *Adv Exp Med Biol*, 2014. **817**: 39–71.

28. Badizadegan, K. et al., Presence of intramucosal neuroglial cells in normal and aganglionic human colon. *Am J Physiol Gastrointest Liver Physiol*, 2014. **307**(10): G1002–G1012.

29. Obstein, K.L. and P. Valdastri, Advanced endoscopic technologies for colorectal cancer screening. *World J Gastroenterol*, 2013. **19**(4): 431–439.

30. Ahuja, N.K. et al., Performance of endoscopic ultrasound in staging rectal adenocarcinoma appropriate for primary surgical resection. *Clin Gastroenterol Hepatol*, 2015. **13**(2): 339–344.

31. Cesmeli, E., Anorectal staging: Is EUS necessary? *Minerva Med*, 2014. **105**(5): 423–436.

32. Chen, H.T. et al., Diagnostic accuracy of endoscopic ultrasonography for rectal neuroendocrine neoplasms. *World J Gastroenterol*, 2014. **20**(30): 10470–10477.

33. Colaiacovo, R. et al., Rectal cancer staging: Correlation between the evaluation with radial echoendoscope and rigid linear probe. *Endosc Ultrasound*, 2014. **3**(3): 161–166.

34. Dietrich, C.F., A. Saftoiu, and C. Jenssen, Real time elastography endoscopic ultrasound (RTE-EUS), a comprehensive review. *Eur J Radiol*, 2014. **83**(3): 405–414.

35. Ingram, M. and M.E. Arregui, Endoscopic ultrasonography. *Surg Clin North Am*, 2004. **84**(4): 1035–1059, vi.

36. Schwartz, D.A., G.C. Harewood, and M.J. Wiersema, EUS for rectal disease. *Gastrointest Endosc*, 2002. **56**(1): 100–109.

37. Vitton, V. et al., Comparison of three-dimensional high-resolution manometry and endoanal ultrasound in the diagnosis of anal sphincter defects. *Colorectal Dis*, 2013. **15**(10): e607–e611.

38. Wasserberg, N. et al., Three-dimensional endoanal ultrasonography of external anal sphincter defects in patients with faecal incontinence: Correlation with symptoms and manometry. *Colorectal Dis*, 2011. **13**(4): 449–453.

39. West, R.L. et al., Can three-dimensional endoanal ultrasonography detect external anal sphincter atrophy? A comparison with endoanal magnetic resonance imaging. *Int J Colorectal Dis*, 2005. **20**(4): 328–333.

40. Blom, J. et al., Endoanal ultrasonography may distinguish Crohn's anal fistulae from cryptoglandular fistulae in patients with Crohn's disease: A cross-sectional study. *Tech Coloproctol*, 2011. **15**(3): 327–330.

41. Felt-Bersma, R.J., Endoanal ultrasound in benign anorectal disorders: Clinical relevance and possibilities. *Expert Rev Gastroenterol Hepatol*, 2008. **2**(4): 587–606.

42. Garces Albir, M. et al., Evaluation of three-dimensional endoanal endosonography of perianal fistulas and correlation with surgical findings. *Cir Esp*, 2010. **87**(5): 299–305.

43. Visscher, A.P. and R.J. Felt-Bersma, Endoanal ultrasound in perianal fistulae and abscesses. *Ultrasound Q*, 2015. **13**(2): 130–137.

44. Vitton, V. et al., Endoanal ultrasonography-assisted percutaneous transperineal management of anorectal sepsis. *Surg Laparosc Endosc Percutan Tech*, 2012. **22**(2): 148–153.

45. Xue, Y. et al., Comparison of two-dimensional ultrasound and three-dimensional endoanal ultrasound in the diagnosis of perianal fistula. *Zhonghua Wei Chang Wai Ke Za Zhi*, 2014. **17**(12): 1187–1189.

46. Zawadzki, A. et al., A unique 3D endoanal ultrasound feature of perianal Crohn's fistula: The "Crohn ultrasound fistula sign." *Colorectal Dis*, 2012. **14**(9): e608–e611.

47. Ziech, M., R. Felt-Bersma, and J. Stoker, Imaging of perianal fistulas. *Clin Gastroenterol Hepatol*, 2009. **7**(10): 1037–1045.

12. 以肠系膜为基础的结直肠外科手术

J. CALVIN COFFEY，IAN LAVERY

It is once again the vexing problem of identity within variety；without a solution to this disturbing problem，there can be no system，no classification.

——Roman Jakobson

目的

本章的首要目的是定义不同类型的以肠系膜为基础的外科手术、相关变体，及其术后结局；其次，为世界结直肠外科手术的标准化操作提供最前沿信息，而非继续试图证明一种理念优于另外一种；最后，就开展标准化手术培训课程的重要性进行讨论。

以肠系膜为基础的外科手术定义

结直肠外科手术分为两类，即以肠系膜为基础的外科手术和不以肠系膜为基础的外科手术。

以肠系膜为基础的外科手术沿固定的解剖平面剥离肠系膜。

不以肠系膜为基础的外科手术不沿固定的解剖平面剥离肠系膜。

肠系膜手术的子类包括全直肠系膜切除术（total mesorectal excision，TME）、完整结肠系膜切除术（complete mesocolic excision，CME）、全结肠系膜切除术（total mesocolic excision，TMCE）及其他变体。近一个世纪以来，上述三种手术操作是高质量结直肠外科手术的基础，然而它们并未在世界范围内得以有效地推广

和实践（详见下列讨论）。

在以肠系膜为基础的外科手术中，因肠系膜被完整游离，所以可使目标性地分离肠系膜和其中的血管成为可能[1-4]。通过切开腹膜返折可进入解剖平面。全直肠系膜切除术、完整结肠系膜切除术和全结肠系膜切除术均属于以肠系膜为基础的外科手术。不以肠系膜为基础的外科手术不涉及上述的解剖平面或与其相关的腹膜返折，此类手术不需仔细剥离特定解剖平面内的个别组织，不需保留肠系膜淋巴结包膜的完整性。在手术过程中，以非解剖方式将肠系膜从后腹壁剥离，会危及腹膜后间隙（包括间隙内器官：输尿管、十二指肠和性腺血管）。肠系膜会在便于切开的地方被切开，包括系膜与肠壁的交界处[1-4]。

近一个世纪以来，尽管全直肠系膜切除术和完整结肠系膜切除术原理已是高质量结肠外科手术的基石，但是其解剖学基础（故为外科手术基础）的研究最近才刚刚兴起[2,4,5]。1982年，Bill Heald教授详细论述了全直肠系膜切除术的解剖学基础[6-8]。他将直肠癌局部复发率下降与特定解剖平面上的操作联系起来。在全直肠系膜切除术的解剖学基础研究中，Heald重燃了业内人士对此类手术中解剖学的研究兴趣。2009年，Hohenberger发表论文讨论了解剖学基础研究与肠系膜手术中右半结肠癌切除术的相关性，这篇文章再次激发了人们的研究兴趣[9]。尽管很多业内人士认为上述研究在手术操作方面并无新的突破[10]，但Heald和Hohenberger及他们的同事们一再强调以解剖学为基础的手术和癌症术后结果改善之间存在关联，这是值得赞扬的。

West 等学者的研究证实,不以肠系膜为基础的外科手术仍然被广泛使用[11-13]。他们采用三个新的医学术语来介绍术中选择的手术平面,然后调查了各个平面的使用率。第一,结肠系膜平面手术,即结肠系膜被完整切除,解剖面在肠系膜之外;第二,结肠内系膜平面手术,即结肠系膜被切断,解剖面在肠系膜内部;第三,固有肌层平面手术,即肠系膜在与结肠齐平位置的肠边缘处被切开。West 等人在检查病理学样本后发现,手术平面位于结肠系膜的占32%,手术平面位于结肠内系膜的占44%,手术平面位于固有肌层的占24%[13]。结肠系膜平面手术的平均组织横截面积显著大于其他两种手术,另外此类手术从固有肌层到结肠系膜切除边缘的距离也大于其他两种手术。通过分析 1 156 名病人的直肠系膜样本后,Quirke 等人在 CR07 试验中也得出了与上述研究类似的结果,即直肠系膜平面手术占52%,直肠内系膜平面手术占34%,固有肌层平面手术占13%[14]。

Bill Heald 教授最早讨论了以肠系膜为基础的外科手术和不以肠系膜为基础的外科手术的各种结局。最近,此观点也逐渐得到 West、Quirke 和 Hohenberger 等人研究的进一步支持。West 等人的单变量分析显示结肠系膜平面手术可使术后生存率提高15%(尽管多变量分析并未验证此结果)[13]。Quirke 等人发现环周切缘阳性率或阴性率,以及三年局部复发率与术中选择的手术平面存在相关性[14]。

结直肠手术的未来方向:肠系膜标准国际化

科学技术在实践过程中都会遇到困难,外科手术操作也不例外。一般情况下,不能用与其他学科一样的科学手段来描述外科手术。例如,迄今为止没有,将来也不会有人开展比较腹腔镜胆囊切除术和开放胆囊切除术的随机对照试验。许多人引用降落伞的例子来解释这一现象,比如某试验要观察受试者从空中飞机的跳落情况,其中试验组有降落伞,对照组没有降落伞,那么大多数受试者肯定不会加入对照组。类似的问题也出现在不同类型的肠系膜手术中。

令人遗憾的是,证明以肠系膜为基础的手术优于不以肠系膜为基础的手术几乎是不可能的。因为这需要一项随机对照试验提供相应的证据,同时参与试验的外科医生必须擅长以肠系膜为基础的外科手术,另外他们还要对随机选择的病人实行不以肠系膜为基础的外科手术。此试验获得伦理审查批准的前提是保证

病人不会在术中受到任何伤害,但这显然是不可能的。从腹部取出结肠和肠系膜而不关注解剖平面,就相当于将其野蛮拽拉出却期待有好的结果。因此,开展实验来对比以肠系膜为基础和不以肠系膜为基础的手术是不道德的。

第二个,并且或许更为困难的问题是,很难准确地描述全直肠系膜切除术(TME)、完整结肠系膜切除术(CME)和全结肠系膜切除术(TMCE)的定义。同理,准确地定义非全直肠系膜切除术(non-TME)、非完整结肠系膜切除术(non-CME)和非全结肠系膜切除术(non-TMCE)(这三者统称传统手术)也非易事。造成上述困难的原因在于解剖学基础的缺失。肠系膜、腹膜、肠和筋膜的连续性意味着没有明确的解剖界限来分隔每个区域。例如,没有界限将右结肠系膜与小肠肠系膜或横结肠系膜分开(其实它们是同一个系膜的不同区域)。类似地,在解剖学上定义直肠的开口和乙状结肠的末端也是不大可能的。由此可以推断,开展一项随机对照试验对比 CME 和非 CME 或 TME 和非 TME 是不可能完成的任务。

在缺乏随机对照试验的情况下,人们需要依靠低水平的证据来支持某个假设。文献中有很多关于 CME 组和回顾性的非 CME 组[15-17],以及 TME 和回顾性的非 TME 组的研究[6]。在外科手术中,回顾性的比较通常难以成功,因为人们永远无法确定之前手术的准确类型。重复也难免会发生,这意味着完全适合于统计比较的同质组是不存在的。尽管如此,回顾性比较的结果显示,引入了 TME 手术原则的多个国家在手术、病理和预后相关的参数方面有明显的改善[6]。这些都有力地论证了实现结直肠手术(尤其是以肠系膜为基础的手术)标准国际化的可行性。

新的证据表明,手术的标准化工作必须加强[18]。OSTRiCh 研究小组最近的研究结果表明,环周切缘阳性率存在广泛的差异。他们发现美国的切缘阳性率保持在较高的水平。同时这也反映在最近关于腹腔镜手术和开腹手术的比较研究中,用这两种手术方式行直肠切除,环周切阳性率分别为11.1%和7.7%[19-22]。

有人建议,对这个问题的解决方法在于加强或改进标准化。在最近的一篇评论中 Susan Galandiuk 提到,当患者生命受到威胁时,他们更喜欢选择就近治疗[23]。换句话说,许多需要接受结直肠手术的患者不希望(或者确实不能)去一些离家较远的知名医疗中心。在这种情况下更需要标准化手术,而不是将患者集中到某些知名的医疗中心接受治疗。

综上所述,外科界不应该花费精力去证明那些不

可能完成的工作(如对比 CME、TME 或以肠系膜为基础的手术相对于非 CME、非 TME 和不以肠系膜为基础的手术的优越性),而应该专注于建立一个能让结直肠癌手术得以安全进行的普遍且可复制的标准[1,2,5]。这样的标准应该完全基于解剖学,具有普遍的可重复性,并且人人易学。要做到这一点,应该建立、商定并在国际上传播此类标准化课程。

总结

精确地定义术语 CME 和 TME 非常困难。同样地,非 CME 和非 TME 或常规手术也无法进行精确的定义,并且将两者进行严谨的比较也是不可能的。相比之下,术语"以肠系膜为基础"和"不以肠系膜为基础"却可以被定义。尽管如此,证明一个标准优于另一个标准的临床试验因不符合伦理,所以在实践中不会开展。在这种情况下,未来的资源应最好用于进一步加强以肠系膜为基础的外科手术的标准化(而不是证明其优势)进程。众多的国际项目已在此领域取得了一定成绩。

不以肠系膜为基础的结直肠外科手术标准无法被广泛复制,因为其不是以解剖学为基础。而以肠系膜为基础的手术标准是基于普遍适用的原则(解剖学、组织学、生理学),因而可以被普遍复制,这在本书的前半部分已有描述。后半部分内容将介绍外科医生如何采用这些原则重复达到以肠系膜为基础的结直肠手术标准。因此,后半部分为这些原则的广泛传授和应用提供了外科学基础。

参考文献

1. Coffey, J.C. et al., Mesenteric-based surgery exploits gastrointestinal, peritoneal, mesenteric and fascial continuity from duodenojejunal flexure to the anorectal junction—A review. *Dig Surg*, 2015. **32**(4): 291–300.

2. Coffey, J.C. et al., Terminology and nomenclature in colonic surgery: Universal application of a rule-based approach derived from updates on mesenteric anatomy. *Tech Coloproctol*, 2014. **18**(9): 789–794.

3. Coffey, J.C. et al., The mesentery in Crohn's disease: Friend or foe? *Curr Opin Gastroenterol*, 2016. **32**(4):267–273.

4. Coffey, J.C. and P. Dockery, Colorectal cancer: Surgery for colorectal cancer—Standardization required. *Nat Rev Gastroenterol Hepatol*, 2016. **13**(5): 256–257.

5. Sehgal, R. and J.C. Coffey, Historical development of mesenteric anatomy provides a universally applicable anatomic paradigm for complete/total mesocolic excision. *Gastroenterol Rep*, 2014. **2**(4): 245–250.

6. Moran, B. and R.J. Heald, *Manual of Total Mesorectal Excision*. Taylor & Francis Group, Boca Raton, FL, 2013.

7. Heald, R.J., The "Holy Plane" of rectal surgery. *J R Soc Med*, 1988. **81**(9): 503–508.

8. Heald, R.J., E.M. Husband, and R.D. Ryall, The mesorectum in rectal cancer surgery—The clue to pelvic recurrence? *Br J Surg*, 1982. **69**(10): 613–616.

9. Hohenberger, W. et al., Standardized surgery for colonic cancer: Complete mesocolic excision and central ligation—Technical notes and outcome. *Colorectal Dis*, 2009. **11**(4): 354–364; discussion 364–365.

10. Hogan, A.M. and D.C. Winter, Mesocolic plane surgery: Just plain surgery? *Colorectal Dis*, 2009. **11**(4): 430–431.

11. West, N.P. et al., Understanding optimal colonic cancer surgery: Comparison of Japanese D3 resection and European complete mesocolic excision with central vascular ligation. *J Clin Oncol*, 2012. **30**(15): 1763–1769.

12. Coffey, J.C. and P. Dockery, Colorectal cancer: Surgery for colorectal cancer—Standardization required. *Nat Rev Gastroenterol Hepatol*, 2016. **13**(5): 256–257.

13. West, N.P. et al., Pathology grading of colon cancer surgical resection and its association with survival: A retrospective observational study. *Lancet Oncol*, 2008. **9**(9): 857–865.

14. Quirke, P. et al., Effect of the plane of surgery achieved on local recurrence in patients with operable rectal cancer: A prospective study using data from the MRC CR07 and NCIC-CTG CO16 randomised clinical trial. *Lancet*, 2009. **373**(9666): 821–828.

15. Chow, C.F.K. and S.H. Kim, Laparoscopic complete mesocolic excision: West meets East. *World J Gastroenterol*, 2014. **20**(39): 14301–14307.

16. Bertelsen, C.A. et al., Disease-free survival after complete mesocolic excision compared with conventional colon cancer surgery: A retrospective, population-based study. *Lancet Oncol*, 2015. **16**(2): 161–168.

17. West, N.P. et al., Complete mesocolic excision with central vascular ligation produces an oncologically superior specimen compared with standard surgery for carcinoma of the colon. *J Clin Oncol*, 2010. **28**(2): 272–278.

18. Sehgal, R. and J.C. Coffey, The development of consensus for complete mesocolic excision (CME) should commence with standardisation of anatomy and related terminology. *Int J Colorectal Dis*, 2014. **29**(6): 763–764.

19. Rickles, A.S. et al., High rate of positive circumferential resection margins following rectal cancer surgery:

A call to action. *Ann Surg*, 2015. **262**(6): 891–898.

20. Probst, C.P. et al., Extended intervals after neoadjuvant therapy in locally advanced rectal cancer: The key to improved tumor response and potential organ preservation. *J Am Coll Surg*, 2015. **221**(2): 430–440.

21. Monson, J.R. et al., Failure of evidence-based cancer care in the United States: The association between rectal cancer treatment, cancer center volume, and geography. *Ann Surg*, 2014. **260**(4): 625–631; discussion 631–632.

22. Dietz, D.W., Multidisciplinary management of rectal cancer: The OSTRICH. *J Gastrointest Surg*, 2013. **17**(10): 1863–1868.

23. Galandiuk, S., Standardization or centralization: Can one have one without the other? Circumferential resection margins and rectal cancer. *Ann Surg*, 2015. **262**(6): 899–900.

13. 腹腔镜/机器人结直肠手术中的系膜外观

J. CALVIN COFFEY，MANISH CHAND

Always remember that you are absolutely unique. Just like everybody else.

——Margaret Mead

目的

本章的目的是阐述和展示在腹腔镜和机器人手术中，以肠系膜为基础的外科手术所涉及的从十二指肠空肠曲到直肠系膜水平的组织结构外观。

介绍

腹腔镜和机器人结直肠手术的发展，意味着手术医生不能再用手直接控制组织，而是应通过腔镜器械来实现。在开放性手术中，外科医生可以用手直接抓取组织，如果遇到意外出血或污染，就可以直接处理。而这在腹腔镜或机器人手术中显然无法实现，这就要求外科医生必须将意外事件发生的可能性降至最低。因此，相关学者们对外科解剖越来越关注，像 Jeffery Milsom、Bartholomäus Böhm 和 Kiyokazu Nakajima，他们对腹腔镜结直肠手术的解剖学基础和安全性研究做出了贡献[1]。从一开始，这些作者就强调了对解剖学的清晰了解十分重要。临床医生要感谢 Bill Heald 教授和 Brendan Moran 教授，他们二位验证了外科解剖在开放性全直肠系膜切除术中（total mesorectal excision，TME）的重要性[2-7]。除此之外，他们还设定了手术视频演示的标准，大大推进了外科手术教育的进程。这些临床研究者的成果为最近关于肠系膜、筋膜以及腹膜返折结构的研究奠定了基础。

肠系膜的连续性说明肠系膜的结构比我们之前所认识的要简单得多。对这一点明确后，我们就可以对相连的腹膜返折、大网膜和先天性粘连的结构有更直观的认识[8-18]。

下面的章节将展示腹腔镜和机器人手术中所见到的肠系膜、相关的腹膜返折及其下方筋膜的外观。图像同时使用 3D 模型呈现[8,13]，3D 模型以示意图的形式描述了局部解剖，有助于解释相应的腹腔镜/机器人手术中所见的图像。下面就把以肠系膜为基础的腹腔镜和机器人手术中所看到的腹膜返折、肠系膜和筋膜一一展示出来。

腹腔镜/机器人手术中的腹膜返折图像

1. 腹膜返折在小肠系膜底部弯曲覆盖在后腹膜（图 13.1）。
2. 回盲部腹膜返折（图 13.2）。
3. 右侧腹膜返折（图 13.3）。
4. 结肠肝曲处腹膜返折（图 13.4）。
5. 大网膜和横结肠上表面之间的腹膜返折（图 13.5）。
6. 结肠脾曲处腹膜返折（图 13.6）。由于大网膜与此处腹膜返折粘连，所以在术中进行分离时很难辨认。
7. 左侧腹膜返折（图 13.7）。
8. 位于乙状结肠系膜游离部分底部的左侧腹膜返折（即乙状结肠系膜在此处向下弯曲并附着在后腹壁上）（图 13.8）。
9. 直肠两侧腹膜返折（图 13.9）。

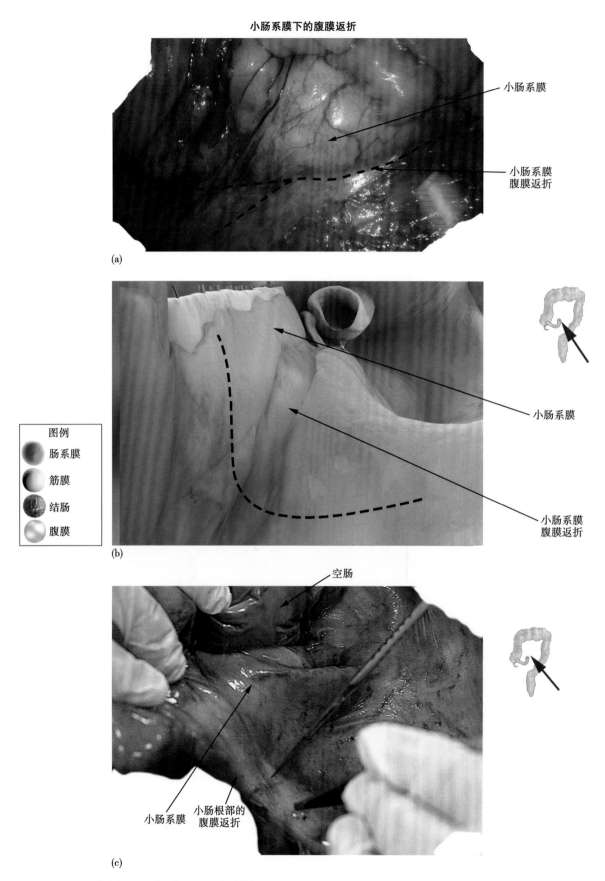

图 13.1 小肠系膜底部的腹膜返折。(a)腹腔镜视图。(b)(另见 QR 3/5)数字视图。(c)尸体上的小肠系膜下的腹膜返折。在图 13.10 中,切开返折暴露出结肠和系膜筋膜平面

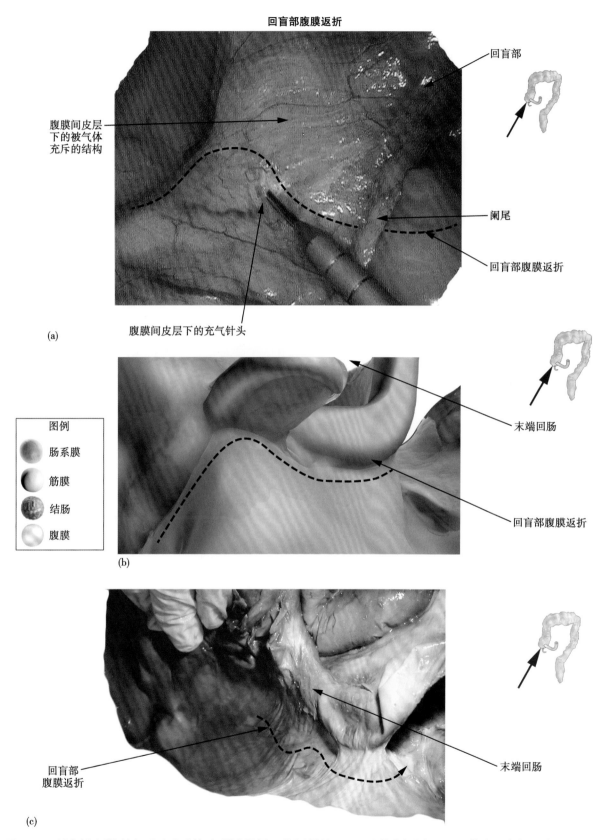

图 13.2　回盲部腹膜返折。(a)腹腔镜/机器人视图。(b)(另见 QR 3/6)数字视图。(c)尸体中回盲部连接处下侧面的腹膜返折。切开腹膜返折以进入系膜筋膜平面(见图 13.11)

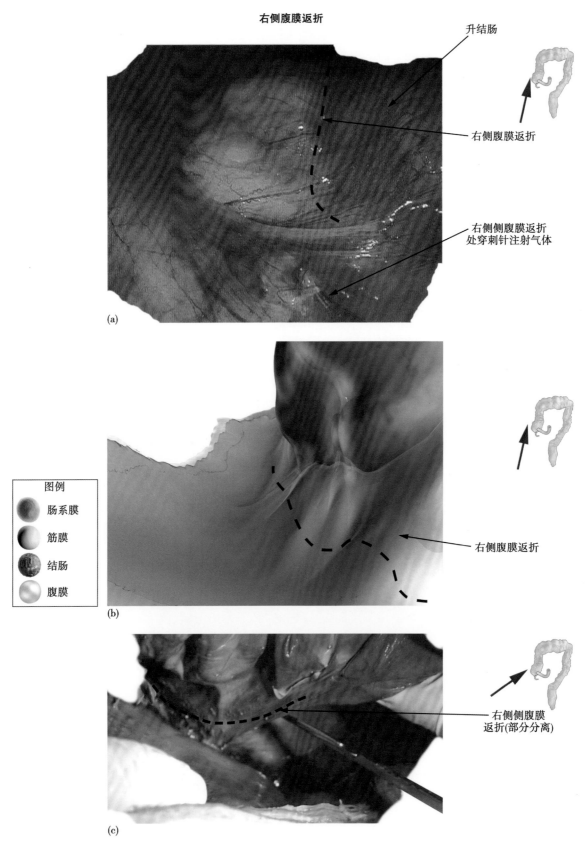

图 13.3 右侧腹膜返折。(a)腹腔镜视图。(b)(另见 QR 2/3)数字视图。(c)尸体的右侧腹膜返折。须切开腹膜返折以进入结肠筋膜和系膜筋膜的分离平面(图 13.12)

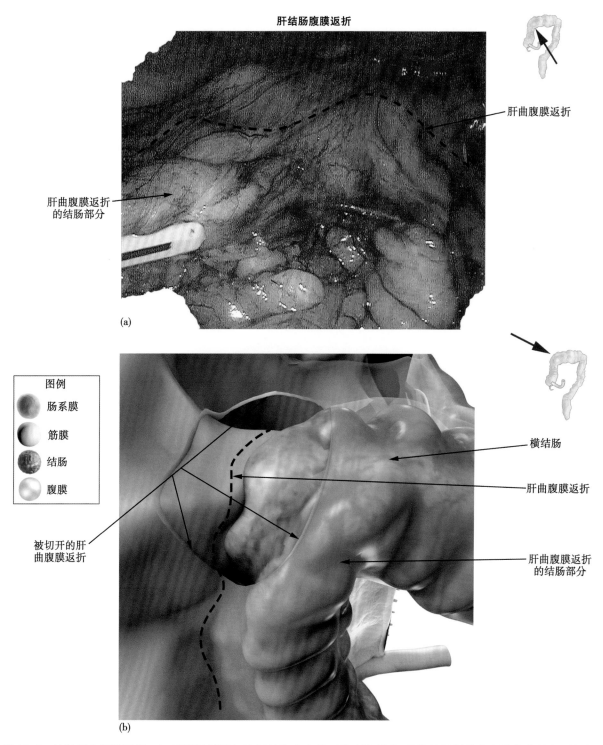

图13.4 结肠肝曲腹膜返折。(a)腹腔镜视图,该图是使病人处于头高脚低位,并将结肠肝曲向左髂窝牵拉得到的视角。(b)(另见 QR 2/4)数字视图

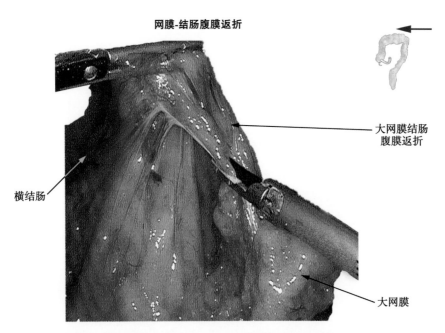

图 13.5　腹腔镜/机器人连接大网膜和横结肠的腹膜返折的视图

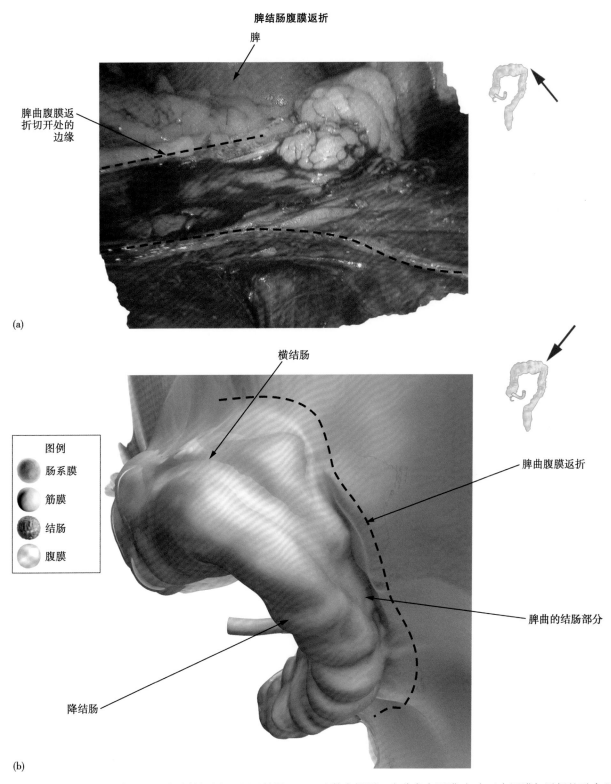

图 13.6　脾结肠腹膜返折。（a）腹腔镜视图。（b）（另见 QR 2/5）数字视图。在分离大网膜时，由于大网膜与返折的融合程度不同，在离断大网膜的时候很难观察到腹膜返折

左侧腹膜返折

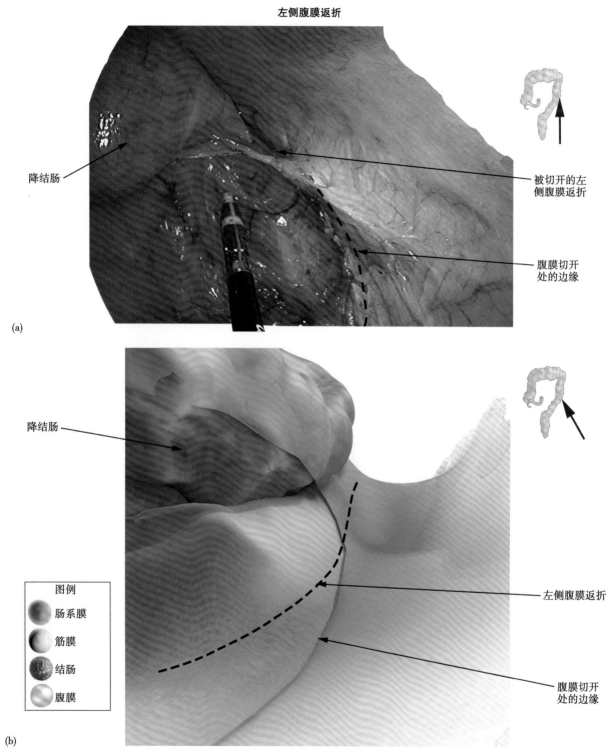

降结肠

被切开的左
侧腹膜返折

腹膜切开
处的边缘

(a)

降结肠

图例

肠系膜

筋膜

结肠

腹膜

左侧腹膜返折

腹膜切开
处的边缘

(b)

图 13.7 左侧腹膜返折。(a)腹腔镜视图。(b)(另见 QR 2d/1-2)数字视图。须将腹膜返折切开以进入结肠和系膜筋膜平面（图 13.14）

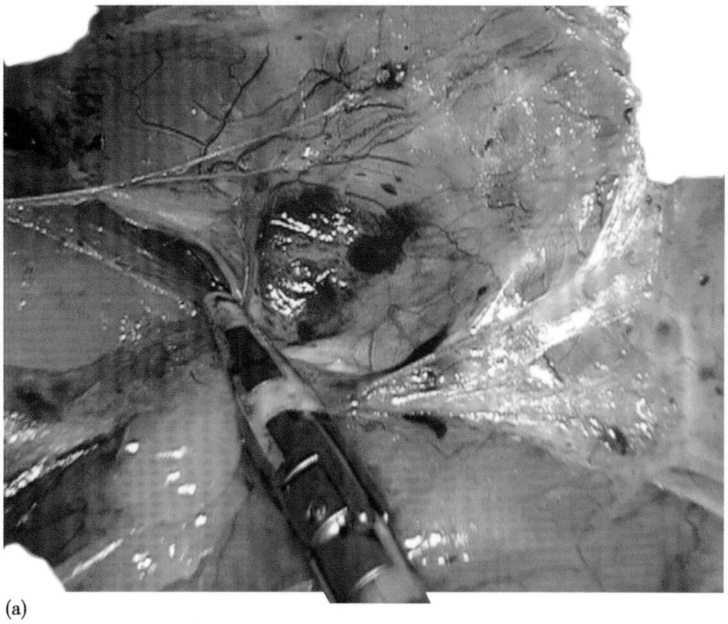

乙状结肠系膜底部的左侧腹膜返折

(a)

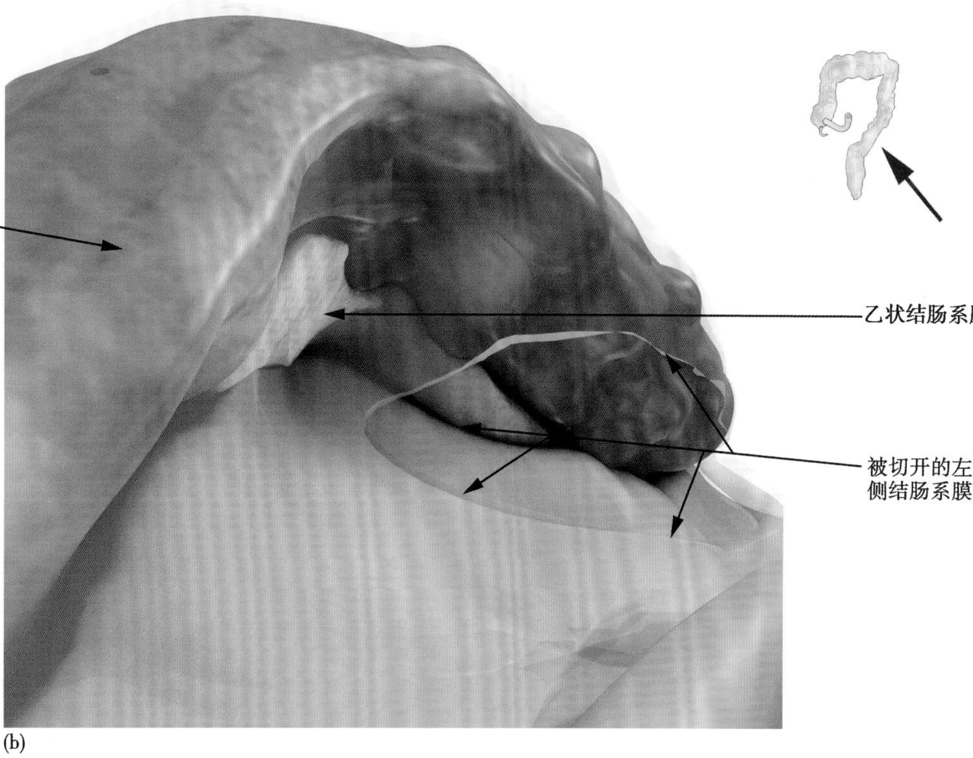

降结肠

乙状结肠系膜

被切开的左侧结肠系膜

(b)

图 13.8　乙状结肠下的左侧腹膜返折。(a)腹腔镜视图。(b)(另见 QR 2d/1-2)数字视图

直肠旁腹膜返折

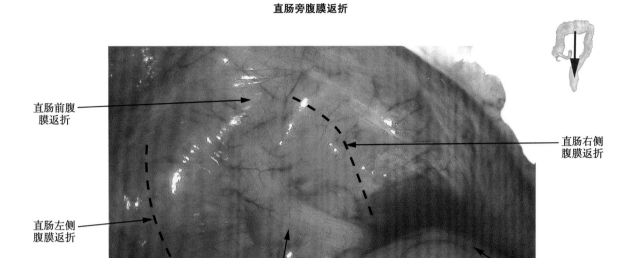

直肠前腹膜返折

直肠右侧腹膜返折

直肠左侧腹膜返折

乙状结肠

直肠

(a)

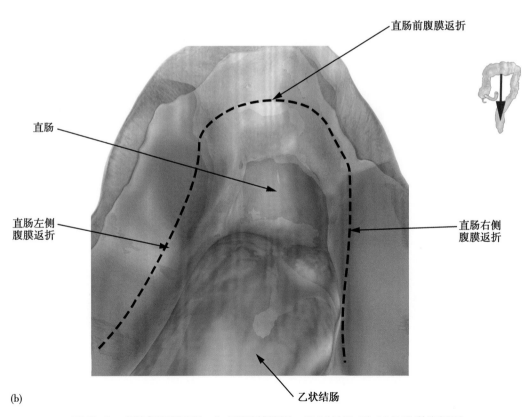

直肠前腹膜返折

直肠

直肠左侧腹膜返折

直肠右侧腹膜返折

乙状结肠

(b)

图 13.9　直肠旁腹膜返折。(a)腹腔镜视图。(b)(另见 QR 2d/5-7)数字视图

腹腔镜/机器人手术中的结肠和系膜筋膜平面图像

1. 小肠系膜及其下方的筋膜(图 13.10)。
2. 回盲部肠系膜汇合处及其下方的筋膜(图 13.11)。
3. 右结肠系膜及其下方的筋膜(图 13.12)。
4. 大网膜被游离后的横结肠系膜(图 13.13)。
5. 左结肠系膜及其下方的筋膜(图 13.14)。
6. 乙状结肠系膜及其下方的筋膜(图 13.15)。
7. 直肠系膜及相关的筋膜(图 13.16)。

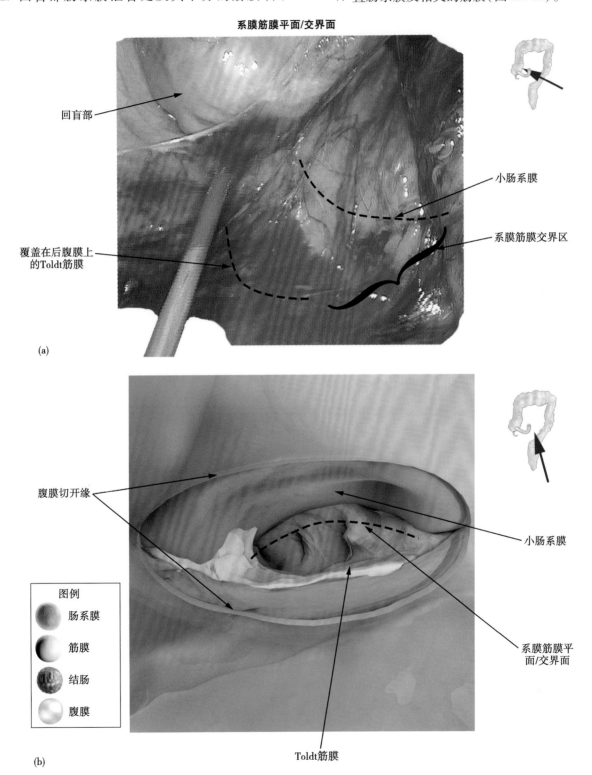

系膜筋膜平面/交界面

回盲部

小肠系膜

系膜筋膜交界区

覆盖在后腹膜上的Toldt筋膜

(a)

腹膜切开缘

图例

肠系膜

筋膜

结肠

腹膜

小肠系膜

系膜筋膜平面/交界面

Toldt筋膜

(b)

图 13.10　小肠系膜和 Toldt 筋膜之间的系膜筋膜平面。(a)腹腔镜视图。(b)数字视图。小肠系膜下的腹膜返折游离后可见系膜筋膜平面(图 13.1)

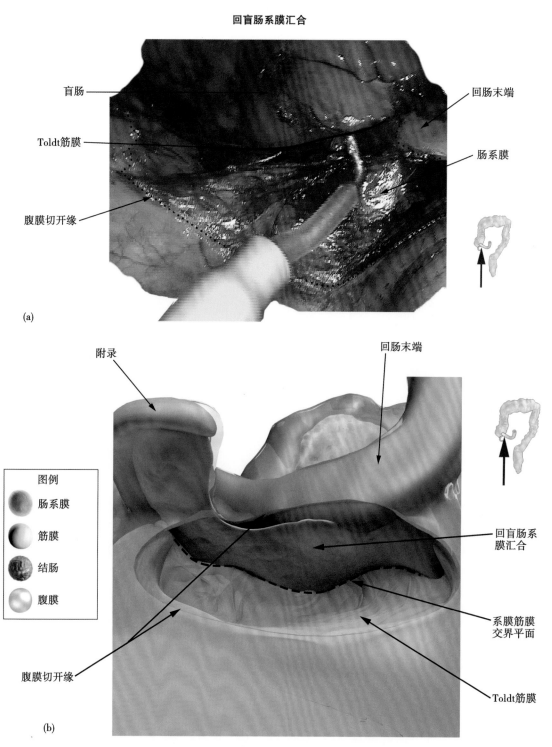

回盲肠系膜汇合

盲肠

回肠末端

Toldt筋膜

肠系膜

腹膜切开缘

(a)

附录

回肠末端

图例

肠系膜

筋膜

结肠

腹膜

回盲肠系膜汇合

系膜筋膜交界平面

腹膜切开缘

Toldt筋膜

(b)

图 13.11 肠系膜与 Toldt 筋膜在回盲部连接处形成的系膜筋膜平面。(a) 腹腔镜视图。(b) 数字视图。在此位置切开腹膜后可见明显的系膜筋膜平面(图 13.2)

腹膜下的右结肠系膜

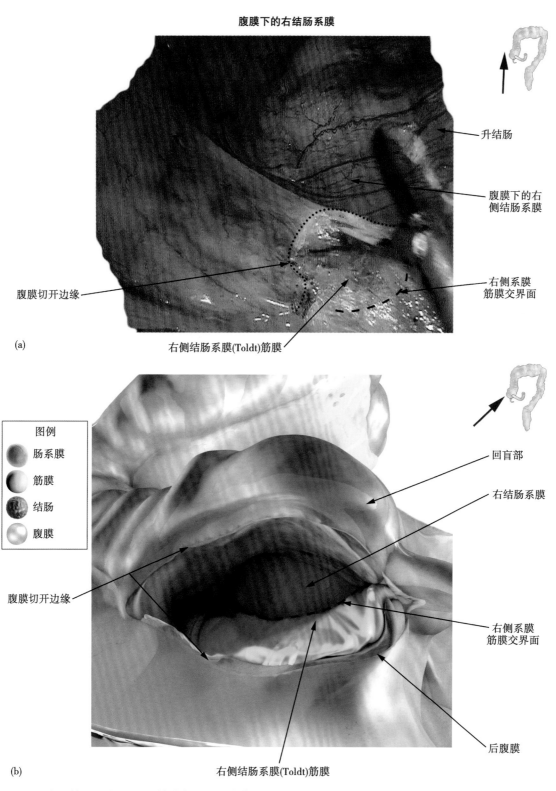

升结肠

腹膜下的右侧结肠系膜

右侧系膜筋膜交界面

腹膜切开边缘

(a)

右侧结肠系膜(Toldt)筋膜

图例
肠系膜
筋膜
结肠
腹膜

回盲部

右结肠系膜

腹膜切开边缘

右侧系膜筋膜交界面

后腹膜

(b)

右侧结肠系膜(Toldt)筋膜

图 13.12　由右结肠系膜和 Toldt 筋膜产生的系膜筋膜平面。(a) 腹腔镜视图。(b) 数字视图。在此位置切开腹膜返折后可见明显的系膜筋膜平面(图 13.3)

网膜-结肠系膜平面/交界面

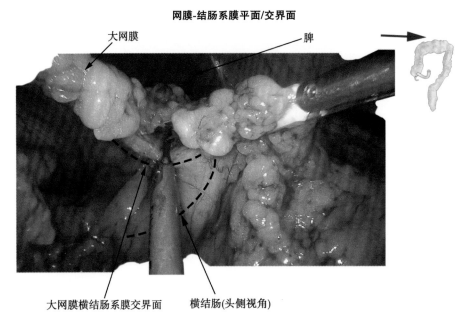

图 13.13　（也见于 QR2/9），在腹腔镜/机器人视图下,大网膜被游离后的横结肠系膜的上表面

左结肠系膜筋膜平面/交界面

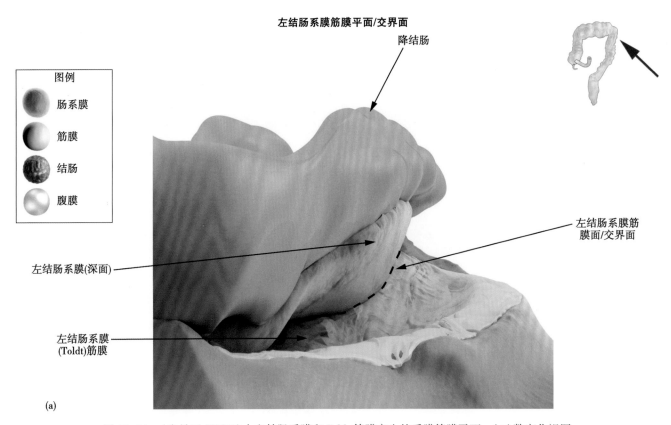

图 13.14　（也见于 QR6/2）由左结肠系膜和 Toldt 筋膜产生的系膜筋膜平面。(a)数字化视图

左结肠系膜深面

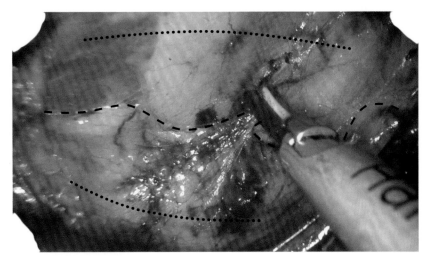

左结肠系膜筋
膜面/交界面

(b)　　左结肠系膜筋膜
(覆盖在后腹膜上)

图 13.14(续)　（也见于 QR6/2）由左结肠系膜和 Toldt 筋膜产生的系膜筋膜平面。(b) 腹腔镜/机器人视图

乙状结肠系膜筋膜平面/交界面

乙状结肠系膜
(Toldt)筋膜

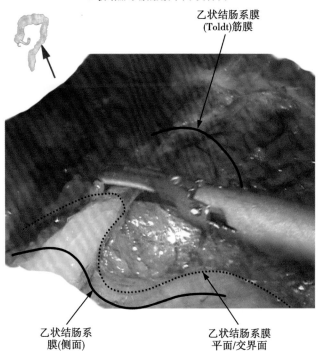

乙状结肠系
膜(侧面)

乙状结肠系膜
平面/交界面

图 13.15　腹腔镜/机器人手术中,乙状结肠系膜和 Toldt 筋膜形成的系膜筋膜平面外观,在此区域切开腹膜返折后可见明显的系膜筋膜平面

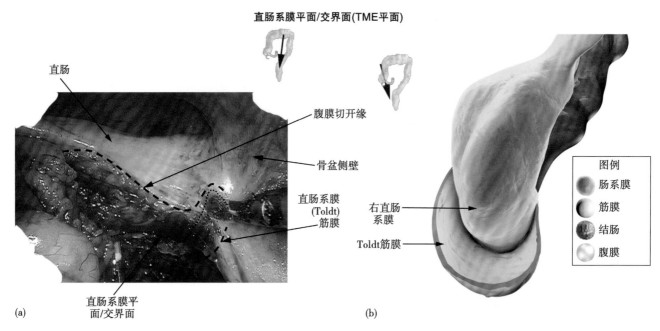

图 13. 16　直肠系膜和 Toldt 筋膜所形成的系膜筋膜平面。(a)腹腔镜/机器人视图。该图是将直肠向左侧牵拉,在乙状结肠系膜内侧切开并延伸腹膜而得到的视角。(b)(也见于 QR 13/1-7)数字化视图

腹腔镜/机器人手术中的脂肪血管蒂图像

1. 回结肠脂肪血管蒂(图 13. 17)。

2. 中结肠脂肪血管蒂(图 13. 18)。

3. 肠系膜下脂肪血管蒂(图 13. 19)。

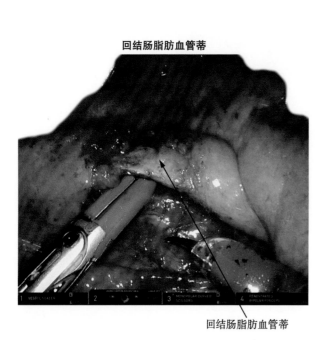

图 13. 17　(也见于 QR 1/5),腹腔镜/机器人视野下的回结肠脂肪血管蒂

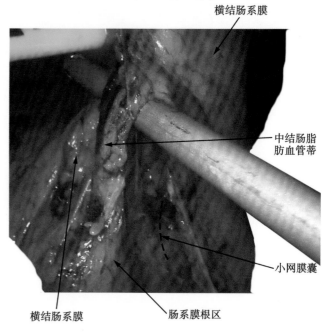

图 13. 18　(也见于 QR 1/7,8),腹腔镜/机器人视野下的结肠中段的脂肪血管蒂

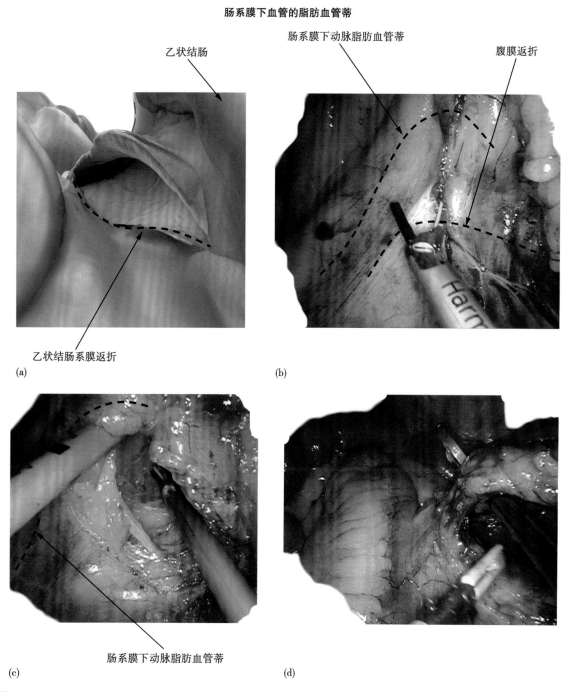

肠系膜下血管的脂肪血管蒂

乙状结肠

肠系膜下动脉脂肪血管蒂

腹膜返折

乙状结肠系膜返折

(a)

(b)

肠系膜下动脉脂肪血管蒂

(c)

(d)

图 13.19 （也见于 QR 2/11 和 QR 2d/3 和 4），腹腔镜/机器人视野下的肠系膜下血管的脂肪血管蒂。(a)（也见于 QR 2d/3 和 QR 2/11。）数字化模型显示了腹膜切开后，从 Toldt 筋膜上游离下来的乙状结肠系膜的内侧面（从下往上看）。(b)腹腔镜手术视野下，肠系膜下动脉血管蒂被游离后的乙状结肠系膜内侧面。腹膜切开后，显露了乙状结肠系膜和下方 Toldt（即乙状结肠系膜）筋膜形成的结肠系膜筋膜交界面。(c)腹腔镜手术视野下，乙状结肠系膜的内侧面及其中的肠系膜下动脉血管蒂。通过分离下方筋膜（Toldt 或乙状结肠系膜筋膜）来游离乙状结肠系膜内侧面。(d)腹腔镜手术视野下，游离乙状结肠系膜时可见充分游离和裸化的肠系膜下动脉

总结

这是一套展示在腹腔镜和机器人手术中，以肠系膜为基础的手术所涉及的系膜、相关腹膜和筋膜外观的图集。此图集为进行以肠系膜为基础的结直肠手术提供了借鉴和帮助。

参考文献

1. Milsom, J.W. et al., *Laparoscopic Colorectal Surgery*. Springer, New York, 2006.
2. Heald, R.J., The "Holy Plane" of rectal surgery. *J R Soc Med*, 1988. **81**(9): 503–508.
3. Heald, R.J., E.M. Husband, and R.D. Ryall, The mesorectum in rectal cancer surgery—The clue to pelvic recurrence? *Br J Surg*, 1982. **69**(10): 613–616.
4. Taylor, F.G. et al., Preoperative magnetic resonance imaging assessment of circumferential resection margin predicts disease-free survival and local recurrence: 5-year follow-up results of the MERCURY study. *J Clin Oncol*, 2014. **32**(1): 34–43.
5. Chand, M. et al., Laparoscopic surgery for rectal cancer. *J R Soc Med*, 2012. **105**(10): 429–435.
6. Dayal, S. and B. Moran, Extra-levator abdomino-perineal excision in advanced low rectal cancer surgery. *Br J Hosp Med*, 2013. **74**(7): 381–384.
7. Dayal, S. and B. Moran, LOREC: The English low rectal cancer national development programme. *Br J Hosp Med*, 2013. **74**(7): 377–380.
8. Coffey, J.C., Surgical anatomy and anatomic surgery—Clinical and scientific mutualism. *Surgeon*, 2013. **11**(4): 177–182.
9. Coffey, J.C. et al., Terminology and nomenclature in colonic surgery: Universal application of a rule-based approach derived from updates on mesenteric anatomy. *Tech Coloproctol*, 2014. **18**(9): 789–794.
10. Culligan, K. et al., The mesocolon: A prospective observational study. *Colorectal Dis*, 2012. **14**(4): 421–428; discussion 428–430.
11. Culligan, K. et al., Review of nomenclature in colonic surgery—Proposal of a standardised nomenclature based on mesocolic anatomy. *Surgeon*, 2013. **11**(1): 1–5.
12. Culligan, K. et al., The mesocolon: A histological and electron microscopic characterization of the mesenteric attachment of the colon prior to and after surgical mobilization. *Ann Surg*, 2014. **260**(6): 1048–1056.
13. Peirce, C. et al., Digital sculpting in surgery: A novel approach to depicting mesosigmoid mobilization. *Tech Coloproctol*, 2014. **18**(7): 653–660.
14. Sehgal, R. and J.C. Coffey, Historical development of mesenteric anatomy provides a universally applicable anatomic paradigm for complete/total mesocolic excision. *Gastroenterol Rep*, 2014. **2**(4): 245–250.
15. Coffey, J.C. et al., Mesenteric-based surgery exploits gastrointestinal, peritoneal, mesenteric and fascial continuity from duodenojejunal flexure to the anorectal junction—A review. *Dig Surg*, 2015. **32**(4): 291–300.
16. Standring, S., *Gray's Anatomy: The Anatomical Basis of Clinical Practice*. Elsevier Health Sciences, Edinburgh, Scotland, 2015, pp. 1124, 1136.
17. Coffey, J.C. and P. Dockery, Colorectal cancer: Surgery for colorectal cancer—Standardization required. *Nat Rev Gastroenterol Hepatol*, 2016. **13**(5): 256–257.
18. Coffey, J.C. et al., The mesentery in Crohn's disease: friend or foe? *Curr Opin Gastroenterol*, 2016. **32**(4): 267–273.

14. 开腹手术中的系膜外观

J. CALVIN COFFEY AND JAMES O' RIORDAN

Science is the systematic classification of experience.

——George Henry Lewes

目的

本章旨在展示开腹手术中系膜、腹膜和筋膜的外观。

介绍

在开腹手术中,腹腔的外观与在腹腔镜手术和机器人手术中有很大的不同。也许除了无影灯光或自然光对组织的影响之外,最大的区别是没有 20 倍放大作用的高清腹腔镜。在开腹手术中,只能用肉眼来代替腹腔镜。这意味着肠系膜和肠道结构看起来更遥远,而在结直肠手术中使用的精细平面就更难辨认。由于:①腹腔镜/机器人手术与开腹手术之间存在差异;②多数腹部外科疾病仍然采用开腹手术方式,以及③当腹腔镜(或机器人)手术失败或不可行的时候需转为开腹,所以提供一个以肠系膜为基础的开腹结直肠手术的解剖图集就显得尤为重要。

方法论

下文中的图像是在开腹手术中把腹腔镜固定在蛇形架子上拍摄的(即 UL exoscope)(图 14.1)。这种方法意味着腹腔镜手术的 20 倍放大效果和其高分辨率图像可在开腹手术的环境中进行复制。为了让观察者容易定位,我们使用肠系膜、胃肠道、腹膜返折和筋膜的三维数字模型来生成相应的视图。尸体中的图像有时候也被用来强调特定的解剖点。以下将展示在开腹手术中看到的腹膜返折、结肠和系膜筋膜平面和脂肪血管蒂。

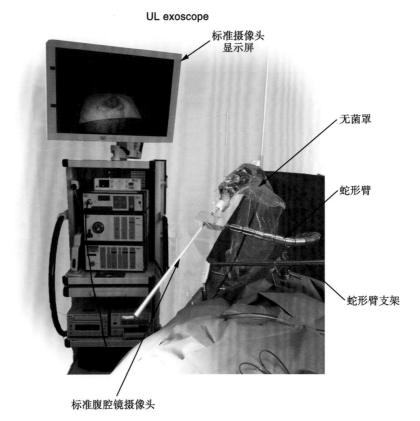

UL exoscope

标准摄像头
显示屏

无菌罩

蛇形臂

蛇形臂支架

标准腹腔镜摄像头

图 14.1　如图所示:腹腔镜安装在蛇形机械臂上,此系统可以捕捉医生视野所及范围内的图像。它的优点包括可在开腹手术中获取高放大率和高分辨率的图像,而这类图像之前只能通过腹腔镜或机器人手术才能获得

以肠系膜为基础的开腹结直肠手术中腹膜返折的外观

1. 腹膜返折在小肠系膜基底部弯曲覆盖在腹膜后间隙上(图 14.2)。

2. 回盲部腹膜返折(图 14.3)。

3. 右侧腹膜返折(图 14.4)。

4. 结肠肝曲处腹膜返折(图 14.5)。

5. 大网膜和横结肠上表面之间的腹膜返折(图 14.6)。

6. 结肠脾曲处腹膜返折。由于大网膜与此处腹膜返折粘连,术中很难展示其外观(图 14.7)。

7. 左侧腹膜返折(图 14.8)。

8. 位于乙状结肠系膜游离部分基底部的左右两侧乙状结肠系膜腹膜返折(即乙状结肠系膜腹膜返折在此处向下弯曲并附着在腹后壁上)(图 14.9)。

9. 位于直肠两侧的直肠旁腹膜返折(图 14.10)。

位于小肠系膜基底部的腹膜返折

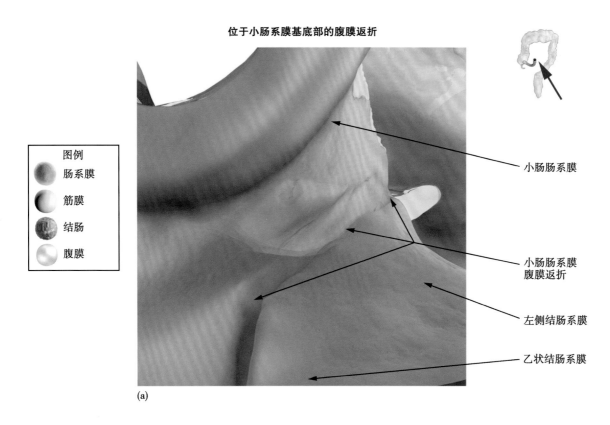

图例
肠系膜
筋膜
结肠
腹膜

小肠肠系膜

小肠肠系膜
腹膜返折

左侧结肠系膜

乙状结肠系膜

(a)

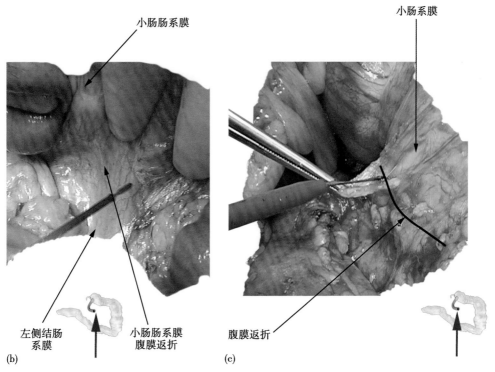

小肠肠系膜

小肠系膜

左侧结肠
系膜

小肠肠系膜
腹膜返折

(b)

腹膜返折

(c)

图14.2 （参见 QR 3/5）位于小肠系膜基底部的腹膜返折。（a）数字模型，以缩略图形式展示视野；（b）术中展示小肠系膜基底部腹膜返折的图像；（c）术中展示在小肠系膜基底部腹膜返折处有大量的脂肪组织堆积的图像（肥胖病人）

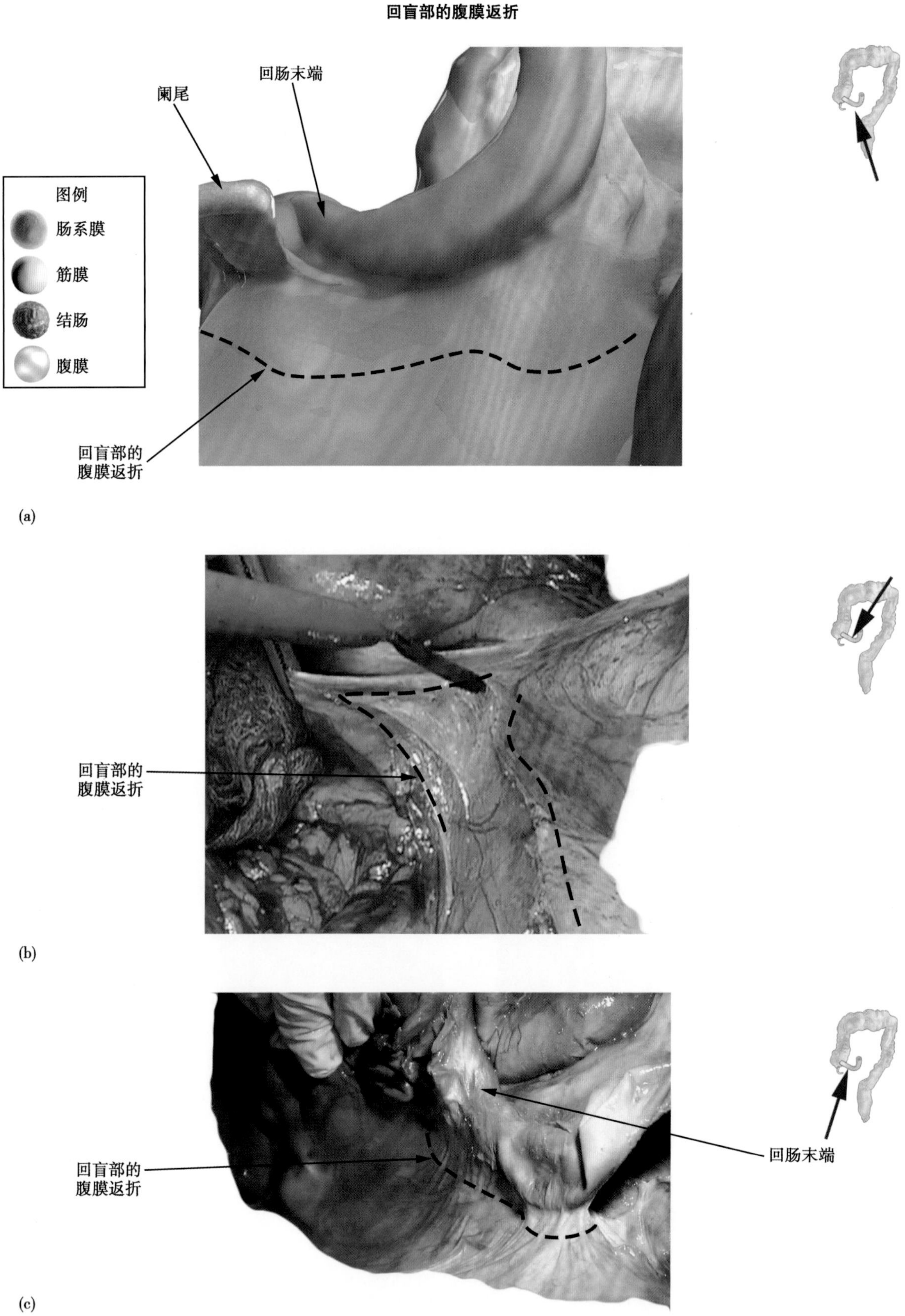

回盲部的腹膜返折

(a)

(b)

(c)

图 14.3　回盲部的腹膜返折。(a)（参见 QR 2/2）开腹手术的术中图像。用抓钳提起腹膜返折处,使用电刀将其切开。(b)数字图像;(c)尸体中的回盲部的腹膜返折

右侧腹膜返折

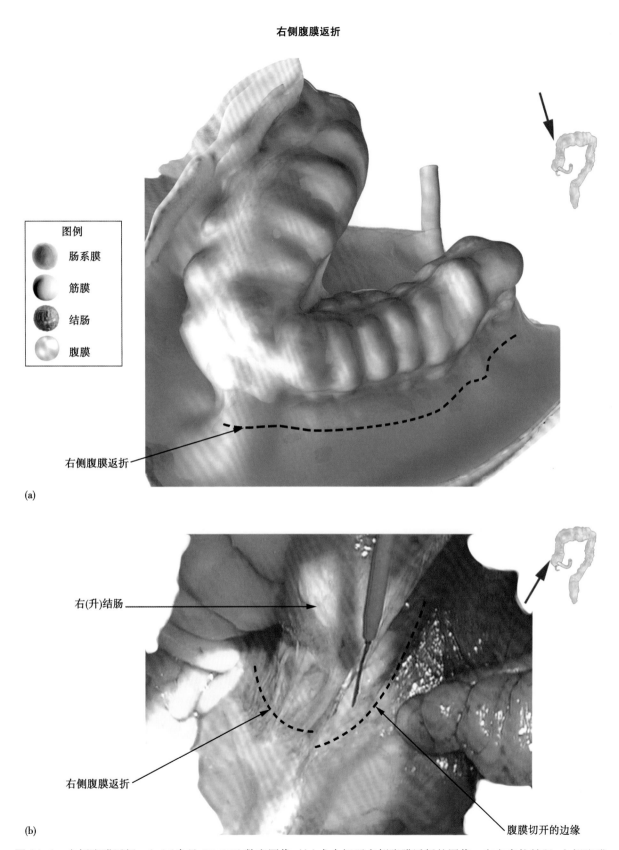

图例

肠系膜

筋膜

结肠

腹膜

右侧腹膜返折

(a)

右(升)结肠

右侧腹膜返折

腹膜切开的边缘

(b)

图 14.4 右侧腹膜返折。(a)(参见 QR 6/3)数字图像;(b)术中切开右侧腹膜返折的图像。向右牵拉结肠,右侧腹膜返折产生张力后,用电设备切开

结肠肝曲处的腹膜返折

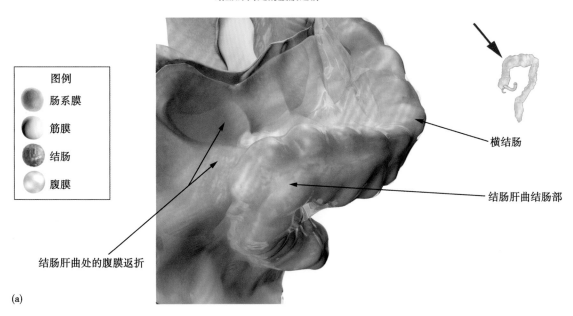

图例
- 肠系膜
- 筋膜
- 结肠
- 腹膜

横结肠

结肠肝曲结肠部

结肠肝曲处的腹膜返折

(a)

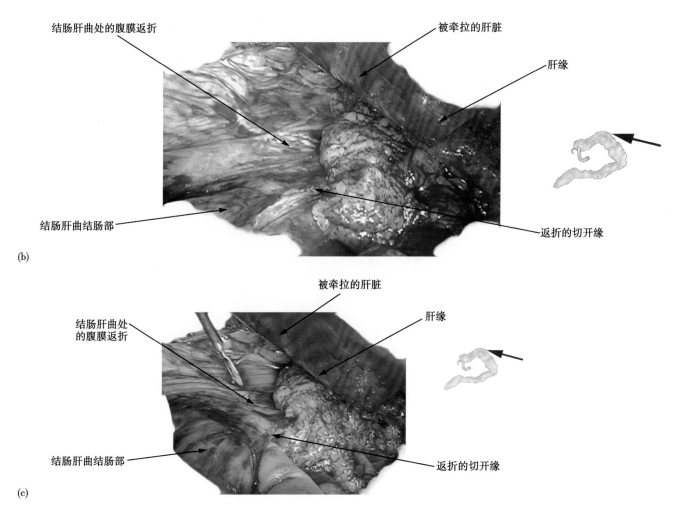

结肠肝曲处的腹膜返折

被牵拉的肝脏

肝缘

结肠肝曲结肠部

返折的切开缘

(b)

被牵拉的肝脏

肝缘

结肠肝曲处
的腹膜返折

结肠肝曲结肠部

返折的切开缘

(c)

图 14.5 结肠肝曲处的腹膜返折。(a)(参见 QR 2/4)数字图像;(b)和(c)显示开腹手术中的结肠肝曲处的腹膜返折,把手指放在腹膜返折下,然后用电设备切开腹膜返折

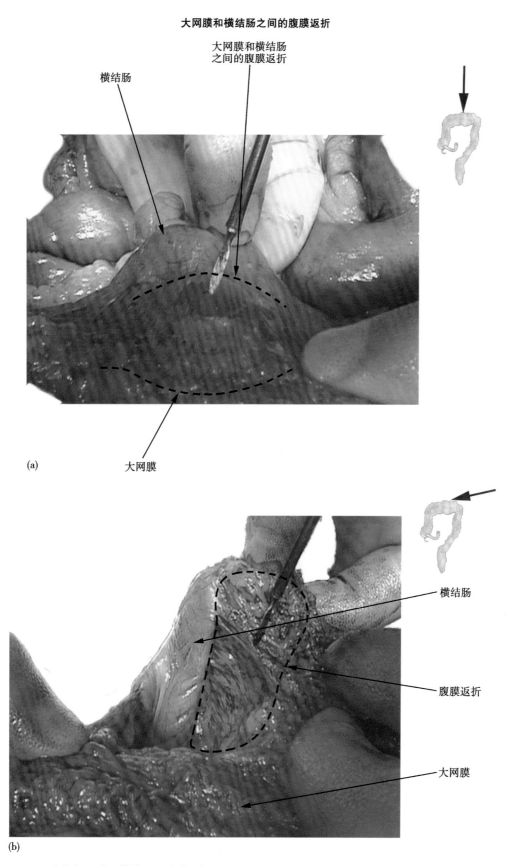

大网膜和横结肠之间的腹膜返折

大网膜和横结肠
之间的腹膜返折

横结肠

大网膜

(a)

横结肠

腹膜返折

大网膜

(b)

图 14.6　连接大网膜和横结肠的腹膜返折。(a) 自上而下的视角；(b) 从左上向中间的视角。通过反向牵拉结肠和大网膜，让返折在张力下更明显，有利于安全地使用电设备切开

结肠脾曲处的腹膜返折

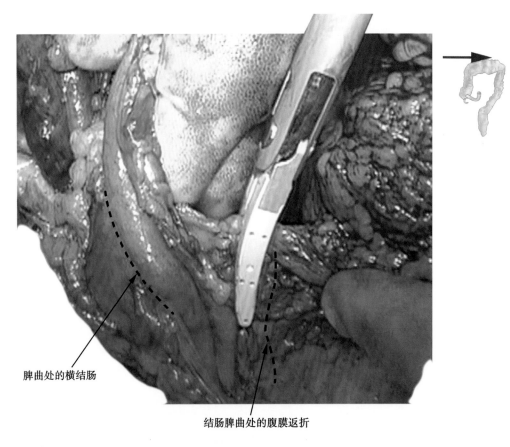

脾曲处的横结肠

(a)

结肠脾曲处的腹膜返折

结肠脾曲处
的腹膜返折

结肠脾曲处的
腹膜返折的腹
膜切开术

(b)

图 14.7　结肠脾曲处的腹膜返折。(a) 由内向外的视角；(b) (参见 QR 2/5) 由外向内的视角。通过使用
Ligasure 将返折切开。因大网膜与结肠脾曲处的腹膜返折融合，很难单独展示此处腹膜返折

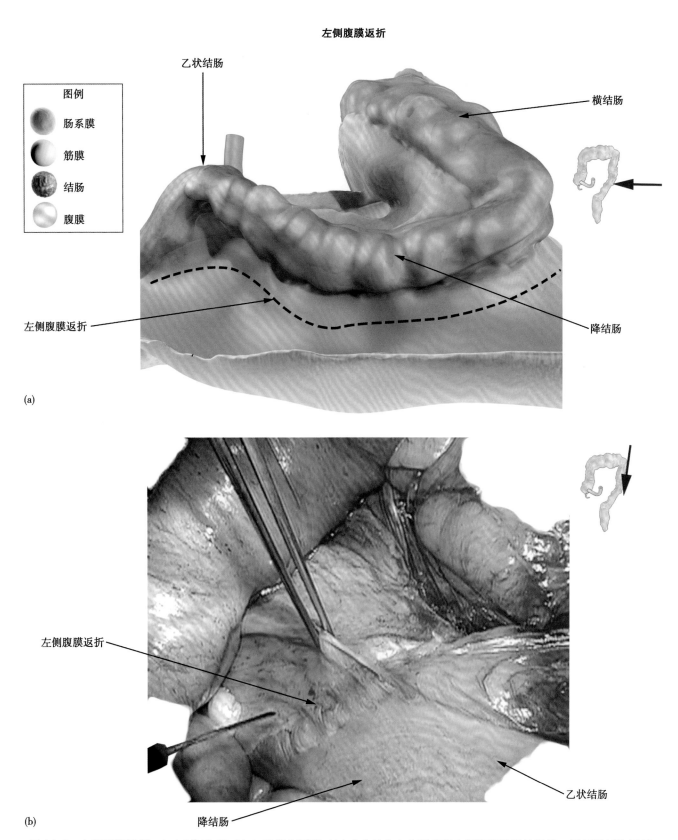

图 14.8 左侧腹膜返折。(a)(参见 QR 2d/1,2)数字图像;(b)术中从左上向下观察左侧腹膜返折的图像。用抓钳抓取返折,把结肠向内牵拉,左侧腹膜返折产生张力后,更容易被切开

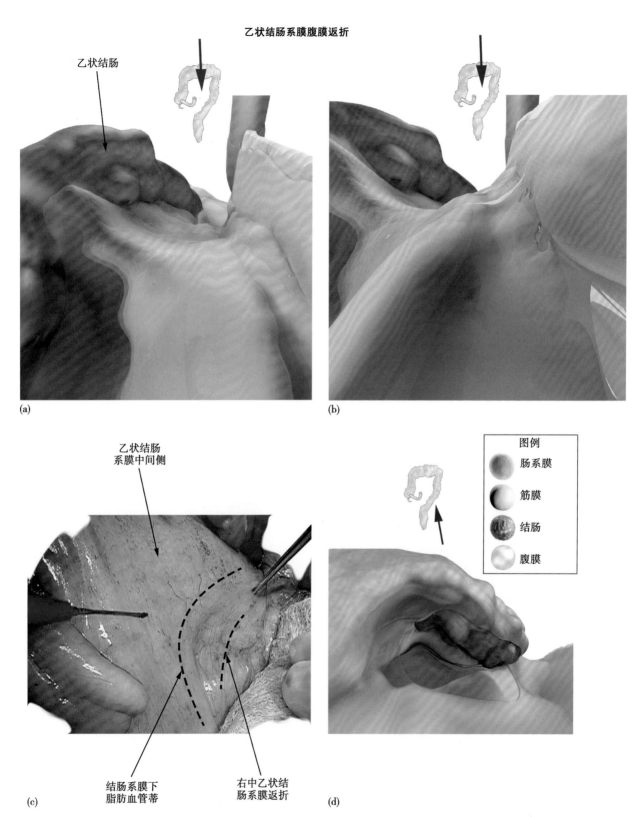

乙状结肠系膜腹膜返折

乙状结肠

乙状结肠
系膜中间侧

图例
肠系膜
筋膜
结肠
腹膜

结肠系膜下
脂肪血管蒂

右中乙状结
肠系膜返折

(a)
(b)
(c)
(d)

图 14.9　在乙状结肠系膜基底两侧的腹膜返折。(a)(参见 QR2d/3,4)返折在乙状结肠系膜的右侧(内侧)。(b)(也可参见 QR 2d/3,4),如(a)所示的照片的放大视图。(c)术中观察腹膜返折在该区域的照片。把乙状结肠和乙状结肠系膜向左牵拉,这将乙状结肠系膜从后腹膜上拉起从而暴露右侧乙状结肠系膜。(d)(参见 QR2d/8,9)乙状结肠系膜外侧的数字图像。顺着左侧乙状结肠系膜切开腹膜以展示乙状结肠系膜弯曲并反向附着于后腹壁

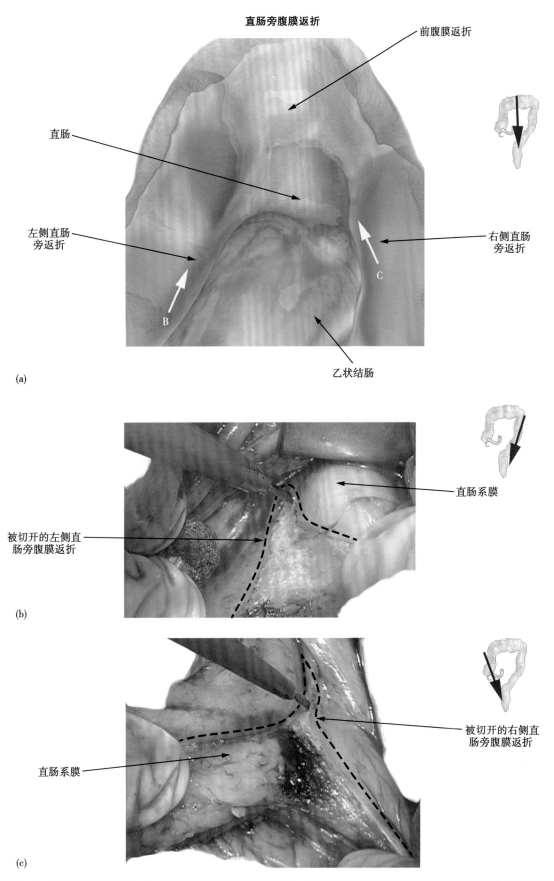

图 14.10　直肠旁腹膜返折。(a)（参见 QR2d/5）数字图像。(b) 开腹手术中正被切开的左侧直肠旁腹膜返折（参见缩略图）。(c)（参见 QR2D/6,7）。开腹手术中正被切开的右侧直肠旁腹膜返折（参见缩略图）

以肠系膜为基础的开腹结直肠手术中结肠系膜筋膜平面的外观

1. 小肠系膜及下面的筋膜(图 14.11)。

2. 回盲部肠系膜汇合处及下面的筋膜(图 14.12)。

3. 右侧结肠系膜及下面的筋膜(图 14.13)。

4. 大网膜被游离后的横结肠系膜(图 14.14)。

小肠系膜下的系膜筋膜平面

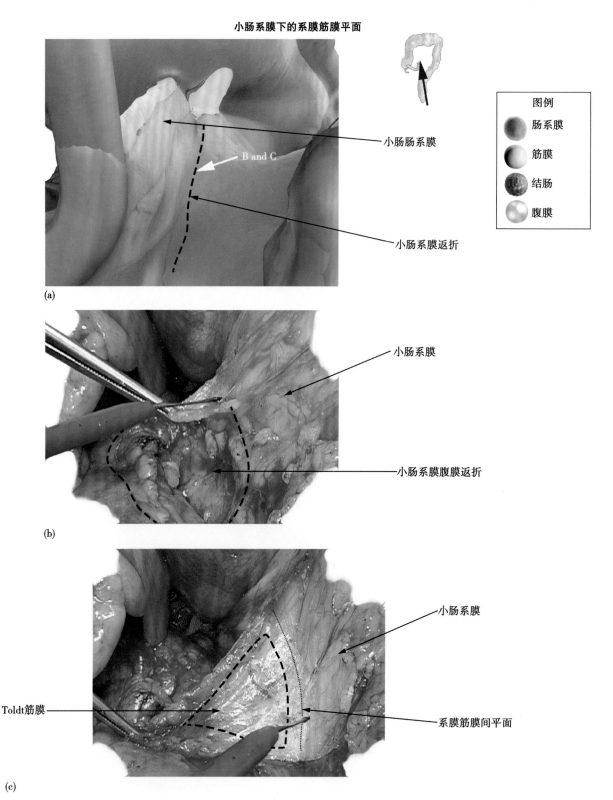

图例
- 肠系膜
- 筋膜
- 结肠
- 腹膜

(a) 小肠肠系膜
小肠系膜返折
B and C

(b) 小肠系膜
小肠系膜腹膜返折

(c) Toldt筋膜
小肠系膜
系膜筋膜间平面

图 14.11 由小肠系膜和 Toldt 筋膜形成的系膜筋膜平面。(a)(参见 QR 3/5)。肠系膜基底部腹膜返折的数字图像。(b) 开腹手术中如何抓取和切开返折的图像。(c) 开腹手术视野下的系膜筋膜平面。系膜筋膜平面是筋膜和肠系膜之间的平面

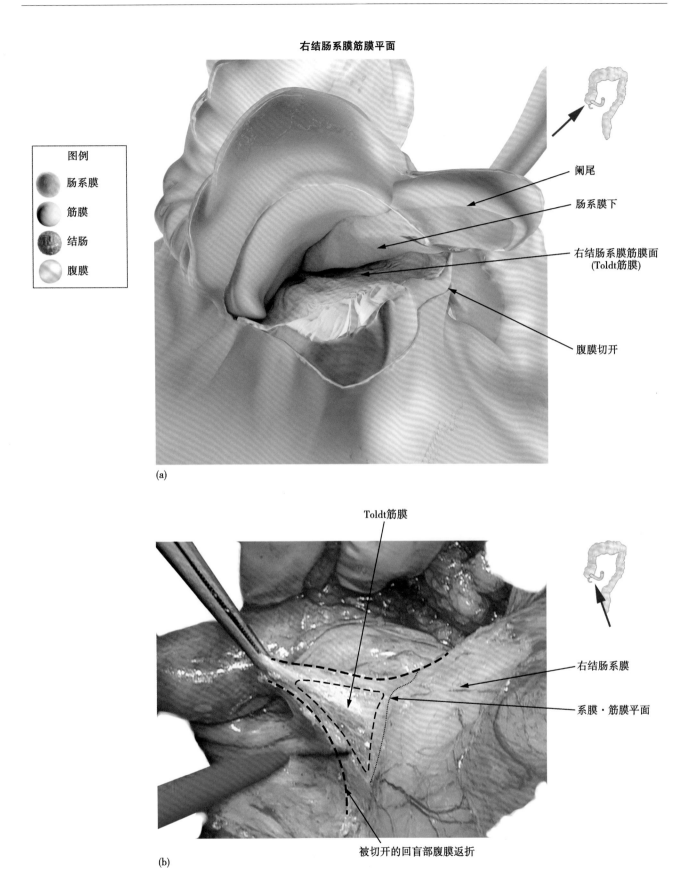

右结肠系膜筋膜平面

图例
- 肠系膜
- 筋膜
- 结肠
- 腹膜

阑尾

肠系膜下

右结肠系膜筋膜面
(Toldt筋膜)

腹膜切开

(a)

Toldt筋膜

右结肠系膜

系膜·筋膜平面

被切开的回盲部腹膜返折

(b)

图14.12　在回盲部肠系膜和 Toldt 筋膜之间产生的系膜筋膜平面。(a)数字图像显示切开腹膜后暴露下方系膜筋膜平面。(b)开腹手术视野下系膜和筋膜形成的系膜筋膜平面(参见缩略图)

右结肠系膜筋膜平面

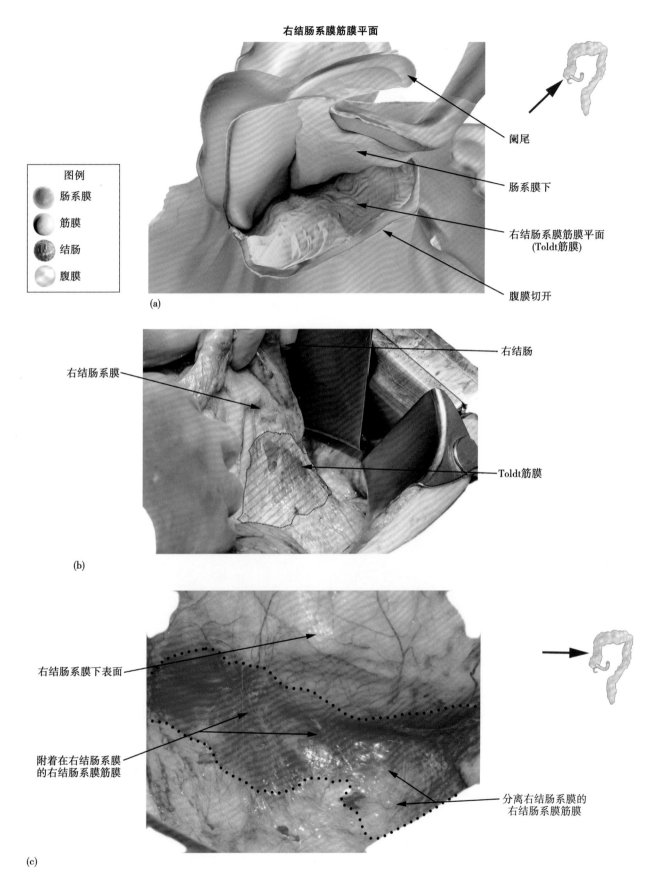

图例
肠系膜
筋膜
结肠
腹膜

阑尾

肠系膜下

右结肠系膜筋膜平面
(Toldt筋膜)

腹膜切开

(a)

右结肠系膜

右结肠

Toldt筋膜

(b)

右结肠系膜下表面

附着在右结肠系膜
的右结肠系膜筋膜

分离右结肠系膜的
右结肠系膜筋膜

(c)

图 14.13 右侧结肠系膜和 Toldt 筋膜形成的系膜筋膜平面。(a)数字图像。(b)开腹的视野。(c)术中观察到的被游离后的右结肠系膜、Toldt 筋膜和后腹膜。一部分筋膜从右侧结肠系膜分离后,从左侧视角看,其他部分仍附着在右结肠系膜

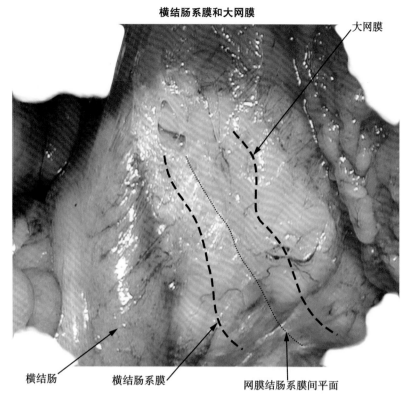

横结肠系膜和大网膜

大网膜

横结肠　横结肠系膜　网膜结肠系膜间平面

图 14.14　大网膜游离后的横结肠上表面

5. 左侧结肠系膜及下面的筋膜（图 14.15）。

6. 位于乙状结肠系膜腹膜返折下的乙状结肠系膜及筋膜（图 14.16）。a. 腹膜切开前的乙状结肠系膜腹膜返折；b. 腹膜切开后的乙状结肠系膜腹膜返折。

7. 位于直肠系膜后侧的直肠系膜和筋膜（图 14.17）。

8. 左右两侧直肠旁腹膜返折切开后的直肠系膜和直肠系膜筋膜（图 14.18）。

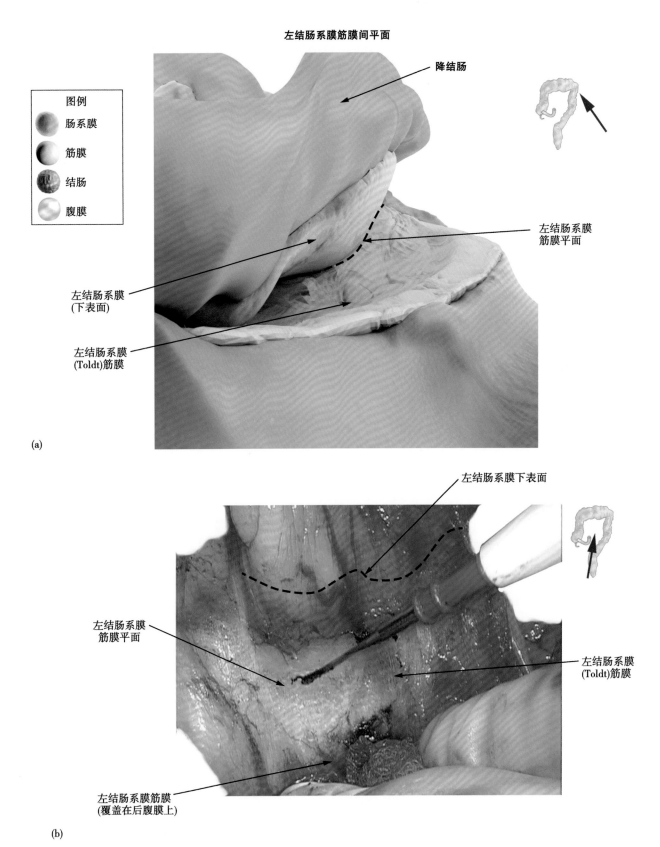

左结肠系膜筋膜间平面

降结肠

左结肠系膜
筋膜平面

左结肠系膜
（下表面）

左结肠系膜
(Toldt)筋膜

图例

肠系膜
筋膜
结肠
腹膜

(a)

左结肠系膜下表面

左结肠系膜
筋膜平面

左结肠系膜
(Toldt)筋膜

左结肠系膜筋膜
（覆盖在后腹膜上）

(b)

图14.15 左结肠系膜和 Toldt 筋膜形成的系膜筋膜间平面。（a）数字图像；（b）（参见 QR 6/2）开腹的视野。系膜筋膜平面是由左结肠系膜（图的上边）和下方筋膜形成的平面。此为将左结肠系膜提离后腹膜从而让下方系膜筋膜平面产生张力而形成的图像。筋膜的纤维就会变得很明显并可从结肠系膜的下表面分离下来

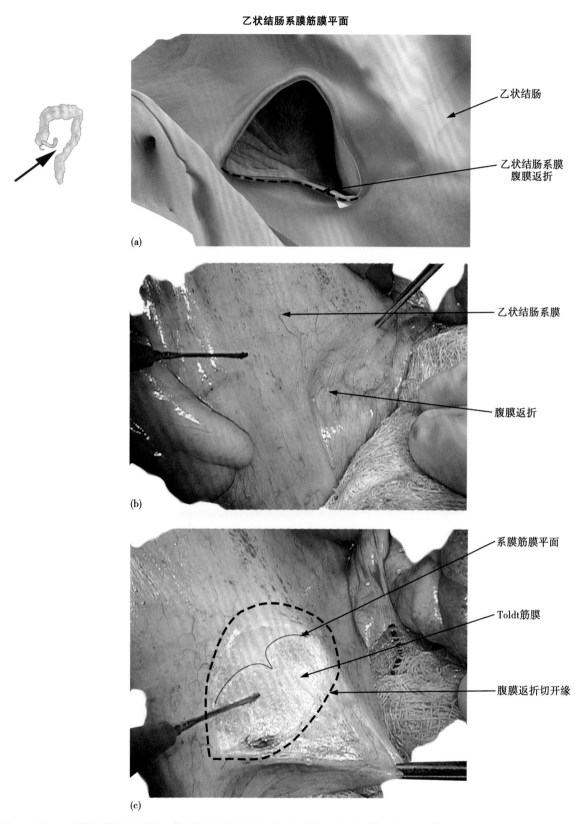

图 14.16　（a）数字模型展示的乙状结肠系膜的内侧面和进入该区域系膜筋膜平面的技巧。（b）切开前的右侧乙状结肠系膜的图像。（c）腹膜返折切开后暴露的系膜筋膜平面。乙状结肠系膜和 Toldt 筋膜之间的系膜筋膜平面

直肠系膜和筋膜之间的系膜筋膜平面

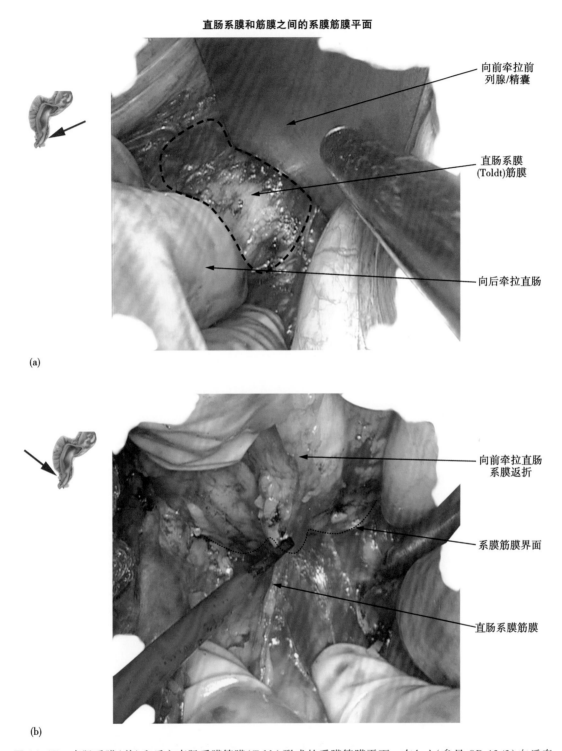

向前牵拉前列腺/精囊

直肠系膜(Toldt)筋膜

向后牵拉直肠

(a)

向前牵拉直肠系膜返折

系膜筋膜界面

直肠系膜筋膜

(b)

图 14.17 直肠系膜(前)和后方直肠系膜筋膜(Toldt)形成的系膜筋膜平面。在(a)(参见 QR 13/3)向后牵拉直肠同时向前牵拉直肠前组织。牵拉后可以看到内部的筋膜。相同方法可应用于(b)(参见 QR 13/4)向前牵拉直肠同时向后牵拉直肠后组织,在张力下可以看到筋膜,因此就可识别和分离系膜筋膜界面

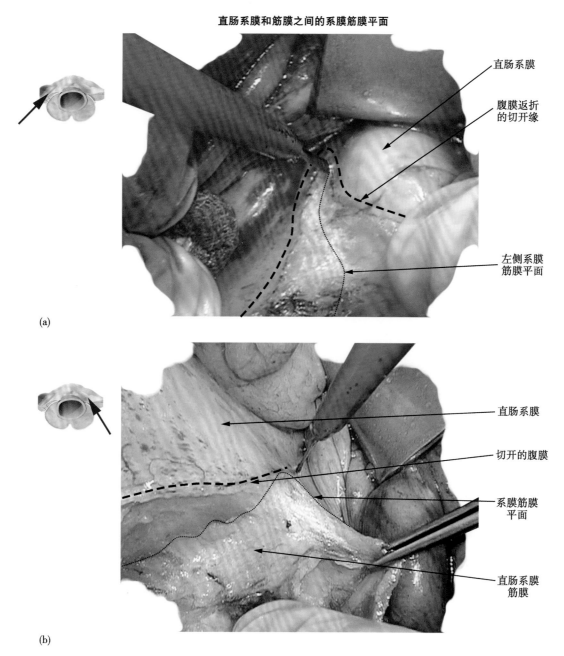

直肠系膜和筋膜之间的系膜筋膜平面

直肠系膜

腹膜返折
的切开缘

左侧系膜
筋膜平面

(a)

直肠系膜

切开的腹膜

系膜筋膜
平面

直肠系膜
筋膜

(b)

图 14.18 切开直肠左侧（a）（见 13/5 和 QR2D/5）和右侧（b）（参见 QR 13/6 和 QR2D/6,7）直肠旁腹膜返折后的系膜筋膜平面

以肠系膜为基础的开腹结直肠手术中脂肪血管蒂的外观

1. 回结肠脂肪血管蒂（图 14.19）。

2. 中结肠脂肪血管蒂（图 14.20）。

3. 肠系膜下脂肪血管蒂（图 14.21）。

4. 肠系膜下静脉脂肪血管蒂（图 14.22）。

以下内容为开腹手术中所观察到的肠系膜、相关腹膜和筋膜的图集，供大家术中参考之用。

回结肠脂肪血管蒂

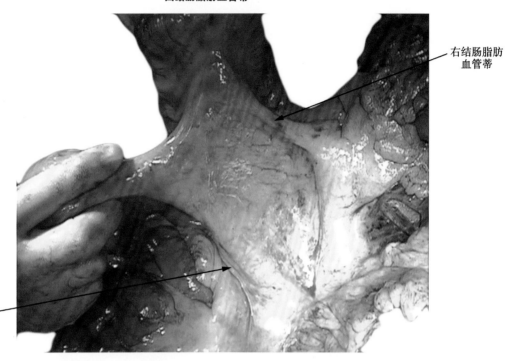

右结肠脂肪
血管蒂

结肠回肠脂
肪血管蒂

(a)

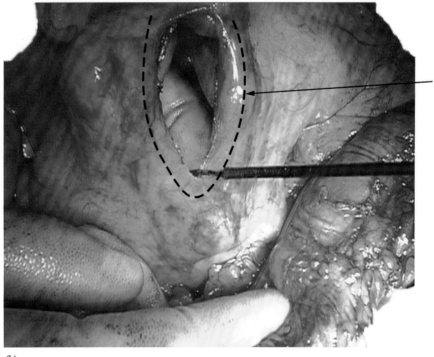

在无血管区域
切开肠系膜

(b)

图 14.19 裸化切开前(a)(参见 QR 1/5)和裸化切开中(b)的回结肠脂肪血管蒂

中结肠脂肪血管蒂

中结肠脂肪血管蒂

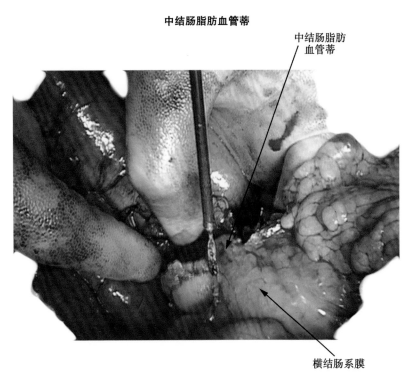

横结肠系膜

图 14.20　中结肠脂肪血管蒂

乙状结肠系膜脂肪血管蒂

乙状结肠系膜

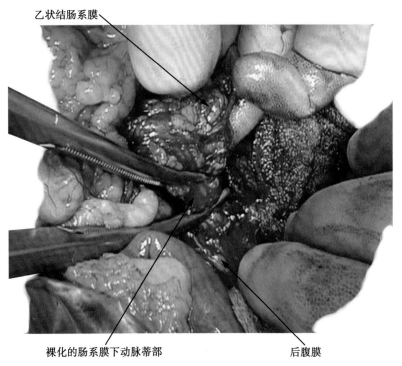

裸化的肠系膜下动脉蒂部　　　　后腹膜

图 14.21　肠系膜下动脉脂肪血管蒂

肠系膜下静脉脂肪血管蒂

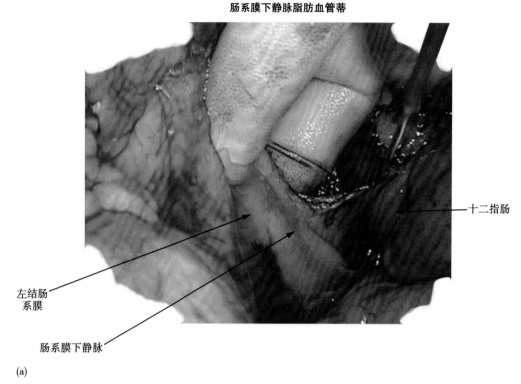

十二指肠

左结肠
系膜

肠系膜下静脉

(a)

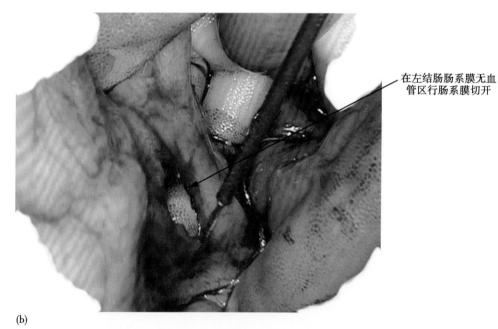

在左结肠肠系膜无血
管区行肠系膜切开

(b)

图 14.22　肠系膜下静脉脂肪血管蒂。(a)术中观察到的开腹低前切除术中的肠系膜下脂肪血管蒂。(b)术中观察到的用电刀裸化后的肠系膜下静脉

总 结

展示以肠系膜为基础的开腹手术中系膜、相关腹膜和筋膜外观的图集得以诞生。其中的图片给进行以肠系膜为基础的开腹手术提供了借鉴和帮助。

15. 以肠系膜为基础的结直肠手术使用的器械

J. CALVIN COFFEY AND JOHN P. BURKE

The best place to find helping hands is at the end of your own arms.

——Confuscius

目的

本章旨在总结以肠系膜为基础的手术的主要操作，及介绍目前可供使用的相关手术器械。以下内容和作者个人的手术喜好无关。

介绍

以下内容并非要讨论选择不同手术器械会带来的术后结局差异，而是描述目前可供使用的器械如何能够实现以肠系膜为基础的手术目标。这些目标包括：①构建畅通的肠系膜入路；②止血。

获取畅通肠系膜入路使用的器械

以肠系膜为基础的外科手术需要合适的路径来识别手术平面及组成结构[1-13]，这将在其他章节进行详细讨论，在此仅做简单介绍。外科医生必须有足够的手术路径以便：①识别肠系膜或结肠系膜；②分离系膜筋膜平面的结构；③毫发无损地到达脂肪血管蒂（图

15.1）。如果做不到这些，以肠系膜为基础的外科手术会变得非常困难和危机四伏，甚至有可能无法完成。

开腹手术、腹腔镜手术和机器人手术中所使用的技巧和器械各不相同。机器人平台的使用将产生其他的影响要素[14]。

开腹手术：畅通的肠系膜入路

开腹结直肠手术中，保证腹壁边缘的良好牵开至关重要，这样主刀医生就能获得良好视野以便顺利进入肠系膜。因为这对任何腹部手术都至关重要，所以从一开始就应该使用质量好的自动牵开器（如 Gosset、Balfour）或肋骨撑开器（图 15.2）。其他可供选择的高质量牵开器还包括 Omni-Tract 和 Bookwalter reactor，虽然他们造价昂贵且安装费时，但可以最大限度的扩大牵拉的范围。

最近，有公司开发了伤口边缘牵开器（如美国加州 Applied Medical 公司开发的 Alexis 伤口边缘保护器，如图 15.2），当其被卷起时，可自动牵开小到中等大小的剖腹伤口。这些牵开器越来越多地被应用于腹腔镜和机器人手术的肠和系膜外置的操作中。虽然它们能很好地牵开完全松弛状态的腹壁，但是缺乏腹腔内的操作空间。因此，所有的胃肠系膜游离必须在插入牵开器之前进行。新的证据表明，使用 Alexis 伤口牵开器会减少与伤口相关的感染并发症[15]。

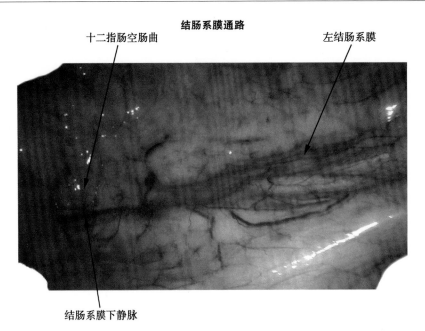

结肠系膜通路

十二指肠空肠曲

左结肠系膜

结肠系膜下静脉

图 15.1 腹腔镜手术术中可看到光滑的左结肠系膜

自动牵开器

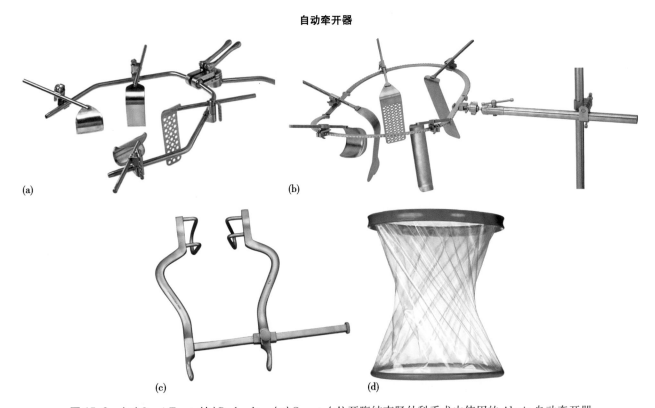

(a)

(b)

(c)

(d)

图 15.2 （a）Omni-Tract，（b）Bookwalter，（c）Gosset，（d）开腹结直肠外科手术中使用的 Alexis 自动牵开器

腹腔镜手术/机器人手术：畅通的肠系膜入路

在腹腔镜手术中，合理地安装观察孔及其他戳卡孔以获得直观和良好的肠系膜入路至关重要。我们建议不要墨守成规，要根据现场情况来调整戳卡孔的数量和位置，以便获得合适的肠系膜入路。

大多数外科医生将腹腔镜或机器人观察孔定位在脐的正上方或下方位置。镜头呈 30°最佳，但并非硬性要求（这肯定会让手术操作更容易）。结肠系膜和肠系膜剥离时需要足够的二氧化碳气腹，通常可以采用 15 毫米汞柱的腹腔内压力。戳卡应在直视下采用钝性器械放置。在放置之前，应照亮腹壁以防止损伤皮下血管。这一步非常关键，因为血液会沿着戳卡孔进入手术区进而影响手术视野。

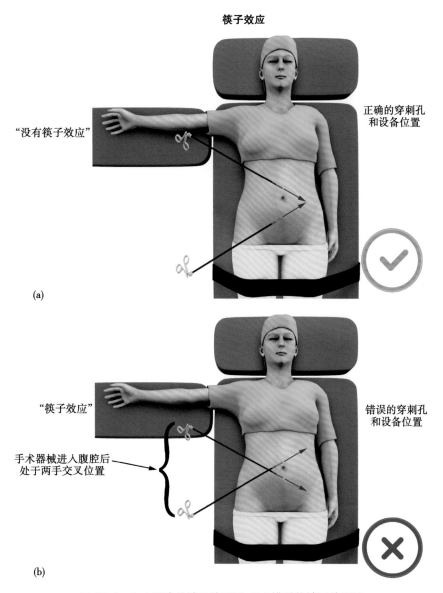

图 15.3　(a) 正确的端口放置图,(b) 错误的端口放置图

辅助操作孔与主操作孔相对放置,两孔间距离约6厘米(即大约一只手的宽度)(图 15.3a)。这种安排可以防止器械使用过程中产生交叉而妨碍操作(图 15.3b)。需要注意的是,手术开始就要固定好所有戳卡,因为戳卡的缓慢移位和更换可能引起气腹消失。在戳卡周围的简单缝合可以防止手术过程中端口的脱落。

腹腔镜/机器人手术中经腹部切口恢复气腹

在打开腹腔后,建立恢复气腹的安全机制非常重要。当腹部切口的长度不长(即在 5 厘米的范围内)时,使用以下方法是合适的,这就是使用 Alexis 伤口边缘牵开器。卷起这个牵开器使之像烟卷一样覆盖在切口上,在皮肤边缘垫上纱布垫并在同水平上使用夹子防止漏气,这个装置会在充气的时候和腹壁一起抬起,从而建立一个密闭的充气空间。

止血

止血是以肠系膜为基础的手术的关键。

出血的来源

一般来说,以肠系膜为基础的手术,出血主要来自于这四个部位中的一个或多个:①肠系膜,②小肠,③筋膜,④粘连。以这种方式分类出血大有裨益,因为这种分类提供了在术中和术后止血的系统方法。如果出血是可预测的,那我们就可以更好地控制。在完成手术后对腹腔进行系统检查,比随意寻找残余出血点更令人放心。

肠系膜出血常常在切开肠系膜时发生。除了主要的肠系膜血管,小血管也常出现在肠系膜间皮层下方的结缔组织(图 15.4)[16,17]。这些血管的出血是无法避免的,因为在肠系膜手术中不可避免要切开腹膜,这种出血一般都能很快自行停止。而肠系膜大出血往往是由于肠系膜下动脉或静脉、结肠血管的损伤甚至完全离断,这种出血不会自行停止,需采用特别的措施来止血。

如果边缘血管损伤,肠道边缘也会发生出血。这种出血是好现象,并不是有问题的表现(只要识别后及时止血)。许多医生故意切断这条血管,观察是否有搏动性出血。他们首先将动脉夹放在边缘血管的远端,然后在夹子近端切断血管,如果有搏动性出血就在切开的近端再放置一个动脉夹子。没有搏动性出血是不好的表征,应继续切到出血活跃的肠管部分才能做肠管吻合。

当手术结束,在关腹前,应全面检查肠系膜以确保没有出血[18-22]。

小血管的出血也发生在 Toldt 筋膜里,此处小血管和淋巴管是伴行的[16,17,23]。从后腹膜分离筋膜(即系膜筋膜分离)时,这些血管容易受到牵拉而出血。一般来说,这种出血是自限性的,但会模糊手术平面视野增加手术难度(图 15.5a 和 b)。在结直肠手术完成时彻底检查筋膜残余出血点非常重要。有人认为,预

防性应用抗凝药可能加重术中和术后创面的渗血,这种观点很有可能是正确的。

腹膜返折中的腹膜切开止血术

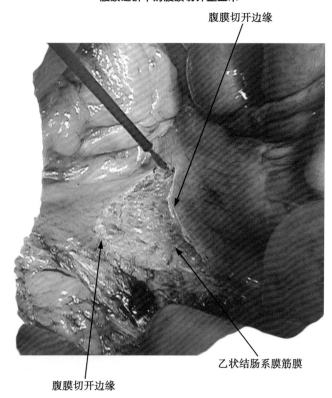

图 15.4　沿乙状结肠系膜基底部右侧行腹膜切开止血术(术中观察)

系膜筋膜分离

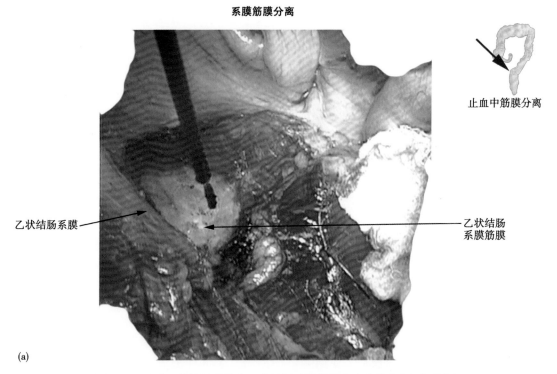

图 15.5　(a)乙状结肠系膜和乙状结肠系膜筋膜止血性分离(术中观察)

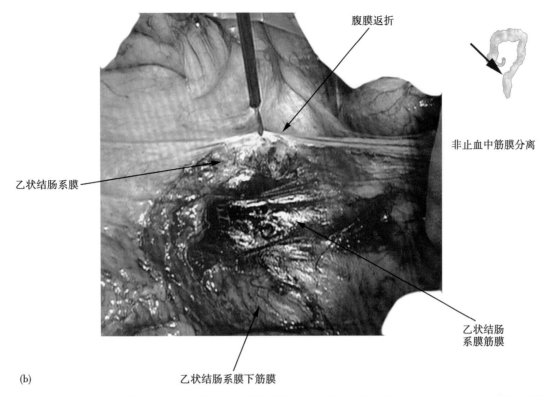

（b）

图 15.5（续）　（b）乙状结肠系膜和乙状结肠系膜筋膜非止血性分离（术中观察）。由于出血，（a）图中系膜筋膜平面较（b）图清晰

对筋膜血管的识别可以导引系膜筋膜分离。如果小血管位于结肠系膜的底面，顾名思义就是系膜内血管。对螺旋筋膜血管的识别表明，残余筋膜仍覆盖在肠系膜下表面，应将其剥离来暴露鲜黄色的肠系膜/结肠系膜（图 15.6）

当切开筋膜和后腹膜以识别和保护输尿管时，筋

右侧系膜筋膜分离

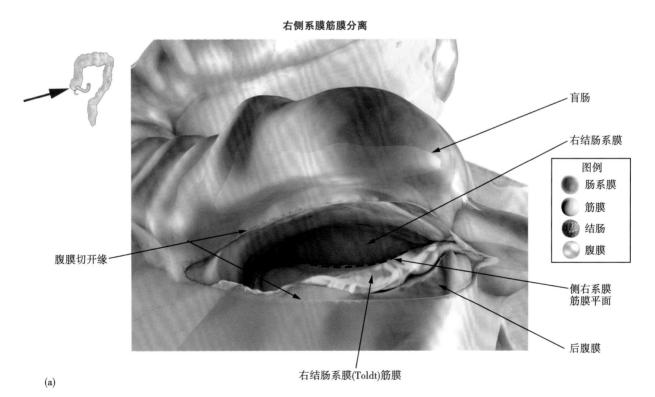

（a）

图 15.6　（a）3D 数字图像 2.5D 快照，展示当腹膜返折打开后的右侧结肠系膜和筋膜的关系

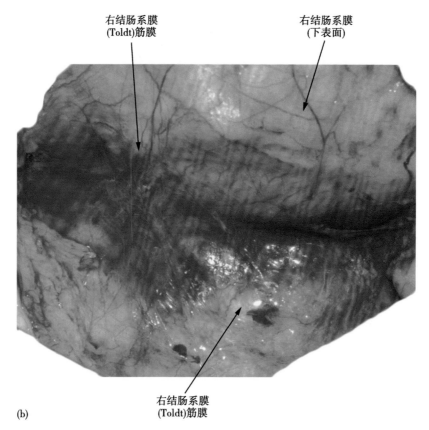

右结肠系膜
(Toldt)筋膜

右结肠系膜
(下表面)

右结肠系膜
(Toldt)筋膜

(b)

图 15.6(续) （b）术中图像显示同样的关系。右侧结肠系膜的深面，Toldt 筋膜和后腹膜是显而易见的。筋膜已从右侧结肠系膜剥离而不是图像的左侧

膜也会出血。许多外科医生会这么操作，他们主张在输尿管周围放置血管畔来进一步实施保护。如果外科医生循着系膜筋膜平面切开，可以避免撕裂筋膜和打开后腹膜（见第 16 章）。尽管二者都与出血有关，但它们引起的出血都不会影响血流动力学的稳定。然而，会导致术后血液在局部积聚，反过来又会引起二重感染并导致更大的出血。对于有凝血功能障碍或再次手术的患者，筋膜和后腹膜出血很可能尤其麻烦，应尽可能避免发生。

以肠系膜为基础的手术中使用的止血器械

抽吸和冲洗

以肠系膜为基础的手术最重要的是保持术野尽可能无血。出血会掩盖系膜之间的平面和其组织结构。出血无法避免，外科医生须首先清除术野中的血液以暴露其掩盖的解剖结构。

即使是少量的血液都会掩盖精细的界面，使术者找不到解剖平面。因此，有效的抽吸和冲洗从手

术开始就必不可少。冲洗有多种方法，包括无菌水或生理盐水。筋膜和横结肠系膜之间及结肠和筋膜之间的层面不易发现，因此很容易被忽略。为了避免这种情况，许多外科医生术中都会边进行手术边全面冲洗。在开腹手术中，将生理盐水或蒸馏水通过膀胱注射器进行频繁冲洗来清除血液以显示其掩盖的解剖结构。在腹腔镜和机器人手术中，两用装置（图 15.7）可以轻柔地分离系膜和筋膜，同时进行冲洗（或抽吸）和切开。

两用抽吸和冲洗装置

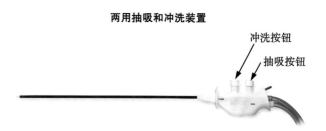

冲洗按钮

抽吸按钮

图 15.7   两用内腔抽吸和冲洗装置

在特定情况下，可将纱布（15cm×15cm×8 层）放入腹腔，在吸收血液的同时起到局部填塞作用。纱布的大小意味着下行压力可广泛均匀地分布，从而有助于系膜的分离。通过这个方法，外科医生可以实现止血

和分离的双重目标。在腹腔镜手术中,为了发挥纱布的作用,应注意几个要点,如果不熟悉这些要点不仅会浪费时间,手术甚至会受挫。往腹腔内放纱布时,要先打开12毫米戳卡的盖子,然后把纱布塞进去。由于纱布会吸收血液并膨胀,所以必须在取出之前将其展开。有时,纱布可能会卡在戳卡内,这时应先拔出戳卡,轻轻推出纱布,再重新置入戳卡。

Bovie 或电刀

　　在结直肠开腹手术中,电外科设备中使用最频繁的是单极电刀(或 Bovie)(图15.8)。该设备系统包括活性电极和非活性或分散电极。由此产生了一个环路,通过这个环路,电流(产生热能)可以传到地面。在肠系膜的结直肠手术中,单极电刀用于切开腹膜返

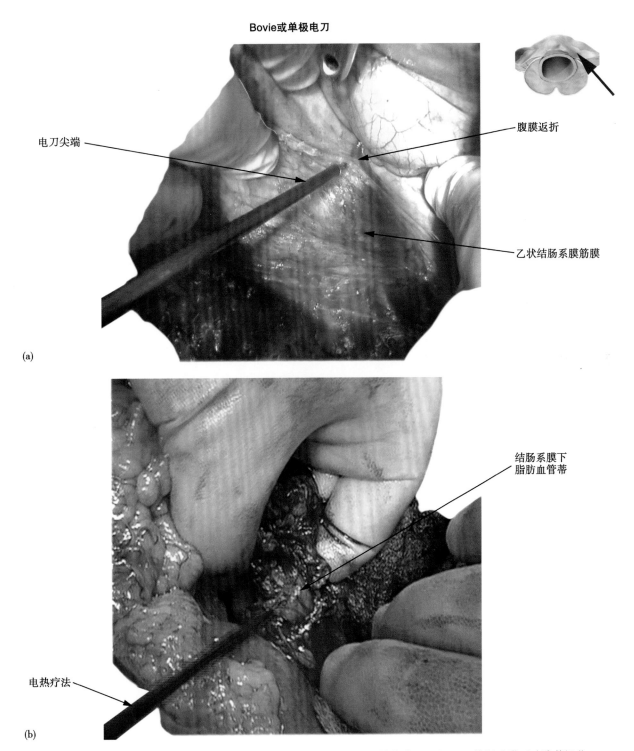

图 15.8　(a)(参照 QR 13/6)使用 Bovie 或单极电刀分离系膜及其筋膜。(b)Bovie 使肠系膜下动脉蒂裸化

折,从而将筋膜从肠系膜上剥离,或切开无血管系膜区(图15.8a)。肠系膜在这些地方都很纤薄。如果小心地操作,单极电刀也可以用于裸化血管蒂和暴露其中的血管(图15.8b)。

单极电刀不能控制乙状结肠、直肠上段或者肠系膜下动脉的出血。其他闭合性止血设备在这种情况下更有用(见"闭合性止血设备"部分)。单极电刀用于清除肠管浆膜面的系膜组织或者肠脂垂是非常有优势的。在肠管吻合时,这个操作对辨别胃肠道的黏膜、黏膜下层和浆肌层很有帮助(见第16章)。

单级电刀的另一个用途是在开始游离肠系膜之前先切断先天性粘连。很多医生使用单极电刀来分离粘连和切开腹膜返折,从而暴露系膜筋膜平面,然后再用相同的方法继续分离系膜筋膜平面的组织结构。

从过去来看,单极电刀在以肠系膜为基础的手术中用途十分广泛。也许它最大的优势在于用止血性切开取代了组织剪的锐性切开。在单极设备无法实现止血性解剖的区域,我们可采用新的闭合性止血器械来获得更好的效果。

止血设备

如前所述,一些小血管紧贴在间皮层下面,或在筋膜和肠系膜的结缔组织中,所以手术中很难避免出血。过去,因为外科医生使用组织剪进行锐性解剖,因此这种出血很常见,现在,同时具有切开和止血功能的设备使医生可以不出血地切开,这大大减少了结直肠手术中的出血量。当这些设备与解剖性的切开方法结合使用时,失血量会在不知不觉间降低。

可用闭合止血设备夹住出血点进行激发但不切割而实现止血(如果闭合止血设备兼具切割和止血功能)。这对大血管的裸化和切开系膜间无血管区非常有用。

这些设备应该谨慎使用,因为它们的刀头可以达到相当高的温度。温度对组织的影响如下:在低于70℃时,组织变化很小,即使系膜内组织也如此。在70℃和150℃之间,胶原变性引起组织的轻微收缩和变白。如果温度高于150℃,当细胞质到达沸点并迅速膨胀时,细胞破裂。当到达200℃和300℃之间时,组织碳化并开始蒸发[24,25]。

止血设备的选择取决于组织的解剖学特质。正常的肠系膜可以通过绝大多数闭合止血设备的简单操作来进行切开。许多闭合止血设备可以处理直径达7毫米的血管。这些设备也被谨慎地应用到复杂的肠系膜手术中[16,17]。在严重的克罗恩病中,肠系膜明显增厚

并缠绕在肠表面(即爬行脂肪或脂肪包裹)(图15.9和第7章)[26]。这是由迄今仍无法解释的肠系膜间质过度反应造成的[27]。类似的间充质现象有时也见于复杂的憩室和神经内分泌疾病,以及肠系膜纤维瘤。在这些情况下,需谨慎选择切除结肠系膜和直肠系膜的方法。虽然闭合止血设备在分离肠系膜和肠管时很有用,但它们不适合在克罗恩病或憩室病的肠系膜上使用。克罗恩病患者的安全止血方法将在第16章有描述。

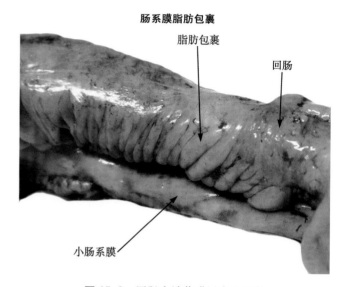

肠系膜脂肪包裹
脂肪包裹
回肠
小肠系膜

图15.9　回肠末端浆膜层脂肪包裹

新的止血方法

新的止血机制涉及新的止血剂。其中包括凝胶、泡沫材料或止血垫(图15.10)。在腹腔镜和机器人手术中,止血垫可以通过一个12毫米的戳卡放置在出血部位。在常规方法没有效果的情况下,这种方法往往能够成功。新的液体或粉末状材料越来越多地被用于开腹、腹腔镜和机器人手术。这些止血剂在

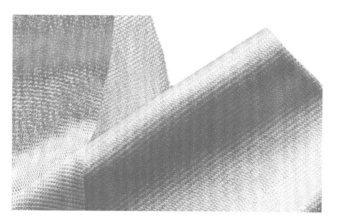

图15.10　止血垫

难以识别、位置较深或者处理棘手的盆腔出血中取得了成功。

腹腔镜和机器人手术后气体排空

温度升高的闭合止血装置和肠系膜组织接触会产生雾气，这些气体应尽快排空。这在精细解剖平面结构或在裸化脂肪血管蒂的时候尤为重要。在腹腔镜和机器人手术中，清晰的术野是区分脂肪和血管组织的必要条件，可以避免不小心伤到血管。当解剖平面被雾气模糊，外科医生需取出腹腔镜，直至局部解剖的清晰视野恢复。毫无疑问，这个操作中断了手术进程，非常耗时，并让术野发生巨大的变化。关于这一问题最近出现了若干解决办法。有的医生使用一种连接在戳卡上带有烟囱的排气装置（图15.11）。虽然这种装置费用低廉，但如果持续使用，则可能会影响气腹的稳定。能够同时维持气腹并过滤雾汽的装置（如，Airseal装置，SurgiQuest，Inc.，CT，United States）最近已被研发出来，并被越来越多地用于直肠经肛门直肠全系膜切除术和经肛门微创手术。现已证实，排气装置能够提供良好的术野，并减少有害的致癌气体对医务人员的危害[28]。能够维持气腹同时排气的装置在机器人结直肠手术中非常有用。

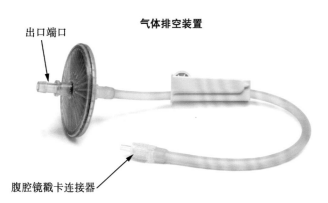

出口端口

气体排空装置

腹腔镜戳卡连接器

图15.11　腹腔镜手术中使用的"烟囱样"气体排空装置

未来的方向

现有的手术器械并非没有缺陷。它们为今后新器械的开发提供了依据。例如，将小肠及其系膜从左结肠系膜上牵拉开以获得通畅的左结肠系膜入路往往是很困难的，这是因为①小肠和相关肠系膜较长，②肠系膜附着于后腹壁的区域相对较短。鉴于此种情况，今后的研究应着力解决上述问题，并探索合理的牵拉机制。

总结

为了完成高质量的肠系膜结直肠手术，外科医生必须保证畅通的肠系膜入路，以及肠系膜的止血性游离和切开。现有的手术器械使外科医生能够实现这些目标，但在多个层面上还有很大的改进空间。改良的肠系膜入路、更有效的腹膜切开方法、系膜筋膜解剖入路和分离是今后手术器械设计应重点关注的临床需求。

参考文献

1. Coffey, J.C. et al., Mesenteric-based surgery exploits gastrointestinal, peritoneal, mesenteric and fascial continuity from duodenojejunal flexure to the anorectal junction—A review. *Dig Surg*, 2015. **32**(4): 291–300.
2. Acar, H.I. et al., Dynamic article: Surgical anatomical planes for complete mesocolic excision and applied vascular anatomy of the right colon. *Dis Colon Rectum*, 2014. **57**(10): 1169–1175.
3. Bertelsen, C.A. et al., Can the quality of colonic surgery be improved by standardization of surgical technique with complete mesocolic excision? *Colorectal Dis*, 2011. **13**(10): 1123–1129.
4. West, N.P. et al., Complete mesocolic excision with central vascular ligation produces an oncologically superior specimen compared with standard surgery for carcinoma of the colon. *J Clin Oncol*, 2010. **28**(2): 272–278.
5. Quirke, P. et al., Effect of the plane of surgery achieved on local recurrence in patients with operable rectal cancer: A prospective study using data from the MRC CR07 and NCIC-CTG CO16 randomised clinical trial. *Lancet*, 2009. **373**(9666): 821–828.
6. Hohenberger, W. et al., Standardized surgery for colonic cancer: Complete mesocolic excision and central ligation—Technical notes and outcome. *Colorectal Dis*, 2009. **11**(4): 354–364; discussion 364–365.
7. Lin, M.B. et al., Understanding the planes of total mesorectal excision through surgical anatomy of pelvic fascia. *Zhonghua Wei Chang Wai Ke Za Zhi*, 2008. **11**(4): 308–311.
8. Heald, R.J., The "Holy Plane" of rectal surgery. *J R Soc Med*, 1988. **81**(9): 503–508.
9. Sehgal, R. and J.C. Coffey, The development of consensus for complete mesocolic excision (CME) should commence with standardisation of anatomy and related terminology. *Int J Colorectal Dis*, 2014. **29**(6): 763–764.
10. Coffey, J.C. et al., Terminology and nomenclature

in colonic surgery: Universal application of a rule-based approach derived from updates on mesenteric anatomy. *Tech Coloproctol*, 2014. **18**(9): 789–794.

11. Coffey, J.C., Surgical anatomy and anatomic surgery—Clinical and scientific mutualism. *Surgeon*, 2013. **11**(4): 177–182.

12. Coffey, J.C. et al., The mesentery in Crohn's disease: friend or foe? *Curr Opin Gastroenterol*, 2016. **32**(4): 267–273.

13. Coffey, J.C. and P. Dockery, Colorectal cancer: Surgery for colorectal cancer—Standardization required. *Nat Rev Gastroenterol Hepatol*, 2016. **13**(5): 256–257.

14. Ross, H. et al., *Robotic Approaches to Colorectal Surgery*. Springer International Publishing, Cham, Switzerland, 2015, pp. 19–29.

15. Cheng, K.P. et al., ALEXIS O-Ring wound retractor vs conventional wound protection for the prevention of surgical site infections in colorectal resections. *Colorectal Dis*, 2012. **14**(6): e346–e351.

16. Culligan, K. et al., The mesocolon: A prospective observational study. *Colorectal Dis*, 2012. **14**(4): 421–428; discussion 428–430.

17. Culligan, K. et al., The mesocolon: A histological and electron microscopic characterization of the mesenteric attachment of the colon prior to and after surgical mobilization. *Ann Surg*, 2014. **260**(6): 1048–1056.

18. Scott-Conner, C.E.H. and C. Henselmann, *Chassin's Operative Strategy in Colon and Rectal Surgery*. Springer, New York, 2010, pp. 25–41, 50–73.

19. Block, G.E. and A.R. Moossa, *Operative Colorectal Surgery*. W.B. Saunders, Philadelphia, PA, 1994, pp. 67–93, 129–151.

20. Delaney, C.P. et al., *Operative Techniques in Laparoscopic Colorectal Surgery*. Wolters Kluwer Health, Philadelphia, PA, 2013, pp. 55–65, 85–96, 109–123.

21. Beck, D.E. et al., *The ASCRS Manual of Colon and Rectal Surgery*. Springer, New York, 2014, pp. 777–787.

22. Milsom, J.W. et al., *Laparoscopic Colorectal Surgery*. Springer, New York, 2006, pp. 30–48, 128–145, 145–170, 203–230.

23. Culligan, K. et al., A detailed appraisal of mesocolic lymphangiology—An immunohistochemical and stereological analysis. *J Anat*, 2014. **225**(4): 463–472.

24. Feldman, L., P. Fuchshuber, and D.B. Jones, *The SAGES Manual on the Fundamental Use of Surgical Energy (FUSE)*. Springer, New York, 2012. pp. 15–61, 123–133.

25. Janssen, P.F., H.A. Brolmann, and J.A. Huirne, Effectiveness of electrothermal bipolar vessel-sealing devices versus other electrothermal and ultrasonic devices for abdominal surgical hemostasis: A systematic review. *Surg Endosc*, 2012. **26**(10): 2892–2901.

26. Michelassi, F. and S. Sultan, Surgical treatment of complex small bowel Crohn disease. *Ann Surg*, 2014. **260**(2): 230–235.

27. Marlicz, W. et al., Various types of stem cells, including a population of very small embryonic-like stem cells, are mobilized into peripheral blood in patients with Crohn's disease. *Inflamm Bowel Dis*, 2012. **18**(9): 1711–1722.

28. Takahashi, H. et al., Automatic smoke evacuation in laparoscopic surgery: A simplified method for objective evaluation. *Surg Endosc*, 2013. **27**(8): 2980–2987.

16. 以肠系膜为基础的结直肠外科技术

J. CALVIN COFFEY AND JEREMY LIPMAN

> It is sometimes necessary to step backward in order to go forward.
>
> ——French saying

目的

本章的主要目的是阐述在开腹、腹腔镜及机器人手术中，进行腹膜切开、肠系膜切开、筋膜及肠系膜分离、血管裸化和离断的技巧。

肠系膜原则的重要性

过去，肠外科手术主要关注手术部位的肠管本身，很少关注肠系膜结构[1-6]。总体来看，结直肠和小肠手术的大部分时间都用于切开和游离肠系膜。采用现代手工或器械吻合技术，肠管的顺利切除和吻合往往仅需要数分钟。相比之下，相当多的时间是用于尽可能不出血地完成系膜筋膜间平面的解剖分离。对机器人和腹腔镜结直肠手术的线上视频进行综合研究后，可将手术中处理系膜和肠管的时间分别进行统计，结果发现处理系膜的平均时间是处理肠管的 2.5 倍。

毫无疑问，在肠外科手术中，大部分时间是用于分离腹膜返折、游离切开肠系膜及裸化肠系膜脂肪血管蒂(图 16.1)。随着医学界整体上对肠系膜、筋膜及腹膜返折解剖的认知逐渐深入，外科医生对这些组织结

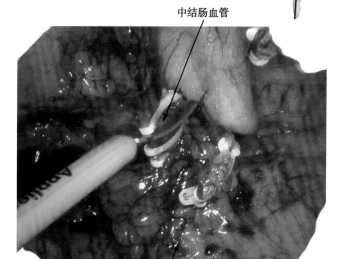

中结肠脂肪血管蒂

中结肠血管

肠系膜根部

图 16.1　腹腔镜下的中结肠脂肪血管蒂，上面观

构的个体特征也有了日益清晰的认识[7-12]。这在很大程度上离不开全直肠系膜切除术解剖学原理的制定，该原理也很快促生了全结肠系膜切除术（和完整结肠系膜切除术）[1,13-30]。这些手术总的原则是通过广泛（即完全）和完整的肠系膜切除以改善肿瘤预后。鉴于我们对肠系膜有了新的认知视角和更为深入的认

识,以肠系膜为基础的手术原则可能会越来越受重视。

越来越多的证据表明,肠系膜在驱动内平衡系统中起到重要作用。内平衡系统的紊乱,一直被视为与动脉粥样硬化、糖尿病和代谢综合征有关。关于肠系膜作用的最新认知让我们可以从总体上了解肠系膜器官的功能,并可能影响我们将来进行肠系膜切除的手术技巧[31-44]。

术前准备和病人准备

作为结直肠癌病人接受的正规跨科室诊疗的一部分,根据肿瘤累及结直肠系膜的程度来进行分期非常重要。因为我们可以获得直肠系膜的清晰影像学表现,所以对直肠癌进行分期就比较容易实现。但由于我们对结肠系膜的影像学表现认识太少,对结肠癌的分期就更加困难。虽然我们对肠系膜解剖的研究取得了新的进展,但迄今为止仍没有任何研究评估疾病状态下肠系膜的影像学表现(图 16.2)。

然而,越来越多的影像学家认为,之前说的"肾前间隙"就相当于结肠系膜,"肾前筋膜"相当于 Toldt 筋膜(图 16.3)[45-48]。这样的话,肠系膜的主体及其后方的界限就很容易识别了[48]。

肠系膜前方边界的识别仍然存在问题。当小肠系膜继续向侧方延续为右结肠系膜时,二者影像学表现相似。另外一个原因是小肠系膜覆盖在左右结肠系膜上,因此很难确定结肠系膜的前界。只有当我们能可靠地、可重复地将小肠系膜和结肠系膜区分开来,这个问题才能得以解决。就目前而言,我们只能去推断前界[7,48]。

这些问题与影像科医生和外科医生直接相关,因为上述问题的解决有助于解读影像学图像从而规划肠道的切除。随着对左、右结肠系膜所对应的影像区域认识的提高,以及对肠系膜连续性概念认识的深入,外科医生和影像科医生可以在术前更好地了解结肠系膜的 CT 表现[48]。这有助于确定疾病的发展程度或对其进行分期,也有助于应对全结肠系膜切除术中的技术挑战。如图 16.2 展示了一例病例,术前评估发现肿瘤已累及右结肠系膜并延伸至后方的筋膜,通过这种方法,外科医生可以事先预估可能遇到的技术困难,并做适当的准备。

肠系膜的影像学表现有助于预估手术难度。肥厚的肠系膜会给手术带来一些挑战,特别是质地脆、容易出血的系膜组织(图 16.3 和图 16.4),轻微的牵拉就会导致撕裂和难以控制的出血。另一方面,纤薄的肠系膜对手术来说也是一个挑战,缺乏脂肪意味着很难将肠系膜和下层筋膜及后腹膜区分开来(图 16.5)。当筋膜非常薄时,很容易穿透到后腹膜(图 16.6)。最理想的情况是内脏脂肪适中,这样就很容易将肠系膜

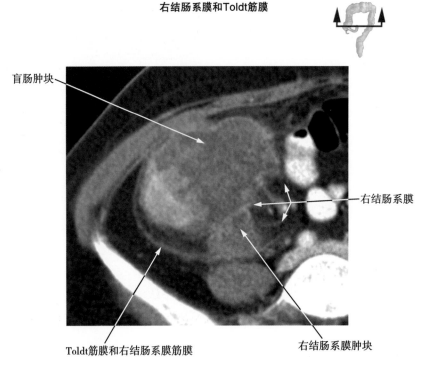

右结肠系膜和Toldt筋膜

盲肠肿块

右结肠系膜

Toldt筋膜和右结肠系膜筋膜

右结肠系膜肿块

图 16.2   右结肠系膜肿块的 CT 轴向断层成像。术中发现病人右结肠系膜肿块,贴近但没有侵犯 Toldt 筋膜

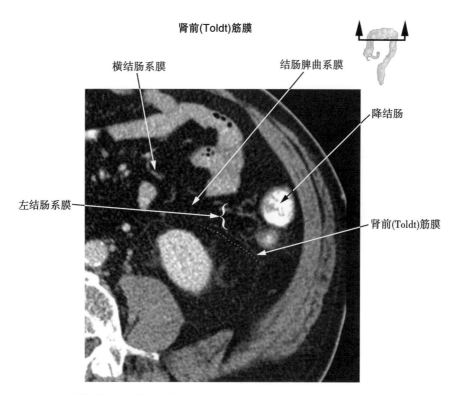

图 16.3　肾前筋膜 CT 显像,相当于 Toldt 筋膜。腹膜后间隙的脂肪与左结肠系膜通过 Toldt 筋膜而分开

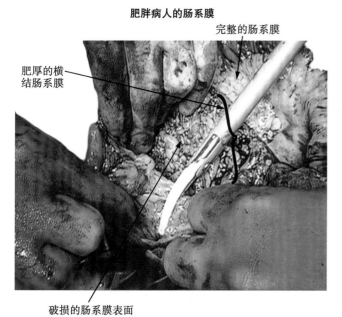

图 16.4　肥胖病人术中的肠系膜,肠系膜区域表面被意外破坏,肠系膜血管开始局部出血

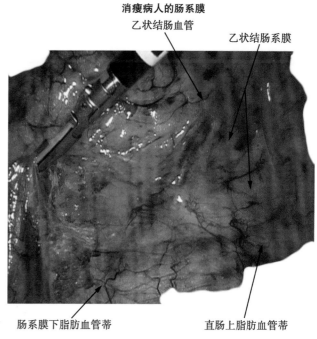

图 16.5　术中见到的肠系膜极薄,脂肪极少,被包裹的血管因此很容易识别。相对来说,这些血管周围缺乏结缔组织,这意味着轻微牵拉也会增加出血风险

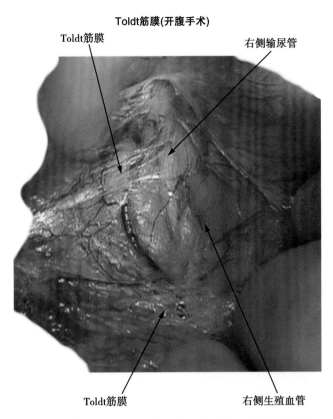

Toldt筋膜(开腹手术)

Toldt筋膜

右侧输尿管

Toldt筋膜

右侧生殖血管

图 16.6 术中(开腹)显示肠系膜、筋膜和下面的腹膜后间隙之间的关系。筋膜是半透明的,为腹膜后间隙提供了一个非常薄的屏障

表 16.1   开腹和腹腔镜肠系膜手术中使用的关键器械

开腹	机器人/腹腔镜
Metzenbaum 剪刀	机器人/腹腔镜叠加系统
单极电凝	30 电镜
迪弗拉钩	吸引管和电极
手持式腹部拉钩	戳卡:12、10、8、5 毫米
凯莉拉钩	能量密封装置/单极电凝
自动腹部牵开器	双极开窗抓具
动脉夹	单曲线头剪
巴布科克组织钳	容器密封剂
德巴克组织钳	电极笔
持针器	伤口保护装置
能量密封装置	内镜吻合器
外科吻合器	内镜环形吻合器
吸引冲洗器	吸引器
大棉签/包装	内镜吸引和冲洗器

和下层筋膜分离,并且在轻微牵拉时不会出血。

术前影像学的评估有助于从手术技巧上了解术中可能出现的其他难题。放射治疗在一定程度上会对肠系膜造成影响,也会带来更大的技术挑战。它有时会导致肠系膜炎症,造成腹腔脏器粘连(尤其肠系膜和筋膜)[49-55]。对肠系膜解剖知识的了解,使外科医生能够用最小的创伤来识别平面和分离组织[7]。放射治疗给不同病人带来的影响也是不同的,有些非常严重,有些则微乎其微。关于放射治疗给肠系膜带来的病理性和细胞学影响我们还知之甚少,这也为未来的研究提供了方向。因放射治疗而引起的肠系膜改变,其影像学表现可预先提醒外科医生要面临的特定技术挑战。

机器人、腹腔镜和开腹结直肠手术中使用的器械

表 16.1 列出了一些以肠系膜为基础的开腹、腹腔镜和机器人手术中使用的器械,这些将在下文的描述中提及。

病人体位及肠系膜入路

为保证肠系膜入路,在以肠系膜为基础的腹腔镜手术中,需将病人放置为特殊体位(图 16.7)。再加之腹腔镜手术持续时间较长,这就意味着病人的神经或骨骼肌薄弱处等部位可能将承受长时间的压力(尤其是腓总神经)。报道的大量医疗法律案件就与体位引起的并发症有关[56-60],因此,体位也是以肠系膜为基础的外科手术需要重点关注的问题。相比之下,在机器人结直肠手术中,一些特殊体位可避免,多功能性关节架器械可避免使病人处于陡峭的头低脚高右倾位(Trendlenberg 体位)。

小肠及其相关系膜鲜有无直接入路的区域,相反,结肠系膜的入路却需要构建。病人的体位在这方面有很大帮助。通过改变病人体位来获得结肠系膜入路适用于开腹和腹腔镜手术,但考虑到在腹腔镜和机器人手术中,无法用手牵引肠系膜,体位就变得相对更重要了。在腹腔镜手术中,如果必要的话,尽可能将病人放置为陡峭的头低脚高右倾位(即 Trendlenberg 体位,或头高脚低右倾位)。术前须确保有充分的保护措施,防止病人从手术台上滑落。体位的突然改变,或者无法安全转为特定体位,将大大增加手术的难度,或迫使中途转为开腹(图 16.7)。

将病人体位放置为陡峭的右或左侧卧位时,可使用各种 T 形挡板防止其侧滑(图 16.8)。在 T 形挡板和骨突之间放置柔软的填充物以避免神经损伤,将病

结肠系膜入路

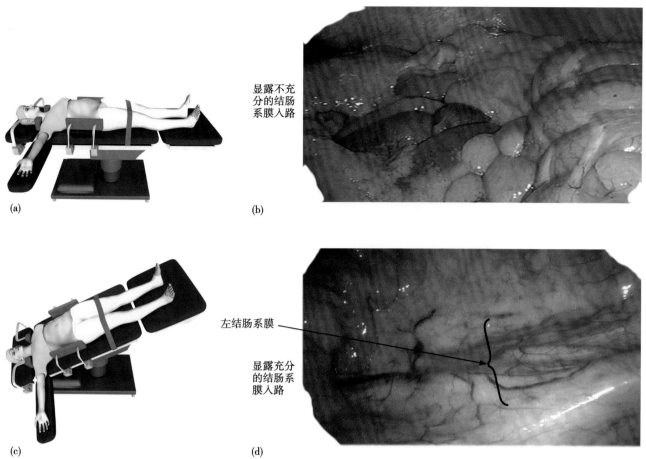

显露不充分的结肠系膜入路

左结肠系膜

显露充分的结肠系膜入路

(a) (b) (c) (d)

图 16.7　左结肠系膜充分和不充分肠系膜入路的例子。显露不充分，小肠及其系膜覆盖在左结肠系膜上（a,b）。大网膜也因为粘连而覆盖在结肠及其系膜上。显露充分就可以畅通无阻的行系膜入路手术（c,d）

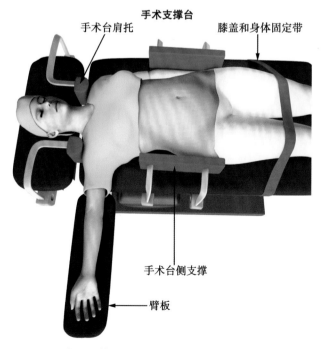

手术支撑台

手术台肩托

膝盖和身体固定带

手术台侧支撑

臂板

图 16.8　病人的体位对手术至关重要。有各种各样的装置使用（包括侧 T 形杆和肩垫），有助于保持恰当体位并防止病人滑落

人的手及拇指垂直放置对此也有缓解。（当病人处于头高脚低右倾位时）为了防止其滑落，可将软的护肩垫置于肩部正上方并将垫料塞入肩部和护肩垫之间。一些研究机构使用一种充气橡胶垫，可将病人直接置于橡胶垫之上而不会滑落。然而，这并不是一个自动防摔装置，尤其对于肥胖病人来说。为了防止病人滑落（尤其是头高脚低右倾位时），可以使用一半是平的，一半是楔形支撑物的桌子。

在开始任何步骤之前，要先检测病人体位以确保病人在任何特殊体位下都是安全的。同时应仔细检查病人，以确保所有的压力点都已填塞，所有的缝隙都已填满。只有完成以上步骤，才能开始给病人消毒铺巾。确保以肠系膜为基础的手术安全实施，需要的准备工作可能相当费时，但有经验的团队通常都不会将此步骤省略。

游离肠系膜

在开腹、腹腔镜和机器人结直肠手术中，外科医生必须在不损伤系膜表面间皮层的情况下游离肠系膜。系膜间皮层正下方分布有小血管，一旦损伤后则不可避

免地会出现轻微出血。虽然出血量通常很少,但会导致解剖平面模糊不清,系膜筋膜及筋膜后平面也会无法辨认。如果必需将间皮层切开(即在腹膜切开术中),则在切开时最好使用能量止血设备来处理以避免出血。

在以肠系膜为基础的手术中,如何能在牵拉肠系膜时不损伤间皮层非常重要。一种方法是使用锯齿状的抓钳抓取肠脂垂(图16.9),这种抓持方法非常好,不会造成出血。因为肠脂垂附着在结肠上,对其进行牵拉,

抓取肠脂垂

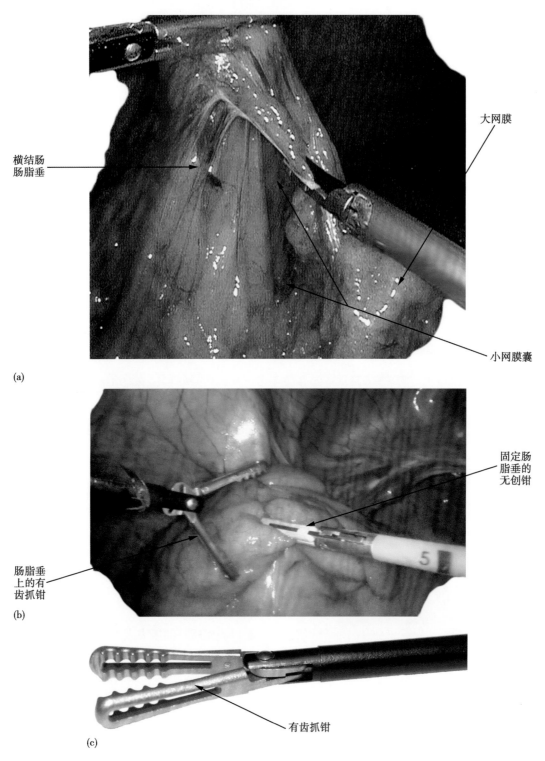

图16.9 (a)术中通过使用有齿抓钳抓取肠脂垂来牵拉。虽然是有创性的操作,但肠脂垂的一致性使它不会被撕裂或者流血。但肠系膜却不是这样,任何创伤性的抓钳直接抓取肠系膜都会导致其出血。(b)用抓钳抓取肠脂垂。(c)有齿抓钳

直接抓取、牵拉肠系膜

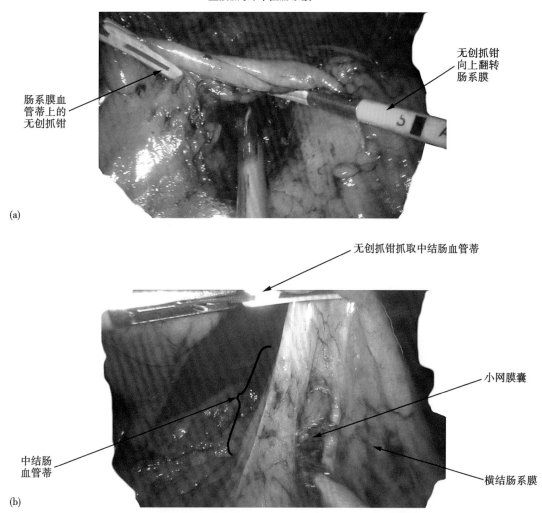

图 16.10　（a）和（b）术中使用无创抓钳直接抓取肠系膜的方法，重要的是，只有在肠系膜表面腹膜完整的情况下才能被直接抓取；如果表面腹膜破裂，脂肪暴露，直接牵拉的话很容易导致撕裂和出血

张力会传导到结肠及结肠系膜。此外，肠脂垂的附着处通常有一个狭窄的蒂，可以向不同的方向进行牵拉。

　　另一种牵拉肠系膜的方法是使用一种无创伤性组织钳直接牵拉肠系膜间皮层。这种方式可以更集中地牵拉间皮层而不将其撕裂，从而实现更精细的解剖（图16.10）。没有间皮层的肠系膜不能直接抓取，因为系膜里面脂肪组织非常柔软，直接抓取容易造成大量出血。

　　此外，还有其他一些方式可以安全地牵拉肠系膜。可将肠脂垂直接缝在前腹壁上。也可将腹腔镜牵引器置于已被游离的左结肠系膜下方，将其提起以显露间皮层界面。还可使用抓钳或在系膜和下层筋膜之间放置纱布块来使两者保持分离。

术野准备

　　通常，初级或者经验欠丰富的外科医生专注于完

成肠管的切除而匆忙地进入手术术野。但这样做总是造成了时间的浪费，并可能造成相关损伤。因为在进行切除手术的过程中，为了辨认"熟悉的组织"会匆忙误移其他组织。术前术野的充分准备是很有必要的，尤其是在以肠系膜为基础的手术中，所使用的策略取决于需要手术的区域。

　　在直肠/直肠系膜手术中，病人应取 Trendelenburg 体位，这样小肠及其肠系膜就可移离盆腔（图16.7）。这种体位同样适用于乙状结肠及其系膜冗长的手术。就其本身而言，冗长的乙状结肠肠管部分在技术上并不难处理（可通过抓取肠脂垂来进行牵拉）。其困难在于乙状结肠系膜部分。正如第2章所描述的那样，乙状结肠系膜根部比肠管边缘短很多。所以，肠系膜从肠管边缘到非肠管边缘显著变窄，从而限制了可在肠系膜边缘进行操作的距离，给牵拉造成了困难。小肠也有类似的问题，小肠系膜根部较短，肠系膜在肠管

边缘展开呈扇形分布。正是这种肠系膜的分布使得小肠难以在其全长范围内进行牵拉。

肠系膜的肠缘和非肠缘之间的差异是一种结构性的差异,这给建立手术视野和"结肠系膜入路"带来很大的困难。临床上迫切需要建立一种系统方法,该方法可自动且有效地应对这些结构性差异。大多数的牵开器都是直接用于牵拉小肠的肠管,而非肠系膜部分。最理想的牵开器是能同时有效地牵拉小肠及其系膜。目前,腹腔镜手术主要依赖重力或额外的操作孔及手术器械来牵开肠管和肠系膜,而在开放手术中则可使用大纱布及分离牵拉器来实现。

在上段直肠/直肠系膜、乙状结肠/乙状结肠系膜或降结肠/结肠系膜手术中,须充分暴露左半结肠系膜。肠系膜下动脉和静脉位于须被游离和裸化的肠系膜脂肪血管蒂内(图16.11)。在肠系膜入路暴露不充分的情况下,机器人手术和腹腔镜手术就会变得非常困难。开展任何腹腔镜或机器人直肠手术前,许多外科医生坚持应首先构建左半结肠系膜直到十二指肠空

肠系膜下动、静脉

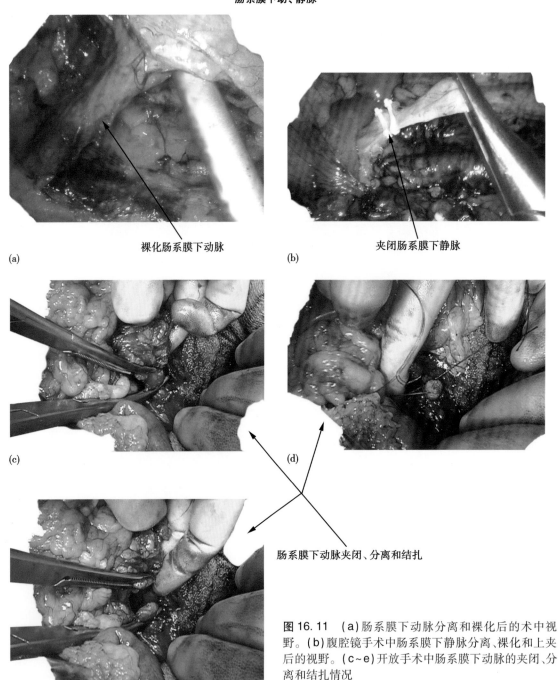

(a) 裸化肠系膜下动脉

(b) 夹闭肠系膜下静脉

(c)

(d)

肠系膜下动脉夹闭、分离和结扎

(e)

图16.11 (a)肠系膜下动脉分离和裸化后的术中视野。(b)腹腔镜手术中肠系膜下静脉分离、裸化和上夹后的视野。(c~e)开放手术中肠系膜下动脉的夹闭、分离和结扎情况

肠曲的入路。为实现这个目标,需要把病人摆成头低位(有时需要右倾位),并分离十二指肠第四段浆膜层与左结肠(或横结肠)系膜之间的任何粘连(图16.12)。尽管已经进行了之前的操作,如果左半结肠系膜和乙状结肠系膜入路仍不能构建成功,就需要中转为开腹手术。在这种情况下,中转开腹并不意味着手术失败,而应被视为一种技术上的必要手段。

左结肠系膜与十二指肠粘连

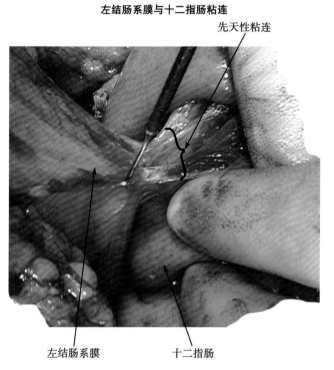

图 16.12　开腹手术,十二指肠和左结肠肠系膜之间发生粘连

在缺乏肠系膜和腹膜返折解剖学知识的情况下,是无法区分正常和异常解剖结构的,也就不可能正确地建立手术视野。在不同肠系膜和肠壁结构之间的粘连复合体便是一个例子。即使之前从未做过腹部手术,腹腔脏器粘连也有可能发生。重要的是要对肠系膜解剖学有清楚的认识,以便能明确区分其组成部分。小肠系膜和乙状结肠系膜之间也经常存在粘连,简单地切开粘连(即解剖结构的分离)就可释放小肠系膜,使小肠游离于盆腔外,这样术者就能进入乙状结肠系膜。其他常见的例子包括在大网膜和结肠或结肠系膜之间形成的粘连。盆位阑尾病人的阑尾系膜和阑尾会粘连在乙状结肠系膜右侧或右侧直肠旁腹膜返折处。

肠系膜切开(肠系膜切开术)

一旦肠系膜被游离,就须在肠管边缘将其切开。

系膜切开有两种方式,顺行路径(即从脂肪血管蒂到肠管边缘)或逆行路径(即从肠管边缘到脂肪血管蒂)。在机器人和腹腔镜手术中,多采用顺行路径,只要完成脂肪血管蒂结扎就可以开始进行切开(图16.13)。开放手术多采用逆行路径,首先将肠管离断以显露肠系膜边缘,然后朝脂肪血管蒂方向边结扎边离断(图16.14)。

肠系膜切开术

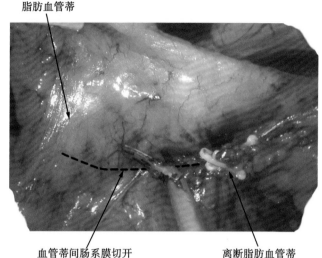

图 16.13　腹腔镜下左半结肠系膜的切开

肠系膜切开术

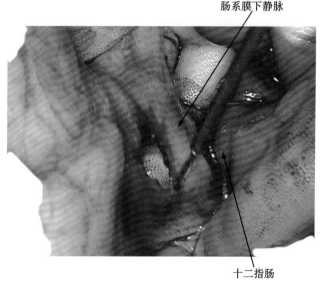

图 16.14　开腹手术中肠系膜的分离

肠系膜的切开和止血会受肠系膜的厚度影响。多功能组织密封止血装置(止血切割闭合器)能以不出血的方式将肠系膜切开,并避免肠系膜残端缝合结扎。组织密封装置通常包含一个剪切装置,即在凝闭组织

后可以将其切断,这意味着可用不同的方式凝闭组织。一种装置是结合了双极电能和加压。装置中的高频低电压可以融闭直径达 7mm 的组织中的胶原蛋白和弹性蛋白[61],其反馈装置一旦识别到组织被成功融闭,设备就会自动停止工作。另一种可融闭组织的装置(超声刀)是利用高频超声可使蛋白质变性的原理。该装置使组织产生凝块从而实现止血,尤其适用于血管壁或厚度在 5mm 以下的组织。适用于开腹、腹腔镜和机器人手术的组织密封装置有相应不同的类型和大小。

在使用超声刀时,必须注意工作刀头温度很高,一定不可用来牵拉肠管。超声刀的窄刀头也可以用来切开腹膜返折,而不损伤其下方的肠系膜。然而,其缺点是刀头较短,限制了单次可切开组织的数量。用电的组织密封装置的刀头则更宽,单次可以处理更多的组织。这意味着对于较厚的肠系膜会有更好的使用效果。肠系膜切开最好以循序渐进的方式进行(即避免在刀头间夹闭过多的肠系膜组织)。这些装置非常适用于切开主要由脂肪构成的肠系膜[61]。

决定在体内还是体外行肠系膜切开是很重要的,这决定了是在可控的范围内继续手术还是迅速恢复止血。如果脂肪血管蒂无法清晰识别(即在极度肥胖的病人中),那么,采用体外切开以控制血管出血是非常明智的(图 16.15)。在克罗恩病中常发生这种情况,系膜病变往往导致无法在系膜间区域清晰识别脂肪血管蒂[62-64]。

在止血切割闭合器出现之前,也有很多肠系膜切开的技法。最简单的方法是把肠系膜上动脉夹闭后切开,然后结扎肠系膜残端。大多数情况下都使用 2-0 Vicryl® 缝合线缝扎,但对于较大的残端应使用更粗的缝合线缝扎(即 0 号 Vicryl 缝线)。对于大的肠系膜血管,最简单的方法是(在裸化后)在 Kelly 血管钳间将其离断(图 16.11)。重要的是,应在更靠近要移开的钳子一侧将系膜切断,从而在另一侧形成肠系膜凸缘。该凸缘有利于缝扎并避免残端(和其中血管)回缩而影响手术入路。

在有严重炎症的情况下,比如在克罗恩病或憩室病中,通常需要切开过度增厚的肠系膜,这对外科医生来说十分具有挑战性。他们必须有一个安全的肠系膜切开术的止血方法,因为在这种情况下出血很可能危及生命。系膜过度肥厚则不适合使用止血密封装置,因为该装置无法咬合肠系膜的全部厚度。如果使用,肠系膜边缘的残留出血量会很大。

Rupert Turnbull 在克利夫兰诊所设计了一种可靠的技术方法,并由 Victor Fazio, Ian Lavery 和 James Church 推广普及。该技法是将 Kocher 钳紧紧夹在肠系膜上,然后在 Kocher 钳间将肠系膜切开(图 16.15)。具体操作是沿着肠系膜连续使用 Kocher 钳,但(重要的是)要和前一个 Kocher 钳的尖端重叠。将另一把 Kocher 钳置于要切除的肠系膜一侧,并在两钳之间离断肠系膜。重复这个操作过程直到整个肠系膜被离断。如果肠系膜分离后发生出血,说明钳子没有充分夹紧。

接着,使用适当尺寸的针,用 0-0 号缝合线(即 Vicryl 缝线)穿缝过肠系膜下方第一个 Kocher 钳的顶端(即肠系膜的游离边缘),然后缝合到下一个 Kocher 钳尖端下方系膜的起始侧,这就包绕肠系膜血管缝合成一圈。当钳移走后,缝合线就绑牢了。此处滑结将导致严重出血,所以须打成一个更牢固的方结。在下一个 Kocher 钳重复这个过程,并注意再次将缝合线穿回到下一个连续的 Kocher 钳的头端。最后形成跨肠系膜切缘连续的重叠止血缝合环(图 16.16)。肠系膜切除术后边缘残余出血虽然罕见,但也可能发生。这种情况可通过夹紧肠系膜(即施加压力),然后用"8"字缝合法控制出血。沿肠系膜切缘进行止血是必要的,如果做不到这一点,会形成肠系膜血肿,从而导致吻合处张力增高,或影响吻合口的血供。

肠系膜在不同个体之间差异很大。在某些个体中(即糖尿病或肥胖症病人),肠系膜的脂肪组织含量较高。这种情况下,在牵拉肠系膜的过程中,很容易在无意中损伤间皮层,并完全用手指来抓持肠系膜,引起系膜小血管出血。缺乏经验的助手有时会暴力牵拉肠系膜,导致其大范围损伤。为避免出现这种情况,可在肠系膜表面放置一个 10cm×10cm 的纱布,通过纱布进行牵拉而不是直接牵拉系膜。

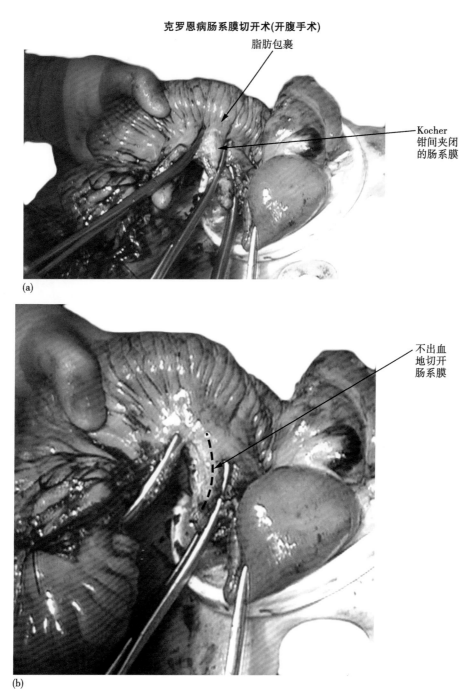

克罗恩病肠系膜切开术(开腹手术)

脂肪包裹

Kocher
钳间夹闭
的肠系膜

(a)

不出血
地切开
肠系膜

(b)

图 16.15　(a 和 b)克罗恩病肠系膜的切开。肠系膜明显增厚,血管扩张。必须采用特定的
技术,以确保尽可能地将其以不出血的方式切开

在克罗恩病中肠系膜切开术

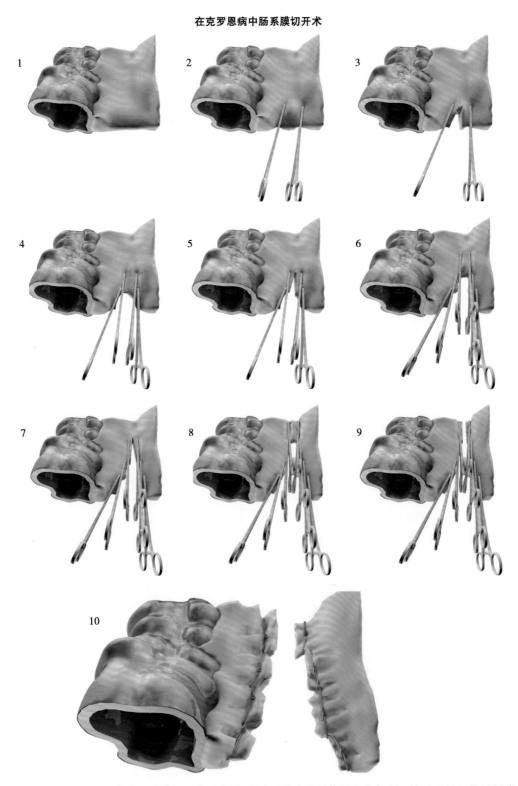

图 16.16　在克罗恩病中肠系膜切开术示意图，所涉及的步骤具体见文中解释。该过程的目的是创建一个重叠的缝合环序列，其包含所有肠系膜组织和血管。重叠方法意味着肠系膜的止血性切开

裸化肠管边缘

为了实现解剖学意义上安全的肠吻合术,有必要对肠壁的浆膜层、黏膜下层和黏膜层进行区分。如果没有在一定程度上裸化肠管边缘,则无法实现系膜缘的完全对合。需要确定的是,在确保肠管血运正常的情况下,进行肠管裸化的最佳安全距离是多少。在清除肠系膜时,肠管的系膜缘和对系膜缘之间的距离非常重要。在这段距离内,须确保肠管的血运正常。为了确保足够的血供,系膜缘游离不应该大于肠管直径的1/2。采用这种方式,可以确保尽管肠系膜被切除,肠管依然可得到充足的血供(图16.17)。

使用圆形吻合器吻合肠管时,会出现另一个技术问题。将钉钻头置入肠管并用荷包线固定结肠时,可能会将肠系膜牵入吻合对接处。在大多数情况下,切割和吻合的操作依然有效,不会出现上述问题,只有当大量的肠系膜组织被置于吻合口远近端肠管浆膜面之间时,才会影响吻合效果。在这种情况下,应彻底清除肠系膜,以便于肠管的切割和吻合。一种方法是将蚊式止血钳的头端小心地放置于肠系膜和肠管浆膜面之间。虽然二者之间通过结缔组织桥接相连,但通常在此置入一个蚊式止血钳的头端是可行的。通过张开蚊式止血钳的头端来分离肠系膜以显露下层浆膜面,这样在钉钻头周围会形成一圈系膜,可用组织剪将其剔除。肠管浆膜面的脂肪垂也应一并切除。与正常肠系膜相比,以上进行剔除处理后的系膜连贯性较差,可能更不容易实现跨肠管的吻合。

将肠系膜分割为脂肪血管蒂和血管间无血管区的解剖技术非常重要(图16.18)。血管蒂的手术处理与肠系膜无血管区的处理明显不同。在血管蒂处,血管、神经、淋巴管和结缔组织积聚,可用血管夹将这些组织直接夹闭离断,但会留下大量的系膜残端,导致腹腔粘连。一般情况下,最好将血管蒂中的主要血管骨骼化,然后单个处理。在开腹手术中,可以通过对血管脂肪组织的锐性分离来实现血管骨骼化。一些医师使用直角钳进行离断组织的分离,如果蒂内大血管被损伤,会导致大出血。不过,这时用拇指和食指捏住血管蒂就可以快速地控制出血。

在微创(即腹腔镜和机器人)手术中,可用高倍镜解剖脂肪血管蒂,这可以在不损伤血管的情况下剔除血管周围的脂肪结缔组织。首先切开血管的前面和侧

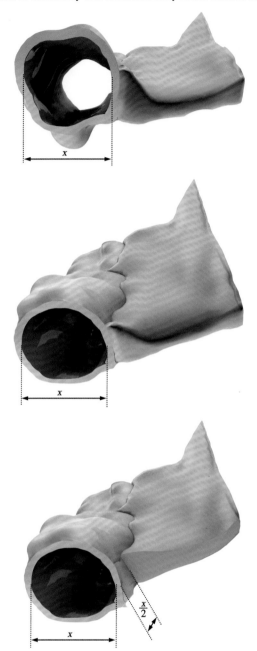

Demonstrating the level to which the intestine can be cleared of mesentery and simultaneously retain a blood supply

图 16.17　图示肠系膜既被清除又能同时保持肠管血供的水平面

面组织,仅留下后面("远侧")组织,旋转30°透镜观察远侧脂肪结缔组织并将其完全分离,从而使血管得以彻底裸化并离断。

有时,这样处理并不能完全清除远侧脂肪。在此情况下,可使用带钝头的弧形收缩刀片。它由一个可伸缩的弧形刀片和一个保护头组成,其特点是可在不撕裂血管的情况下,轻轻地离断血管后面组织。将钝头尖端围绕血管表面进行操作,可将前方看

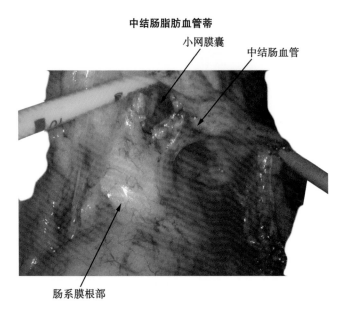

中结肠脂肪血管蒂

小网膜囊

中结肠血管

肠系膜根部

图16.18 术中(腹腔镜)显示中结肠脂肪血管蒂

不见的肠系膜脂肪分离出来,一旦弧形可回缩刀片的钝头尖端行至血管后面,就可轻轻地沿着血管清扫,以进一步清除其中的脂肪。此外,也可以使用腹腔镜下直角钳或马里兰解剖剪仔细清除血管后面的脂肪结缔组织。

腹腔镜下血管离断技术有多种方式。一种是用内镜吻合装置。当吻合钉被击发后,会释放成排钛钉,同时将组织离断。选择合适长度的吻合钉和合适高度的成钉非常重要。吻合钉的长度至少应该完全穿过血管蒂,通常是30mm或45mm,这可降低邻近组织的意外损伤。要离断肠系膜血管,2.0mm~2.5mm的成钉高度通常是比较合适的。在实际操作中,需根据血管蒂的厚度进行调整。

使用吻合钉时,钳口张开朝向最适合离断血管的方向,薄的一侧置于血管后面(以减少覆盖在其上方的系膜损伤)。确定位置并夹紧后,打开保险,然后缓慢击发。有些外科医生会在抓持组织并夹闭后,延迟30秒才击发,理论上可以减少组织水肿,或可对肠系膜残留的小血管进行挤压止血。即使在安全地击发吻合钉后,吻合钉处出血也常有发生。这就需要在成钉线垂直的方向放置血管夹,或在血管蒂根部进行结扎止血处理。

大网膜

目前研究认为大网膜像肠系膜一样,是由背侧肠

系膜衍生而来,但其结构和形状与肠系膜有很大的不同。从手术角度考虑,大网膜主要粘附于横结肠系膜上表面,以及结肠肝曲和脾曲腹膜返折的上表面。大网膜与结肠肝曲和脾曲粘连程度的不同,使得这个区域的手术解剖变得复杂。

在以肠系膜为基础的手术中,将大网膜从结肠系膜分离的解剖方案十分重要。大网膜与结肠系膜分离后,便可进入小网膜囊。但是,也许更为重要的是,这样便可游离结肠系膜,让外科医师在离断中结肠血管时,可以避开结肠系膜(例如在全结肠系膜切除术中)。

将大网膜从结肠系膜分离有多种方法。在开放性手术中,一种入路是把大网膜拉向前方或上方,把横结肠拉向下方,这样腹膜返折就处于这两者之间(见前面的讨论)(图16.19),用电凝法或切割法将大网膜分离,也可以用LigaSure™设备或超声刀进行分离。用电凝法分离大网膜附着点更精细,从而可以分离大网膜与结肠系膜交界面的粘连(图16.20)。这些粘连使大网膜和横结肠系膜之间的间隙消失,并形成一个复杂的格状空间,这些格状空间可能会被误认为小网膜

横结肠的腹膜返折

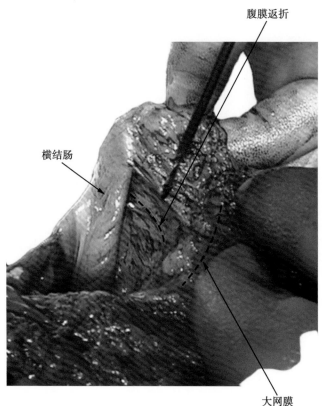

腹膜返折

横结肠

大网膜

图16.19 术中(开腹手术)大网膜和横结肠之间的腹膜返折

网膜-结肠系膜的粘连

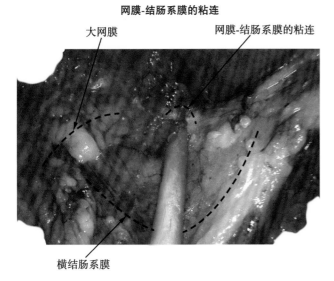

图 16.20　术中可见在大网膜和横结肠系膜下方之间的粘连

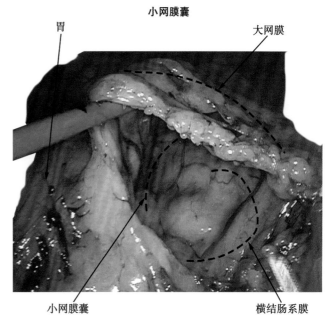

图 16.21　大网膜分离后,顺利进入小网膜囊

囊。但充分分离网膜-结肠系膜的粘连后,就可以进入真正的小网膜囊间隙。向上方抬起胃,沿着横结肠系膜朝胰腺方向继续游离,可以见到结肠系膜和胰腺或胃之间有少许粘连,值得注意的是,将这些粘连分离后才能最终显露肠系膜的根部(即肠系膜上动脉的起源处)。

尽管方法有所不同,机器人和腹腔镜下分离结肠系膜和大网膜的原理是一样的。腹腔镜手术也可以采用类似的方法,即抓住横结肠,将大网膜往相反方向提起,识别两者之间的返折,然后对其进行分离。另一种方法是,在胃大弯的远侧抓住大网膜,朝一个方向牵引,助手则朝相反的方向牵引,从中间离断网膜,直到进入小网膜囊(图 16.21)。沿着胃网膜血管弓向左右分离大网膜,此时分离操作角度已改变并朝向结肠脾曲方向。用这种方法将大网膜与横结肠系膜分离,仍会有大部分大网膜附着在结肠上。但该方法是行之有效的。以上问题可通过牵引来解决。将结肠向右髂窝进行牵引,使附着在结肠系膜的筋膜处于牵拉状态下。或者,让病人处于陡峭的右倾斜位,那么在网膜和结肠的重力影响下,就可轻易识别、进入和分离结肠脾曲及其系膜筋膜之间的间隙(参考第 20 章)。

结肠和结肠系膜筋膜的间隙

结直肠和小肠外科手术的关键技术之一是识别结肠系膜(或结肠)和 Toldt 筋膜之间的间隙(图 16.22)。在大多数参考文献中,作者都强调了 Toldt 白线是开始进行游离操作的解剖标志。只有当外科医师牢记结肠筋膜和系膜筋膜平面的概念,在此区域行腹膜切开术才是行之有效的。否则,往往会进入筋膜后平面(图 16.23)和腹膜后间隙进行分离。为了避免出现这种情况,一些外科医生强调腹膜切开术要在 Toldt 白线内侧 1cm 处进行。问题是,对于右侧结肠和左侧结肠而言,"内侧 1cm 处"意味着直接到达了结肠表面。

关键要始终记住,腹膜切开术提供了进入结肠筋膜或系膜筋膜交界平面的通道,所以在 Toldt 白线内侧进行的腹膜切开术应产生可以识别到该平面的视角。腹膜切开后,将结肠从后腹壁牵开。该平面也随之被牵拉,结肠或结肠系膜和筋膜之间的平面和间隙可以清晰显露。这一原则是普遍适用的(图 16.24),并将贯穿本书(图 16.25)。

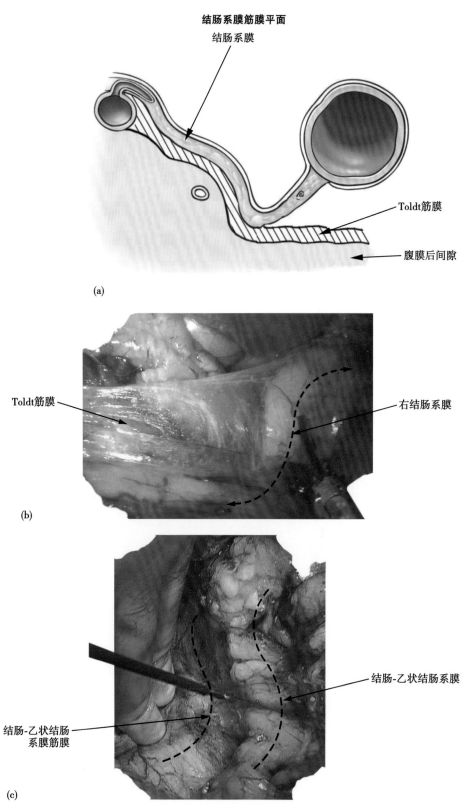

图16.22 （a）结肠系膜筋膜平面示意图。（b）腔镜视野中的系膜筋膜平面。（c）开腹手术视野中的系膜筋膜平面

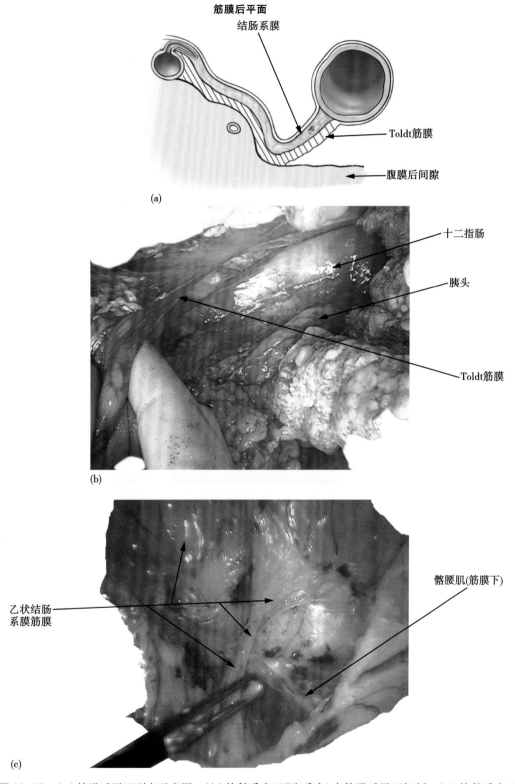

图 16.23　（a）筋膜后平面剥离示意图。（b）外科手术（开腹手术）中筋膜后平面解剖。（c）外科手术（腹腔镜手术）中筋膜后平面解剖

腔镜视野中的系膜筋膜平面

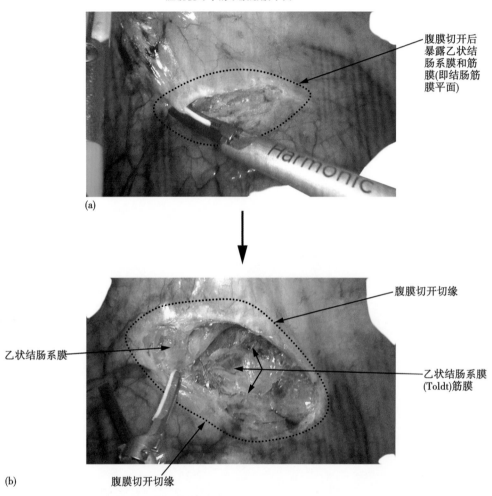

图16.24 腹腔镜下(a)腹膜切开和(b)结肠系膜筋膜平面

开腹手术下的系膜筋膜视图

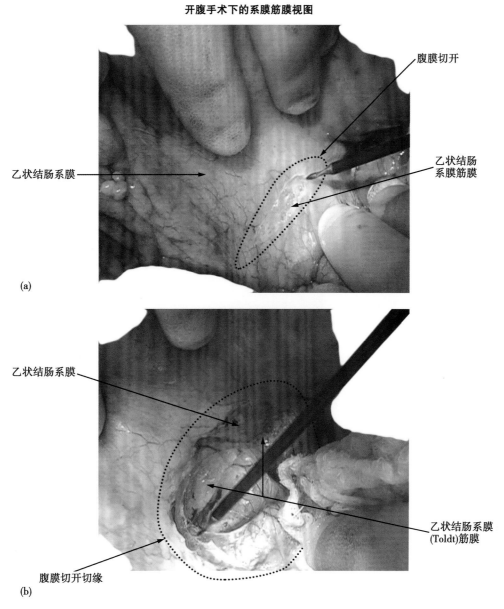

图 16.25　开腹手术视野(a)腹膜切开术和(b)结肠系膜筋膜平面

重力效应

在腹腔镜和开放性手术中,重力效应常起到重要的辅助作用。事实上,在腹腔镜手术中,利用重力效应将大网膜和小肠/肠系膜保持在结肠系膜手术的术野外是至关重要的。

消除重力效应也是同样重要。这需要把肠系膜从腹膜后腔提起,将结肠筋膜或系膜筋膜的交界面置于牵引状态下。只有将此平面置于牵引状态,我们才能识别出界面。把左右结肠系膜从腹膜后间隙牵拉出来也是同样的情况。

标本提取

标本提取是项技术性的操作,但往往被忽视。如提取不当,会导致组织损伤、肠系膜血供障碍,甚至危及手术成功。在腹腔镜和机器人手术中,标本提取是通过延长戳卡口来完成。提取技巧尤其需要关注。如果游离的肠系膜是完整的,就能保持较小的提取切口。因为肠系膜具有可塑性,能与切口形状保持一致。因此,一般较大的大网膜、肠系膜或结肠可通过一个小的切口取出。例如,在腹腔镜或机器人全结肠系膜切除术后,整个胃-结肠系膜复合体可以轻松通过腹壁上的小切口取出。

这并不是说取出标本总是毫不费力,有时候也会非常困难。但可采用一些方法让提取过程更顺利。

第一,用手指通过切口沿肠系膜的一侧进入腹腔内,通过这种方式,可将肠系膜的一部分轻松地提到腹膜外,从而释放相邻的肠系膜区,使更多的肠系膜和相关的结肠可以通过。通常情况下,螺旋式地拉出肠管可使其顺利通过切口,从而使相关的肠系膜也随之拉出。最后一种方法(有些创伤性)是采用腹部牵开器扩大切口,以拉出更多的肠系膜和结肠。如果这些方法都失败了,那么就应该扩大切口。

关闭肠系膜缺损

一般情况下肠系膜切缘不需要缝合,系膜裂孔关闭需要合理应用。一般情况下,外科医师会为避免形成腹内疝而关闭系膜裂孔。如果切除术中系膜裂孔的宽度可让小肠自由进出,就不一定需要关闭。但如果系膜裂孔比较狭窄(即可形成疝囊颈),则会增加嵌顿或绞窄的几率[65],所以必须关闭系膜裂孔,一般采用 2-0 可吸收线进行连续或间断的缝合关闭肠系膜裂孔。

还需考虑的是肠系膜缝合的方式,正如肠吻合术有端端吻合或端侧吻合两种方式,肠系膜也是如此。如果肠管采用端侧吻合,那么系膜也采用端侧缝合。肠系膜的吻缝方式可能与其临床病理特点有关。数据表明,克罗恩病通常容易复发在吻合口的近端肠管上,目前具体原因仍不清楚。但或许可通过肠系膜吻合的方式来解释。在端端吻合术中,肠系膜的两个切缘被连接在一起。当系膜被离断后,两侧断端均有可能会持续发炎。肠系膜缝合的近端会首先受到肠内环境因素的影响,结合系膜吻合的方式,可以解释为什么克罗恩病的复发往往分布于肠吻合口近端肠管,同样可以解释为什么在侧肠吻合术后,克罗恩病的复发明显减少。基于这个原因,肠系膜的切缘应避免直接接触。

总结

结直肠手术的大部分时间都用于游离和切除肠系膜。因此,外科医生必须熟悉如何进行腹膜切开、肠膜切开、结肠筋膜分离、肠系膜切除以及血管的裸化和离断。结直肠外科医生必须能够在机器人、腹腔镜和开腹手术中实现以上目标。

参考文献

1. Adamina, M. et al., Laparoscopic complete mesocolic excision for right colon cancer. *Surg Endosc*, 2012. **26**(10): 2976–2980.
2. Block, G.E. and A.R. Moossa, *Operative Colorectal Surgery*. W.B. Saunders, Philadelphia, PA, 1994, pp. 13–35, 67–93, 129–151.
3. Chand, M. et al., Laparoscopic surgery for rectal cancer. *J R Soc Med*, 2012. **105**(10): 429–435.
4. Delaney, C.P. et al., *Operative Techniques in Laparoscopic Colorectal Surgery*. Wolters Kluwer Health, Philadelphia, PA, 2013, pp. 55–65, 85–96, 109–123, 141–155.
5. Milsom, J.W. et al., *Laparoscopic Colorectal Surgery*. Springer, New York, 2006, pp. 97–111, 128–145, 203–230.
6. Beck, D.E. et al., *The ASCRS Manual of Colon and Rectal Surgery*. Springer, New York, 2014, pp. 1–27, 777–787, 811–831.
7. Coffey, J.C. et al., Mesenteric-based surgery exploits gastrointestinal, peritoneal, mesenteric and fascial continuity from duodenojejunal flexure to the anorectal junction—A review. *Dig Surg*, 2015. **32**(4): 291–300.
8. Karandikar, S. and S. Abbott, Open resection for colorectal cancer. *Surgery*, 2014. **32**(4): 190–196.
9. Standring, S., *Gray's Anatomy: The Anatomical Basis of Clinical Practice*. Elsevier Health Sciences, Edinburgh, Scotland, 2015, pp. 1124, 1136.
10. Coffey, J.C. et al., Terminology and nomenclature in colonic surgery: Universal application of a rule-based approach derived from updates on mesenteric anatomy. *Tech Coloproctol*, 2014. **18**(9): 789–794.
11. Coffey, J.C. et al., The mesentery in Crohn's disease: friend or foe? *Curr Opin Gastroenterol*, 2016. **32**(4): 267–273.
12. Coffey, J.C. and P. Dockery, Colorectal cancer: Surgery for colorectal cancer—Standardization required. *Nat Rev Gastroenterol Hepatol*, 2016. **13**(5): 256–257.
13. Heald, R.J., The "Holy Plane" of rectal surgery. *J R Soc Med*, 1988. **81**(9): 503–508.
14. Bertelsen, C.A. et al., Can the quality of colonic surgery be improved by standardization of surgical technique with complete mesocolic excision? *Colorectal Dis*, 2011. **13**(10): 1123–1129.
15. Feng, B. et al., Laparoscopic complete mesocolic excision (CME) with medial access for right-hemi colon cancer: Feasibility and technical strategies. *Surg Endosc*, 2012. **26**(12): 3669–3675.
16. Galizia, G. et al., Is complete mesocolic excision with central vascular ligation safe and effective in the surgical treatment of right-sided colon cancers? A prospective study. *Int J Colorectal Dis*, 2014. **29**(1): 89–97.
17. Hohenberger, W. et al., Standardized surgery for

colonic cancer: Complete mesocolic excision and central ligation—Technical notes and outcome. *Colorectal Dis*, 2009. **11**(4): 354–364; discussion 364–365.

18. Kang, J. et al., Laparoscopic right hemicolectomy with complete mesocolic excision. *Surg Endosc*, 2014. **28**(9): 2747–2751.

19. Killeen, S. et al., Complete mesocolic resection and extended lymphadenectomy for colon cancer: A systematic review. *Colorectal Dis*, 2014. **16**(8): 577–594.

20. Siani, L.M. and C. Pulica, Stage I-IIIC right colonic cancer treated with complete mesocolic excision and central vascular ligation: Quality of surgical specimen and long term oncologic outcome according to the plane of surgery. *Minerva Chir*, 2014. **69**(4): 199–208.

21. Sondenaa, K. et al., The rationale behind complete mesocolic excision (CME) and a central vascular ligation for colon cancer in open and laparoscopic surgery: Proceedings of a consensus conference. *Int J Colorectal Dis*, 2014. **29**(4): 419–428.

22. Storli, K.E. et al., Short term results of complete (D3) vs. standard (D2) mesenteric excision in colon cancer shows improved outcome of complete mesenteric excision in patients with TNM stages I-II. *Tech Coloproctol*, 2014. **18**(6): 557–564.

23. West, N.P. et al., Complete mesocolic excision with central vascular ligation produces an oncologically superior specimen compared with standard surgery for carcinoma of the colon. *J Clin Oncol*, 2010. **28**(2): 272–278.

24. West, N.P. et al., Understanding optimal colonic cancer surgery: Comparison of Japanese D3 resection and European complete mesocolic excision with central vascular ligation. *J Clin Oncol*, 2012. **30**(15): 1763–1769.

25. Yao, H.W. and Y.H. Liu, Re-examination of the standardization of colon cancer surgery. *Gastroenterol Rep*, 2013. **1**(2): 113–118.

26. Bianchi, P.P. et al., Laparoscopic and robotic total mesorectal excision in the treatment of rectal cancer. Brief review and personal remarks. *Front Oncol*, 2014. **4**: 98.

27. Damin, D.C. and A.R. Lazzaron, Evolving treatment strategies for colorectal cancer: A critical review of current therapeutic options. *World J Gastroenterol*, 2014. **20**(4): 877–887.

28. Vennix, S. et al., Laparoscopic versus open total mesorectal excision for rectal cancer. *Cochrane Database Syst Rev*, 2014. **4**: CD005200.

29. Willaert, W. and W. Ceelen, Extent of surgery in cancer of the colon: Is more better? *World J Gastroenterol*, 2015. **21**(1): 132–138.

30. Young, M. and A. Pigazzi, Total mesorectal excision: Open, laparoscopic or robotic. *Recent Results Cancer Res*, 2014. **203**: 47–55.

31. Bozaoglu, K. et al., Chemerin is a novel adipokine associated with obesity and metabolic syndrome. *Endocrinology*, 2007. **148**(10): 4687–4694.

32. Hartwig, S. et al., Identification of novel adipokines differential regulated in C57BL/Ks and C57BL/6. *Arch Physiol Biochem*, 2014. **120**(5): 208–215.

33. Indulekha, K. et al., Metabolic obesity, adipocytokines, and inflammatory markers in Asian Indians-CURES-124. *Diabetes Technol Ther*, 2015. **17**(2): 134–141.

34. Kloting, N. and M. Bluher, Adipocyte dysfunction, inflammation and metabolic syndrome. *Rev Endocr Metab Disord*, 2014. **15**(4): 277–287.

35. Kopelman, P.G., Obesity as a medical problem. *Nature*, 2000. **404**(6778): 635–643.

36. Lopez-Jaramillo, P. et al., The role of leptin/adiponectin ratio in metabolic syndrome and diabetes. *Horm Mol Biol Clin Investig*, 2014. **18**(1): 37–45.

37. Moh, M.C. et al., Evaluation of body adiposity index as a predictor of aortic stiffness in multi-ethnic Asian population with type 2 diabetes. *Diabetes Vasc Dis Res*, 2015. **12**(2): 111–118.

38. Needham, B.L. et al., Endogenous sex steroid hormones and glucose in a South-Asian population without diabetes: The Metabolic Syndrome and Atherosclerosis in South-Asians Living in America pilot study. *Diabet Med*, 2015. **32**(9): 1193–1200.

39. Schmidt, M.I. et al., Markers of inflammation and prediction of diabetes mellitus in adults (Atherosclerosis Risk in Communities study): A cohort study. *Lancet*, 1999. **353**(9165): 1649–1652.

40. Sen, D., S. Ghosh, and D. Roy, Correlation of C-reactive protein and body mass index with diabetic retinopathy in Indian population. *Diabetes Metab Syndr*, 2015. **9**(1): 28–29.

41. Signorelli, S.S., V. Fiore, and G. Malaponte, Inflammation and peripheral arterial disease: The value of circulating biomarkers (review). *Int J Mol Med*, 2014. **33**(4): 777–783.

42. Sur, G. et al., The relevance of inflammatory markers in metabolic syndrome. *Maedica*, 2014. **9**(1): 15–18.

43. Yang, Y. et al., Visceral adiposity index and insulin secretion and action in first-degree relatives of subjects with type 2 diabetes. *Diabetes Metab Res Rev*, 2015. **31**(3): 315–321.

44. Yang, Y.K. et al., Human mesenteric adipose tissue plays unique role versus subcutaneous and omental fat in obesity related diabetes. *Cell Physiol Biochem*, 2008. **22**(5–6): 531–538.

45. Charnsangavej, C. et al., CT of the mesocolon. Part 1. Anatomic considerations. *Radiographics*, 1993. **13**(5): 1035–1045.

46. Charnsangavej, C. et al., CT of the mesocolon. Part 2. Pathologic considerations. *Radiographics*, 1993. **13**(6): 1309–1322.

47. Ramachandran, I. et al., Multidetector computed tomography of the mesocolon: Review of anatomy and pathology. *Curr Probl Diagn Radiol*, 2009. **38**(2): 84–90.

48. Coffey, J.C. et al., An appraisal of the computed axial tomographic appearance of the human mesentery based on mesenteric contiguity from the duodenojejunal flexure to the mesorectal level. *Eur Radiol*, 2016. **26**(3): 714–721.

49. Stacey, R. and J.T. Green, Radiation-induced small bowel disease: Latest developments and clinical guidance. *Ther Adv Chronic Dis*, 2014. **5**(1): 15–29.

50. Haddad, G.K., C. Grodsinsky, and H. Allen, The spectrum of radiation enteritis. Surgical considerations. *Dis Colon Rectum*, 1983. **26**(9): 590–594.

51. Galland, R.B. and J. Spencer, Surgical management of radiation enteritis. *Surgery*, 1986. **99**(2): 133–139.

52. Harling, H. and I. Balslev, Radical surgical approach to radiation injury of the small bowel. *Dis Colon Rectum*, 1986. **29**(6): 371–373.

53. Li, N. et al., Surgical management of chronic radiation enteritis. *Zhonghua Wai Ke Za Zhi*, 2006. **44**(1): 23–26.

54. Marks, G. and M. Mohiudden, The surgical management of the radiation-injured intestine. *Surg Clin North Am*, 1983. **63**(1): 81–96.

55. Meissner, K., Late radiogenic small bowel damage: Guidelines for the general surgeon. *Dig Surg*, 1999. **16**(3): 169–174.

56. Ross, H. et al., *Robotic Approaches to Colorectal Surgery*. 2015: Springer International Publishing, p. 53.

57. Beraldo, S. and S.R. Dodds, Lower limb acute compartment syndrome after colorectal surgery in prolonged lithotomy position. *Dis Colon Rectum*,

58. Martin, S.T. and L. Stocchi, Laparoscopic colorectal resection in the obese patient. *Clin Colon Rectal Surg*, 2011. **24**(4): 263–273.

59. Perez, R.O. et al., Lower limb compartment syndrome associated with Lloyd-Davies/lithotomy position in colorectal surgery. *Hepatogastroenterology*, 2004. **51**(55): 100–102.

60. Imhof, M. and C. Blondel, *Malpractice in Surgery: Safety Culture and Quality Management in the Hospital*. De Gruyter, Berlin, Germany, 2012, p. 105.

61. Hotta, T. et al., Literature review of the energy sources for performing laparoscopic colorectal surgery. *World J Gastrointest Surg*, 2012. **4**(1): 1–8.

62. Michelassi, F. and S. Sultan, Surgical treatment of complex small bowel Crohn disease. *Ann Surg*, 2014. **260**(2): 230–235.

63. Nguyen, S.Q. et al., Laparoscopic resection for Crohn's disease: An experience with 335 cases. *Surg Endosc*, 2009. **23**(10): 2380–2384.

64. Thibault, C. and E.C. Poulin, Total laparoscopic proctocolectomy and laparoscopy-assisted proctocolectomy for inflammatory bowel disease: Operative technique and preliminary report. *Surg Laparosc Endosc*, 1995. **5**(6): 472–476.

65. Yoshida, T. et al., Bowel obstruction caused by an internal hernia that developed after laparoscopic subtotal colectomy: A case report. *J Med Case Rep*, 2014. **8**: 470.

2006. **49**(11): 1772–1780.

17. 乙状结肠切除术中的系膜切除

J. CALVIN COFFEY 和 MATHEW KALADY

Once you have mastered a technique, you hardly need look at the recipe again and can take off on your own.

——Julia Child

目的

本章旨在阐述乙状结肠切除术中的系膜及腹膜解剖基础。

介绍

"乙状结肠切除术"这一术语,和右半结肠切除术以及直肠前切除术一样,由于没有反映出术中最耗时的步骤(即乙状结肠系膜的分离和切断),建议将其改为"部分乙状结肠系膜切除术"或"全乙状结肠系膜切除术"[1,2]。"全乙状结肠系膜切除术"既直接表达了系膜的切除,又同时暗示了乙状结肠的切除(切除系膜则乙状结肠也不可能保留)。所以,"乙状结肠系膜切除术"应该取代"乙状结肠切除术"。"全直肠系膜切除术"和"全结肠系膜切除术"也是这样产生的。

术前准备

术前影像学检查为术中可能遇到的各种情况提供了提前准备的机会。评估腹腔内脂肪情况(即系膜脂肪情况),能让外科医生预知可能遇到的手术难度。

这在憩室炎等合并炎症的情况下尤为重要,因为这时系膜往往会有严重的炎症浸润和水肿,与正常系膜相比,其质地变得更加黏稠,血管分布也更丰富。有人认为憩室炎中的系膜跟克罗恩病中的情况相似[3,4]。二者均出现了系膜增厚,但系膜的脂肪增生是克罗恩病的独有表现[5-7]。在两种情况下,对系膜的处理都相当有挑战性。

术前通过影像学检查来诊断可能存在的脓肿十分重要。脓肿由腹腔内被包裹的脓液形成。由于包裹作用或区域化作用,来源于乙状结肠附近的腹腔内脓肿通常涉及膀胱、小肠(及其系膜)、乙状结肠和乙状结肠系膜等多个脏器。在这种情况下对系膜及腹膜返折解剖的透彻理解,是准确辨认各个结构的关键[8]。如果盲目分离切割必然造成系膜损伤、创面出血,术者可能不得不选择切除额外的肠管。

除非保守治疗失败或病人情况紧急,一般都应尽量避免在炎症活动时进行手术。大多数医生倾向于在直视下进行炎性组织分离。尽管也可进行微创手术(通过小心的解剖性分离),但开腹手术仍然是最常用的方式。或者可以先用微创方法(即机器人手术或腹腔镜手术)游离好结肠脾曲及左半结肠,然后通过下腹正中的短切口分离炎症部分。这种混合方法被用于处理憩室炎合并结肠内瘘的手术,并取得了良好效果[9-13]。

还有需要注意的是,憩室炎手术往往会涉及输尿管和膀胱。比较理想的是这种情况应在术前阅片时就提早准备,而不是术中意外发现。在这种情况下,术前应该请泌尿外科会诊,必要时请专科协助手术,也可以考虑术前留置输尿管支架[14-16]。

术野准备

在大部分结直肠手术中,确定正确的术野十分重要。基本目标是构建从乙状结肠系膜到脾曲的结肠系膜入路。在腹腔镜或机器人手术中,可以在病人右下腹置入一个 10mm 或 12mm 的操作孔,在右上腹及左下腹分别放置 5mm(在机器人手术中为 8mm)的操作孔来进行辅助牵引,穿刺口的位置可以根据术者的习惯及具体的解剖情况调整,镜头一般选取 30° 为最佳。病人取右侧屈氏卧位,使小肠(及其系膜)和大网膜远离左半及乙状结肠系膜。如果这种体位仍然难以使小肠及系膜离开盆腔,很可能是由于小肠系膜与乙状结肠系膜间的粘连所致。在大网膜与左半结肠系膜间时有粘连存在,这时需要分离粘连至十二指肠空肠曲,以确保结肠系膜的畅通入路。尽管在无法直接到达左半结肠的情况下也能完成完全或部分乙状结肠系膜切除术,但这样会增加手术并发症风险,所以应尽量避免。

操作技巧:腹腔镜/机器人辅助部分或全乙状结肠系膜切除术

乙状结肠系膜切除术的入路是由“内侧到外侧”的中间入路。其首要步骤是,将肠系膜下血管蒂从后腹壁分离(图 17.1a)。通常从右侧乙状结肠系膜的腹膜返折开始进行分离。为此需提起乙状结肠以显露腹膜返折处的空隙。当在正确的地方切开腹膜后,二氧化碳会进入并分开系膜筋膜平面。二氧化碳的这种分离作用非常有利于辨认正确的解剖平面和分离系膜筋膜。接下来继续将乙状结肠系膜与后方筋膜分离,从而使肠系膜下血管蒂逐渐游离。这些步骤至关重要,其关键点将在下面详细讲述。

通过左下腹的 5mm 穿刺口用抓钳夹住肠脂垂,将乙状结肠向前腹壁方向提起,使乙状结肠系膜与后腹膜之间有一定的张力。这样乙状结肠系膜底部的腹膜返折就会显露,为腹膜切开提供解剖标志(图 17.1)。术者用无创抓钳提起乙状结肠系膜内侧面,进一步增加其张力,用超声刀等组织分离器械切开几个厘米的腹膜(即腹膜切开术)。这时需要控制好腹膜切开的深度,因为若在此处损伤乙状结肠系膜会导致出血从而使系膜筋膜平面变得模糊不清。

乙状结肠系膜筋膜和直肠系膜筋膜一样,外观都呈蜂窝状[17-19]。因而,术者一般很少遇到难以辨认系膜筋膜平面的困难。系膜筋膜的间隙通过正确的牵拉和切割会成为一个疏松的平面,通过小心分离,一般很容易进入该平面。一旦到达乙状结肠系膜,须停止继续分离,而应在更靠近后腹壁的地方重新切开腹膜。重要的是,在辨认及分离好系膜筋膜间平面前,不可游离血管脂肪蒂。但有时(一般很少)从别的地方先进入系膜筋膜间平面是最好的选择,Victor Fazio 将这方法称为“四面包围敌人”。

在该步骤使用 30° 镜头十分有用。当切开腹膜并开始分离系膜筋膜平面时(图 17.2),可以调整镜头的角度从下方观察乙状结肠系膜,以便于从内侧向外侧继续进行分离。(相对于开始时的游离状态)由内向外分离系膜筋膜平面逐渐变得容易。接着回到乙状结肠系膜内侧,切开邻近近皮(以扩大原先腹膜切开的区域)。由于总的目标是游离肠系膜下动脉血管脂肪蒂,所以扩大腹膜切开区域时需转往头侧,向着肠系膜下动脉根部及左结肠系膜的方向。

分离乙状结肠系膜脂肪应在高倍放大(同时使用排气装置)的视野下进行,以便于将血管蒂从腹膜后分离。在这个过程中,需要反复旋转调整 30° 镜头以便观察系膜下方及系膜筋膜间平面(图 17.1 和图 17.2)。

乙状结肠系膜是沿着横向和纵向呈锯齿状游离。最终,乙状结肠系膜的进一步游离将会在肠系膜下动脉入主动脉的部位受阻,Toldt 筋膜的纤维会在此处与乙状结肠系膜的结缔组织融合。

进行到这个步骤时,有些外科医生直接用组织封闭设备(如超声刀)切断肠系膜下动脉,也有些外科医生用直线切割闭合器切断系膜根部,有时也包括部分近端无血管区组织(图 17.3)。也可以在两端上止血夹,夹闭肠系膜下动脉后在中间切断(图 17.3)。也有人倾向于把动脉完全骨骼化,这有助于控制切断血管后出现的残余出血。为了完全骨骼化血管,可以调整 30° 镜头以便观察血管根部头侧的无血管区,并用组织封闭设备(如超声刀)切断。由于此处系膜没有血管,该步骤可以快速进行。以上是进一步骨骼化血管并分离血管根部的重要步骤。

接下来,仍需将血管远端的系膜脂肪(即直接视野外的)从血管表面剥离。这时可以使用一种弧形、可伸缩的钝头牵开器。这种牵开器具有钝性的弧形橡胶末端。因其可伸缩,术者可以调整前端伸出长度。由于带弧度,这种器械很容易就可以伸到血管后方,

乙状结肠系膜切除术

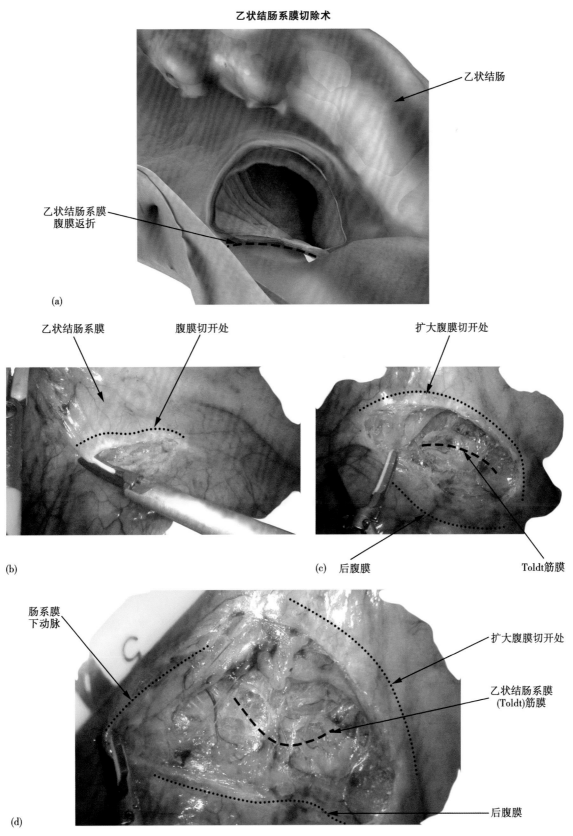

图 17.1　展示乙状结肠系膜根部右侧面(内侧)以及此处的腹膜返折。(a)数字模型图展示此处的腹膜返折。(b)腹腔镜下乙状结肠系膜切除术中开始时所见的乙状结肠系膜腹膜返折。(c)延长图(b)中的腹膜切开处,显露下方的筋膜(Toldt筋膜或乙状结肠系膜筋膜)上方的乙状结肠系膜。(d)向近端延长腹膜切开处,显露肠系膜下动脉

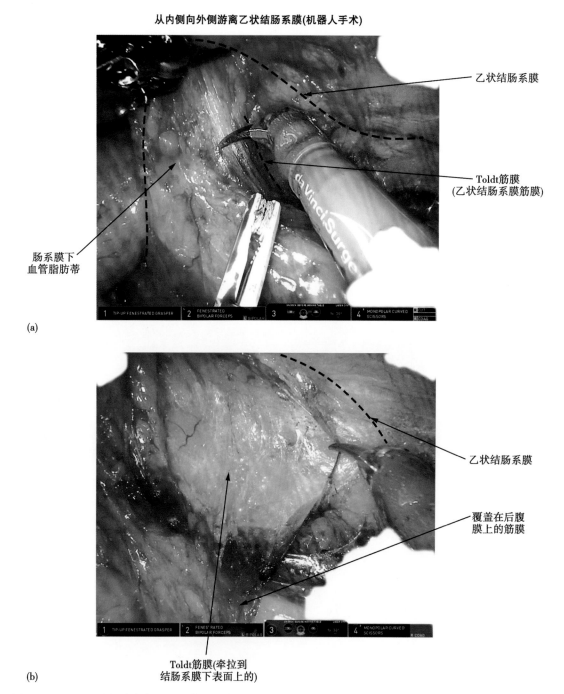

从内侧向外侧游离乙状结肠系膜(机器人手术)

乙状结肠系膜

Toldt筋膜
(乙状结肠系膜筋膜)

肠系膜下
血管脂肪蒂

(a)

乙状结肠系膜

覆盖在后腹
膜上的筋膜

Toldt筋膜(牵拉到
结肠系膜下表面上的)

(b)

图17.2　(a)机器人手术中展示的介于上方系膜和下方乙状结肠系膜筋膜的系膜筋膜平面,这曲面沿着位于乙状结肠系膜内的肠系膜下血管脂肪蒂走向。(b)在这幅图中,进一步游离乙状结肠系膜后,可以看到乙状结肠系膜筋膜(Toldt筋膜)覆盖在腹膜后间隙上。在图的右侧还没分离的地方,它被牵拉至乙状结肠系膜的下方

肠系膜下血管脂肪蒂(机器人手术)

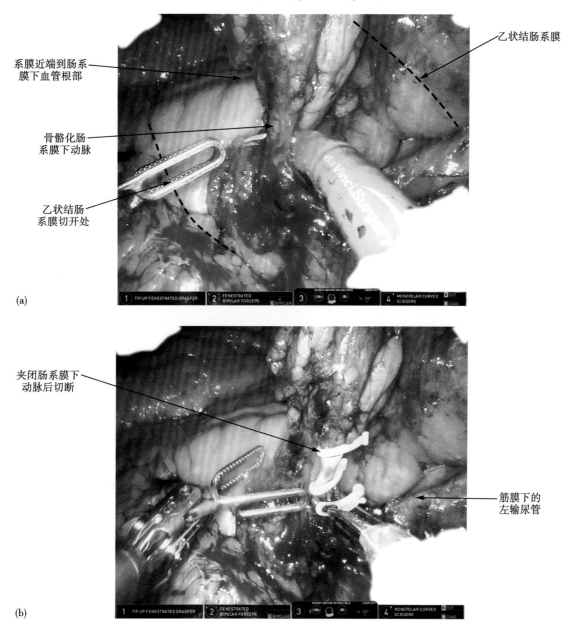

(a)

(b)

图 17.3　（a）机器人手术下分离肠系膜下血管脂肪蒂根部系膜,正在分离血管根部间的无血管区。（b）完全骨骼化并使用止血夹夹闭后的肠系膜下动脉。乙状结肠系膜筋膜(Toldt 筋膜)清晰展示在图中背景,透过筋膜左输尿管及髂腰肌清晰可见

方便将后方周围组织从血管表面分离开。而在机器人手术中,通过机器人手术器械末端的关节,很容易就可以完成以上操作,并不一定需要上述这种牵开器械。

通过右髂窝处的 10mm 或 12mm 操作孔置入直线切割闭合器,将薄面伸到血管后方,夹闭血管 1 分钟使组织水分排出。建议在切断血管前准备好夹钳,一旦闭合器切断的血管边缘出血,也能及时控制。如果此处持续出血,可小心提起血管根部残端(用无创抓钳),使用圈套线进行安全结扎。或者也可在切断血

管前在血管蒂周围备好钳子,一旦发生出血便可以及时控制,止血夹用于接下来进行确切止血。

切断肠系膜下动脉后,在术野的上半部分是左结肠系膜及系膜筋膜之间的间隙(即系膜筋膜间平面),而下半部分是腹膜后间隙表面覆盖的筋膜(图 17.4)。提起结肠系膜进一步向后分离 Toldt 筋膜,沿着系膜筋膜平面尽可能向头侧及外侧分离,使左半结肠系膜完全游离。然后到达结肠肠管,分离筋膜后暴露出左侧腹膜返折。在此处不要急于切开结肠的附着处,以免结肠落入术野中。

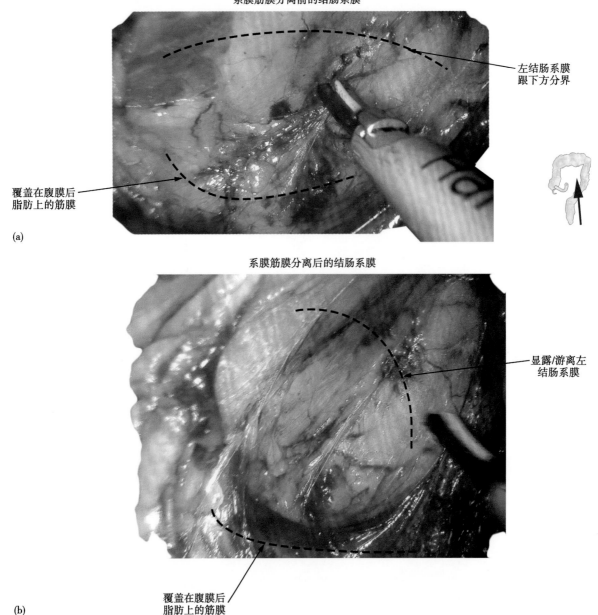

左结肠系膜的下表面(腹腔镜手术)

系膜筋膜分离前的结肠系膜

左结肠系膜
跟下方分界

覆盖在腹膜后
脂肪上的筋膜

(a)

系膜筋膜分离后的结肠系膜

显露/游离左
结肠系膜

覆盖在腹膜后
脂肪上的筋膜

(b)

图 17.4 （a）腹腔镜下分离结肠系膜和筋膜（及后腹膜）时的场景,上方为结肠系膜,下方为筋膜。当提起结肠系膜使其离开腹膜后组织时,可以看到筋膜就覆盖在系膜的下表面,这时需要小心把他们分开以达到完整的系膜筋膜分离。（b）类似的术野下筋膜从左结肠系膜分离后的场景

接着向肠管方向切开左结肠系膜（即系膜切开术）。在十二指肠空肠曲的侧面可见肠系膜下静脉。按照之前处理肠系膜下动脉的方法骨骼化并切断肠系膜下静脉,一旦切断下静脉,系膜无血管区便清晰可见。可在此迅速切开直至肠系膜的肠管边缘。接下来将分离重点转回乙状结肠系膜,按照系膜筋膜分离原则从内向外进行分离。完成乙状结肠系膜分离后就剩下外侧腹膜返折了。将它放到最后是因其可以起到悬吊作用,从而避免乙状结肠下垂妨碍术野。

旋转 30°镜头以便观察乙状结肠和降结肠侧面的腹膜返折。使用带凝闭功能的器械或剪刀切开该返折部位,尽量减少出血（上皮下的结缔组织中会有小血管）。当腹膜切开至脾曲处,从脾曲至直乙交界处的肠管及系膜就从后腹壁上完全游离开了。

一般来说,直肠上段的游离是乙状结肠系膜切除术的必要步骤。用于游离左结肠系膜及乙状结肠系膜的系膜筋膜平面向远端延续至直肠系膜下方。切开直肠左右两侧的腹膜返折,暴露下方的系膜筋膜间平面,

并将其分离,就能完成直肠上段的游离。

　　尽管脾曲的游离并不一定是必要的,有些术者为了确保能有足够的肠管及系膜长度,也将其作为常规的步骤。把病人转至反屈氏体位,术者及助手在胃网膜血管弓外侧提起大网膜(图17.5)。用组织封闭设备(如超声刀)直接切开大网膜进入小网膜囊,并沿着

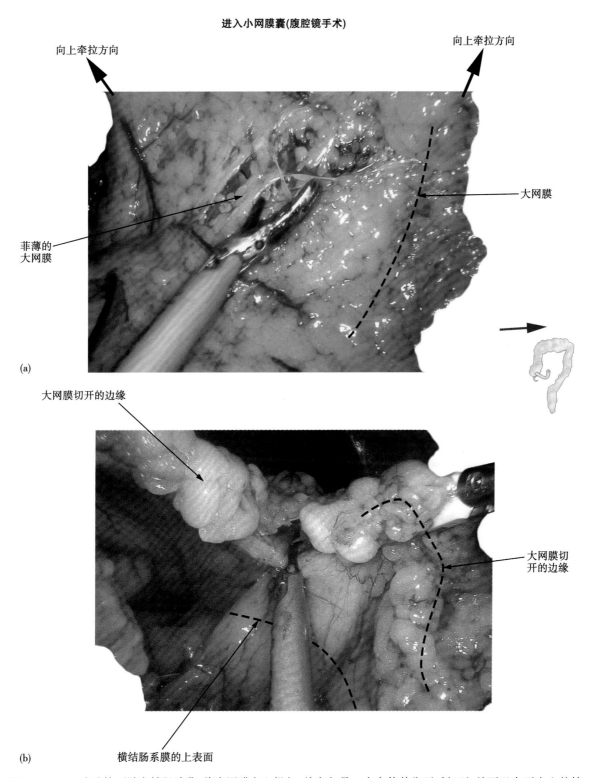

进入小网膜囊(腹腔镜手术)

图17.5　(a)腹腔镜下游离结肠脾曲,将大网膜向上提起,并夹起另一个点使其张开后切开,就可以在不出血的情况下切开大网膜。只要在网膜血管弓外缘(这个地方网膜一般很少与下方结肠系膜粘连)切开,就可以安全进入小网膜囊。(b)腹腔镜手术下网膜切开后的小网膜囊,可以清楚看到网膜及横结肠系膜的上表面,网膜与结肠系膜表面并没有太多粘连

大网膜向脾曲方向继续切开。在脾曲附近,大网膜会与脾结肠返折形成不同程度的融合,将该融合组织直接分离至横结肠系膜的头端。可(使用无创抓钳)轻轻提起脾曲处的结肠,向病人右侧牵拉,使张力传递至结肠系膜及系膜筋膜间平面(图17.6)。这样操作可以显露脾曲的结肠与系膜筋膜的间隙,将其分离后便可完全游离结肠脾曲。

手术回到直乙结肠区域,在此处乙状结肠系膜延续为直肠系膜。为了确保能有足够的肠管及系膜长度以完成无张力的结肠直肠吻合,许多外科医生会进行

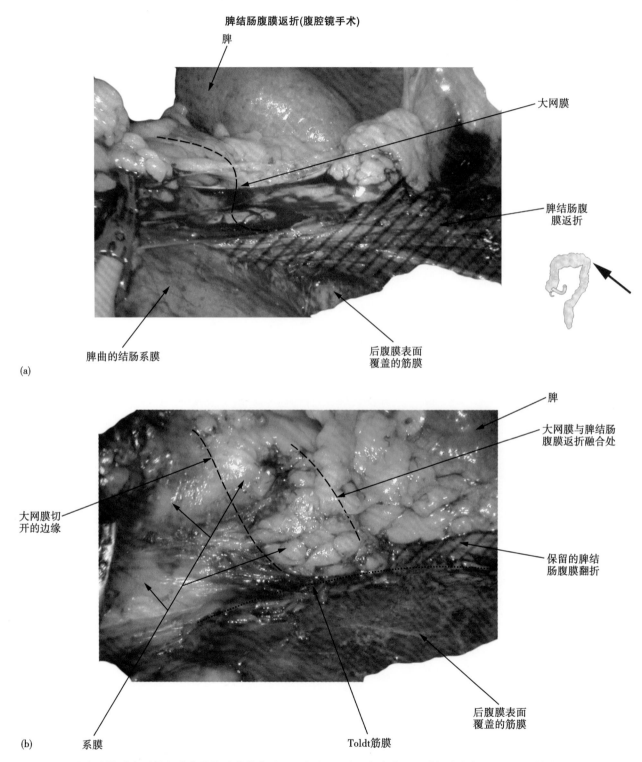

(a)

(b)

图17.6 (a)腹腔镜手术下结肠脾曲处的系膜筋膜平面。在这里,平面由脾曲的系膜部分与邻近的Toldt筋膜组成。大网膜及上方脾脏清晰可见,而脾结肠腹膜返折由于与上方网膜粘连,相对欠清晰。(b)与图(a)相同的视野下,进一步游离脾结肠腹膜返折,并分离结肠系膜周围筋膜后

直肠上段的游离(如前所述)。游离完成后,最后的步骤是切开直肠系膜,这可以通过多种方法来完成。其中一种方法是在高倍放大的近视野下,使用组织闭合器械如超声刀或血管闭合器直接切开直肠系膜。此处的直肠上动静脉,本来需要骨骼化后进行切断,但因其管径通常较短,可用血管闭合器或其他组织闭合器械进行切断和止血,所以组织闭合器械的使用在这种方法中十分重要。继续切开剩余的直肠系膜直到肠管浆膜表面。一旦浆膜表面的系膜脂肪组织被清除,就可以用合适的直线切割闭合器(见第 15 章的器械介绍)离断直肠。

取下腹部小横切口(Pfannenstiel 切口),通过切口牵开器拖出肠管及系膜。由于肠系膜已经充分游离,该过程一般不会有太大的张力。之前的工作确保了即使是更远端的吻合(甚至结肠肛管吻合)也有足够长度的肠管。确定近端切缘后用电刀或组织闭合器械切开系膜至浆膜表面。保证在近端切缘的充足血运尤为重要。在切断系膜的远端放置动脉夹,应该可以看到近端血管快速地搏动性出血,这需要直接用另外一个夹子夹闭或进行结扎。系膜的血运(而非黏膜的出血)是判断吻合口血运是否充足的标志。近端肠管浆膜面的网膜组织须清除,以保证肠壁各层清晰可见,为吻合做准备(参见第 16 章)。

开腹乙状结肠系膜切除术

即使在开腹手术中,尽量缩小脐下切口对减少术后疼痛及加速康复有帮助[20]。切口的选择需要根据术前腹部 CT、待切除病灶情况以及临床具体情况综合评估。比如对于良性疾病的结肠系膜切除(如克罗恩病或小段的结肠憩室)可以缩小切口,而对于肿瘤性疾病则必须扩大切口以保证足够的淋巴清扫范围。如果需要暴露肠系膜下动脉根部及肠系膜下静脉,则需要扩大腹部正中切口。开腹手术中,如果系膜肠管的暴露受阻,脾曲的游离也会受阻,与其增加手术难度,选择合适大小的切口则是更安全和恰当的选择。

充分暴露结肠系膜、乙状结肠系膜的方法已经在其他部分详述,这里将会简单说明。这里需要用到可靠的自动牵开器,如 Gusset、Omni-Tract® 和 Bookwalter® 牵开器。使用这些牵开器可以良好暴露系膜,因而花费时间准备这些设备是合情合理的。系膜的良好暴露是进行以系膜解剖为基础的结直肠手术的前提,也更便于这一原理的教授。

术野的准备是首要步骤,这包括将小肠及其系膜从左结肠系膜游离开,并将乙状结肠系膜提至盆腔外。用湿的大纱块可将小肠及系膜推至右上腹或拉出,并用湿纱块结合大 S 型拉勾固定其位置。这时往往需要分离附近组织(包括十二指肠升段)与左结肠系膜的粘连(图 17.7)。

一般的开腹乙状结肠系膜切除术多数从切开乙状结肠系膜外侧与侧腹膜之间的先天性粘连开始,采取从外侧向内侧(外侧入路)的入路(图 17.8)。这可以显露游离的乙状结肠系膜的外侧底部,结肠系膜在此处转向后方并平行紧贴于后腹壁。切开乙状结肠系膜外侧的腹膜返折时(图 17.8),就可以看到系膜筋膜间平面,继续分离就可以游离乙状结肠系膜。但通常在实际操作中并没有理论上那样简单,因为乙状结肠系膜筋膜极其纤薄,很容易被漏掉。而肿瘤性疾病手术更倾向于采用从内侧到外侧(中间入路)的入路,从而尽量减少触碰肿瘤以及更早地控制血液播散。

由于在乙状结肠外侧辨认系膜筋膜间平面十分困难,大多数术者一般不选择在这个地方切开腹膜返折,而是将近端的降乙结肠交界处往前提,在此处切开腹膜以暴露结肠和下方筋膜的连接处,从而进行肠管与筋膜的分离(图 17.8c 和 d)。结肠与筋膜分离后可以显露系膜筋膜间平面,继续分离便可以游离远端的左结肠系膜,如果层面正确,向远端继续分离可进入乙状结肠系膜下方(图 17.9)。

进一步的尾侧游离需要切开外侧的腹膜返折,分离系膜筋膜,并将乙状结肠系膜向前方提离筋膜。乙状结肠系膜下方的筋膜呈蜂窝状,而且不明显(相对于左结肠系膜下方的筋膜来说),所以实际上(即使是经验丰富的外科医生)很容易进入到此处的乙状结肠系膜内或筋膜后平面(图 17.10)。在有局部炎症的情况下,乙状结肠系膜、筋膜以及下方的后腹膜之间粘连稠密,因此会增加上述风险。在乙状结肠系膜内进行分离会导致出血量增多,而筋膜后的分离会显露髂腰肌的纤维。很多开始尝试在这一区域游离乙状结肠系膜的初学者(有时候即使有经验的外科医生),最终都不可避免地进入错误平面。如前所述,只要从远端降结肠开始乙状结肠系膜的游离就可以避免这种情况。

尽可能靠中间继续从外侧到内侧游离乙状结肠系膜,直至乙状结肠系膜右侧的腹膜返折阻碍进一步的游离(图 17.11)。这时,使乙状结肠及系膜保持向前的张力,并传递至系膜筋膜间平面,以扩大腹膜返折。切开此处的腹膜显露系膜筋膜间平面,进而分离并使内侧和外侧分离平面汇合(图 17.12)。术者用左手及食指穿过缺口,把包括肠系膜下动脉在内的系膜血管

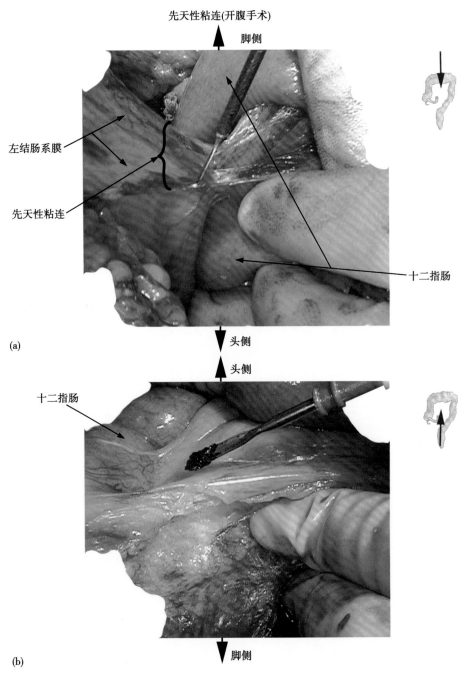

先天性粘连(开腹手术)

脚侧

左结肠系膜

先天性粘连

十二指肠

(a)

头侧

头侧

十二指肠

脚侧

(b)

图 17.7 （a）在开腹手术中,经常可以看到十二指肠空肠曲与左结肠系膜粘连。图中上方为病人脚侧。（b）进一步展示左结肠系膜与十二指肠升段的关系（从下往上观察）。可以通过系膜筋膜分离将结肠系膜从邻近的十二指肠分离开

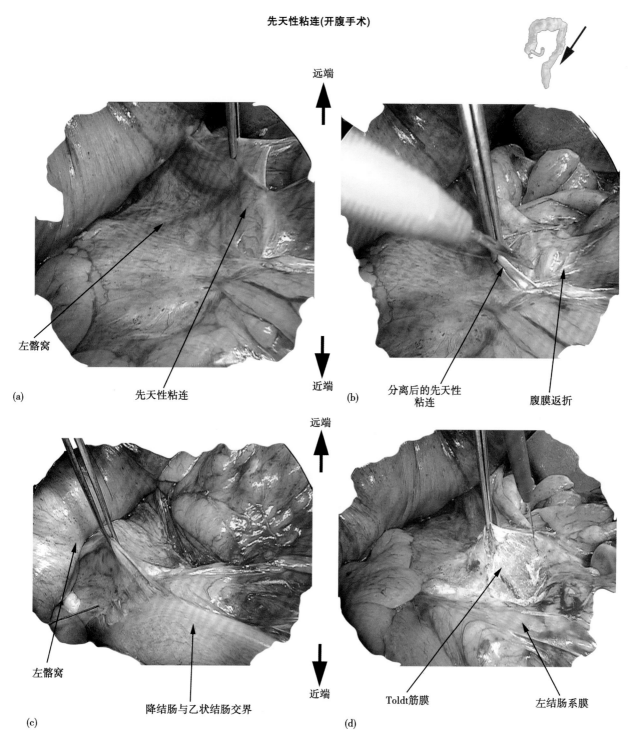

图 17.8　(a)乙状结肠系膜外侧的先天性粘连(从上往下观察)。(b)分离先天性粘连后,显露出乙状结肠系膜外侧的腹膜返折。(c)确认降结肠乙状结肠交界处的左腹膜返折。(d)切开左腹膜返折后找到系膜筋膜间平面

系膜筋膜平面(开腹手术)

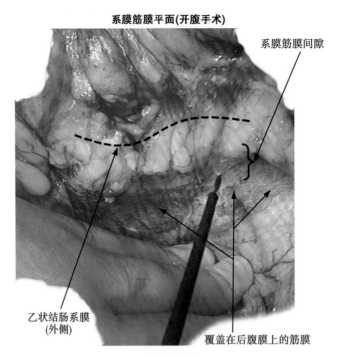

系膜筋膜间隙

乙状结肠系膜
(外侧)

覆盖在后腹膜上的筋膜

图 17.9　术中的乙状结肠系膜和乙状结肠系膜筋膜。系膜筋膜的分离是使乙状结肠系膜从后方的筋膜及后腹膜分开并游离

筋膜下结构

输尿管

生殖血管

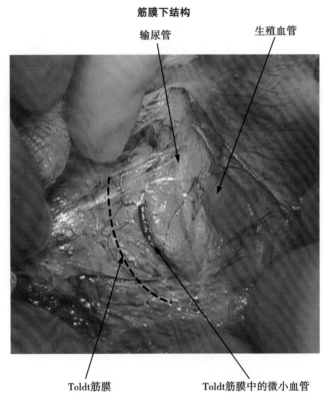

Toldt筋膜

Toldt筋膜中的微小血管

图 17.10　展示腹膜后结构(如输尿管和生殖血管)与上方乙状结肠系膜(Toldt)筋膜的关系。只要正确进行系膜筋膜分离,不切穿筋膜,腹膜后的结构都将得到保护

系膜筋膜分离(开腹手术)

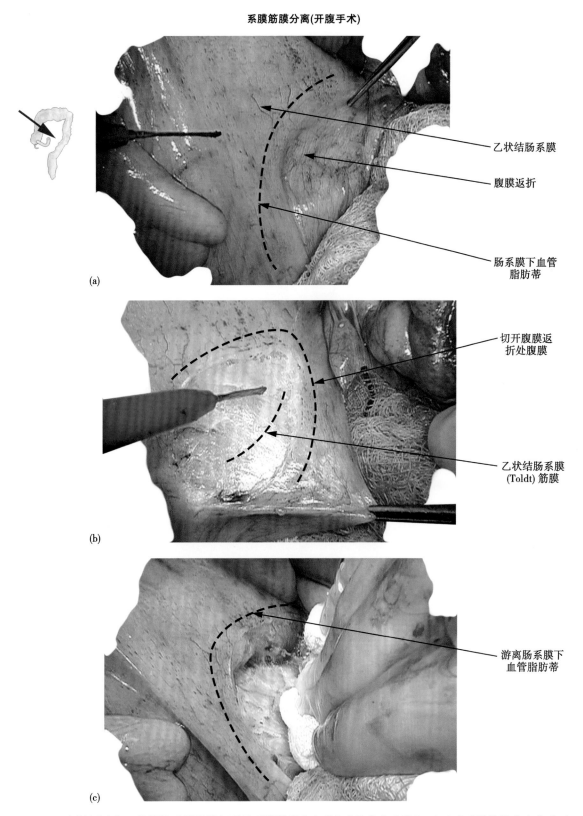

乙状结肠系膜

腹膜返折

肠系膜下血管
脂肪蒂

(a)

切开腹膜返
折处腹膜

乙状结肠系膜
(Toldt)筋膜

(b)

游离肠系膜下
血管脂肪蒂

(c)

图 17.11 内侧(右侧)乙状结肠系膜腹膜切开及系膜筋膜分离前(a)及分离后(b)。(c)当系膜筋膜分离完成后，肠系膜下血管蒂完全游离

肠系膜下动脉

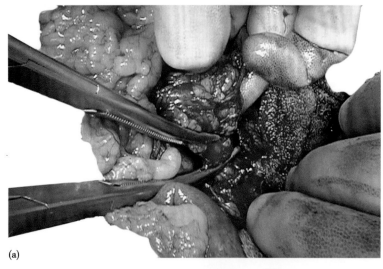

钳夹肠系膜下动脉

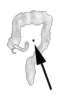

(a)

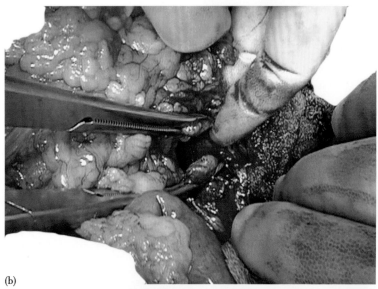

切断

(b)

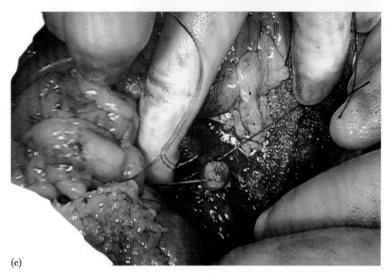

结扎

(c)

图 17.12 肠系膜下血管（a）骨骼化、钳夹,（b）切断及（c）结扎后

脂肪蒂向前提起,这样可以进一步将系膜血管脂肪蒂从腹膜后游离至肠系膜下动脉汇入主动脉的位置。然后识别肠系膜下动脉近端的无血管区并进行分离,进一步在血管脂肪蒂中分离肠系膜下动脉,使其完全骨骼化后夹闭并切断,用0-0号的Vicryl®缝线缝扎(图17.12)。在这里需要注意辨认并保护在主动脉周围的交感神经纤维。

尽量向头侧分离左结肠系膜及其下方的筋膜,从而游离左结肠系膜。在开腹手术中,术者可以用左手放在左结肠系膜下方,用右手钝性将结肠系膜从系膜筋膜间平面上分离开,直至将左结肠系膜完全游离到

脾曲(图17.13)。实际上脾曲的系膜部分也可以通过这种方法分离。最终,术者可以进入小网膜囊,并在此处受阻于大网膜在脾曲头侧的粘连以及横结肠系膜。

切开左侧腹膜返折及先天性粘连,可将左结肠一直游离至脾曲。先天性粘连在脾曲远端处明显。这时通常可以将右手手指伸入脾结肠腹膜返折下方将其顶起后用电刀切开。这样就可将脾曲的腹膜切开,暴露出下方结肠筋膜平面与系膜筋膜平面,沿平面分离完成结肠脾曲的游离。

内脏脂肪的增加意味着需将网膜从横结肠及系膜游离以完成彻底的脾曲游离。术者需要站在病人两腿

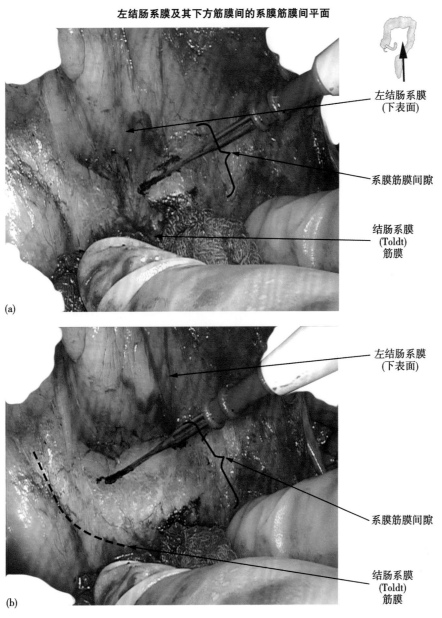

左结肠系膜及其下方筋膜间的系膜筋膜平面

左结肠系膜(下表面)

系膜筋膜间隙

结肠系膜(Toldt)筋膜

(a)

左结肠系膜(下表面)

系膜筋膜间隙

结肠系膜(Toldt)筋膜

(b)

图17.13 左结肠系膜与下方筋膜间的系膜筋膜间平面在分离前(a)和分离后(b)。在图(a)中,结肠系膜筋膜(Toldt筋膜)被拉起到左结肠系膜的下表面。在图(b)中,结肠系膜上的筋膜已经被分离,使系膜游离,重复以上操作,左结肠系膜便可完全游离好

之间,病人取轻微头高位,来分离大网膜与横结肠之间的腹膜返折及粘连(图 17.14)。向上牵拉大网膜,向下牵拉横结肠或系膜,同时向侧方将二者分离至脾结肠韧带。在脾曲处,大网膜会与脾结肠韧带有不同程度的融合,尽管如此,仍然可以小心将左手食指伸入脾结肠韧带后方并将其顶起后用电刀切开。以前的操作一般是锐性切开此处,一旦出血就用纱块压迫止血。脾结肠韧带的无出血分离是可行的,并且应是永恒的目标。

当向侧方的分离完成,脾结肠韧带被切开后与左腹膜返折切开处汇合,这样就完成了脾曲腹膜部分的

游离。这时结肠筋膜间平面和系膜筋膜间平面均清晰可辨,通过向右髂窝方向牵拉脾曲肠管,将张力传递至筋膜间平面使其显露。使用电刀直接分离系膜筋膜,直到脾曲处的结肠及系膜部分完全从腹膜后游离出来。这样脾曲的所有部分(即腹膜、肠管和系膜)均已完全游离。这时可注意到系膜汇聚于肠系膜上动脉根部,结肠中动脉也从此处发出,进一步的游离被阻碍。

检查游离好的左结肠系膜和脾曲,可以轻松地显露肠系膜下静脉,将其骨骼化、夹闭并缝扎。肠系膜下静脉的切断以及系膜的游离,确保了即使进行低位的盆腔

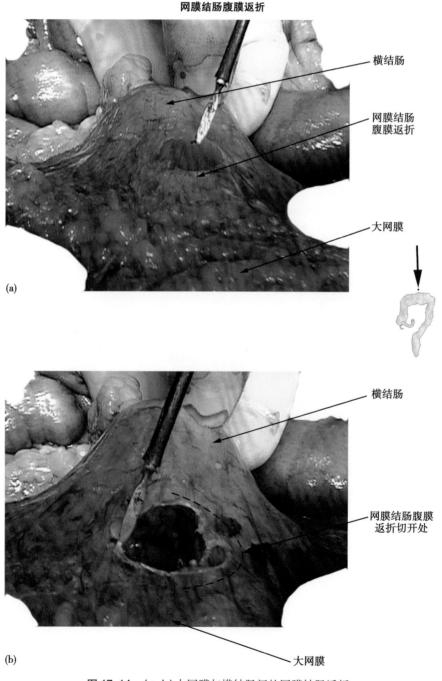

网膜结肠腹膜返折

横结肠

网膜结肠
腹膜返折

大网膜

(a)

横结肠

网膜结肠腹膜
返折切开处

大网膜

(b)

图 17.14　(a,b)大网膜与横结肠间的网膜结肠返折

内吻合如结肠肛管吻合也有足够的肠管及系膜长度。

近端肠管切缘处的系膜分离在之前的腹腔镜手术部分已经阐述。同样直肠系膜的分离也有所阐述,但开腹手术还有些需要注意的地方。首先,完全剥离吻合处的直肠浆膜表面的系膜十分重要,因为一旦直肠肠管切断后,直肠及其系膜就会回缩进盆腔。这时不能直接夹持直肠系膜,否则会导致大量出血。

特别注意事项:无法辨认正确的解剖分离平面

在憩室病和克罗恩病手术中,正确的解剖分离平面因病理原因被破坏并不罕见[21-23]。这在穿孔包裹和纤维化的区域更容易出现。在急性疾病中,这种情况通常会和蜂窝织炎同时出现(参见第 7 章)。炎症粘连和纤维化过程会造成邻近结构的融合,使正常的系膜筋膜平面分界消失。其中一个办法是忽略该区域,辨认并分离周围正确的平面,最后再回到这个平面(克利夫兰的 Victor Fazio 称之为"包围敌人")。这个方法有赖于对周围正确平面的辨认,这种辨认有助于对结构进行区分,并在一定程度上释放了系膜筋膜平面。这种解剖学上的"方位感",能让术者在切除过程中尽量减少对邻近组织的损伤。

在少数情况下,须切除邻近解剖结构。这时,能够在术前有所预见,以及具备泌尿外科或血管外科专业能力就显得十分重要。无论术者水平怎样,意外遇到非计划性的联合脏器切除,会使整个手术团队慌乱不安,而病人也会处于危险之中。

未来的方向

乙状结肠系膜的分离和切断是安全切除降结肠、乙状结肠和近端直肠的基础。操作流程的规范化可以有助于改善预后。由于无法通过随机对照研究来证实该论断,下一步的研究重点应致力于建立开腹、机器人和腹腔镜手术的国际化操作规范。

总结

开腹、腹腔镜或机器人的乙状结肠系膜切除术中的操作是基于系膜、腹膜、筋膜以及肠管的连续性和延续性。其主要目标是完整切除乙状结肠系膜,该目标可通过腹膜切开、系膜筋膜分离、肠系膜切开和肠系膜切除来完成。

参考文献

1. Coffey, J.C. et al., Terminology and nomenclature in colonic surgery: Universal application of a rule-based approach derived from updates on mesenteric anatomy. *Tech Coloproctol*, 2014. **18**(9): 789–794.
2. Culligan, K. et al., Review of nomenclature in colonic surgery—Proposal of a standardised nomenclature based on mesocolic anatomy. *Surgeon*, 2013. **11**(1): 1–5.
3. Gledhill, A. and M.F. Dixon, Crohn's-like reaction in diverticular disease. *Gut*, 1998. **42**(3):392–395.
4. Hobson, K.G. and P.L. Roberts, Etiology and pathophysiology of diverticular disease. *Clin Colon Rectal Surg*, 2004. **17**(3): 147–153.
5. Shelley-Fraser, G. et al., The connective tissue changes of Crohn's disease. *Histopathology*, 2012. **60**(7): 1034–1044.
6. Kredel, L.I. and B. Siegmund, Adipose-tissue and intestinal inflammation—Visceral obesity and creeping fat. *Front Immunol*, 2014. **5**: 462.
7. Coffey, J.C. et al., The mesentery in Crohn's disease: Friend or foe? *Curr Opin Gastroenterol*, 2016. **32**(4): 267–273.
8. Coffey, J.C. et al., Mesenteric-based surgery exploits gastrointestinal, peritoneal, mesenteric and fascial continuity from duodenojejunal flexure to the anorectal junction—A review. *Dig Surg*, 2015. **32**(4): 291–300.
9. Beck, D.E. et al., *The ASCRS Manual of Colon and Rectal Surgery*. Springer, New York, 2014, pp. 777–786, 831–843.
10. Chand, M. et al., Laparoscopic surgery for rectal cancer. *J R Soc Med*, 2012. **105**(10): 429–435.
11. Delaney, C.P. et al., *Operative Techniques in Laparoscopic Colorectal Surgery*. Wolters Kluwer Health, Philadelphia, PA, 2013, pp. 85–96, 200–209, 217–221.
12. Karandikar, S. and S. Abbott, Open resection for colorectal cancer. *Surgery*, **32**(4): 190–196.
13. Milsom, J.W. et al., *Laparoscopic Colorectal Surgery*. Springer, New York, 2006, pp. 145–169.
14. Beraldo, S. et al., The prophylactic use of a ureteral stent in laparoscopic colorectal surgery. *Scand J Surg*, 2013. **102**(2): 87–89.
15. da Silva, G., M. Boutros, and S.D. Wexner, Role of prophylactic ureteric stents in colorectal surgery. *Asian J Endosc Surg*, 2012. **5**(3): 105–110.
16. Speicher, P.J. et al., Ureteral stenting in laparoscopic colorectal surgery. *J Surg Res*, 2014. **190**(1): 98–103.
17. Culligan, K. et al., The mesocolon: A prospective observational study. *Colorectal Dis*, 2012. **14**(4):

421–428; discussion 428–430.

18. Coffey, J.C. et al., Mesenteric-based surgery exploits gastrointestinal, peritoneal, mesenteric and fascial continuity from duodenojejunal flexure to the anorectal junction—A review. *Dig Surg*, 2015. **32**(4): 291–300.

19. Culligan, K. et al., The mesocolon: A prospective observational study. *Colorectal Dis*, 2012. **14**(4): 421–428; discussion 428–430.

20. Mimica, Z. et al., Effect of surgical incision on pain and respiratory function after abdominal surgery: A randomized clinical trial. *Hepatogastroenterology*, 2007. **54**(80): 2216–2220.

21. Johnson, E.K. and B.J. Champagne, Diverticular disease and the obese patient. *Clin Colon Rectal Surg*, 2011. **24**(4): 253–258.

22. Abcarian, H. and R.K. Pearl, A safe technique for resection of perforated sigmoid diverticulitis. *DisColon Rectum*, 1990. **33**(10): 905–906.

23. Larach S., Laparoscopic management of diverticular disease. *Clin Colon Rectal Surg*, 2004. **17**(3): 187–193.

18. 直肠切除术中的系膜切除

J. CALVIN COFFEY 和 JONATHON EFRON

A plane is the interface between two contiguous surfaces.

——Bill Heald

目的

本章的主要目的是介绍全直肠系膜切除术的肠系膜及腹膜原理。

介绍

全直肠系膜切除术(total mesorectal excision,TME)是一个较新的术语,它是指完整地移除整个直肠系膜。该术语的隐含意义是在确保直肠系膜组织完整不受损的前提下进行的一个完整肠系膜切除术(和直肠切除)。虽然"部分直肠系膜切除术"这一术语并未被广泛使用,但"全直肠系膜切除术"这一改良型术语本身暗示了该手术遵循了同样的原则(即保持系膜完整,直至到达预定的离断层面)。在欧洲,"全直肠系膜切除术"这一术语正在逐步替代"经腹直肠前切除术"。但在美国,"直肠乙状结肠切除术"应用最为广泛。"直肠前切除"在发展过程中取代了术语"直肠后切除",因为更早期的直肠手术采用了后侧骶旁的入路方式[1]。

解剖

直肠是结肠的延续,因此也属于肠道的一部分。

因此,直肠在胚胎期通过背侧肠系膜悬吊于腹中[5,6]。成人的直肠系膜是肠系膜向下的延伸部,直肠系膜的尖部即为该延伸部的终点。从肉眼上看,直肠系膜的后外侧体积庞大,而在后部中线处呈轻微的沟壑状。总的来说,这些特征使直肠系膜呈现波浪状的外观。大多数人的直肠系膜从外侧包绕直肠一直到直肠的前外侧、前内侧,其体积在直肠前内侧和外侧面逐步缩小。直肠前外侧和内侧系膜的体积与病人的肥胖程度相关,在瘦的个体中可以忽略不计。在肥胖个体中,直肠系膜沿着直肠的前外侧和内侧延伸,在中线上相遇(但并不融合)。这些解剖关系可以通过人类可视计划(VHP)证实。VHP 的全彩色数据使我们可以像观察尸体标本那样观察人体结构[2,7]。接着可通过 3D 形式(图 18.1)对以上结构进行重建,由此勾划出直肠系膜原始的形态(图 18.1)。这一技术的价值在于一旦人体移动,富含脂肪的直肠系膜会改变其构象,与其在原始位置几乎没有相似处。在所有个体中,直肠系膜朝着肛直交界处逐渐变细。

Toldt 筋膜将直肠系膜与骨盆后壁及外侧壁分开。它也是分离整个结肠系膜和后腹膜的筋膜的延续。多个术语交替使用来指代此区域的 Toldt 筋膜,如直肠系膜筋膜、盆筋膜脏层(盆脏筋膜)、Waldeyer 筋膜以及盆内筋膜[3,4]。在 Toldt 筋膜外层,有另一个筋膜层覆盖于骨性骨盆(即壁层或骶前筋膜)。在远端骨盆、直肠系膜的止点处,Toldt 筋膜缩窄移行为 Waldeyer 筋膜,并占据了直肠系膜止点和周围骨盆之间的间隙。在直肠系膜后方,Toldt 筋膜具有高度可辨认性,因其

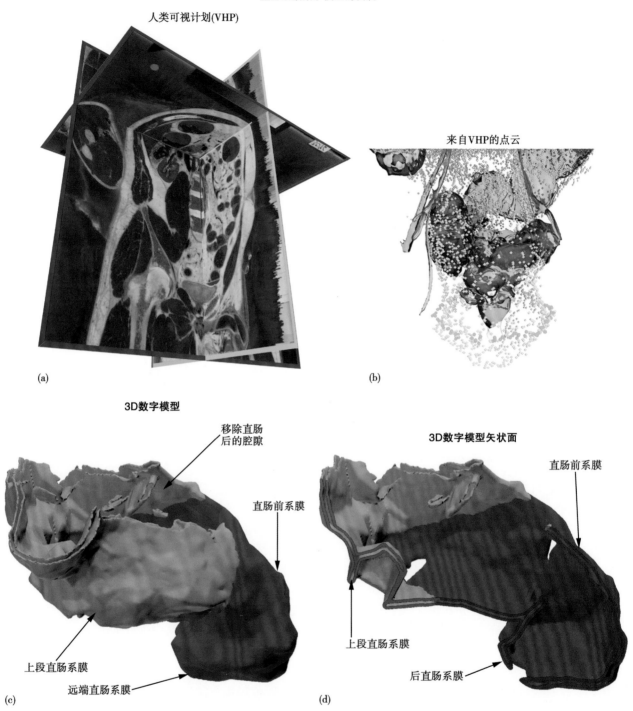

图 18.1 (a)直肠系膜在人类可视计划中的全彩数据显示。(b)人类可视计划中,在每个平面点,点都可以放置在直肠系膜周围。正如这里所演示的,它们共同生成一个"点云"。(c,d)可以将点云导入到数字模型环境中,生成 3D 数字模型。因为这是数字化的,所以它可以被分割以呈现所需的任何视图

外观呈网状,被巧妙地形容为"天使发丝"。这层筋膜是乙状结肠系膜筋膜的远端延续(即乙状结肠系膜附着部下方的 Toldt 筋膜)(见前述)。在直肠系膜的外侧方及前方,Toldt 筋膜因直肠系膜和周围骨盆之间的压力而变得紧密细小,因此较难辨认。此外,直肠系膜在外侧盆壁的附着逐步增密,附着部被称之为 T

型带(或附着带)。此处筋膜的解剖学特征往往较难描述清楚[3,4]。筋膜在附着带中断,但随后又绕其重新聚集。

如前章节所述,骨盆处的筋膜外观呈网状结构,并比其他地方更疏松,但位于远端骨盆的 Waldeyer 筋膜除外。在某些个体中,在盆底上方的直肠远端还会

有一个解剖空间。

直肠上段（除了后方之外）的前方及侧方被腹膜返折覆盖。左右两侧的直肠旁返折是乙状结肠系膜处腹膜返折的远端延续（图 18.2）。左外侧乙状结肠系膜返折远端移行为左侧直肠旁返折，右外侧乙状结肠系膜返折远端移行为右侧直肠旁返折。两者在前正中

直肠旁腹膜返折

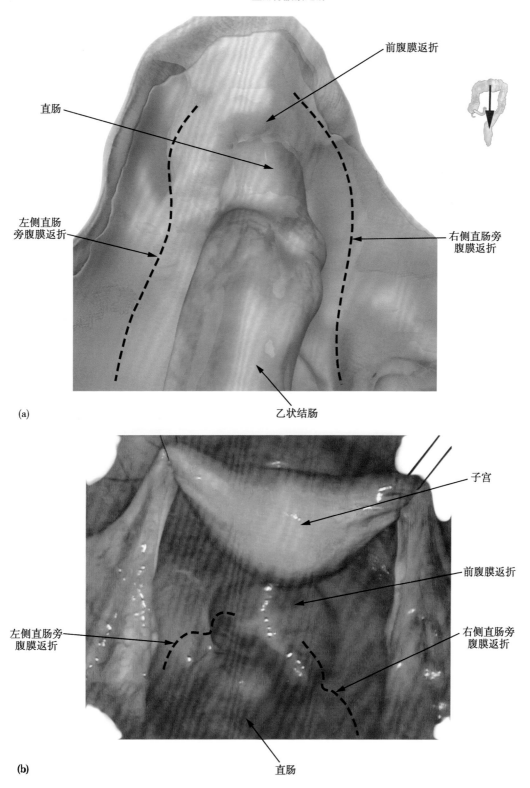

图 18.2　（参阅 QR 2d/5-7）直肠旁腹膜返折。（a）数字图像显示右侧和左直肠旁侧腹膜返折，以及它们在前正中线处会合，在 Douglas 窝形成腹膜返折。（b）直肠旁和前方腹膜返折的机器人手术视野。子宫前托以便暴露直肠旁返折和下方的系膜筋膜平面

线相遇,此处的腹膜返折标志着腹膜腔的解剖终点(图 18.2)。关于此处的腹膜解剖一直有争议。Denonvillier 筋膜是指从前中线开始并向尾侧延伸的腹膜返折。这层筋膜覆盖在直肠前系膜上,并向远侧延伸,延伸的距离不固定。它位于直肠前系膜(后侧)与精囊、输精管、前列腺后方的脂肪之间。由于 Denonvillier 筋膜不是解剖恒定的,它很可能持续成为结直肠外科医生和解剖学家争论的焦点[11-13]。尽管如此,在前方的精囊或前列腺和后方的直肠前系膜之间一直存在一个平面。一般情况下,这一系膜筋膜平面和普通的系膜筋膜平面一样,由后方细薄并呈网状的筋膜组成,精囊、前列腺位于其前方。

关于直肠侧韧带的争议同样存在,侧韧带中的直肠中动脉一般被描述为和直肠系膜相连接。许多人的经验与这一发现不符,因为通常(尽管并非总是)我们可以将直肠系膜从骨盆侧壁分离,直到在前外侧发现附着带。附着带的位置和其纵向伸展幅度是可变的,和部分学者所描述的 T 型带相对应。当通过可视化人体工程观察直肠系膜时,"侧韧带"并不明显[2,7]。通过观察在腹腔镜下进行的直肠系膜游离,发现在大部分情况下侧韧带是缺失的。观察同时也展示了,只要术者在胚胎和解剖平面上进行操作,就能实现环形游离。虽然这些发现与侧韧带缺乏胚胎期前体相一致,但不能解释直肠中动脉存在时是如何进入直肠系膜的。另一方面,同时期的研究发现直肠中动脉很少存在[14,15]。除此之外,近期的研究显示,附着带(或 T 型带)是血管、神经与直肠系膜侧向连接并进入直肠系膜的区域。该附着带是血管、神经连接直肠系膜的区域,之前被命名为"韧带"。

对女性来说,直肠阴道隔膜将直肠前方与阴道分离。一般来说,这层隔膜主要由结缔组织、脂肪组成,并且富含血管。

许多关于直肠和直肠系膜解剖的争议可通过可视化人体工程解决[7,8,16]。如前所述,VHP 的全彩成像,使我们能够识别并描述在男性及女性中自然状态下的直肠系膜特征。当我们利用该功能来观察直肠系膜的解剖结构时,明显可见一个筋膜结构位于精囊和前列腺后方,直肠前方,该筋膜结构可能就是 Denonvillier 筋膜。但直肠侧韧带却不明显。虽然 VHP 上的显示不能推广到一般人群,但可与相应的磁共振(MRI)及计算机轴向断层(CT)图像相关联[9]。同时,VHP 上的显示也可以反过来与相应的 MRI、CT 图像进行比较。这代表着未来研究的方向,并将可能提供和 Denonvillier 筋膜和直肠侧韧带相关的影像学方案[2,9,10]。

全/部分直肠系膜切除术的肠系膜原理

以下,我们将描述在男女性中进行腹腔镜/机器人手术和开腹直肠系膜切除术的肠系膜原理。

在全或部分直肠系膜切除(TME 或 PTME)中,术前首要进行多学科评估。系膜筋膜平面在影像学上是可辨识的,并且为制定外科手术计划提供了一个重要的解剖学标志。该平面上的病理变化,无论在手术技术层面还是肿瘤学层面,都具有重大临床意义。如果直肠系膜外的病变侵犯到后正中线,切除 S2 之后而非近端的骶骨可能是可行的。若病变扩散至骨盆侧壁,切除向外侵犯的肿瘤就比较困难,因为这个位置有丰富的血管、泌尿器官及骨性支撑结构。控制内外部髂血管需要血供支持,而泌尿系补给可酌情保护或重建结构。尽管只能用多器官切除术,但向前扩散的病变可得到更好的处理。因此,游离膀胱后壁或者阴道后壁也是必要的。若病变累及尿道膜部、前列腺或者精囊,就需要进行全盆腔廓清术。最好的情况是,直肠系膜外的病变扩散在术前就被发现并且从一开始就给予恰当的综合治疗,而不是在术中才发现这种病理改变。因此,直肠系膜与直肠系膜筋膜形成的平面(即盆腔内的 Toldt 筋膜)有重要的临床意义。

准备手术视野以便将肠系膜入路最大化的原则在之前的章节已详细阐述,但还是会在此再次强调。在腹腔镜或机器人手术中,正确的戳卡口位置对于进入骨盆远端至关重要,并确保了完整、广泛的肠系膜切除在技术上的可行性。大部分术者对戳卡口的处理和他们在全/部分乙状结肠系膜切除术中的类似,即在右下腹放置 10mm/12mm 戳卡口,在右上腹放置 5mm 戳卡,在左下腹放置 5mm 戳卡来辅助牵拉。尽管有 30°牵镜更好,但不是必须的。

技术:腹腔镜/机器人

乙状结肠系膜切除术一般从游离乙状结肠系膜(见第 17 章)开始。步骤简要概括如下:乙状结肠系膜切除术的第一步,是游离乙状结肠系膜中的肠系膜下动脉(inferior mesenteric artery,IMA)脂肪血管蒂(图 18.3);接着游离左结肠系膜直到脾曲,包括脾曲(图 18.4)。这可以确保结肠及结肠系膜从结肠中动脉脂肪血管蒂起源处到直肠乙状结肠水平被充分游离。尽管一些术者将广泛的左半结肠游离作为常规步骤,但

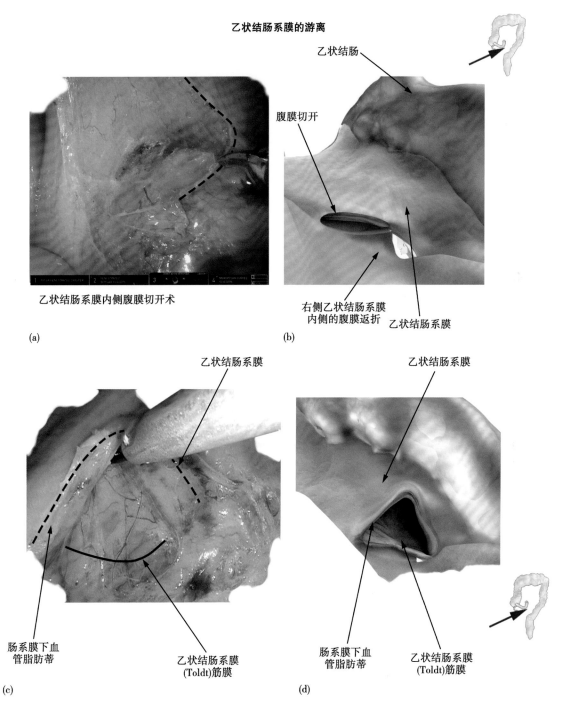

乙状结肠系膜的游离

乙状结肠

腹膜切开

右侧乙状结肠系膜
内侧的腹膜返折　　乙状结肠系膜

乙状结肠系膜内侧腹膜切开术

(a)

(b)

乙状结肠系膜

乙状结肠系膜

肠系膜下血
管脂肪蒂

乙状结肠系膜
(Toldt)筋膜

肠系膜下血
管脂肪蒂

乙状结肠系膜
(Toldt)筋膜

(c)

(d)

图 18.3　乙状结肠系膜的游离。(a)乙状结肠系膜右侧腹膜切开示意图(机器人手术视野)。乙状结肠系膜已被拉离后侧腹壁以显示腹膜返折沟。(b)(参阅 QR 2/11.)相应的数字图像显示腹膜、肠系膜以及筋膜区的解剖结构。此图中乙状结肠系膜正位于原位,尚未从腹后壁牵开。此图显示了腹膜切开的方向。(c)腹腔镜下观察系膜筋膜间隙,它在乙状结肠系膜上方,在筋膜下方。(d)相应的数字图像显示此处的腹膜、肠系膜和筋膜区的解剖结构

左半结肠系膜游离术

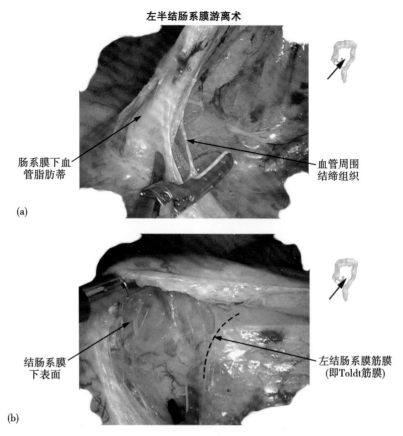

图 18.4 （参阅 QR 3d/1-2 和 QR 2/11.）左半结肠系膜游离术。（a）腹腔镜下肠系膜下动脉（IMA）游离和裸化后。（b）腹腔镜下左半结肠系膜和下方附着的结肠系膜筋膜（即 Toldt 筋膜）。此处在肠系膜下血管分离后即可看见。在筋膜深面可见左侧输尿管

这并不是必要步骤（图 18.4）。但该操作确实为结肠远端吻合提供了足够的空间，同时也为培训医生提供了一个宝贵的接受教育和实践的机会。

直肠系膜切开是从系膜两侧的直肠旁腹膜返折开始（图 18.5），再用无创钳提起该返折的间皮层（腹膜）进行牵拉，注意不要直接抓提直肠系膜，以免引起出血，导致手术视野模糊或操作受限。通过提起腹膜间皮层，产生对盆腔侧壁的牵引力。直肠系膜上的对抗牵引力使直肠系膜平面处于牵拉状态，便于显露可分离界面（图 18.6）。切开筋膜，向直肠系膜推进，确保直肠系膜脏层筋膜的完整。用无创钳的张爪从不同方向牵引直肠系膜在技术上是可行的。有些术者也使用吸引器来达到良好的暴露效果。在此处，无论何时都切勿直接抓持直肠系膜，因为这样操作会引起出血（图 18.6）。

尽可能在远端完成左侧和后方游离，之后便可以通过切开右侧直肠旁返折，开始右侧的分离（图 18.7）。直肠系膜与筋膜之间的平面逐步明朗，将骨盆向外侧牵引，同时将直肠向内侧牵引，使该平面处于张力状态，然后将直肠/直肠系膜从前方分离，左右两侧之间的分离平面融为一体（图 18.8）。该步骤充分打开了后正中线，并且暴露了直肠系膜后表面的轮廓（图 18.8）。

在此处，外科医生可在后正中线向远端分离更长的距离（有时到达盆底）。解剖的原理总是一样的：系膜筋膜交界面的识别和层面的分离（图 18.6 到图18.8）。这可以确保直肠系膜被逐渐分离而不中断。沿筋膜切开，并朝直肠前方推进，保持直肠系膜的完整封套结构。这在后中线位置更容易实现，因为直肠侧面的筋膜明显变得纤薄甚至完全缺失，所以，在后正中线更容易向远端分离。

沿直肠系膜外侧及前外侧保持良好的对抗牵引是非常重要的（图 18.6 至图 18.8）。位于切缘前外侧极的骨盆侧壁脂肪会在附着带（即 T 型带）融入直肠系膜脂肪（图 18.9）。若前后方保持相互牵引，一个细微的交界面便可显露，成为一个解剖学标志，在此处切开。在肥胖的病人中，筋膜平面的解剖颇有困难，如能将直肠系膜筋膜平面置于前后位，可更容易地进行侧韧带分离。这个部位仍是技术难点而且是未来研究的焦点（图 18.9）。

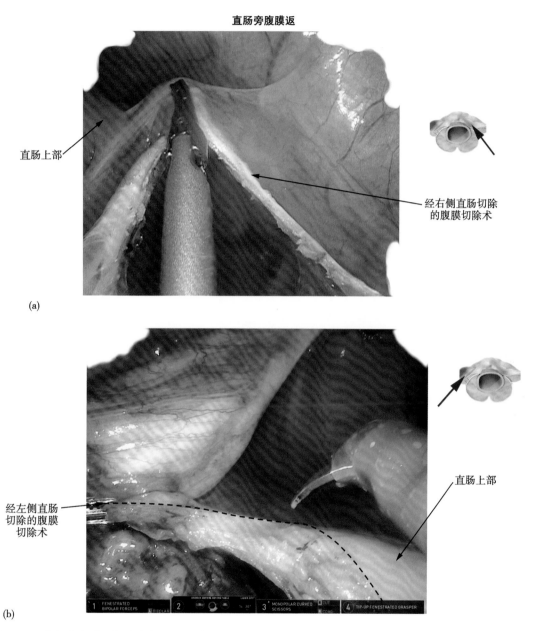

图 18.5 直肠旁腹膜返折的分离。(a)(参阅 QR 2d/5.)腹腔镜下右侧直肠旁腹膜返折分离。(b)(参考 QR 2d/6.)机器人手术中左侧直肠旁腹膜返折分离

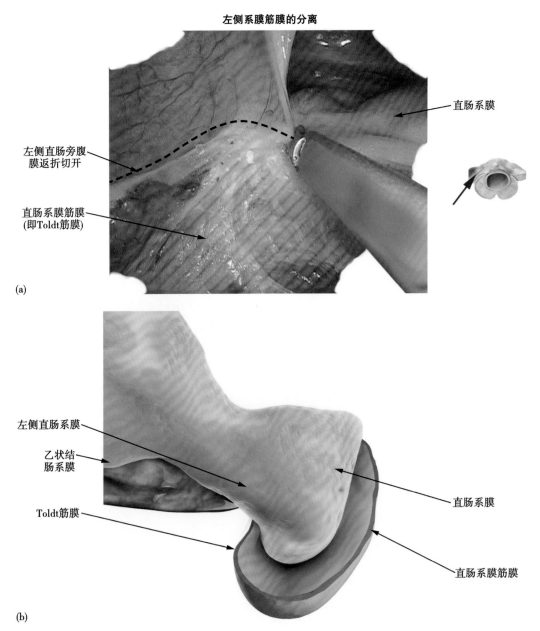

左侧系膜筋膜的分离

直肠系膜

左侧直肠旁腹
膜返折切开

直肠系膜筋膜
(即Toldt筋膜)

(a)

左侧直肠系膜

乙状结
肠系膜

Toldt筋膜

直肠系膜

直肠系膜筋膜

(b)

图18.6　(a)(参考 QR 2d/6.)腹腔镜下左侧系膜筋膜平面的游离。此后,直肠系膜筋膜与左外侧直肠系膜分离。(b)(参阅 QR 13/2.)数字图像显示系膜筋膜分离处的区域解剖结构

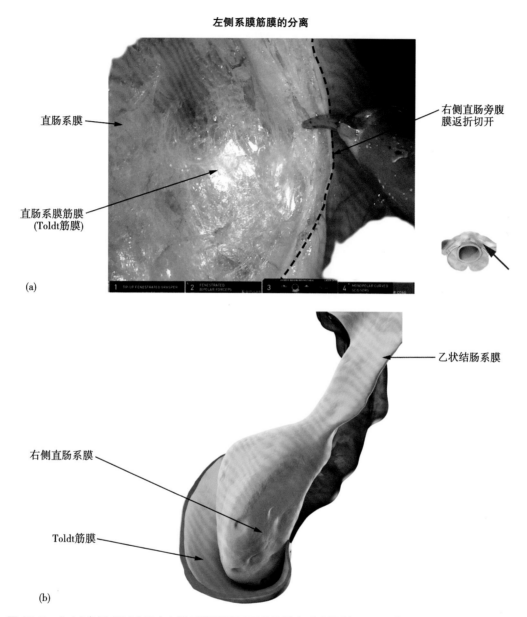

图 18.7 　(a)(参阅 QR 2d/5.)右侧系膜筋膜平面的机器人手术视野。此后,直肠系膜筋膜和右外侧直肠系膜分离。(b)(参阅 QR 13/1.)数字图像显示此处系膜筋膜分离后的局部解剖

后方系膜筋膜的分离

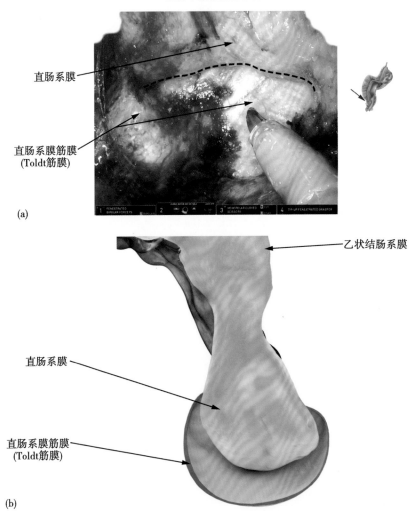

直肠系膜

直肠系膜筋膜
(Toldt筋膜)

(a)

乙状结肠系膜

直肠系膜

直肠系膜筋膜
(Toldt筋膜)

(b)

图18.8   (a)机器人手术视野下后方系膜筋膜平面的游离过程。此后,直肠系膜筋膜
和直肠系膜后方分离。(b)(参考 QR 13/7.)数字图像显示系膜筋膜分离的局部解剖

右侧附着带

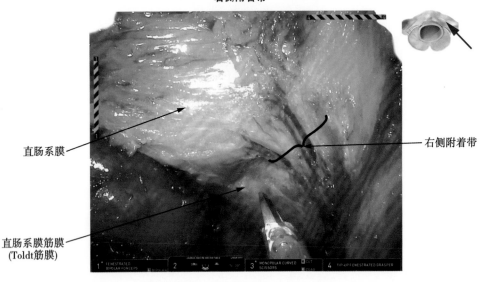

直肠系膜

右侧附着带

直肠系膜筋膜
(Toldt筋膜)

图18.9   右侧附着带的机器人手术观

下一步骤是分离直肠前方。在远端游离前正中线腹膜(即 Douglas 窝)。用无创钳抓取远端直肠前表面,并向上提离盆壁,后方向骶骨牵拉(图 18.10)。前方的腹膜返折被拉紧,返折凹陷显露。在女性中,前腹膜切开术沿返折凹陷切开并由此进入到达直肠阴道隔(图 18.10)。对男性来说(图 18.11),前腹膜切开术始于腹膜返折凹陷前方 5mm 处,这样便可显露精囊。

在男性中,精囊在前方变得显露,一旦识别,就可以在前方进行游离。我们会注意到,只要有足够的前方牵引力和直肠(向上向后)方向的反牵引力,该处会

出现一个解剖平面,可在精囊、前列腺后方和直肠远端切开该平面(图 18.11)。切开需在高倍放大视野下缓慢进行,过程中应及时抽气,确保全程没有出血。当病人在仰卧或头低位时,前列腺的定向是重点。前列腺位于精囊腺的前下方,膜性尿道同样如此。因此,一旦术者在精囊后创建平面,那么前列腺跟直肠远端的距离便很短了。

对于特别肥胖的病人来说,有时无法轻易在前正中线识别明显层面。这时不应在此处直接切开腹膜返折,而应该沿着左右两侧继续游离直肠系膜前外侧,然

前腹膜返折

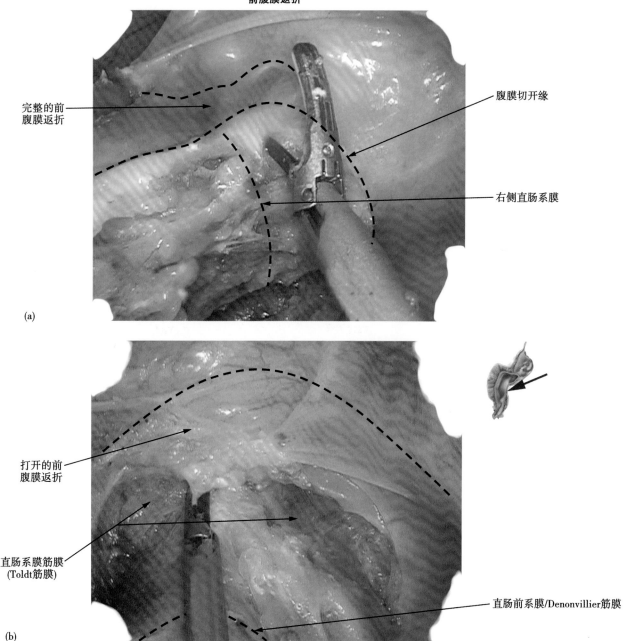

完整的前
腹膜返折

腹膜切开缘

右侧直肠系膜

(a)

打开的前
腹膜返折

直肠系膜筋膜
(Toldt筋膜)

直肠前系膜/Denonvillier筋膜

(b)

图 18.10　前腹膜返折(非肥胖女性)。(a)腹腔镜下的手术区域,腹膜切开从右侧直肠旁腹膜延续到直肠前腹膜返折。
(b)(参阅 QR 2d/5-7.)切开前腹膜返折后的区域解剖

前腹膜返折 Ⅱ

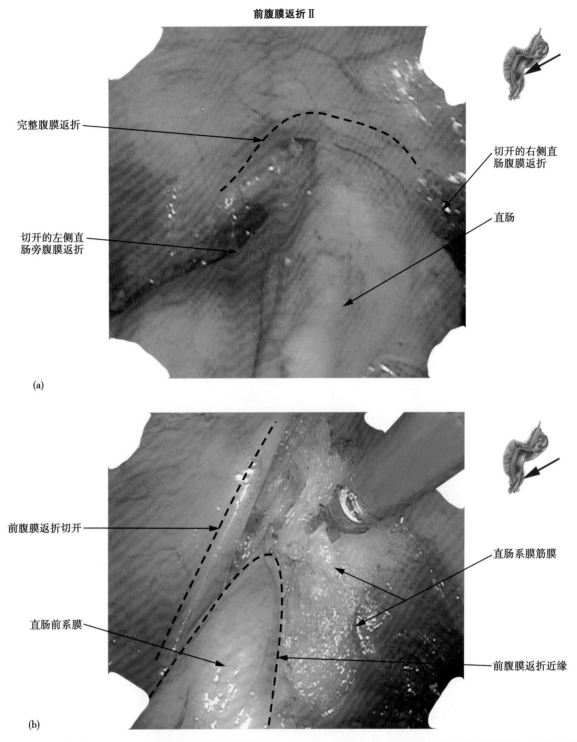

完整腹膜返折

切开的右侧直
肠腹膜返折

直肠

切开的左侧直
肠旁腹膜返折

(a)

前腹膜返折切开

直肠系膜筋膜

直肠前系膜

前腹膜返折近缘

(b)

图 18.11　（参阅 QR 2d/5-7.）前腹膜返折 Ⅱ（肥胖男性）。（a）术中视野呈现了切开前的完整前腹膜返折。前腹膜返折处可见直肠左右侧腹膜返折已切开。（b）切开前方腹膜返折后的区域解剖，明显可见一层筋膜位于直肠系膜前部和精囊/前列腺之间

后将直肠向上、向后牵拉，并向前进一步游离前正中线。以上操作类似于在开腹手术中，将唇状骨盆牵开器（在前正中线）深插入骨盆，同时反向向上、向后牵引直肠。这种牵引与反牵引相结合的效应是在前正中线处暴露正确的解剖层面（即使是在重度肥胖的男性中）。

到目前为止，我们已经解剖至骨盆的深层。解剖

的原理都是相似的：牵引和反牵引展示了直肠系膜筋膜平面，此后分离其解剖结构，以进行进一步的游离。肠系膜的连续性说明，以基于分区的方式进行解剖（即先后方，其次侧方和前方区域），有助于在毗邻区域暴露正确的平面。换言之，在邻近区域的分离完成后，该区域的解剖平面便显而易见。偶尔在特别肥胖

的病人中,需要直接从脂肪切开。但这种操作应尽量减少,术者还是应尽力在解剖平面上进行操作。

在盆底后中线处可见 Waldeyer 筋膜(图 18.12),它与直肠系膜和 Toldt 筋膜结合致密,并不是我们有时描述的独立个体。

图 18.12 显示了在其他部位的 Waldeyer 筋膜和 Toldt 筋膜的相似之处。这里有时会有骶正中动脉,分离损伤有可能会引起棘手的大出血。在高清镜

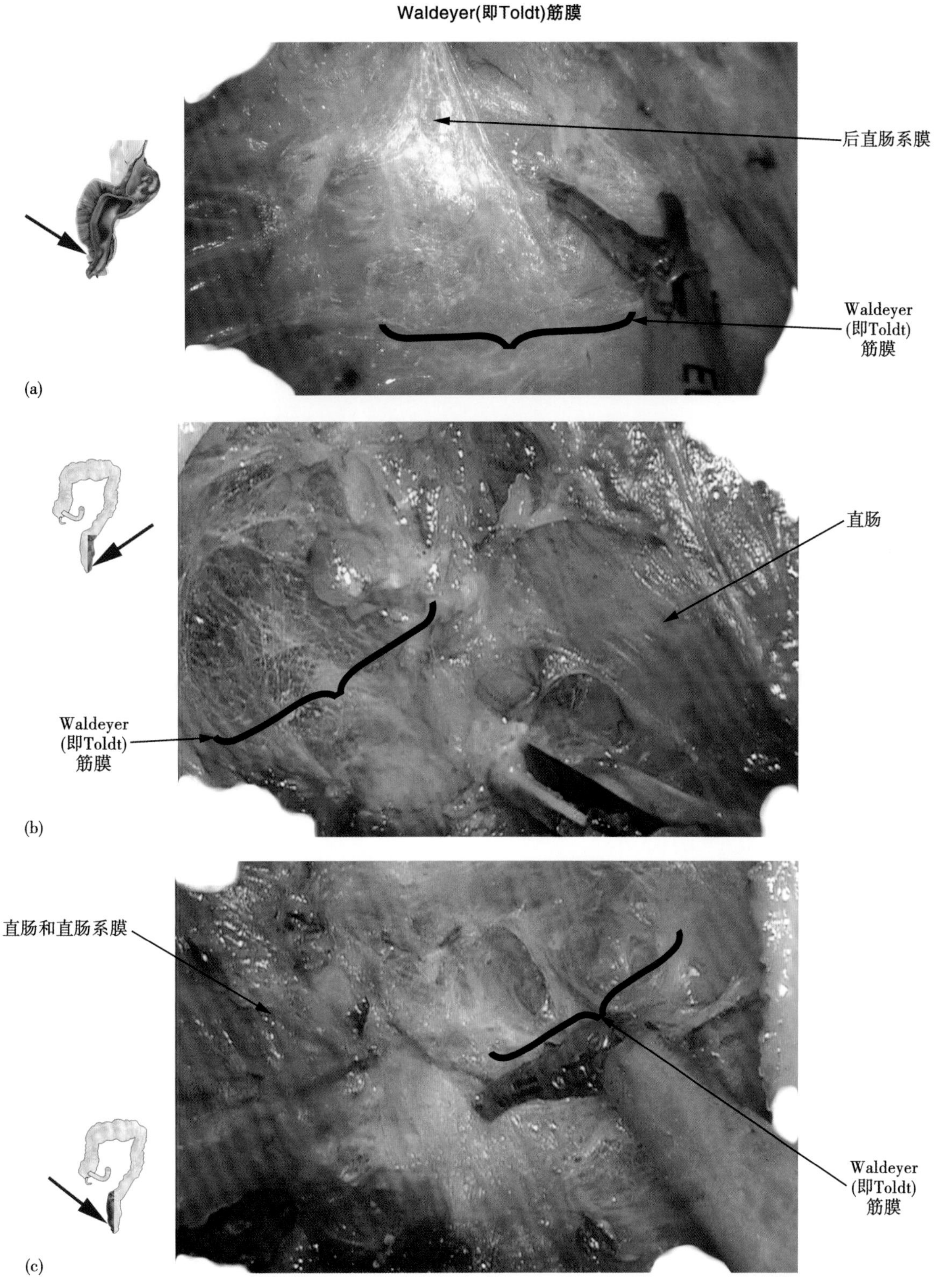

图 18.12　Waldeyer 筋膜。这层筋膜是 Toldt 筋膜在远端骨盆的致密部。在此直肠系膜逐步变细,并远离周围的骨盆。机器人手术下显示直肠系膜后方的 Waldeyer 筋膜(a),左直肠系膜的外侧(b),右直肠系膜的外侧(c)

下解剖筋膜时,这些血管是可以识别的,盆底的结构直入眼帘,清晰可见。当病人取截石卧位时,骶正中动脉处于垂直方向,并且当它呈放射状分布至肛管时向内呈对角倾斜。在直肠系膜呈椎状向内侧入直肠远端时,直肠有时会突然进入视野,因此在高倍镜下进行谨慎分离是非常有必要的。一般来说,后正中线处的分离有利于系膜后外侧的解剖,后外侧的解剖又为外侧和前外侧的解剖提供了便利。在左、右两侧依次完成上述分离的过程中,整个直肠系膜/直肠复合体在没中断的情况下被完整游离。只有可以观察到盆底的红色/棕色纤维时,这一步解剖才算完成。这些红/棕色纤维标志着进一步分离的远端边界。

当整个直肠未被切除(即部分直肠系膜切除)时,必须先将直肠系膜分离以暴露直肠的浆膜面。这时候需要花时间做好细致且彻底的分离。一旦直肠系膜被切开,会马上从远端回缩而变得难以直接抓持。因其由脂肪构成,若是直接抓持,会很容易发生出血及撕裂。为完成充分的直肠系膜分离,先用无创钳抓取覆盖在直肠系膜上面的间皮层,然后用组织凝切设备,如超声刀,来分离系膜脂肪。这一过程必须在高倍镜下(配合吸烟或吸气装置)循序渐进。应对直肠上动静脉的位置进行预判,并可使用血管闭合器、夹子或吻合器将之分离割断。一般来说,这些血管在直肠系膜中部至远端会变细,因此更适合使用血管闭合装置,如LigasureTM、闭合器或超声刀进行切断。在这一过程中,必须左右反复翻拨直肠,以便发现在其两侧及后正中线的残余直肠系膜组织。只有把整个直肠从周围充分裸化后,才能考虑离断直肠。

开腹全/部分直肠系膜切除术

术前准备和术中的入路选择与全/部分乙状结肠切除术相同,这里仅简单提及。建立畅通的左半结肠系膜、乙状结肠系膜和直肠系膜入路是非常重要的。在任何情况下,都应清楚识别肠系膜下动脉,并在左结肠动脉起源近端结扎离断。虽然在良性疾病中并不一定需要,但这种以肠系膜为基础的解剖手术方式可为初学者提供良好的学习机会。因此,许多外科医生常规性地游离肠系膜下血管根部,以裸化和暴露血管,从而进行安全的结扎和离断。为安全地完成以上操作,并使其有可复制性,我们需要充分地游离整个左半结肠系膜,有的时候,还要分离十二指肠空肠曲和左结肠系膜之间的先天性粘连。

在盆腔深处进行直肠游离时,采取头低脚高位特别有帮助。该体位可确保大网膜、小肠及相关肠系膜滑出并远离骨盆、乙状结肠右侧面、左结肠系膜前表面。合适的器械对建立充分的骨盆入路及充分显露骨盆深面是必不可少的。就这一点而言,唇状的盆腔拉钩是最佳选择。这个牵引器柄长,一端有唇,而两臂在近端呈直角状。也有更窄的款式,一些改良版沿长柄连接光源,用于远端骨盆的照明。还有许多人主张用前照灯来为骨盆远端提供充足的照明。这一简单的措施有利于在所有解剖阶段对解剖平面的精细分离。其他有助于建立直肠系膜入路的窍门有:小心地将双腿向上和向外展开,或在会阴部放置一个10cm×10cm的大纱布,从而使会阴向上、向前。

开腹直肠系膜切除术的录像

BillHeald 和 BrendanMoran 教授提出 TME 概念,主要有赖于他们坚持使用高倍数和高分辨率的记录设备来演示手术[17-19]。在过去几年,我们调整腹腔镜使用功能,以 ULexoscope(UL 外视镜)的形式,将腹腔镜固定在外置蛇臂上(图 18.13)。当主刀医生和助手进行手术时,通常要求住院医师或医学生控制外视镜和30°镜的镜头方向,将术野图像通过一般传输方式,传输到电视监视器上,从而把开腹手术的操作情形很好地展示给所有观看手术的工作人员,包括护士和麻醉医师。虽然没有大量数据支持以下关于手术的描述,但我们已经观察到,这样做的确改变了手术操作环境。以前,在开腹直肠分离手术中,除了主刀医生,其他任何人都无法看见开放手术过程,而通过腹腔镜传输到工作平台的图像,却可向手术室中所有的工作人员展示手术经过。获取手术视频后,我们用 Final Cut Pro(Apple Inc.,Cupertino,CA)进行编辑并配上音频解说(图 18.13)。因此,UL 外视镜的改造,将术者的操作视野以一种高度清晰、放大的形式传输到整个手术室,帮助我们克服了许多早前视频刻录和播放形式的局限(图 18.13)。

最重要的是,从技术角度上看,这意味着如今可以观察、改变和描述直肠系膜及其相关筋膜之间那些细微的筋膜平面。

技巧

关于乙状结肠和左半结肠系膜的游离方法,请读者参考第 17 章的乙状结肠切除术开放手术部分了解更多细节,这里只阐述某些要点。术者往往从乙状结肠系膜水平开始分离,在初级外科医生中尤其多见。这样操作难度系数很高,应尽量避免。因为这个区域

回肠袋-肛管吻合术中使用UL外视镜

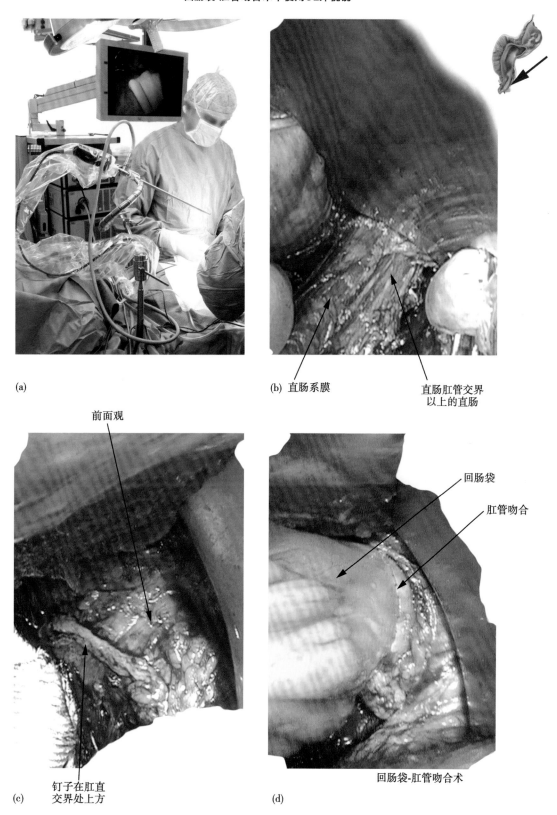

(a)

(b) 直肠系膜　　直肠肛管交界
以上的直肠

前面观

钉子在肛直
交界处上方

(c)

回肠袋

肛管吻合

回肠袋-肛管吻合术

(d)

图 18.13　（a）UL 外视镜。30°腹腔镜安装在蛇形臂和支架上，该组合被称为 UL 外视镜。（b）装在使用 UL 外视镜获得的图像。（b）术中视野：分离后的直肠远端，直肠已经往后牵起。（c）在肛直交界处近端离断远端直肠。（d）术中回肠贮袋肛管吻合完成观

的筋膜呈网状且非常薄弱,因此很难在手术中辨认筋膜与上方乙状结肠系膜之间的平面。即使是有经验的外科医生也会在这一区域误入非解剖层面,要么进入深层腹膜后腔,或进入浅层的乙状结肠系膜。两者均容易导致出血,虽然很少,但足以模糊筋膜界面和目标解剖平面。

外科医生可以向上提起乙状结肠近段(远离腹膜后腔)开始手术,这样,乙状结肠系膜及乙状结肠和降乙结肠的交接处便会产生张力(图18.14)。接着张力会传递至腹膜返折处,使腹膜返折处的凹陷充分展开。在左侧腹膜返折处,Toldt 筋膜的白线将会变得明显。通常白线在乙状结肠系膜返折处是缺失的。因为乙状结肠系膜附着处下方的筋膜呈网状且质地疏松,所以在筋膜与壁层腹膜的连接处,白线显示不明显。这也是为什么外科医生不应该完全依靠 Toldt 白线的识别,并将其作为腹膜切开标志的另一原因。

分离远端左侧腹膜返折后可以暴露下方的结肠筋膜界面。将结肠向前牵拉,使界面处于张力之下,进一步显露 Toldt 筋膜的纤维(图18.14)。分离结肠筋膜界面,从而使降结肠向内侧游离,从而显示系膜筋膜交界面。分离该平面各成分后,我们便可将左结肠系膜远端从腹膜后腔分离(图18.14)。

由于肠系膜的连续性,一个区域的切断或游离将有助于邻近区域的游离。游离左侧结肠系膜远端后,便可以进入乙状结肠系膜下方正确的解剖平面。在此,进一步的游离会受阻于乙状结肠系膜左外侧的腹膜返折(图18.15)。该腹膜返折并不总是很明显,常会被先天性粘连所遮盖,这时必须将粘连分开(图18.15)。这些粘连的面积可以很小也可以很大,大型粘连可以在乙状结肠系膜基部形成一个片状的类似于腹膜返折的结构。即使是经验丰富的外科医生有时也会惊奇地发现,在分离他们原以为的"腹膜返折"之后,真正的腹膜返折才映入眼帘。一旦分离这些先天性粘连,便可观察到乙状结肠系膜的外侧面,还有位于其基底部的腹膜返折。分离腹膜返折(和上述的游离系膜筋膜一起)意味着可以进一步地游离由乙状结肠系膜及其下面的筋膜构成的系膜筋膜平面(图18.15)。

左半结肠及结肠系膜也是如此,对界面的识别可将乙状结肠系膜从腹膜后腔分离,同时保留覆盖于腹膜后腔的筋膜。很多人通过用手指轻柔地向后推开筋膜、向前推开乙状结肠系膜来完成这一步骤,并用这种方法尽可能地向内侧分离乙状结肠系膜。完整的游离过程会受阻于乙状结肠基底部右侧的腹膜返折(图18.16)。将乙状结肠及乙状结肠系膜向前提离腹膜后腔,从而识别和显露右侧乙状结肠系膜腹膜返折。此处的腹膜切开术将由外到内以及由内到外的游离平面汇合(图18.16)。

此时,远端乙状结肠系膜处于活动状态,并且仍与剩下的乙状结肠系膜相分离。把左手放在乙状结肠系膜下方,向前抬起脂肪血管蒂,进一步游离该血管蒂,直到受阻于肠系膜下动脉(IMA)的起始点(图18.17)。IMA 蒂的近端有一个无血管区域,可在此切开。以上操作将血管蒂有效隔离以便将其裸化、夹闭、分离、和结扎(图18.17)。血管周围有围领样或袖状结缔组织,由 Toldt 筋膜与肠系膜结缔组织连接形成,这说明可在不损伤血管的情况下将肠系膜从血管上分离下来(从而将其完全裸化)。

该血管蒂的结缔组织里有一些小血管。虽然在分离过程中这些血管的出血不可避免,但出血量通常很少。如果更冒险地在血管蒂处切开,将会损伤肠系膜下动脉并引起大出血,除非马上采取止血措施。最简单的止血方法就是用左手食指钩绕血管蒂,然后用拇指和食指将其捏住(图18.17)。这可让出血停止,从而让外科医生有时间用 Kelly 夹和 0-0 Vicryl 缝线来进行止血(图18.17)。

现在,有一些外科医生会将乙状结肠近段分离,并跨过乙状结肠系膜,朝着 IMA 蒂的切缘边止血边进行分离。这一操作被称为"方便性分离",它让术者可将乙状结肠/乙状结肠系膜复合体向前返折,从而暴露后方直肠系膜平面(图18.18)。

左半结肠系膜、结肠、脾曲以及大网膜的游离术已在关于乙状结肠系膜切除术的章节(第17章)中详细描述,读者可参考这些章节的手术步骤。此时,外科医生用一个大的湿拭子将分离后的结肠打包堆到左侧腹。接着,向前返折乙状结肠和乙状结肠系膜,暴露直肠系膜平面。该平面被称为"神圣的平面",其实就是系膜筋膜平面的延续(图18.18)[20]。

此时需要强调一些要点。在直肠系膜解剖术中,如果"神圣的平面"不明显,那么可能是因为已经切入了系膜筋膜平面。这个发现提示外科医生,可能已经解剖到了筋膜深层,有损伤输尿管的可能。所以,这时应识别并检查输尿管,并确保其在分离过程中不受损。若按照如前所述进行解剖,接下来便可见左、右腹膜边缘汇聚在盆腔缘。从此处开始,它们再分开变为左、右直肠旁腹膜返折。距腹膜缘的最近点对应乙状结肠和直肠连接处、乙状结肠系膜末端和直肠系膜的起始端。

降结肠乙状结肠交界处的游离

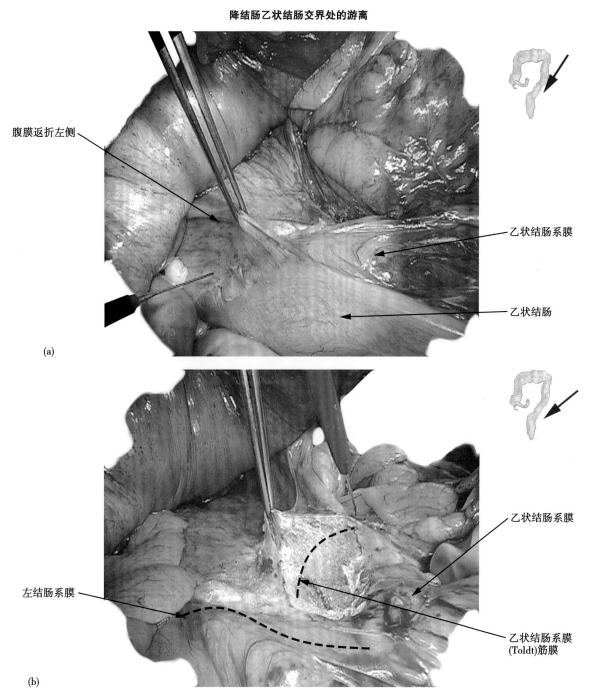

腹膜返折左侧

乙状结肠系膜

乙状结肠

(a)

乙状结肠系膜

左结肠系膜

乙状结肠系膜
(Toldt)筋膜

(b)

图 18.14　（参阅 QR 2d/1-2.）降结肠乙状结肠交界处的游离。（a）腹膜切开前的外侧腹膜返折与系膜筋膜平面。用镊子直接提起腹膜返折。用电刀在不损坏下方结构的基础上进行切割分离。（b）切开外侧腹膜返折后暴露系膜筋膜平面

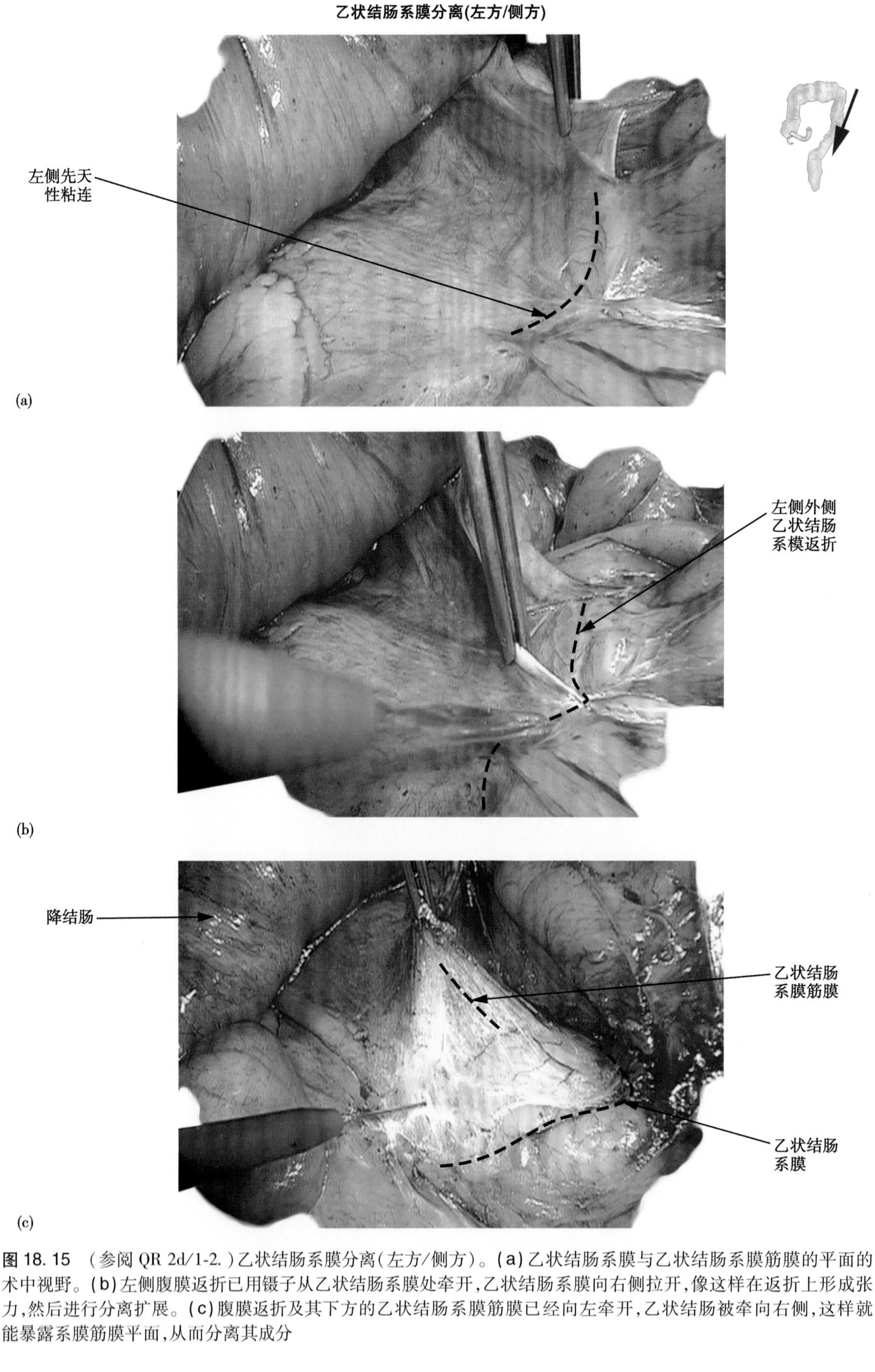

乙状结肠系膜分离(左方/侧方)

左侧先天
性粘连

(a)

左侧外侧
乙状结肠
系模返折

(b)

降结肠

乙状结肠
系膜筋膜

乙状结肠
系膜

(c)

图 18.15　（参阅 QR 2d/1-2.）乙状结肠系膜分离(左方/侧方)。(a)乙状结肠系膜与乙状结肠系膜筋膜的平面的术中视野。(b)左侧腹膜返折已用镊子从乙状结肠系膜处牵开,乙状结肠系膜向右侧拉开,像这样在返折上形成张力,然后进行分离扩展。(c)腹膜返折及其下方的乙状结肠系膜筋膜已经向左牵开,乙状结肠被牵向右侧,这样就能暴露系膜筋膜平面,从而分离其成分

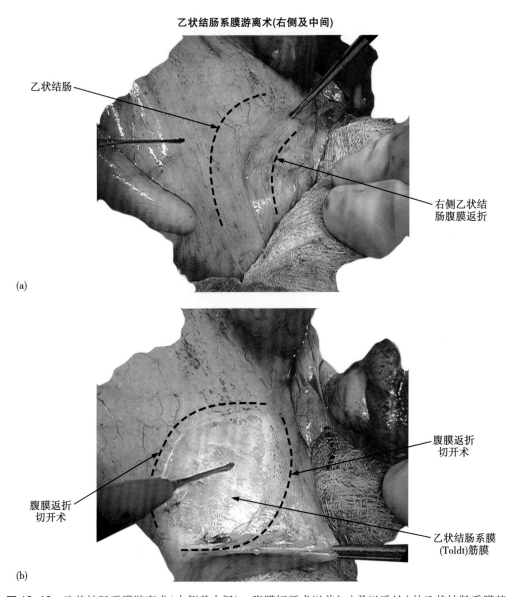

图 18.16 乙状结肠系膜游离术(右侧及中间)。腹膜切开术以前(a)及以后(b)的乙状结肠系膜基部的右侧腹膜返折。(a)显示了乙状结肠系膜内侧(右)的腹膜返折。乙状结肠及其系膜已被向前、向左拉开,即远离腹膜后腔的方向。(b)切开腹膜返折后能看见系膜筋膜交界面

肠系膜下动脉的裸化及分离

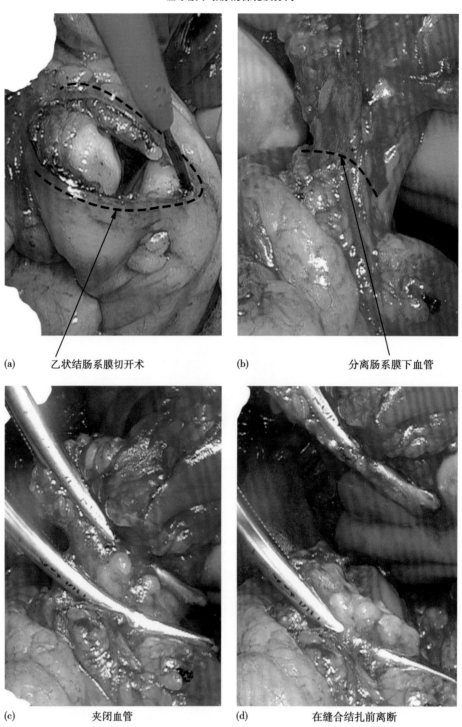

(a) 乙状结肠系膜切开术   (b) 分离肠系膜下血管

(c) 夹闭血管   (d) 在缝合结扎前离断

图 18.17 分离(a,b),夹闭(c),(d)离断肠系膜下动脉血管蒂

直肠系膜筋膜平面后面观

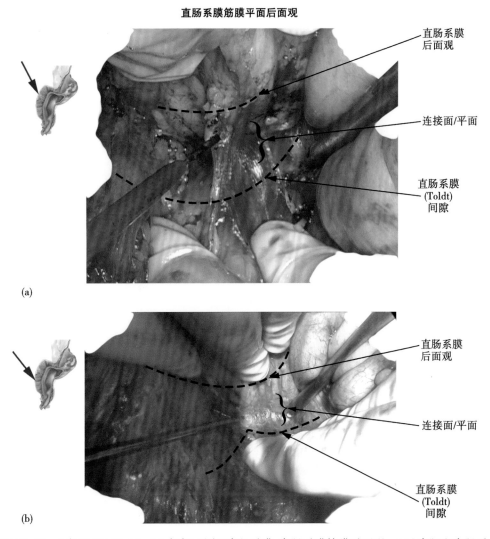

图 18.18　（参阅 QR 13.）（a,b）术中（开腹）直肠系膜、直肠系膜筋膜后面观。（a）直肠和直肠系膜向前牵开。张力传递至系膜筋膜交界面，我们可以分清其组成成分（即肠系膜、筋膜）。（b）接着可以切开筋膜，以游离完整的直肠系膜信封结构

向前翻折直肠系膜上段,拉紧直肠系膜平面的纤维组织(图 18.19)。此处的系膜筋膜分离将直肠系膜后部从直肠系膜筋膜(Toldt 筋膜)上释放。基于外科医生的个人偏好,接下来切开右侧或左侧直肠旁返折,从而暴露下面的系膜筋膜平面。

直肠系膜的两侧、前外侧、前方仍然呈附着状态。接下来须将其侧面和前外侧从骨盆上分离下来。环绕着直肠系膜的直肠系膜平面对该操作大有帮助。该平面在附着区部分中断。

分离直肠系膜后侧和后外侧后,可以将直肠系膜向前向外牵引。将唇状骨盆牵开器放在前外侧并向内倾斜,骨盆侧面便可以产生反牵引力。牵引力(直肠系膜上)和反牵引力(盆壁上)的结合非常重要,因为这样可以拉伸直肠系膜平面,并为进一步的解剖提供

一个很好的路线。这一处的解剖遵循系膜筋膜分离的原则,沿着肠系膜的其他地方同样适用。将筋膜推向直肠系膜,从而保持一个完整的封套样结构。

在肥胖病人中,直肠系膜平面的识别可能比较困难。在这种情况下,正常的网状筋膜由于压力效应而变得薄弱。因此,牵拉或者反牵拉可能并不会帮助我们判断直肠系膜平面。

在附着区,副交感神经、淋巴管、小血管与直肠系膜相切,它们在此处横穿直肠系膜平面,是此处尚不可进行分离的附着结构。

一旦尽可能多地将直肠系膜前外侧游离出来,直肠系膜前方便可活动。用一个湿润的 4cm×4cm 拭子在直肠前表面向后向上压迫,从而将直肠向后翻折。把唇形骨盆牵开器放在前正中线,角度向后,这样腹膜

直肠旁腹膜返折

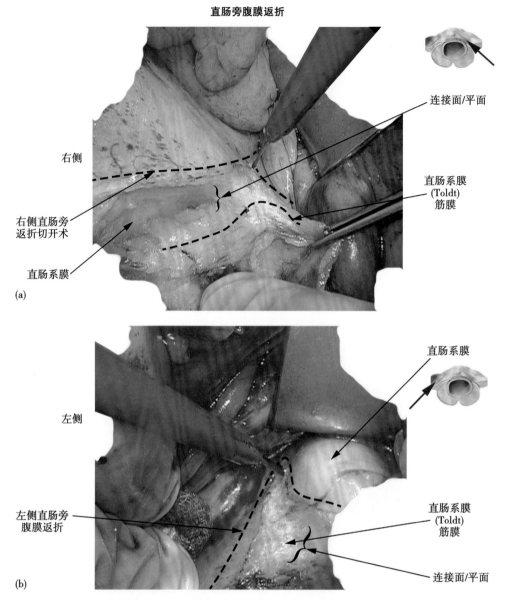

连接面/平面

直肠系膜
(Toldt)
筋膜

右侧

右侧直肠旁
返折切开术

直肠系膜

(a)

左侧

直肠系膜

左侧直肠旁
腹膜返折

直肠系膜
(Toldt)
筋膜

连接面/平面

(b)

图 18.19 术中(开腹)右侧(a)(参阅 QR 2d/5)左侧(b)(参阅 QR 2d/6)直肠旁腹膜返折正在进行分离,已暴露下方直肠系膜与筋膜之间的系膜筋膜交界面。直肠系膜已被扯离骨盆,这使腹膜返折被拉紧而便于切割,切断后系膜筋膜便可暴露

返折便会(通过直肠)被牵拉和(通过腹膜返折)被反牵拉(图 18.20)。这反过来又扩大和显露了腹膜返折。对于男性,在返折前方约 5mm 处进行腹膜切开术;而对于女性来说,则可以直接切开腹膜返折。

在早期,技术目的与现在是一致的,就是识别系膜筋膜、分离系膜筋膜成分以及离断直肠系膜。牵引与反牵引可以清晰展示直肠系膜与筋膜之间的系膜筋膜交界面。对女性来说,需将阴道向前牵拉,将直肠向后牵拉来反复确认系膜筋膜交界面。我们通常会低估阴道的横向宽度,因为阴道可能被牵拉向后外侧。为了避免手术刀误入阴道,外科医生需要反复改变唇状骨盆牵开器的位置以及他/她在直肠前表面的操作位置。

对男性来说,前部腹膜切开术配合牵引与反牵引,能够暴露直肠系膜和筋膜形成的系膜筋膜交界面。在其前方,精囊很快进入视野;在其后方,覆盖于直肠系膜前方的筋膜常被称为 Denonvillier 筋膜。若是持续施加牵引(将直肠向后)与反牵引力(将前列腺向前),便会显示 Denonvillier 筋膜和前方前列腺之间的系膜筋膜平面(图 18.21 和图 18.22)。从此处切开该平面,术者便能到达直肠系膜远端。在远端,直肠系膜会向内形成圆锥样。

此时,前、后、后外侧直肠系膜的附着已被分离,接下来还需分离直肠系膜与其前外侧附着带。这里我们可以使用组织密封设备,例如超声刀对附着带进行离

前腹膜返折

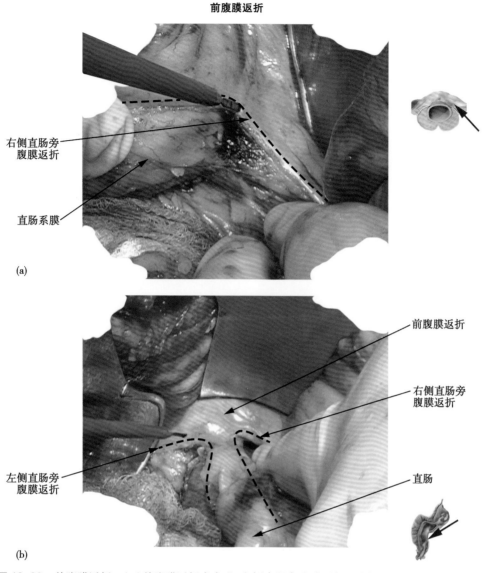

右侧直肠旁
腹膜返折

直肠系膜

(a)

前腹膜返折

右侧直肠旁
腹膜返折

直肠

左侧直肠旁
腹膜返折

(b)

图 18.20　前腹膜返折。(a)前腹膜返折术中观,右侧直肠旁腹膜返折已在折前部被分离。(b)(参
阅 QR 2d/7.)分离左右腹膜返折后进行中线部分返折进行分离,如果进行完好,则进一步分离

直肠前系膜筋膜
直肠系膜筋膜

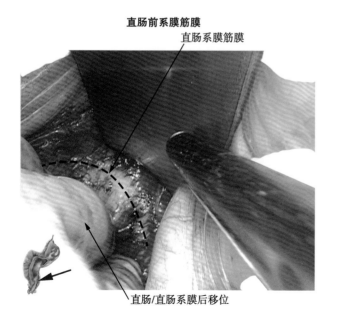

图 18.21　术中(开腹)展示直肠系膜前方的筋
膜。精囊腺、前列腺已被向前拉开。直肠前系膜
位于后方。中间的筋膜非常薄,图上难以显示

直肠/直肠系膜后移位

直肠系膜的横断切除

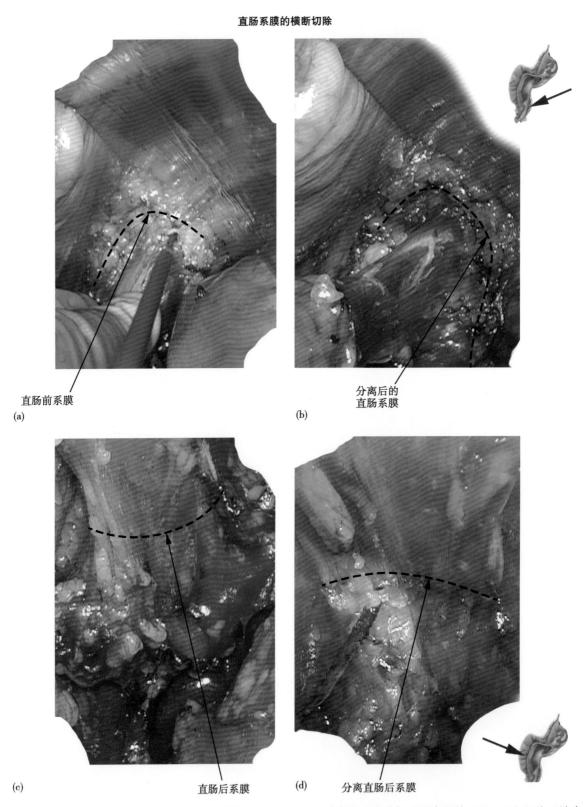

图 18.22　(a) 部分直肠系膜切除术中,切除直肠前系膜。(b) 远端直肠系膜清扫后的直肠前面观。(c,d) 从远端直肠离断前后的直肠系膜后面观以及分离前的状态

散分离。至此,直肠系膜已被环形分离直到盆腔底部。

在远端骨盆,就在靠近盆底的位置,Waldeyer筋膜(或直肠后筋膜)有时会引起混淆。切开该筋膜,术者会看到外观有些水肿的潜在间隙。遵循以上描述的手术原则,继续将直肠系膜与骨盆附着点分离,直到直肠远端水平,在此处直肠系膜在肛直交界处逐渐向内变薄。这时可以根据肌纤维的纵行走向来识别直肠表面。此处的操作需要谨慎小心,因为纤维极其脆弱且直肠壁也很薄。到此,可以开始进行直肠的分离。分离过程可使用吻合装置,如果预计要进行手工直肠肛门吻合术或回肠肛门吻合术,也可直接用剪刀进行切断。

特殊考虑:结肠肛门吻合

远端吻合术的挑战之一是将近端结肠套入肛管而不将其损坏。结肠肛门吻合术的具体操作是将结肠及其肠系膜穿过肛管,并确保在无张力的条件下完成切除和吻合。该操作通常需将整个左半结肠系膜和脾曲充分游离到中结肠动脉脂肪血管蒂。如果肠及肠系膜的游离不够充分,那么就需要进一步进行游离操作。

特殊考虑:男性狭窄骨盆直肠系膜肥厚

在男性骨盆内,如果内脏脂肪过多,手术操作则具有相当大的挑战性。尤其是在直肠前外侧及前正中线处,此处的Toldt筋膜逐渐变细直至缺失。这可能与压力效应有关,因为该筋膜像三明治一样被夹在直肠系膜与骨盆侧壁脂肪之间。而男性骨盆的长度和其狭窄特性使该问题变得更加复杂和难以操作。比如,想要将6号大小的手伸入骨盆牵拉肠道都会非常困难,更不用说进行反牵拉。而筋膜附着带在内脏性肥胖的病人中发育得特别好。因此,对于内脏肥胖的男性病人,不论术者如何矢志不渝地和该区域的解剖学难题作抗争,有时也无济于事。总的来说,以上问题大大增加了识别内脏性肥胖的男性病人体中系膜筋膜解剖平面的难度。

解决这些术者碰到的技术困难,有一种方法可能是可行的,即识别直肠系膜筋膜平面,直到可能到达的前外侧(可能不会太远),然后如前所述,开始从前面切开正中线。这样做能在前正中线和前外侧切除点之间搭建一个脂肪组织桥梁。牵拉直肠从而让外科医生可以使用止血钳横穿该脂肪组织桥接然后将其切断。该操作必须尽可能地靠近直肠系膜来完成。在极端情况下,我们可能无法将左手放在直肠上,并把牵开器置

入骨盆来进行对抗牵引。有时,外科医生可以把手放在直肠上,然后将吻合设备的钳子从手指上方滑过。尽管这种方法更多的是依靠感觉而不是直观视觉,但可让外科医生成功底分离直肠系膜。因为此方法是一种非解剖学的办法,所以只能在特殊情况下才可以使用。

未来的方向

分离和离断完整的直肠系膜是安全切除直肠的基础。其步骤已在以上部分详尽描述,这些步骤可帮助确定该手术的国际化标准操作步骤。但目前我们还无法进行临床试验来证明以肠系膜为基础的直肠切除术相较于不以直肠系膜为基础的直肠切除术的优点,尽管这种临床试验的结果不言自明。既然如此,那么未来的努力方向应该致力于确定以肠系膜为基础的直肠切除术的国际化标准操作步骤。

总结

开腹、腹腔镜或机器人全(或部分)直肠系膜切除术所要求的手术操作,是基于肠系膜、腹膜、筋膜、肠道连续性以及它们之间的毗邻性。手术的首要目标是直肠系膜与直肠的完整分离和离断。该目标可以通过腹膜切开、腹膜筋膜分离、肠系膜切开、肠系膜切除来完成。

参考文献

1. Bacon, H.E. and H.D. Trimpi, Anterior resection or abdominoperineal proctosigmoidectomy for carcinoma of the rectum. *Rocky Mt Med J*, 1949. **46**(9): 716–718.

2. Coffey, J.C. et al., Mesenteric-based surgery exploits gastrointestinal, peritoneal, mesenteric and fascial continuity from duodenojejunal flexure to the anorectal junction—A review. *Dig Surg*, 2015. **32**(4): 291–300.

3. Coffey, J.C. et al., Terminology and nomenclature in colonic surgery: Universal application of a rule-based approach derived from updates on mesenteric anatomy. *Tech Coloproctol*, 2014. **18**(9): 789–794.

4. Culligan, K. et al., Review of nomenclature in colonic surgery—Proposal of a standardised nomenclature based on mesocolic anatomy. *Surgeon*, 2013. **11**(1): 1–5.

5. Moore, K.L., T.V.N. Persaud, and M.G. Torchia, *The*

Developing Human: Clinically Oriented Embryology. Elsevier Health Sciences, Philadelphia, PA, 2015, p. 233.

6. Schoenwolf, G.C. et al., *Larsen's Human Embryology.* Elsevier Health Sciences, Philadelphia, PA, 2014, pp. 371–375.

7. Ackerman, M.J., The visible human project. *J Biocommun*, 1991. **18**(2): 14.

8. The National Library Of Medicine's Visible Human Project. https://www.nlm.nih.gov/research/visible/visible_human.html. N.p., 2016. Web April 10, 2016.

9. Coffey, J.C. et al., An appraisal of the computed axial tomographic appearance of the human mesentery based on mesenteric contiguity from the duodenojejunal flexure to the mesorectal level. *Eur Radiol*, 2016. **26**(3): 714–721.

10. Peirce, C. et al., Digital sculpting in surgery: A novel approach to depicting mesosigmoid mobilization. *Tech Coloproctol*, 2014. **18**(7): 653–660.

11. Hassinger, J.P. et al., Virtual pelvic anatomy simulator: A pilot study of usability and perceived effectiveness. *J Surg Res*, 2010. **161**(1): 23–27.

12. Gouvas, N. et al., Quality of surgery for rectal carcinoma: Comparison between open and laparoscopic approaches. *Am J Surg*, 2009.

13. Selvagi, F. et al., Surgical anatomy of the rectum: Technical notes. *G Chir*, 1989. **10**(12): 747–751.

14. DiDio, L.J. et al., Morphology of the middle rectal arteries. A study of 30 cadaveric dissections. *Surg Radiol Anat*, 1986. **8**(4): 229–236.

15. Bilhim, T. et al., Middle rectal artery: Myth or reality? Retrospective study with CT angiography and digital subtraction angiography. *Surg Radiol Anat*, 2013. **35**(6): 517–522.

16. Application of the "Visible Human Project" in the field of anatomy: A review. *Eur J Anat*, 2003. **7**: 147–159.

17. Moran, B. and R.J. Heald, *Manual of Total Mesorectal Excision.* Taylor & Francis Group, Boca Raton, FL, 2013, pp. 1–31.

18. Heald, R.J. et al., Rectal cancer: the Basingstoke experience of total mesorectal excision, 1978–1997. *Arch Surg*, 1998. **133**(8): 894–899.

19. Jessop, J., C. Beagley, and R.J. Heald, The Pelican Cancer Foundation and The English National MDT-TME Development Programme. *Colorectal Dis*, 2006. **8**(Suppl 3): 1–2.

20. Heald, R.J., The "Holy Plane" of rectal surgery. *J R Soc Med*, 1988. **81**(9): 503–508.

198(5): 702–708.

19. 右结肠切除术中的系膜切除

J. CALVIN COFFEY 和 STEVEN D. WEXNER

The perpetual obstacle to human advancement is custom.

—— John Stuart Mill

目的

本章的目的是阐述腹膜和肠系膜操作在升结肠切除术中的重要性。

简介

即使至今,"回结肠切除术"、"右半结肠切除术"和"结肠切除术"等术语还被用于描述右半结肠的切除[1,4]。最近,"完整结肠系膜切除术(complete meso-colic excision,CME)"和"全/部分右结肠系膜切除术"逐渐替代了以上传统术语[5-22]。这些新术语产生于"全直肠系膜切除术"之后,"全直肠系膜切除术"已经广泛地(虽然并未普遍地)取代了"前切除术"或"直肠乙状结肠切除术"。"全直肠系膜切除术"暗示了整个直肠系膜的彻底切除。由于无法在没有肠系膜的情况下保留直肠,所以这就意味着直肠也被同时切除。同样,也有人认为切除右半结肠应该被称为"全/部分右结肠系膜切除术"[1-3,6-9]。前缀"全/部分"描绘了肠系膜切除术的程度,提供了重要的手术范围信息。如果缺少这些前缀,读者就无法了解肠系膜切除术的程度。

问题是,术语"完整结肠系膜切除术"是否应替代

"全/部分右结肠系膜切除术"[2]?有人可能会说,"完整"是不准确的,因为要完成"完整结肠系膜切除术",是需要切除整个右结肠系膜和部分小肠肠系膜(二者结构连续)(图 19.1)。虽然"全/部分右结肠系膜切除术"(right mesocolectomy,RMC)可能稍微准确一些,但其问题是:在小肠肠系膜的终止处和右结肠系膜的起始处,没有明显的解剖界线(图 19.1)。最近,改良版的"完整结肠系膜切除术"事实上可能更被认同[2,3]。

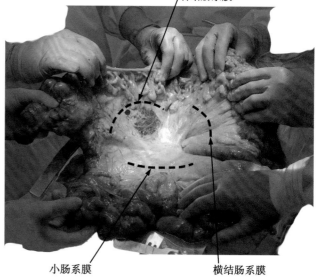

肠系膜和结肠系膜的连续性

右结肠系膜

小肠系膜　　　　　　　横结肠系膜

图 19.1 (参见 QR 1 和 7.)术中图片展示小肠系膜、右结肠系膜和横结肠系膜之间的连续性

毫无疑问,结肠手术和直肠手术一样,需要更精确的命名法,该命名法应以某种形式表达肠系膜切除术的范围。在缺乏共识的情况下,为了尽可能提供更多的信息,一些人支持采用术语"右结肠系膜切除术",因为它提示了肠系膜切除术的程度,至少也对肠系膜切除的确切区域进行了尝试性的描述[1-4,8]。下面我们将使用"右结肠系膜切除术"替代完整结肠系膜切除术、回结肠切除和右半结肠切除术[2]。

解剖

第 2 章详细阐述了右结肠系膜的解剖,在这里简要回顾下主要原则为宜。在描述右结肠系膜的解剖学特征时,应该从肠系膜开始描述,然后是腹膜返折和先天性粘连。通过这种方式,可构建一个复合解剖图,从而帮助理顺在右结肠系膜切除术中的系膜分离和切断的手术步骤。

小肠系膜向下弯曲并覆盖在后腹壁,并向右侧方向延伸为右结肠系膜。Toldt 筋膜将结肠系膜与后方的后腹膜分开。由于末端回肠与盲肠在回盲部相连,肠系膜也在此区域形成较大的肠系膜组织。阑尾系膜由此区域底部发出,阑尾位于盲肠后还是盆腔位置取决于阑尾系膜是短还是窄[1,4,23,24]。

小肠系膜在肠系膜根部向下弯曲,此处腹膜返折明显。它起始于十二指肠的第四部分,并穿过后腹壁斜行延伸直至回盲部肠系膜区域。切开腹膜返折(即腹膜切除术)就会暴露小肠系膜和 Toldt 筋膜之间的系膜筋膜界面,姑且可以将其称为回盲部腹膜返折。小肠系膜基底的腹膜返折尚未正式命名(尽管它在解剖学上一直存在)。回盲部腹膜返折延伸到盲肠的下外侧,然后向近侧延伸形成右侧腹膜返折。重要的是,它关闭了通往该区域的结肠筋膜和系膜筋膜界面的入路[1,2,4,23,24]。

回盲部腹膜返折继续围绕着肝曲延伸,并形成肝曲的腹膜部分,被称为肝结肠返折。大网膜在不同程度上与肝结肠返折的上缘融合在一起。虽然右结肠系膜附着在后腹膜,但二者之间仍有 Toldt 筋膜分隔。腹膜后结构(即输尿管、性腺血管和十二指肠)位于筋膜后方[1,2,4,23,24]。

在描述右结肠系膜切除的必要操作时,会反复用到系膜筋膜和结肠筋膜分离等术语。系膜筋膜分离是指将系膜与后方的筋膜分离(或游离)开,结肠筋膜分离是指将结肠与后方的筋膜分离开。如前文所述,层面是两个相邻表面之间的界面,系膜筋膜层面的相邻表面是指

结肠系膜和筋膜,结肠筋膜层面的相邻表面是指结肠和筋膜。此外,筋膜后分离指的是将筋膜从后方的后腹膜分离开来(某些研究机构采用的方法)[1-4,23,24]。

开腹右结肠系膜切除术

手术采用腹部正中切口,参照第 16 章所述的原则,充分显露术野。通过分离粘连来分开(可能粘连的)大网膜与右结肠。有时也需要通过粘连松解术来分离小肠和相关肠系膜。通过这种方法,将右结肠、结肠系膜、末端回肠和回盲部肠系膜融合区完全暴露。如因病理原因无法暴露这些结构,在本章的后面部分会介绍如何处理这种特殊情况。

外侧入路的方法是首先将右结肠向远离后腹壁的方向牵拉,保持右侧腹膜返折的张力。在右结肠和侧腹壁之间通常存在先天性粘连。这些粘连会掩盖右侧腹膜返折,所以须首先将其分离(图 19.2)。分离之后,右结肠被拉离后腹壁,使右腹膜返折形成的凹槽变得更加明显。显露并识别腹膜返折处的凹槽,进而切开。腹膜切开后,结肠和其下方筋膜之间的层面(结肠筋膜界面)得以显露。如果层面不明显,可以将结肠进一步牵拉。对结肠筋膜交界面的牵引力通常足以使其得以识别并分离[2]。

当结肠筋膜分离完成,结肠被游离后,系膜筋膜界面显露(图 19.2)。分离系膜筋膜时,需将结肠向上方和内侧进行牵拉,并同时将筋膜向后腹膜移动。进一步切开右侧腹膜返折,从而继续分离系膜筋膜(图 19.3)。继续切开腹膜和分离结肠筋膜,直到进一步的系膜游离在回盲部和结肠肝曲受阻。

此时,右结肠仍然附着在回盲部和结肠肝曲处。游离前者时,首先切开回盲部腹膜返折(图 19.4)。暴露回盲部肠系膜弯曲处与其后方后腹膜间之的筋膜交界面,并将其分离(图 19.4)。

然后,锐性切开小肠系膜基底部的腹膜返折,并逐渐向近端延伸至十二指肠的第四部分(图 19.5)。识别小肠系膜与筋膜间的系膜筋膜交界面,并将其分离。此时,外侧、下方和内侧的分离层面汇合。剩余附着是肠系膜根部区域(包含了回流向胰腺的肠系膜上静脉和从胰腺发出的肠系膜上动脉)和肝曲[2]。

游离(即分离)肝曲,在右侧腹膜返折处切开腹膜,围绕肝结肠返折继续切开(图 19.6)。这样可以显露结肠筋膜和系膜筋膜交界面并将其分离。游离的肠管和肠系膜可向内侧拉至十二指肠的第三部分和胰头位置(图 19.6)。

先天性粘连和右侧腹膜返折

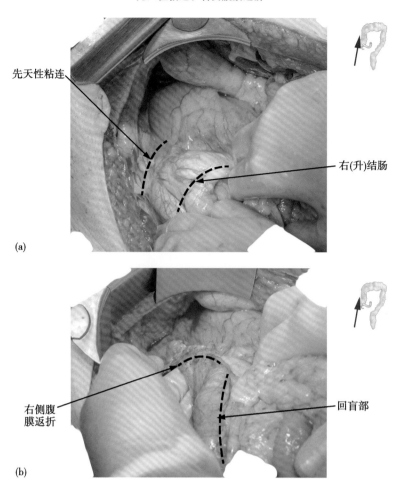

先天性粘连

右(升)结肠

右侧腹膜返折

回盲部

(a)

(b)

图 19.2 （参见 QR 2/3-5.）（a）右半结肠和侧腹壁间的先天性粘连。这会从视野上影响右侧腹膜返折的显露。升结肠牵拉向内侧后，它将变得明显。如果不切开这些粘连，将会影响右侧腹膜返折的直接显露。（b）先天性粘连离断后观察到的右侧腹膜返折的术中图片。该腹膜返折已被切开（即腹膜切开），外科医生的手指放置在腹膜返折的后方

右侧系膜筋膜交界面和系膜筋膜的分离

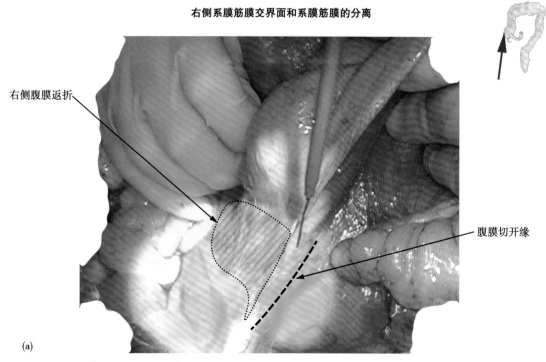

右侧腹膜返折

腹膜切开缘

(a)

图 19.3 （a）（参见 QR 6/3.）离断后的右侧腹膜返折。升结肠向内侧牵拉，腹膜返折处于张力状态。这使得分离层面不会进入后方的组织

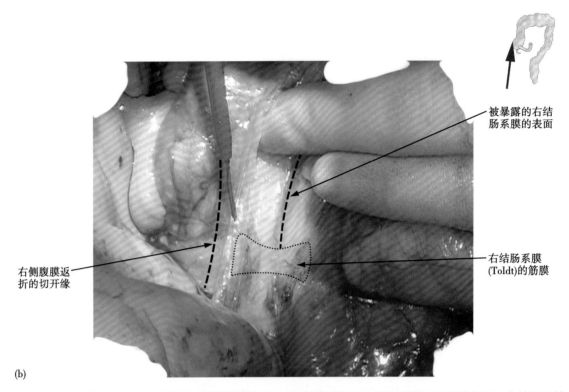

被暴露的右结
肠系膜的表面

右结肠系膜
(Toldt)的筋膜

右侧腹膜返
折的切开缘

(b)

图 19.3(续) （参见 QR 6/3.）(b)右侧系膜筋膜层面。Toldt 筋膜位于右结肠系膜和后腹膜之间。右结肠和结
肠系膜抬离后腹壁后,这个平面会变得明显

回盲部腹膜返折下的系膜筋膜交界面

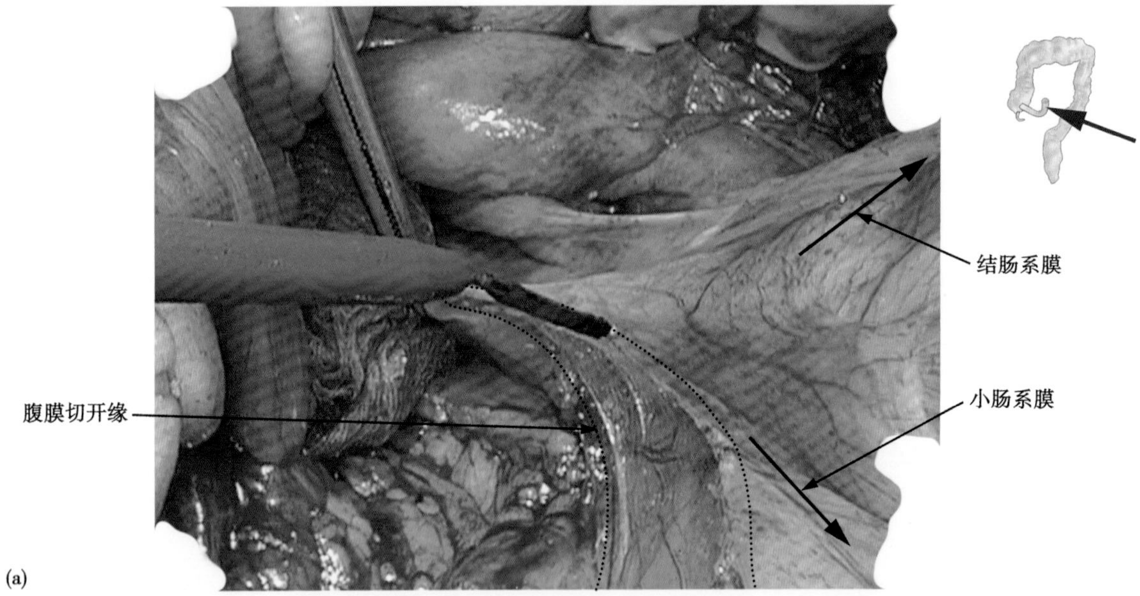

结肠系膜

小肠系膜

腹膜切开缘

(a)

图 19.4 （参见 QR 3d/3.）(a)从上方向中线观察到的回盲部腹膜返折。用镊子抓住返折处,并向中线牵拉

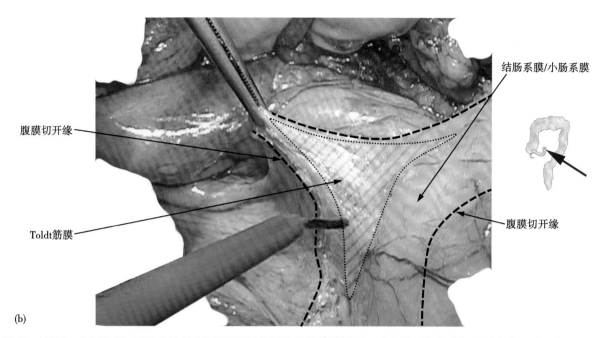

图19.4(续) （参见 QR 3d/3.）（b）回盲部腹膜返折下的系膜筋膜界面。这个界面在腹膜切开后才会显露出来。该界面位于 Toldt 筋膜和小肠与右结肠系膜融合筋膜之间。Toldt 筋膜覆盖在后腹膜上。如果该界面不能立即显露，则将肠系膜牵拉向右侧和远离后腹壁的方向，就能显露这个界面

小肠系膜根部的腹膜返折

图19.5 （见 QR 8/1.）（a）小肠系膜基底部腹膜返折。将小肠和肠系膜向右侧牵拉，就会显现这个区域。这会使腹膜返折处于张力状态。医生指示的是小肠系膜根部的方向

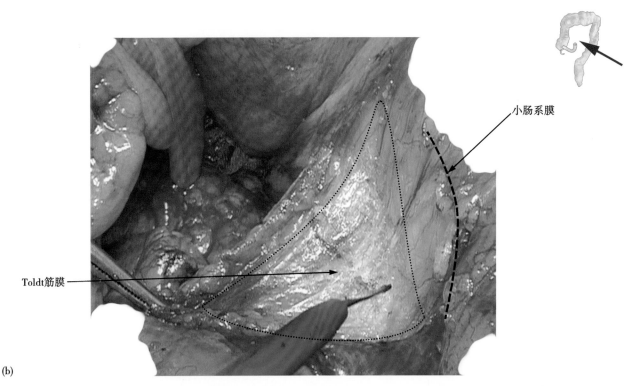

小肠系膜

Toldt筋膜

(b)

图 19.5(续) （见 QR 8/1.）(b) 回盲部腹膜返折后方的系膜筋膜界面。这个界面在腹膜切开后才会显露出来。该界面位于 Toldt 筋膜和小肠与右结肠系膜融合筋膜之间。Toldt 筋膜覆盖在后腹膜上。将肠系膜牵拉向右侧和远离后腹壁的方向，就能显露这个界面。腹膜返折被抓住并牵拉向左侧

结肠肝曲的腹膜返折和系膜筋膜交界面

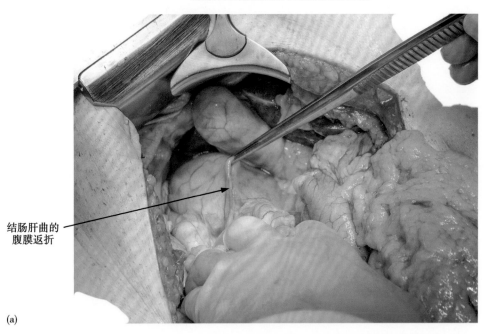

结肠肝曲的
腹膜返折

(a)

图 19.6 （见 QR 6/7 和 8.）(a)肝结肠腹膜返折。把结肠肝曲牵拉向左髂窝才能显现此返折

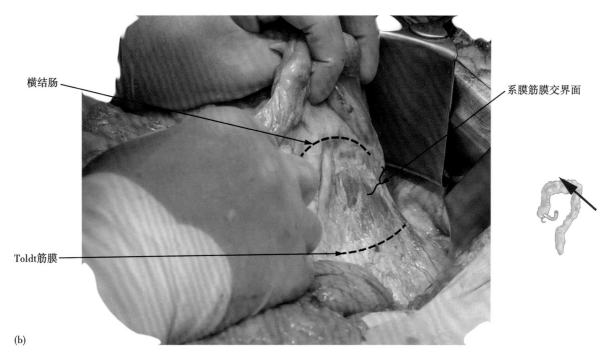

(b)

图 19.6(续) (见 QR 6/7 和 8.)(b)肝结肠腹膜返折处的腹膜切开后的系膜筋膜交界面。一旦返折切开后,持续向下方牵拉结肠,筋膜和界面就更加明显

大网膜与结肠肝曲返折发生融合也不少见。为了分离大网膜,可在横结肠中部切开大网膜结肠返折(图 19.7a),这样就可以进入小网膜囊,使外科医生可以将大网膜从横结肠系膜上缘分离开来。如果从中线向肝曲方向继续分离,就会显露结肠肝曲腹膜返折。此时,肠系膜已经完全游离,其余的附着部分是肠系膜根部区域,也就是肠系膜上动脉穿过胰头部的区域(图 19.7b)。如果肠系膜被充分游离,就会清楚显露胰头和十二指肠的第二部分(图19.7b)。

一旦肠系膜被充分游离,相关的肠管同时也就充分游离了。然后可以进行肠管切除和肠系膜切除术。肠管的切开是通过切断或吻合技术完成的,然后肠道边缘系膜得以暴露。如前几章所述,肠系膜可以分为蒂间无血管区和脂肪血管蒂区(并与相邻的结构分离)。这些区域可以通过透光照射肠系膜的方法来区分。如何切开肠系膜是根据其厚度和连续性来判断的,但通常可以在蒂间区域开窗,对血管蒂进行交叉钳夹,然后在钳间进行离断。所有肠系膜的残端都要进行缝合止血。

大网膜结肠腹膜返折

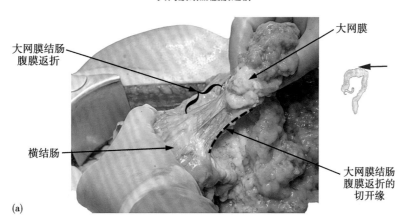

(a)

图 19.7 (a)连接大网膜和其后方的横结肠的腹膜返折(即大网膜结肠返折)的术中图片。必须离断这些返折才能充分游离横结肠系膜,然后才能进入小网膜囊

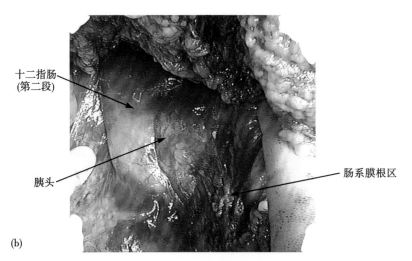

十二指肠
(第二段)

胰头

肠系膜根区

(b)

图 19.7(续) （b）右结肠系膜和小肠系膜分离后，十二指肠第二部分和胰头的术中图片。肠系膜只剩下附着在根部区域

通过注意前面描述的细节，可以快速完成吻合的步骤。相比之下，肠系膜的游离和离断需要较长的时间才能安全有效地完成。事实上，大部分的手术时间都用于分离和切断肠系膜，而不是肠管。

微创右结肠系膜切除术

简介

和开腹的右结肠系膜切除术一样，微创手术的主要目标是游离（即分离）小肠与肠系膜直到肠系膜根部区域和离断游离的小肠和肠系膜。当游离完成，只有肠系膜根区和中结肠脂肪血管蒂仍然连接。游离可以通过内侧或外侧入路进行，大多数人建议根据术中情况调整方法。采用内侧入路法需先暴露并离断脂肪血管蒂才能进入右结肠系膜的后方。使用外侧入路法不需要结扎脂肪血管蒂。一旦小肠和肠系膜完成游离，可以很容易地将右结肠和结肠系膜拖出腹腔外，所有的血管蒂都可以直接结扎。下面将首先阐述回结肠脂肪血管蒂和内侧入路法，随后会介绍外侧入路法的主要步骤。

内侧入路法的肠系膜分离

病人取头略低左侧卧位，小肠因重力作用会远离右结肠系膜。有时大网膜会阻碍右结肠系膜的暴露，这时需要分离大网膜。在腹腔镜右结肠系膜切除术中，需要充分地暴露右结肠系膜。在右髂窝的位置放置另外一个辅助操作孔（5mm）对手术很有帮助。助手从此孔置插入有齿抓钳，抓住肠脂垂，向右侧牵拉并保持张力状态。其作用是让右结肠系膜处于张力状态（而不要撕裂它），这样回结肠脂肪血管蒂会变得更加明显（图 19.8 和图 19.9a）。

回结肠脂肪血管蒂-内侧视角

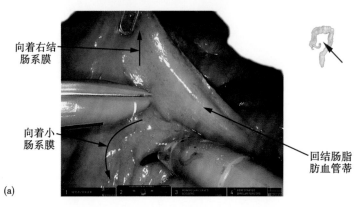

向着右结
肠系膜

向着小
肠系膜

回结肠脂
肪血管蒂

(a)

图 19.8 （参见 QR 1/5.）腹腔镜下观察回结肠脂肪血管蒂。向右前腹壁牵拉盲肠。这种方法可以将血管蒂远离后腹膜，并使血管蒂变得明显。（a）在体型偏瘦患者的腹腔镜右结肠系膜切除术（也就是右半结肠切除术）中观察到的回结肠脂肪血管蒂。肠系膜近侧的小肠系膜与肠系膜远侧的右结肠系膜之间的连续性是显而易见的

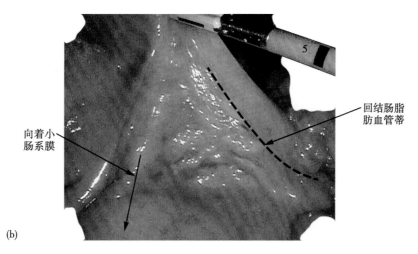

图 19.8（续）　（参见 QR 1/5.）腹腔镜下观察回结肠脂肪血管蒂。向右前腹壁牵拉盲肠。这种方法可以将血管蒂远离后腹膜，并使血管蒂变得明显。（b）在体型偏胖患者的腹腔镜手术中观察到类似的回结肠脂肪血管蒂

中间入路-回结肠脂肪血管蒂

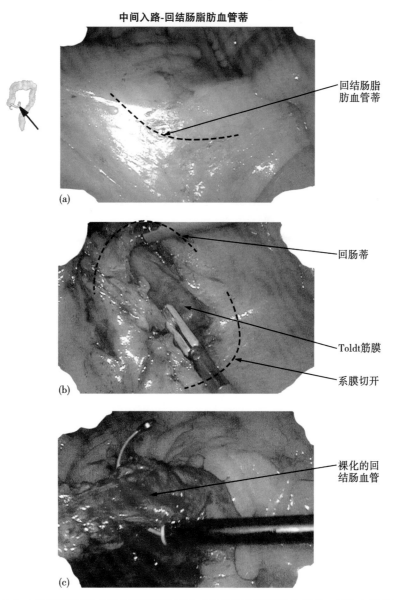

图 19.9　腹腔镜手术中，切开肠系膜进入系膜筋膜界面前（a）和后（b）的脂肪血管蒂。图（a）肠系膜是完整的。在盲肠被牵拉向右侧后，回结肠血管蒂是可见的。图（b）的血管蒂附近的肠系膜已被切开。覆盖在肠系膜下表面的筋膜清晰可见。（c）使用弯曲的牵拉装置分离回结肠血管蒂

可将两侧的蒂间无血管区域迅速切开,直到能够识别系膜筋膜界面。将器械插入打开的窗口,向上方提起右结肠系膜,并将筋膜向后推,这样系膜筋膜平面得到进一步暴露(图19.9b)。将Toldt筋膜与右结肠系膜分离(即系膜筋膜分离),尽可能地将其向侧方分离,之后将转向脂肪血管蒂的处理(图19.9b)。

在高倍放大视野下,将脂肪血管蒂骨骼化,同时通过"烟囱"排气。用超声刀逐步切除脂肪血管蒂中的脂肪。用这种方法可清除其前面、前外侧和后外侧的脂肪。然而,由于30°镜的局限性,在血管蒂远侧的肠系膜脂肪不能被直接清除。为了解决这个问题,可

将一个弯曲的牵开装置轻轻插入到血管蒂的另一侧(图19.9c),制造一个肠系膜小窗。这种牵开器有一个弯曲的可伸缩的钝头刀片。以上特点使其可紧贴血管后方轻轻插入。

离断回结肠血管的方法有很多。一种方法是在左上腹的戳卡孔插入吻合器装置,在直视下,在闭合前将吻合器装置的窄刀头置入到血管后方。理想的情况是,在激发吻合器装置之前,应将吻合器的钳口闭合大约15秒~30秒,以减少术后水肿(图19.10a)。激发后,如果血管蒂仍有出血,可以跨过钉线斜行放置手术夹来处理。

中间入路-回结肠脂肪血管蒂

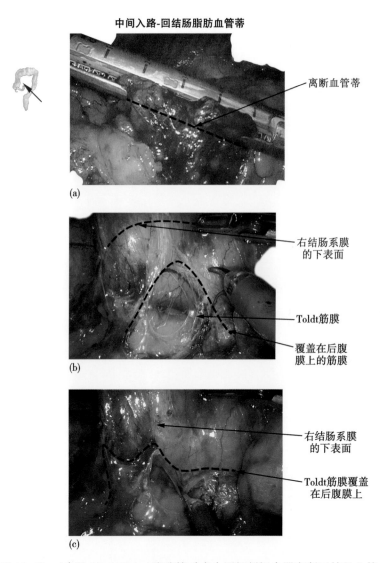

图19.10　(参见QR 6/4)(a)腹腔镜手术中用切割闭合器离断回结肠血管蒂的图片。(b)血管蒂离断后,右侧的系膜筋膜平面将会变得明显,该平面是位于右结肠系膜(上方)和筋膜(下方)之间的交界面。(c)系膜筋膜分离时需要将结肠系膜从下方的筋膜表面剥离,以便游离肠系膜

用有创抓钳抓住钉线(在结肠系膜侧),并向上拉离后腹膜,这使系膜筋膜界面处于张力状态,有利于进一步分离系膜筋膜(图 19.10b)。由于筋膜纤维骑行在结肠系膜的下表面,最好使用高倍镜进行分离。虽然有穿入后腹膜的风险,但直接分离筋膜是可行的。进入后腹膜后常常会导致出血,即使量少,但也会影响系膜筋膜界面的术野。最好通过轻柔地擦拭筋膜后方来止血(图 19.10b)。

持续向侧方进行系膜筋膜分离(从而游离肠系膜)直到右侧腹膜返折处。通常到达右侧腹膜返折前会遇到右结肠。将结肠向上提起,在后方离断结肠筋膜界面上的筋膜(图 19.10c),通过这种方法到达右侧腹膜返折。先不要离断右侧腹膜返折,因为该返折将结肠悬吊在腹壁上,防止结肠进入术野并阻碍手术进行(图 19.10c)。一旦到达腹膜返折,将改变病人体位,使术者可以直接进入腹膜返折处,并对其行腹膜切开术。体位的变化和操作与外侧入路法一致,这将在后面描述。

外侧入路法的肠系膜分离

病人取头高左侧卧位。将结肠肝曲向右髂窝牵拉,从而暴露结肠肝曲腹膜返折(图 19.11a)。接着可直接将其切开(即腹膜切开)以暴露 Toldt 筋膜和后方的后腹膜(图 19.11b)。然后,可将结肠肝曲及其肠系膜部分从后方的筋膜和后腹膜游离开来。肠系膜与后腹壁分离后,便可见十二指肠和胰腺。持续向内侧进行分离,直到肠系膜根部区域。

接下来将病人的体位转换为头低左侧卧位。将结肠的侧边缘向左髂窝牵拉,从而暴露右侧腹膜返折(图 19.12a)。沿着返折持续进行腹膜切开术,继而暴露结肠筋膜和系膜筋膜界面(图 19.12b)。通过分离结肠和内侧的结肠系膜,界面组织和结肠系膜也得以分离。此时,小肠和肠系膜仍然附着在小肠系膜和伴行的腹膜返折部位。

病人取进一步的头低位,从下方观察回盲部,这样可以显露回盲部的腹膜返折(图 19.13a),切开该处的腹膜返折后会进一步显露后方的系膜筋膜平面(图 19.13b)。将肠系膜从筋膜分离开使其在该区域得以游离。分离的最后阶段需要将腹膜切开至十二指肠空肠曲(图 19.14)。将肠系膜与其下方的筋膜进一步分离直至受阻于肠系膜的根部区域。

此时,肠系膜和小肠复合体已经完全游离,最后的附着部位是中结肠血管蒂和肠系膜上动脉穿出胰腺的肠系膜根部区域。

在右侧腹横向取一个大约 4 厘米长的小切口,即使是肠系膜的体积很庞大也可将其拖出腹腔外。末端回肠和结肠可以使用 Kocher 钳离断。大多数情况术者会在断端做一个缝合,以防止其缩回腹腔内。

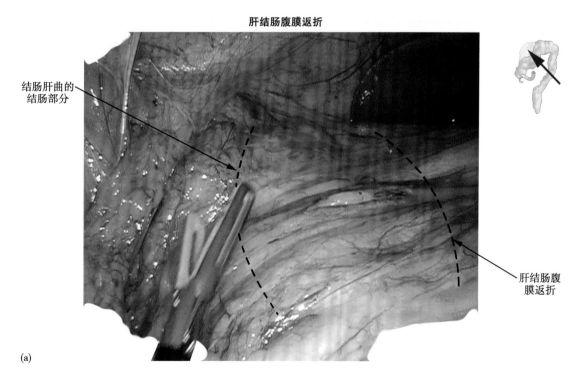

肝结肠腹膜返折

结肠肝曲的结肠部分

肝结肠腹膜返折

(a)

图 19.11　(参见 QR 6/7 和 8.)腹腔镜手术中的腹膜切开前(a)和后(b)的肝结肠腹膜返折图片。为了暴露并分离肝结肠腹膜返折,病人取头高位,结肠肝曲牵拉向下方。在肥胖病人中,腹膜返折会因大网膜的存在而影响观察

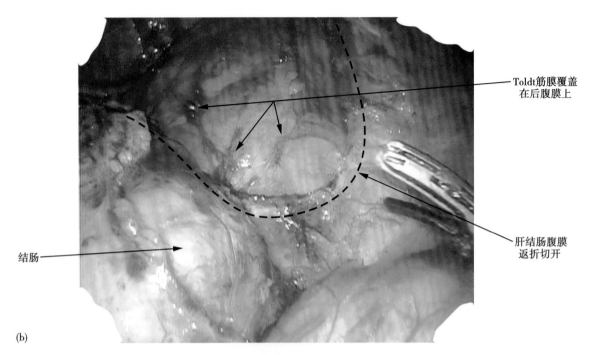

Toldt筋膜覆盖
在后腹膜上

肝结肠腹膜
返折切开

结肠

(b)

图 19.11(续)

右侧腹膜返折

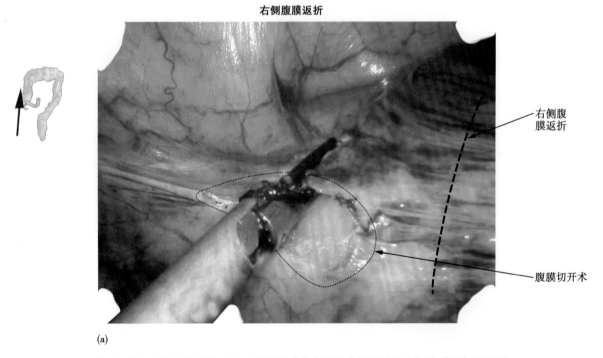

右侧腹
膜返折

腹膜切开术

(a)

图 19.12　(参见 QR 6/3.)(a)腹腔镜手术中的腹膜切开时的右侧腹膜返折的图片

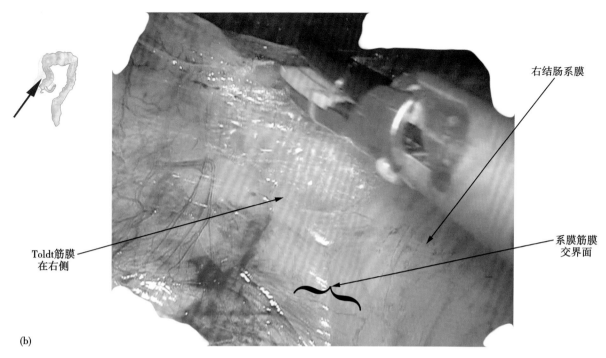

右结肠系膜

系膜筋膜
交界面

Toldt筋膜
在右侧

(b)

图 19.12(续)　（参见 QR 6/3.）(b) 腹腔镜右结肠系膜切除术中，切开右侧腹膜返折后的系膜筋膜平面。该层面由右结肠系膜和其下方的右结肠系膜筋膜（即 Toldt）筋膜组成

回盲部腹膜返折

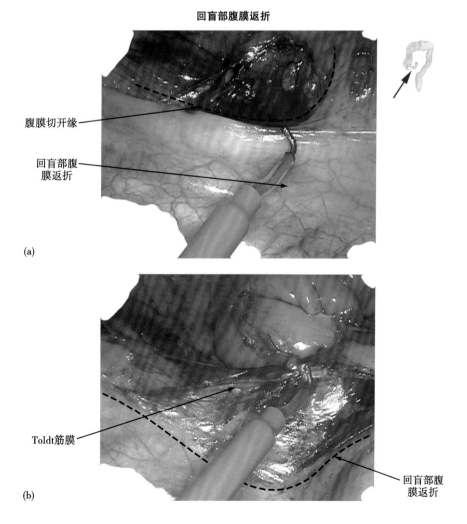

腹膜切开缘

回盲部腹
膜返折

(a)

Toldt筋膜

(b)

回盲部腹
膜返折

图 19.13　（参见 QR 2/1）腹腔镜手术中的腹膜切开前(a)和后(b)的回结肠腹膜返折图片。腹膜切开后，由肠系膜和其下方的筋膜(Toldt 筋膜)组成的系膜筋膜层面会变得明显。病人取头低位，盲肠牵拉向头侧才能显示该视野

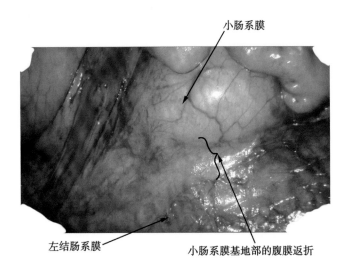

小肠系膜

左结肠系膜　　　　小肠系膜基地部的腹膜返折

图 19.14　（参见 QR 3d/3 和 QR 8/1。）腹腔镜手术中的小肠系膜基底部的腹膜返折，在这里附着于后腹壁。小肠必须牵拉向右上腹才能显示该视野

特别注意事项

克罗恩病患者通常会出现肠系膜增厚和血管增生，许多术者不建议在腹腔内离断肠系膜。与此同时，大多数术者建议将肠系膜和标本完全拖到腹腔外，再采用前文的方法离断系膜。该方法的优点主要在于，将肠系膜和标本拖到腹腔外后，脂肪血管蒂的出血情况会更容易进行处理。

虽然不常见，但疾病有时会破坏结肠筋膜或系膜筋膜界面。以 T4 期结肠腺癌为例，癌细胞侵犯了肠系膜，并累及后方的筋膜。在这种情况下，该区域的筋膜明显增厚，将其分离可能会导致肿瘤破裂和在腹腔内播散。处理该状况的一种方法是，首先在正确的解剖平面上游离周边组织，而不直接处理肿瘤区域。一旦周边组织完全游离，外科医生就能更好地判断肿瘤在局部的浸润深度。形成这样的判断非常重要，因为首先可以将切除的范围缩小，其次，更易于手术中肿瘤的清除。

未来的方向

上述描述的是在回结肠切除术中，肠系膜游离和分离时普遍适用的标准方法。这种方法对于确定右半结肠切除术的标准化操作十分重要。

总结

开腹、腹腔镜和机器人右结肠系膜切除术中所要求的外科手术操作是基于肠系膜、腹膜、筋膜、肠管的连续性以及这些结构之间的毗邻性。基于此，所有肠系膜的操作（即游离和分离）可以从腹膜切开术、系膜筋膜分离术、肠系膜切开术和肠系膜切除术来进行描述。

参考文献

1. Coffey, J.C., Surgical anatomy and anatomic surgery—Clinical and scientific mutualism. *Surgeon*, 2013. **11**(4): 177–182.
2. Coffey, J.C. et al., Terminology and nomenclature in colonic surgery: Universal application of a rule-based approach derived from updates on mesenteric anatomy. *Tech Coloproctol*, 2014. **18**(9): 789–794.
3. Culligan, K. et al., Review of nomenclature in colonic surgery—Proposal of a standardised nomenclature based on mesocolic anatomy. *Surgeon*, 2013. **11**(1): 1–5.
4. Coffey, J.C. et al., Mesenteric-based surgery exploits gastrointestinal, peritoneal, mesenteric and fascial continuity from duodenojejunal flexure to the anorectal junction—A review. *Dig Surg*, 2015. **32**(4): 291–300.
5. Coffey, J.C. and P. Dockery, Colorectal cancer: Surgery for colorectal cancer—Standardization required. *Nat Rev Gastroenterol Hepatol*, 2016. **13**(5): 256–257.
6. Sehgal, R. and J.C. Coffey, Historical development of mesenteric anatomy provides a universally applicable anatomic paradigm for complete/total mesocolic excision. *Gastroenterol Rep*, 2014. **2**(4): 245–250.
7. Sehgal, R. and J.C. Coffey, The development of consensus for complete mesocolic excision (CME) should commence with standardisation of anatomy and related terminology. *Int J Colorectal Dis*, 2014. **29**(6): 763–764.
8. Sehgal, R. and J.C. Coffey, Standardization of the nomenclature based on contemporary mesocolic anatomy is paramount prior to performing a complete mesocolic excision. *Int J Colorectal Dis*, 2014. **29**(4): 543–544.
9. Adamina, M. et al., Laparoscopic complete mesocolic excision for right colon cancer. *Surg Endosc*, 2012. **26**(10): 2976–2980.
10. Bertelsen, C.A. et al., Can the quality of colonic surgery be improved by standardization of surgical technique with complete mesocolic excision? *Colorectal Dis*, 2011. **13**(10): 1123–1129.
11. Bertelsen, C.A. et al., Disease-free survival after complete mesocolic excision compared with conventional colon cancer surgery: A retrospective, population-based study. *Lancet Oncol*, 2015. **16**(2): 161–168.
12. Galizia, G. et al., Is complete mesocolic excision

with central vascular ligation safe and effective in the surgical treatment of right-sided colon cancers? A prospective study. *Int J Colorectal Dis*, 2014. **29**(1): 89–97.

13. Hohenberger, W. et al., Standardized surgery for colonic cancer: Complete mesocolic excision and central ligation—Technical notes and outcome. *Colorectal Dis*, 2009. **11**(4): 354–364; discussion 364–365.

14. Kang, J. et al., Laparoscopic right hemicolectomy with complete mesocolic excision. *Surg Endosc*, 2014. **28**(9): 2747–2751.

15. Killeen, S. et al., Complete mesocolic resection and extended lymphadenectomy for colon cancer: A systematic review. *Colorectal Dis*, 2014. **16**(8): 577–594.

16. Siani, L.M. and C. Pulica, Stage I-IIIC right colonic cancer treated with complete mesocolic excision and central vascular ligation: Quality of surgical specimen and long term oncologic outcome according to the plane of surgery. *Minerva Chir*, 2014. **69**(4): 199–208.

17. Sondenaa, K. et al., The rationale behind complete mesocolic excision (CME) and a central vascular ligation for colon cancer in open and laparoscopic surgery: Proceedings of a consensus conference. *Int J Colorectal Dis*, 2014. **29**(4): 419–428.

18. Storli, K.E. et al., Short term results of complete (D3) vs. standard (D2) mesenteric excision in colon cancer shows improved outcome of complete mesenteric excision in patients with TNM stages I-II. *Tech Coloproctol*, 2014. **18**(6): 557–564.

19. West, N.P. et al., Complete mesocolic excision with central vascular ligation produces an oncologically superior specimen compared with standard surgery for carcinoma of the colon. *J Clin Oncol*, 2010. **28**(2): 272–278.

20. West, N.P. et al., Understanding optimal colonic cancer surgery: Comparison of Japanese D3 resection and European complete mesocolic excision with central vascular ligation. *J Clin Oncol*, 2012. **30**(15): 1763–1769.

21. Willaert, W. and W. Ceelen, Extent of surgery in cancer of the colon: Is more better? *World J Gastroenterol*, 2015. **21**(1): 132–138.

22. Yao, H.W. and Y.H. Liu, Re-examination of the standardization of colon cancer surgery. *Gastroenterol Rep*, 2013. **1**(2): 113–118.

23. Culligan, K. et al., The mesocolon: A prospective observational study. *Colorectal Dis*, 2012. **14**(4): 421–428; discussion 428–430.

24. Culligan, K. et al., The mesocolon: A histological and electron microscopic characterization of the mesenteric attachment of the colon prior to and after surgical mobilization. *Ann Surg*, 2014. **260**(6): 1048–1056.

20. 弯曲部游离术的系膜切除

J. CALVIN COFFEY AND NEIL J. SMART

The characteristic of scientific progress is our knowing that we did not know.
——Gaston Bachelard

目的

本章的目的是阐述弯曲部位游离术中的肠系膜、腹膜及筋膜部分。

简介

结直肠手术中弯曲部位的游离(或者分离)通常被视为有难度的手术操作,即使对于有经验的外科医生来说也是如此。鉴于对游离进行描述一直以来须有赖于肠系膜的不连续性(见第 2 章)[1-7],这也就不足为奇了。因此,对弯曲部位的游离进行准确描述,是外科教材面临的一个巨大挑战。这主要有三个原因:首先,之前所有的描述(除了最新版的格氏解剖学)都是基于肠系膜的不连续性原则[8-11]。尽管"不连续性"暗示了起点和终点的存在,但未对其进行描述;其次,小肠、横结肠、乙状结肠系膜被描述为"插入"线形"附着处"[1,5],同时,横结肠系膜的线形附着处一直从肝曲延伸到脾曲;最后,游离的肠系膜的形状与其原始状态下的形状几乎完全不同。这说明通过离体器官来推断其结构是不可能的。

建议读者在继续阅读之前,重新阅读第 2 章中概述的原则。而接下来将对更重要的解剖要点进行简要总结。最重要的是,从十二指肠空肠曲到直肠系膜之间的肠系膜和结肠系膜都是连续的,这意味着在弯曲部位有系膜的融合[3-5,7]。比如,右结肠系膜和横结肠系膜在结肠肝曲发生了融合,横结肠系膜与左结肠系膜在结肠脾曲发生了融合。弯曲部位的结肠部分在解剖学上是显而易见的,而腹膜返折却不是如此,需要对此进行进一步的描述说明。在肝曲部分,当腹膜返折靠近结肠肝曲时,会覆盖在右结肠表面,形成"右侧腹膜返折"。当延续到肝结肠融合区域便形成了肝结肠腹膜返折。在脾曲处也有类似的结构,因为脾结肠腹膜返折形成于脾曲头端,继续围绕其结肠部分形成了"左侧腹膜返折"。左侧腹膜返折覆盖在降结肠表面,跨过 Toldt 筋膜并附着在后腹壁[3-5]。

从广义上讲,每个弯曲部位都由四部分组成,分别是①腹膜;②结肠;③肠系膜;④筋膜。

当肠道从附着部位(附着于后腹膜)变化到非附着部位(因而可以移动)时,就会产生弯曲[3,4,7]。因此,在十二指肠空肠曲、回盲部、降结肠和乙状结肠交界处,以及直肠乙状结肠交界处,都存在弯曲结构。总的来说,一共有六个不同的弯曲部位,它们都可以用同样的解剖学方式来进行解释。每一个弯曲部位都由中心位于肠系膜融合处的弯曲结肠组成,融合处周围的腹膜返折将弯曲部位固定于后腹膜[3,6,7]。

重要的是,每个弯曲部位的肠系膜组成应从径向和纵向(轴向)上进行综合考量。在脾曲和肝曲,径轴从中结肠脂肪血管蒂的固定区域延伸到肠缘的移动区域。在肝曲,纵轴从固定的右结肠系膜开始延伸,直到可以活动的横结肠系膜。在脾曲,纵轴从移动的横结肠系膜延伸到固定的左肠系膜。

由于横肠系膜的解剖结构一直以来容易引起混淆,因此有必要对其成分进行重述。在横肠系膜,肝曲和脾曲的系膜与中结肠脂肪血管蒂处融合在一起。结肠系膜在血管蒂处是固定的,而在肠道边缘则是不固定且可移动的。

数字模型的作用

在局部解剖学上,连续性结构(即肠系膜、结肠、腹膜、筋膜)之间缺乏界限,这极大地妨碍了对弯曲部位的游离操作进行描述。近年来应用在外科教学中的数字模型可以解决这些问题。数字建模可以生成高质量的 3D 模型,因为这些模型是数字化的,所以可被切割、旋转、变形和做成动画。数字模型和相关软件极大地拓展了我们的能力,使我们可以更好地解释结直肠手术的肠系膜基础[7,12,13]。

因此,以下我们将使用数字模型来演示在不同的分离阶段,弯曲部位的肠系膜、腹膜、结肠和筋膜成分之间的解剖关系。每一个弯曲部位都将以一组图片的形式呈现。每一组图片都将展示从不同角度观察完整肠系膜和解释弯曲部位组成部分的断层。

脾曲的游离

腹膜部分

在开放性手术中,一助将腹壁向左上方牵拉以暴露左上腹,而二助则将小肠、横结肠和大网膜牵拉到右侧,这样主刀医生可以抓住左结肠并向内侧牵拉。左侧腹膜返折也因此处于张力状态,尽可能在近端将其切开(即腹膜切开)(图 20.1)。靠近结肠脾曲远端通常会有横向粘连复合体。将其切开,腹膜返折侧缘便得以显露和切开。腹膜切开会显露结肠筋膜界面和系膜筋膜界面及其组成部分(图 20.1)。

结肠筋膜界面由左结肠和 Toldt 筋膜组成。将结肠向内侧牵拉时,界面变得明显,可用电刀将筋膜剥开或者分离。这样可以游离结肠而不会游离结肠系膜。游离结肠系膜时,需将左结肠拉离后腹膜。张力会传递到系膜筋膜界面,然后可以通过剥离筋膜或用电刀来分离界面。尽可能向内上侧继续游离左结肠。当左结肠系膜和横结肠系膜的融合部位从后腹膜游离后,便可以进入小网膜囊,到达胰腺。

脾曲

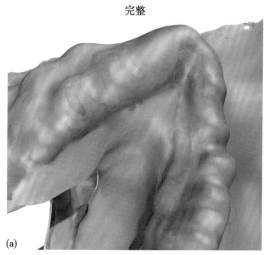

完整

(a)

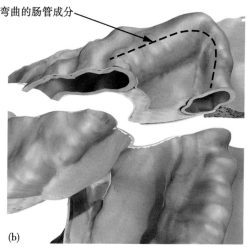

弯曲的肠管成分

(b)

图 20.1　(也参见 QR 9 和 10.)(a)用 3D 数字模型中 2.5D 快照的方法显示脾曲。(b)脾曲(包括所有组成成分)已经与相邻结构轻微移位,以说明每个组成成分之间的连续性和毗邻关系

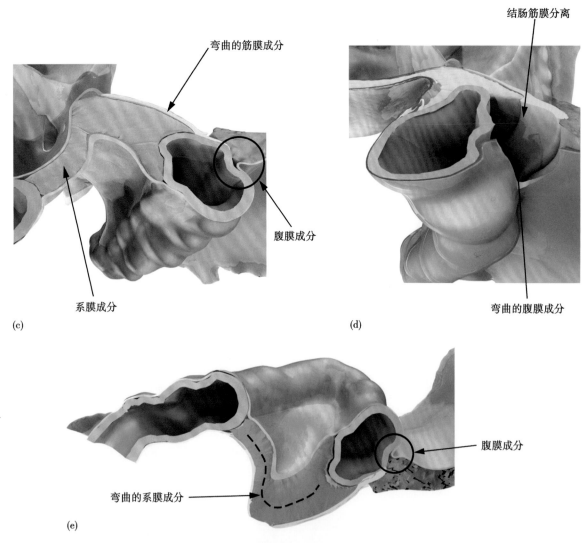

图 20.1(续)　(参见 QR 9 和 10.)(c)脾曲的断层图像,显示脾结肠腹膜返折及其与结肠和肠系膜弯曲成分的关系。(d)已与筋膜分开(即结肠筋膜分离)的降结肠的断层图像。(e)从纵向和径向展示脾曲的肠系膜组成

在这个阶段,弯曲部位仍然附着在脾结肠腹膜返折处。以往会锐性切开此处(在某种程度上说是盲目的行为),然后通过在左上腹填塞纱布来处理不可避免的出血情况。虽然腹膜返折没有很多血管,但是覆盖在其上的大网膜布满了血管。在脾曲,大网膜与腹膜返折发生不同程度的粘连,因此,在该复合部位进行锐性分离肯定会带来大量的出血。

脾结肠腹膜返折和大网膜这一复合体可以根据解剖结构,采用不出血的方法进行离断。外科医生从中线开始离断,并在此处垂直牵拉大网膜,而向反方向牵拉横结肠,这样二者之间的腹膜返折会处于张力状态,进行离断时就不会出血。以上操作可以暴露大网膜和横结肠系膜之间的粘连。将粘连离断直到完全打开小网膜囊。

现在,外科医生可以在大网膜下方,将手放到小

网膜囊中,继续朝向脾曲方向进行离断(图 20.1)。在脾曲时,可将左手食指置于脾结肠腹膜返折下方,即返折和肠系膜融合区域之间。通过这种方式,可充分分离脾结肠返折,从而可以用不出血的方式将其离断,而不会破坏下方的肠系膜。继续向侧方离断直到左侧腹膜返折切缘,由此完成脾曲的腹膜成分的离断。

结肠部分

由于横结肠已经游离,所以需游离的只有降结肠、弯曲降结肠和结肠脾曲。在左侧,离断左侧腹膜返折会显露结肠筋膜界面。沿着降结肠向脾曲的方向把结肠与下面的筋膜分离开来。在此处将结肠筋膜分离后,就完成了结肠的游离(图 20.1d)。

为了完成结肠筋膜分离,需将结肠从下面的筋膜

剥离。有时会导致出血,可以采取填塞压迫止血。结肠筋膜界面也可以用电刀或者剪刀锐性分离。一旦结肠部分完全游离,就可以将其拉向内侧来显露系膜筋膜界面。

肠系膜部分

脾曲的肠系膜成分(即脾肠系膜汇合处)可以用径轴和纵轴(长轴)进行描述,纵轴从横结肠系膜到左结肠系膜(反之亦然),径轴从非肠道(附着)区延伸到肠系膜肠道(非附着)区(图 20.1e)。

如前文所述,将大网膜和脾结肠腹膜返折从横结肠系膜上分离后,横结肠系膜便会部分游离。这些操作确认了脾曲的长轴位置。尽可能地向内上方分离左结肠系膜,便可沿着径轴完全游离结肠系膜(即从附着区域到非附着区域)。就像分离结肠筋膜一样,分离系膜筋膜界面时,也可以直接将肠系膜从后腹膜上剥离下来,或用电刀分离系膜筋膜交界面。当到达中结肠脂肪血管蒂,无法继续分离时,便完成了系膜筋膜的分离。

此时,脾曲部位的肠系膜、结肠和腹膜成分已经完全游离。

肝曲的游离

肝曲游离的原则与脾曲游离的原则相同,同样可以从解剖成分上详细说明。

腹膜部分

肝曲的游离将分别通过腹膜、结肠和肠系膜成分来描述(图 20.2a 和 b)。当将右结肠向内侧牵拉时,牵引力会传递到右侧腹膜返折,可将其锐性分开(即腹膜切开术)(图 20.2c)。可将左手食指放置在右腹膜返折下方,并朝向肝曲。腹膜切开术向手指方向逐渐进行,直到肝结肠腹膜返折(图 20.2c)。有些外科医生使用止血设备来离断肝结肠腹膜返折,而另一些外科医生则主张锐性切割和填塞压迫止血。

一般来说,大网膜并不会延伸并覆盖肝结肠腹膜返折,但这种情况会出现在某些内脏脂肪过多的患者中。在这些患者中,大网膜与肝结肠腹膜返折融合。这种情况下,应首先在内侧分离横结肠与大网膜(见脾曲)。

与脾曲一样,腹膜切开后会显露结肠筋膜界面。右侧腹膜返折和肝结肠腹膜返折的腹膜切开完成后,肝曲仍然附着在结肠和肠系膜成分。

结肠部分

将右结肠向内侧牵拉时,结肠筋膜界面会处于张力状态,而结肠和筋膜之间的界面就会变得更加明显(图 20.2d)。通过轻柔牵拉结肠和反向牵拉筋膜,可将右结肠从筋膜上剥离下来。或者,也可以用电刀分离结肠筋膜界面。继续向近端分离直到肝曲的结肠成分。肝曲现在仍然附着在肠系膜上。

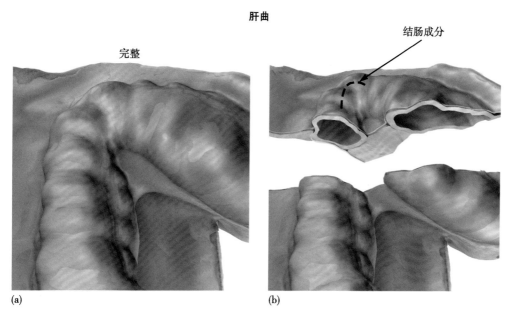

图 20.2 (参见 QR 11 和 12)(a)用 3D 数字模型中 2.5D 快照的方法,显示肝曲。(b)肝曲(包括所有组成成分)已经与相邻结构轻微移位,以说明每个组成成分之间的连续性和毗邻关系

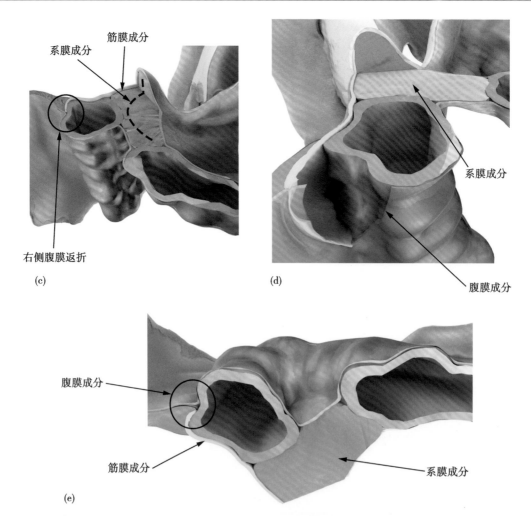

图 20.2（续）　（参见 QR 11 和 12）(c)肝曲的断层图像来显示右侧腹膜返折及其与结肠和肠系膜弯曲成分的关系。(d)已与筋膜分开（即结肠筋膜分离）的升结肠的断层图像。(e)从纵向和径向展示肝曲的肠系膜组成

肠系膜部分

与脾曲一样，肝曲的肠系膜结构最好用纵向（即右结肠系膜与横结肠系膜融合处）和径向（从附着的肠系膜延伸到非粘附的肠缘）进行描述（图 20.2e）。沿纵轴游离时，应尽可能地向内上方游离右结肠系膜。在内侧游离时需要注意十二指肠的第二部分和第三部分（和胰头）区域。通过这些操作，肝曲的肠系膜融合在纵向和径向上都得以完全分离。到达中结肠脂肪血管蒂处已不可以进一步游离。至此，肝曲得到完全游离，右结肠也充分游离到内侧。

回盲部肠系膜弯曲的游离

与脾曲和肝曲游离一样，以腹膜、肠管和肠系膜的连续性为基础仍然是中心原则（图 20.3a）。

腹膜部分

第一步是在回盲部下方切开（即腹膜切开）回盲

部腹膜返折（图 20.3b）。该处返折是小肠系膜基底部腹膜返折的延伸（即小肠系膜弯曲附于后腹壁上并形成粘连）。将回盲部腹膜返折的腹膜继续向外侧切开至右侧腹膜返折（图 20.2b），向内侧切开至小肠系膜返折（图 20.3c）。

结肠和肠系膜部分

一旦腹膜返折被切开，只有结肠筋膜界面和系膜筋膜界面仍然处于附着状态。就像前面描述的一样，最好从径向和纵向上理解弯曲部位。前者从附着缘延伸至非附着的肠系膜边缘。后者包括连续的小肠系膜和右结肠系膜。这种连续会在回盲部形成一个尖端。

由于回盲部一般是移动的，所以在该区域有一个较短且局限的结肠筋膜交界面。在回盲部固定处，可见结肠筋膜层面，在此可将其分离（图 20.3）。将回盲部向前拉离后腹膜，使腹膜处于张力状态并牵拉结肠筋膜界面。界面会变得更加明显，通过将肠系膜从筋膜上剥离，或沿筋膜切开来分离界面。

回盲部腹膜返折

完整

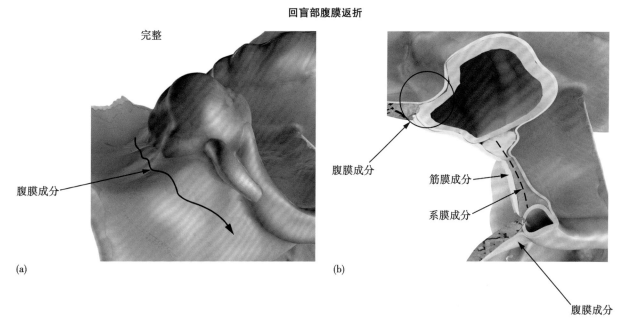

腹膜成分

(a)

腹膜成分

筋膜成分

系膜成分

腹膜成分

(b)

图 20.3 （a）用 3D 数字模型中 2.5D 快照的方法，显示回盲部。（b）回盲部（包括所有组成成分）已经与相邻结构轻微移位，以说明每个组成成分之间的连续性和毗邻关系

在右结肠，先分离结肠筋膜，然后分离系膜筋膜。对于小肠系膜来说，进一步的系膜筋膜分离会将系膜从后腹膜游离，并显露下腔静脉。至此，完整的回盲部弯曲部分已从筋膜和下方的后腹膜充分分离出来。

十二指肠和乙状结肠弯曲的游离

这些区域弯曲部位的游离原则和所有弯曲部位的游离原则类似。切开腹膜后，进入系膜筋膜或乙状结肠系膜筋膜界面。沿着纵向和横向，从上方、下方和周边方向进行系膜筋膜游离，完成弯曲部位的游离。

未来的方向

在技术角度讲，所有弯曲部位的游离都一直被视为很有挑战性的。以上描述提供了一种通用的、可复制的弯曲部位游离或分离的标准方法。如同结肠直肠手术的其他方面，这也为确定弯曲部位游离的国际化标准操作提供了解剖学依据。

总结

我们可将弯曲部位理解为由四个连续的、相邻的结构组成。作为其中的两个组成部分，腹膜和结肠以肠系膜融合处为中心。通过使用以上术语对弯曲部位进行概念化描述，其分离和切除也在很大程度上得以简化，从而让相同手术步骤的复制成为可能。

参考文献

1. Treves, F., Lectures on the anatomy of the intestinal canal and peritoneum in man. *Br Med J*, 1885. **1**(1264): 580–583.
2. Sehgal, R. and J.C. Coffey, Historical development of mesenteric anatomy provides a universally applicable anatomic paradigm for complete/total mesocolic excision. *Gastroenterol Rep*, 2014. **2**(4): 245–250.
3. Culligan, K. et al., The mesocolon: A prospective observational study. *Colorectal Dis*, 2012. **14**(4): 421–428; discussion 428–430.
4. Culligan, K. et al., The mesocolon: A histological and electron microscopic characterization of the mesenteric attachment of the colon prior to and after surgical mobilization. *Ann Surg*, 2014. **260**(6): 1048–1056.
5. Coffey, J.C., Surgical anatomy and anatomic surgery—Clinical and scientific mutualism. *Surgeon*, 2013. **11**(4): 177–182.
6. Coffey, J.C. et al., Terminology and nomenclature in colonic surgery: Universal application of a rule-based approach derived from updates on mesenteric anatomy. *Tech Coloproctol*, 2014. **18**(9): 789–794.
7. Coffey, J.C. et al., Mesenteric-based surgery exploits gastrointestinal, peritoneal, mesenteric and fascial continuity from duodenojejunal flexure to the

anorectal junction—A review. *Dig Surg*, 2015. **32**(4): 291–300.

8. Ellis, H. and V. Mahadevan, *Clinical Anatomy: Applied Anatomy for Students and Junior Doctors.* Wiley, Chichester, U.K., 2013, pp. 85–89.

9. Netter, F.H., *Atlas of Human Anatomy.* Elsevier Health Sciences, Philadelphia, PA, 2014, pp. 263–268, 269–276.

10. Sinnatamby, C.S., *Last's Anatomy: Regional and Applied.* Elsevier Health Sciences, New York, 2011, pp. 234–238, 247–259.

11. Standring, S., *Gray's Anatomy: The Anatomical Basis of Clinical Practice.* Elsevier Health Sciences, U.K., 2015, pp. 1085, 1143

12. Coffey, J.C. et al., An appraisal of the computed axial tomographic appearance of the human mesentery based on mesenteric contiguity from the duodenojejunal flexure to the mesorectal level. *Eur Radiol*, 2016. **26**(3): 714–721.

13. Peirce, C. et al., Digital sculpting in surgery: A novel approach to depicting mesosigmoid mobilization. *Tech Coloproctol*, 2014. **18**(7): 653–660.

21. 横结肠切除术中对系膜的思考

J. CALVIN COFFEY 和 IAN LAVERY

Science is organised knowledge. Wisdom is organised life.

—— Immanuel Kant

目的

本章旨在阐明横结肠系膜游离术的肠系膜和腹膜基础。

介绍

传统解剖学对横结肠系膜的描述如下：在上腹部从肝曲一直延伸到脾曲，呈线形直接附着在后腹壁上[1-7]。根据目前对肠系膜解剖的描述，横结肠系膜是由肝结肠系膜和脾结肠系膜共同形成，并在中结肠血管脂肪蒂处汇合[1,2,7-10]。如上所述，横结肠系膜应该不是呈线形附着在后腹壁，相反，它是由附着范围很广的肠系膜区域组成。结肠系膜从系膜筋膜的附着区开始，一直延伸到横结肠本身。系膜在肠管的边缘随着横结肠的延伸同步延长。

大网膜覆盖在横结肠系膜上，并在某些地方形成局部粘连。此外，大网膜的下表面和横结肠上缘之间存在腹膜返折。尽管该返折在解剖学上一直存在，但一直以来并未得到命名。如果认识到这些解剖特点，那么游离和离断大网膜就成为一个简单直接的技术问题，并可很容易地在手术过程中进行复制。

腹腔镜/机器人辅助下横结肠的游离和切开

腹腔镜/机器人辅助下大网膜的游离

一般来说，游离横结肠系膜是右/左结肠系膜扩大切除术或全结肠系膜切除术的一部分，因为后者更为常见，所以全结肠系膜切除术将作为平台用于介绍游离横结肠系膜的步骤。在全结肠系膜切除术中，有些术者会先做左侧和右侧的游离，而另一些术者会从左侧开始，在近端围绕横结肠向右侧进行游离。

首先，将大网膜从横结肠系膜上游离下来，从而进入网膜囊。完成以上操作需让病人取头高脚低位，助手提起大网膜，外科医生反向牵拉大网膜，以不出血的方式切开大网膜（图21.1）。切开位置应在胃网膜血管弓远端，以免损伤胃网膜血管弓。一般来说，在该局域，大网膜并不与下方的结肠系膜粘连，这意味着在此切开大网膜后很容易进入网膜囊。进入网膜囊后，继续向左侧、外侧切开大网膜直至胃网膜左右血管交界处。在网膜囊的外侧端，大网膜与下方横结肠系膜相粘连。需分离此处的粘连以充分暴露下面的结肠系膜（图21.2）[11-13]。

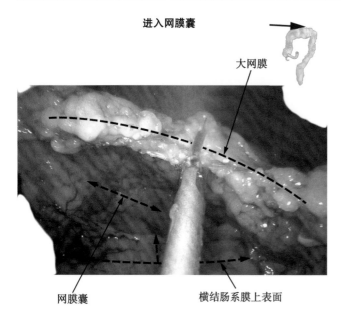

进入网膜囊

大网膜

网膜囊

横结肠系膜上表面

图 21.1　（另见 QR 2d/10）腹腔镜下大网膜抓持手法。在胃网膜弓的外侧，大网膜与横结肠系膜的上表面不粘连。在此处切开，可以直接不受阻碍地进入网膜囊

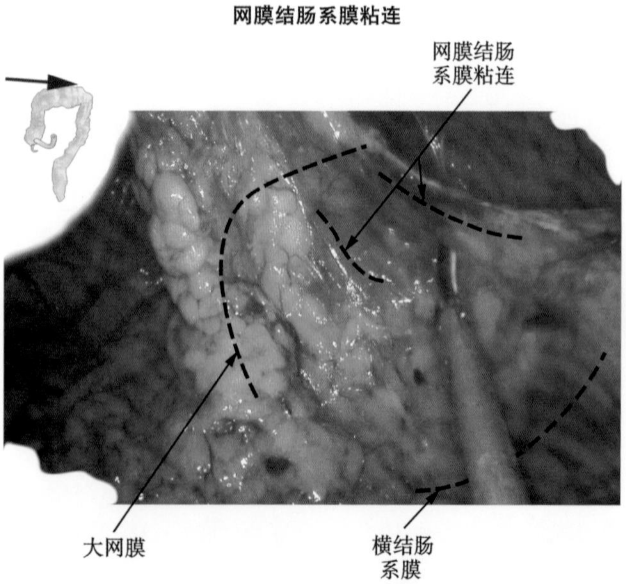

网膜结肠系膜粘连

网膜结肠系膜粘连

大网膜

横结肠系膜

图 21.2　腹腔镜视野，分离网膜结肠系膜粘连，以便将网膜与结肠系膜完全分离。对外科医生来说，要彻底游离结肠中血管脂肪蒂，这一步是非常重要的

腹腔镜/机器人辅助下脾曲的游离

在结肠脾曲，网膜和脾结肠返折以不同的程度融合，通常很难将二者区分开来。继续分离网膜和脾结肠系膜返折使术者到达左侧腹膜返折。一般来说，此时若向右侧髂窝方向牵引脾曲，则可以识别系膜筋膜平面，该平面是脾结肠系膜汇合体与 Toldt 筋膜之间的界面（图 21.3）。

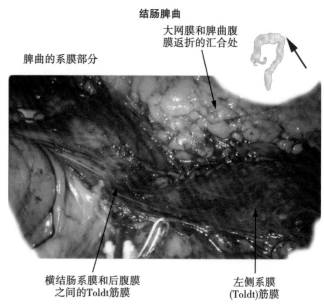

结肠脾曲

脾曲的系膜部分

大网膜和脾曲腹膜返折的汇合处

横结肠系膜和后腹膜之间的Toldt筋膜

左侧系膜(Toldt)筋膜

图 21.3　（另见 QR 2d/10）机器人视野，结肠脾曲系膜与下面的 Toldt 筋膜之间形成的系膜筋膜界面。横结肠系膜牵向右髂窝时，Toldt 筋膜处于伸展状态，其与结肠系膜之间形成的界面变得明显

腹腔镜/机器人辅助下横结肠系膜的游离

在描述如何游离横结肠系膜之前，更重要的是描述术野的解剖结构（详见第 20 章）。游离左结肠系膜和左结肠，然后切开左侧腹膜和脾结肠返折，将大网膜从横结肠系膜上表面游离下来。最后，离断肠系膜下动静脉和中间的肠系膜后，会出现肠系膜边缘（图 21.4）。这是一个至关重要的解剖标志，是横结肠系膜游离和切除的起点。

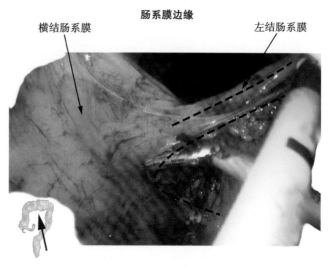

肠系膜边缘

横结肠系膜

左结肠系膜

图 21.4　（另见 QR 1/6 和 7）肠系膜边缘。这是由于在右侧乙状结肠系膜处切开腹膜返折和游离肠系膜下血管脂肪蒂所形成的边缘，这对确定横结肠系膜的切开点和裸化结肠中血管的起点非常重要

肠系膜边缘的识别

病人取轻微头高脚低位,将附着于胃部的大网膜翻向左侧膈下。将左结肠(位于结肠脾曲远端)向左前腹壁牵拉,横结肠(位于结肠脾曲近端)向右前腹壁牵拉。张力传递至结肠系膜,并将其"打开"(图21.5)。这些操作可显露结肠系膜的离断边缘(图21.6)。由于大网膜已经从横结肠系膜的上表面分离(见前面),因此可直接在此处分离结肠系膜。使用组织密封装置分离结肠系膜,直到接近中线附近的中结肠血管蒂。

腹腔镜/机器人辅助下离断中结肠血管脂肪蒂

中结肠血管起源于肠系膜根部的肠系膜上动脉

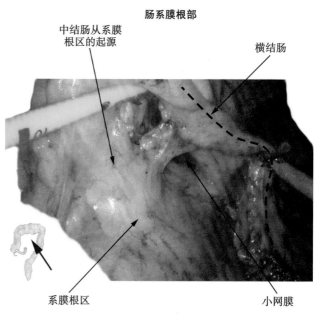

图21.6　(也见QR 1/8)腹腔镜视野,结肠中血管脂肪蒂两侧的肠系膜无血管区

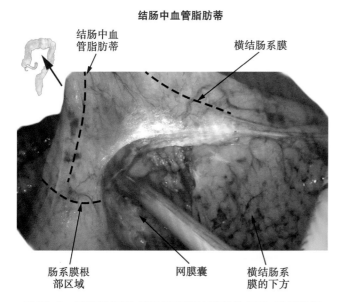

结肠中血管脂肪蒂

图21.5　腹腔镜视野,横结肠系膜被游离并打开,显露结肠中血管蒂。这对于确定横结肠系膜并使其分离至关重要

(图21.7),这个解剖关系非常重要,必须要牢记。如果中结肠切开位置过低,可能会损伤肠系膜上动脉。为了避免出现这种情况,最好沿肠系膜血管蒂向上切开中结肠,因为中结肠血管蒂两侧都有无血管系膜区(图21.8)。

用组织闭合装置,如超声刀,切开血管蒂两侧的无血管系膜区,将血管蒂隔离以备进一步离断。在高分辨率的术野下分段逐步离断血管蒂脂肪。因为大网膜已经从结肠系膜上表面分离,所以可将结肠血管从周围组织裸化出来。血管一旦显露,可将其安全地夹闭(或吻合)和离断(图21.9)。

肠系膜根部

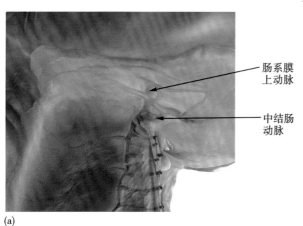

(a)

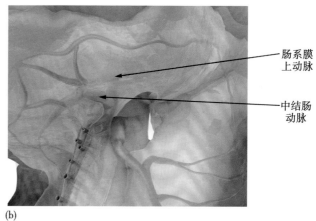

(b)

图21.7　(见QR 1/4)数字图像显示了结肠中血管脂肪蒂与肠系膜根部的关系。(a)从右边看。(b)从左面看

结肠中血管骨骼化

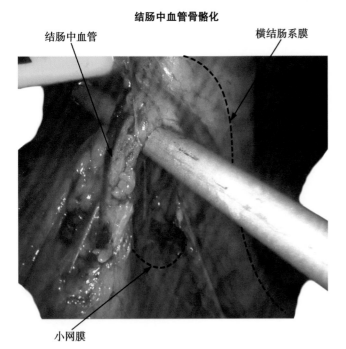

图 21.8　腹腔镜下通过切开结肠中血管两侧的无血管区来裸化结肠中血管

夹闭和离断结肠中血管

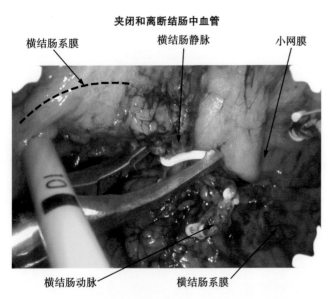

图 21.9　腹腔镜视野,骨骼化和结扎结肠中静脉

需要注意的是,静脉往往跟动脉相伴而行,处理静脉可用同样的方法(图 21.9)。在中结肠脂肪血管蒂右侧,右结肠(25%部分)和中结肠血管之间还有另一个蒂间结肠系膜区域,可直接切开该区域,因为前文已提到大网膜已经从横结肠系膜分开。至此,腹腔镜下横结肠系膜的游离就完成了[11-13]。

开腹横结肠系膜的游离和切开

原理与腹腔镜/机器人手术下横结肠系膜游离技术是相同的,都是完全基于肠系膜和腹膜原则的。横结肠系膜的游离和切开通常是全结肠系膜切除术的一部分,所以需要游离结肠脾曲,离断肠系膜脂肪血管蒂下动静脉。跟腹腔镜/机器人手术的游离一样,开腹也会产生明显的肠系膜边缘,该边缘成为横结肠系膜游离的起点(见"从左侧游离"一节)。

从横结肠系膜上游离大网膜

大网膜在以下四个地方与横结肠和结肠系膜相粘连:①网膜结肠腹膜返折;②大网膜下表面与结肠系膜的头侧表面之间的粘连;③大网膜与结肠肝曲腹膜返折的融合处;④大网膜与结肠脾曲腹膜返折的融合处。大多数外科医生会在网膜结肠腹膜返折的中线处切开来开始游离操作。

向上提起大网膜,使其和横结肠上表面之间的返折保持一定的张力(图 21.10)。切开返折,分离大网膜与横结肠系膜头侧之间的粘连。通常大网膜和下方结肠系膜之间的融合程度会妨碍正确解剖平面的识别。如果有疑问,宁可误入大网膜也不要误入结肠系膜。进入大网膜可能会引起出血,但通常可以用血管夹进行止血。如果误入了结肠系膜内平面,就会出现大量出血,且更难以控制。虽然有时候非解剖的分离是不可能避免的,但术者应力求尽可能快地回到正确的解剖平面上。

网膜结肠返折(开腹)

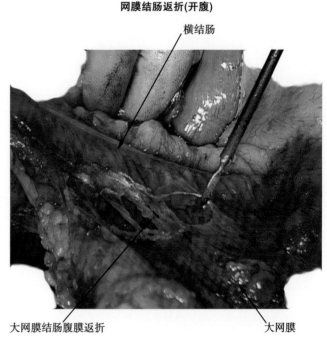

图 21.10　手术视野,网膜结肠返折处,大网膜已经部分从横结肠系膜的上表面分离

由于大网膜与右侧的结肠肝曲腹膜返折和左侧的结肠脾曲腹膜返折融合在一起,有时很难确定这些区域的正确平面。对这些区域的解剖学认识还不够充分,这是今后研究应关注的一个方向。

从左侧游离

一般来说,在全结肠系膜切除术中,外科医生从中线的左侧开始切开。如果从左侧切开,左结肠系膜的切缘便清晰可见,此处是系膜切除手术的起始点(图21.11)。肠系膜下静脉(inferior mesenteric vein,IMV)也因此显露,可将其隔离、夹闭、离断和结扎。肠系膜下静脉的隔离同样有赖于在其任一侧的无血管系膜区(图21.11)。左边肠系膜的游离缘相对来说更重要。图21.12是从另一个视角(即从下往上)对它的展示。

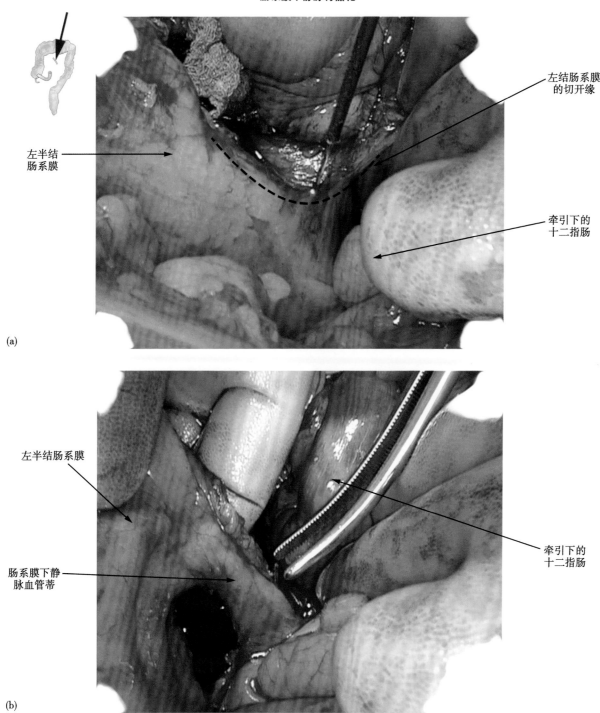

肠系膜下静脉骨骼化

(a)

(b)

图 21.11　(a)由上往下观察左结肠系膜游离缘(从头侧向脚侧),肠系膜下静脉是显而易见的。(b)游离和骨骼化后的肠系膜下静脉

左结肠系膜的游离缘(不同的视野)

左结肠系膜

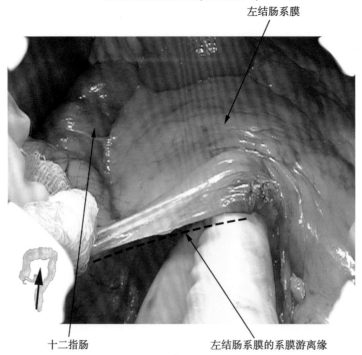

十二指肠

左结肠系膜的系膜游离缘

图21.12　（另见 QR 2/10）由下方往上看的左结肠系膜游离缘

从右侧游离

通常将结肠肝曲返折切开直到大网膜与其粘连的地方。一般来说，二者组织融合，很难将其分离。外科医生通过切开大网膜，显露横结肠系膜的上表面。通过分离此处的系膜筋膜平面，很轻松地将横结肠系膜从其下方的筋膜游离出来。继续从外侧到内侧游离，直到肠系膜根部无法进一步游离。在此处，肠系膜上动脉穿过胰腺进入肠系膜（图21.13）。

从胰腺上游离下来的横结肠系膜

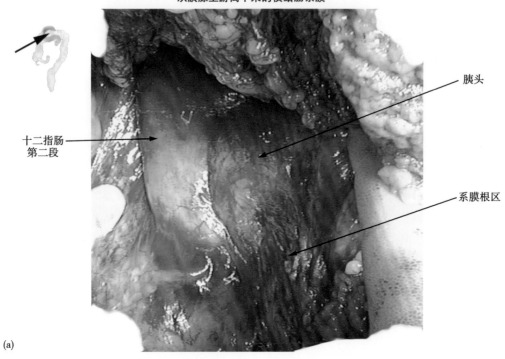

胰头

十二指肠
第二段

系膜根区

(a)

图21.13　（a）一旦横结肠系膜通过分离被游离后，十二指肠降段及胰头就会显露。但是在肠系膜上动脉从后面跨过胰头的时候，在肠系膜根区会受到阻碍

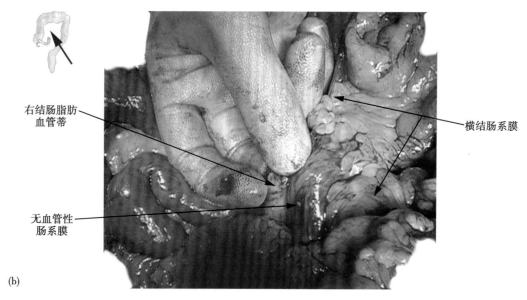

右结肠脂肪
血管蒂

无血管性
肠系膜

横结肠系膜

(b)

图 21.13(续)　(b) 右结肠静脉脂肪蒂

肠系膜根区

横结肠系膜的完全游离和分离就只剩下离断肠系膜根部了。在此处,中结肠血管蒂起自肠系膜上血管根部,并向横结肠系膜分支。中结肠血管先分化出右结肠血管,然后是主要分支,如果有右结肠血管的话(如图 21.14a)。一般来说,通常最安全的方法是离断中结肠血管的主要分支,而不是中结肠血管的主干,

分离中结肠脂肪血管蒂

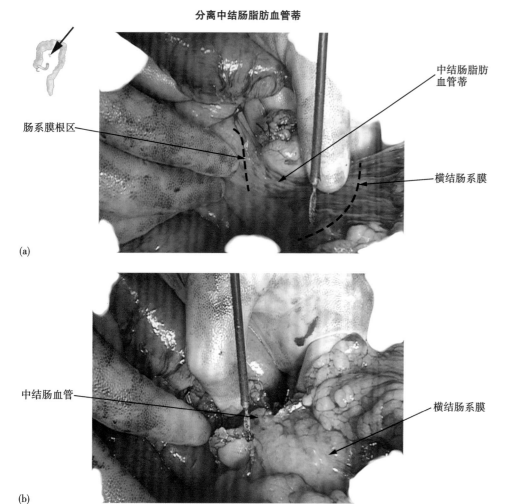

肠系膜根区

中结肠脂肪
血管蒂

横结肠系膜

(a)

中结肠血管

横结肠系膜

图 21.14　(另见 QR 1/6-8)(a) 中结肠血管蒂两侧无血管区肠系膜。(b) 在中结肠血管分叉前,完全分离和骨骼化的中结肠血管主要分支

(b)

因为中结肠血管本身非常短。因为太短,直接将其骨骼化然后离断,可能意外伤及肠系膜上血管主干从而导致出现潜在的手术风险(图21.14b)。

未来的方向

以上描述提供了一个解剖性分离和离断横结肠系膜的路线图。这是全结肠系膜切除术(或结肠系膜次全切除术)、右/左结肠系膜扩大切除术的重要组成部分。未来的研究可利用该路线图确定横结肠系膜游离术的国际化标准操作。

总结

以结肠系膜和腹膜的连续性为基础进行横结肠系膜的游离和切除术,可以实现操作过程的完全标准化,并具有可重复性。

参考文献

1. Coffey, J.C., Surgical anatomy and anatomic surgery—Clinical and scientific mutualism. *Surgeon*, 2013. **11**(4): 177–182.
2. Sehgal, R. and J.C. Coffey, Historical development of mesenteric anatomy provides a universally applicable anatomic paradigm for complete/total mesocolic excision. *Gastroenterol Rep*, 2014. **2**(4): 245–250.
3. Treves, F., Lectures on the anatomy of the intestinal canal and peritoneum in man. *Br Med J*, 1885. **1**(1264): 580–583.
4. Netter, F.H., *Atlas of Human Anatomy*. Elsevier Health Sciences, Philadelphia, PA, 2014, pp. 267–276.
5. Sinnatamby, C.S., *Last's Anatomy: Regional and Applied*. Elsevier Health Sciences, New York, 2011, p. 257.
6. Standring, S., *Gray's Anatomy: The Anatomical Basis of Clinical Practice*. Churchill Livingstone/Elsevier, Edinburgh, Scotland, 2008, p. 1137.
7. Coffey, J.C. et al., Mesenteric-based surgery exploits gastrointestinal, peritoneal, mesenteric and fascial continuity from duodenojejunal flexure to the anorectal junction—A review. *Dig Surg*, 2015. **32**(4): 291–300.
8. Coffey, J.C. et al., Terminology and nomenclature in colonic surgery: Universal application of a rule-based approach derived from updates on mesenteric anatomy. *Tech Coloproctol*, 2014. **18**(9): 789–794.
9. Culligan, K. et al., The mesocolon: A prospective observational study. *Colorectal Dis*, 2012. **14**(4): 421–428; discussion 428–430.
10. Culligan, K. et al., The mesocolon: A histological and electron microscopic characterization of the mesenteric attachment of the colon prior to and after surgical mobilization. *Ann Surg*, 2014. **260**(6): 1048–1056.
11. Milsom, J.W. et al., *Laparoscopic Colorectal Surgery*. Springer, New York, 2006, pp. 203–229.
12. Delaney, C.P., *Netter's Surgical Anatomy and Approaches*. Elsevier Health Sciences, New York, 2013, pp. 277–286.
13. Delaney, C.P. et al., *Operative Techniques in Laparoscopic Colorectal Surgery*. Wolters Kluwer Health, Philadelphia, PA, 2013, pp. 55–64, 109–122.

22. 小肠切除术中对系膜的思考

J. CALVIN COFFEY, EOGHAN CONDON, AND DAVID W. WALDRON

The fewer the facts, the stronger the opinion.
—— Arnold H. Glasow

目的

本章旨在阐述小肠切除术中涉及的系膜和腹膜。

介绍

小肠系膜在肠管边缘呈扇形大幅散开[1-4],但在其进入后腹壁的地方则明显缩窄(从十二指肠空肠曲到回盲部)(图22.1)。肠系膜在肠管边缘伸长意味着其

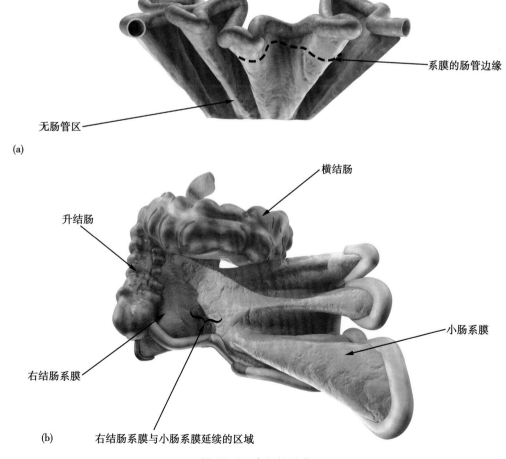

(a)

(b)

系膜的肠管边缘

无肠管区

横结肠

升结肠

右结肠系膜

小肠系膜

右结肠系膜与小肠系膜延续的区域

图22.1 小肠的系膜

活动度较大,也说明大部分的肠管切除并不需要涉及到系膜附着区域的处理。

因而,小肠切除术在技术上最需要关注的是实现无出血的肠系膜切除,这可以通过多种方法来实现。目前来说,最难处理的应该是克罗恩病活动期的肠系膜(图22.2)。克罗恩病的肠系膜处理在之前的章节中已有详细的阐述,此章将主要关注正常肠系膜的处理。

目前,如果恰当地使用组织闭合器械如超声刀等,可以缩短完成系膜切开所需的时间。但对于粗大的系膜并不完全适用,因为研究者普遍认为,在这种情况下,虽然这些器械的切割效果很好但止血效果往往不理想。

理想状态下,所有系膜缺损都应靠近系膜切开边缘进行关闭。有人认为直径5cm以下的系膜缺损不需要关闭,但大多数人建议应尽可能关闭。肠系膜疝(参见第7章和第16章)发病率高,死亡率也不低[5]。

克罗恩病中的脂肪包裹

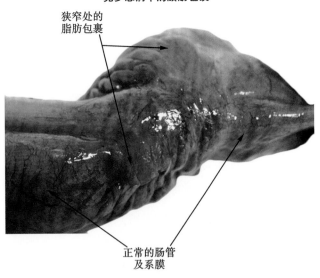

图 22.2　克罗恩病中的系膜改变。在这样的情况下,系膜增厚,使无血分离变得困难。该系膜也会延伸至肠管周围,形成"脂肪包裹"或"脂肪增厚"

在开始系膜切除之前,将肠系膜上动脉根部区域辨认清楚十分重要。该区域位于横结肠系膜根部的十二指肠空肠曲内侧(图22.3),中结肠动脉血管脂肪蒂从这里向上发出。如非必须,小肠系膜的切除应该尽量避开该区域,因为一旦在此处发生血管损伤,将可能带来灾难性的结果(图22.3)。

将小肠系膜置于背光源下(图22.4),可清楚观察到包括脂肪血管区和无血管区的血管脉络。蒂间区域可以通过多种方法进行处理。多数术者使用血管钳在血管根部两侧撑开缺口,并结扎(使用0-0的Vicryl©缝线)或缝扎血管根部,重复以上操作将系膜切开。从预定切除的肠管边缘近端向远端继续切除系膜。肠管的离断也有多种方式,如果是计划行端端吻合,直接用直的组织剪切断就可以。如果需要侧侧吻合,则可使用切割闭合器进行离断,同时用钉线缝合会实现很好的止血效果。就像在结直肠切除术中的操作一样,肠管的离断和吻合所花费的时间往往都少于其系膜切除的时间。

小肠系膜根部的腹膜返折

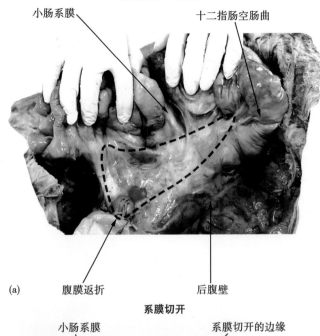

(a)

系膜切开

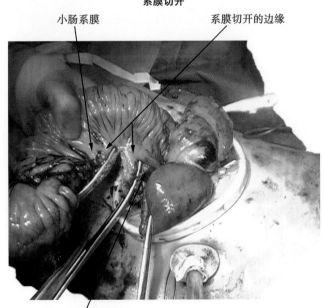

(b)

图 22.3　(a)尸体标本中,在小肠系膜根部的小肠腹膜返折。(b)切开克罗恩病的增厚的系膜

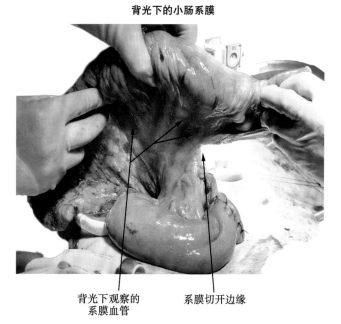

背光下的小肠系膜

背光下观察的
系膜血管　　　　系膜切开边缘

图 22.4　操作过程中使系膜背光,从而区分清楚血管根部及血管间的无血管区

如果肠系膜残余已被缝扎,可以此处为起点,用 2-0 Vicryl© 缝线间断缝合。缝合注意不要过深,只要穿过系膜表面的上皮即可。这样可以让系膜间皮靠拢以形成组织桥。过深的缝合会导致系膜出血和血肿的形成,后者通常可通过压迫而自行改善,继发的血肿会造成血管损伤并影响到邻近的吻合口。处理系膜血肿最简单的方法是通过食指拇指对血肿部位施加指部压力。如果失败,可以用两块 10cm×10cm 力。如纱

块压迫系膜,这样可以在更大的范围内产生更大的压力。切忌盲目进行系膜缝扎,那样会导致出血量增加和血肿扩大。

开腹手术中,从十二指肠空肠曲至回盲部的整个肠管和系膜均相对容易暴露。而在机器人或腹腔镜手术中,小肠边缘既长又皱,给观察带来了困难。在某些情况下,需要直视检查小肠,因而术者需要有安全处理系膜及肠管的策略。其中一个办法是沿"小肠行走",即(用一把无创抓钳)提起小肠,在近端用另外一把抓钳进一步提起,将两把钳子分开,从而把两钳之间的系膜区域张开以便于检查。后将远端的钳子移至近端,替换近端钳子,原近端的钳子向更近端移动,同样再通过张开两钳来暴露位于中间的肠管和系膜。重复以上操作不断向近端推进。

该方法对确定阑尾是否正常十分重要,因为需要排除这里出现梅克尔憩室的可能。此方法在腹腔镜下进行回肠储袋肛管吻合时也十分有用,因为需要获得足够的肠管及系膜长度以完成无张力的回肠肛管吻合。在这种情况下,需要完全游离小肠系膜至肠系膜上动脉根部区域。为完成该操作,术者和助手一般站在病人左髂窝附近,屏幕放于病人右肩附近。病人取头低右侧卧位为最佳,这样小肠会因重力作用移至右上腹并远离肠系膜根部。

特别注意事项

结直肠外科医生通常需要摘取小肠系膜淋巴结来

类癌和肠系膜转移

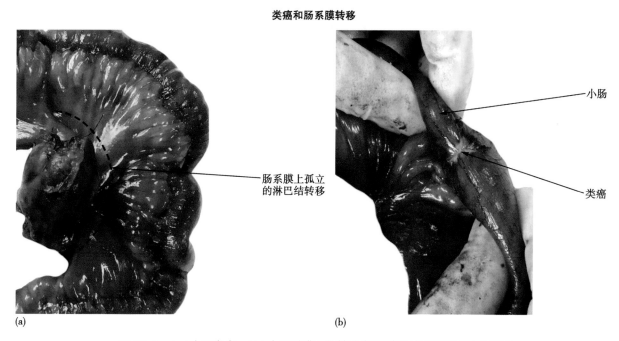

肠系膜上孤立
的淋巴结转移

小肠

类癌

(a)　　　　　　　　　　　　　　　(b)

图 22.5　(a)小肠类癌。(b)小肠系膜上的转移病灶,病灶来源于图(a)的类癌

进行活检。尽管在腹腔镜下也可进行该操作,但由于有一定风险,所以多数术者都推荐开腹处理。由于小肠系膜的游离性,所以只需要腹部正中的小切口就可以将系膜拖出。对于涉及到肠系膜根部区域的目标淋巴结,术前的仔细评估定位十分重要。切除术从切开周围系膜间皮的浅表组织开始,有时这一步可使淋巴结更加显露。然后去除包裹淋巴结的系膜,直至淋巴结表面。在该过程中,将合适大小的夹子放置在相关的血管处用来止血。对于无法触摸到的淋巴结,应避免盲目切开系膜。因为如果目标淋巴结无法触摸到,盲目切开系膜极有可能引发并发症。

类似的情况会在小肠的转移性肿瘤疾病或肠系膜纤维病中出现(图22.5)。这同样需要遵循避开根部区域的原则。总之,术前需要 CT 评估确定系膜肿物与肠系膜上动静脉的接近程度。

特别注意事项:二次手术

二次腹部手术中的解剖和肠系膜要点将在第25章中进行详细阐述。考虑到其中几个要点和本章的关联性,在此对二次手术中以小肠系膜为基础的原则进行简要讨论。由于多种原因,术者需在二次手术中对系膜解剖有深入的了解。鉴于后腹膜和筋膜间的平面很可能已在初次手术中被分离过,二者通常被拉至小肠侧表面并会与之粘连。因此,腹膜后结构,如生殖血管和输尿管,有被损伤的可能。在克罗恩病或髂窝处分离术的二次手术中就会出现这种情况[6-9]。一般情况下,需将小肠系膜与结肠系膜、后腹膜和前腹壁分离开。只有对正常肠系膜解剖有清晰的认识,才能在手术过程中正确区分小肠系膜、结肠系膜、网膜和腹膜后的脂肪组织。这种区分可以确保术者不破坏或穿透解剖平面,以免造成创伤,因此十分重要。

总结

小肠系膜自身的解剖特点使其在小肠边缘可以足够游离,从而使术者可以进行大多数切除手术。术中要注意避开系膜的根部区域。系膜从此处发出且呈扇形展开,并跨越了十二指肠空肠曲远端的小肠肠管。

参考文献

1. Coffey, J.C., Surgical anatomy and anatomic surgery—Clinical and scientific mutualism. *Surgeon*, 2013. **11**(4): 177–182.
2. Culligan, K. et al., The mesocolon: A prospective observational study. *Colorectal Dis*, 2012. **14**(4): 421–428; discussion 428–430.
3. Culligan, K. et al., The mesocolon: A histological and electron microscopic characterization of the mesenteric attachment of the colon prior to and after surgical mobilization. *Ann Surg*, 2014. **260**(6): 1048–1056.
4. Coffey, J.C. et al., Mesenteric-based surgery exploits gastrointestinal, peritoneal, mesenteric and fascial continuity from duodenojejunal flexure to the anorectal junction—A review. *Dig Surg*, 2015. **32**(4): 291–300.
5. Steele, S.R. et al., *Complexities in Colorectal Surgery: Decision-Making and Management.* Springer, New York, 2014, p. 504.
6. de Buck van Overstraeten, A., A. Wolthuis, and A. D'Hoore, Surgery for Crohn's disease in the era of biologicals: A reduced need or delayed verdict? *World J Gastroenterol*, 2012. **18**(29): 3828–3832.
7. Garrett, K.A. et al., Outcome of salvage surgery for ileal pouches referred with a diagnosis of Crohn's disease. *Dis Colon Rectum*, 2009. **52**(12): 1967–1974.
8. Mallick, I.H. et al., Management and outcome of pouch-vaginal fistulas after IPAA surgery. *Dis Colon Rectum*, 2014. **57**(4): 490–496.
9. O'Riordan, J.M. et al., Long-term outcome of colectomy and ileorectal anastomosis for Crohn's colitis. *Dis Colon Rectum*, 2011. **54**(11): 1347–1354.

23. 回肠储袋肛管吻合中对系膜的思考

J. CALVIN COFFEY AND JAMES W. OGILVIE JR.

Process makes you more efficient.

—— Steve Jobs

目的

本章旨在说明肠系膜和腹膜在回肠储袋肛管重建和吻合中的重要性。

介绍

回肠储袋肛管吻合术(Ileal pouch anal anastomosis,IPAA)一般有两或三个手术阶段。在两阶段手术过程中,先进行全结肠系膜切除术、直肠切除术、回肠储袋形成肛门吻合和回肠袢式造口术,之后再进行造口回纳。三阶段手术通常适用于紧急的结肠次全切除术后。在第二阶段,切除直肠并构建回肠储袋和回肠袢式造口。大多数外科医生目前都不提倡一阶段手术,即在全结直肠系膜切除术后就进行回肠储袋肛管吻合术,而不构建回肠袢式造口[1-7]。前面的章节已经描述了全结直肠和肠系膜切除,因此读者们可参考这些章节以便更清楚地了解本章内容。

很多系膜原则应在回肠储袋的构建和吻合中进行调整(图23.1)。首先,回肠及其系膜复合体须可在肠系膜不被牵拉的情况下轻松下降到盆底。这一点非常重要,应提前注意,最好在构建储袋前就对此进行确认。回肠储袋肛管吻合术后,一些肠管会不可避免地出现张力过大,但这似乎(至今)并不影响其储袋功能。为了到达远端离断的直肠(图23.2),应尽量靠近肠系膜根部区域将小肠系膜从后腹膜游离下来。因此,须切开小肠系膜底部返折直到十二指肠的第四部分。切开返折后系膜筋膜界面显露,从而可以分离界面,并在不破坏系膜和后腹膜的情况下,将系膜及其组成部分从后腹膜分离。在十二指肠的第四部分,将其与残余的左结肠系膜之间的先天性粘连分离也是有必要的。

直肠肛管连接处

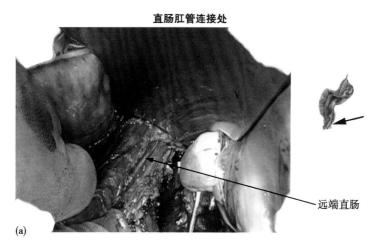

远端直肠

图23.1　(a)在直肠肛管连接处上方显示游离直肠的手术图像,如图所示,在开放的结直肠手术中使用 UL 外视镜

直肠肛管连接处离断

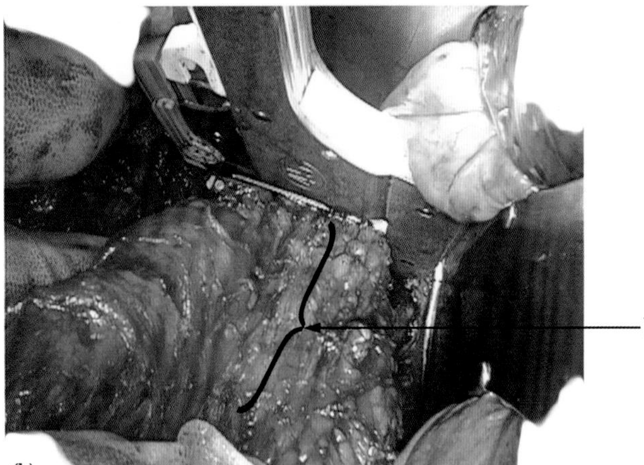

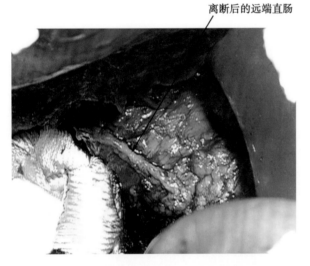

前结肠系膜

图 23.1(续)　(b)图像(a)同一区域,在应用吻合器后(本例中为 TA45)

直肠钉在接近直肠肛管连接处的上方

离断后的远端直肠

图 23.2　术中图像显示的是用 UL 外视镜观察到的被缝合的直肠肛管连接处

尽管采取了上述措施,但回肠及其系膜整体不能轻松下降到盆底的问题仍然存在。解决该问题的方法之一是小心地将血管间的回肠系膜切开,在此之前应将肠系膜置于背光源下对血管进行识别。任何肠系膜的切口都应远离肠系膜的肠管边缘。这种布局有助于肠系膜的拉伸。

虽然右结肠系膜也应是完全消失(假定第一步已经完成了全结肠系膜切除术),但在某些情况下仍有残留的结肠系膜。因为小肠系膜与右结肠系膜是连续的,所以在此处必须将残留的右结肠系膜从后腹膜上游离下来,以完成全部系膜的游离。之前手术导致的粘连会给该操作带来技术上的挑战。一些外科医生会尽量靠近回盲部分离小肠系膜,而另一些外科医生则选择在回结肠血管蒂的上端分离肠系膜。目前

尚不清楚这两种操作倾向是否与粘连形成的速率不同有关。尽管存在上述的注意事项,但只要外科医生可以识别并沿着系膜筋膜界面操作,通常可以安全并迅速地游离整个肠系膜。

在系膜根部区域必须小心操作,因为此处有肠系膜上动静脉、淋巴管和神经结构走行。整个肠系膜从根部呈扇型发出。如果在这一区域不依据解剖特点而随意解剖,会增加灾难性的小肠血管离断的风险。

如前所述,外科医生必须对肠系膜解剖有清晰的理解。而且开放性手术中的粘连发生频率增加对外科医生提出了更高的要求。残余的左结肠系膜与小肠系膜粘连也并不少见,当发生这种情况,可将腹膜后结构(即输尿管和生殖血管)拉到非腹膜后的其他位置。在储袋切除或储袋的二次手术中尤需注意,因为外科医生须尽可能安全地在较大范围内进行粘连松解术。为了达到这一目的,外科医生必须能将系膜与粘连、网膜和结肠系膜的脂肪结构区分开来。

当储袋构建时,重要的是要避免将肠系膜钉住。为了防止这种情况发生,操作储袋时,肠系膜应向后朝向后腹膜(图 23.3)。一些术者提议在操作储袋时,应使肠系膜置于储袋前方。如果是用吻合器完成储袋吻合,当吻合器关闭时,外科医生可将他/她的手放在后面,以确保肠系膜没有被钉入吻合线上(图 23.4)。

一旦回肠肛管吻合完成,就可以使用 3.0Vicryl® 或 PDS® 缝合线缝合加固吻合线(图 23.5a)。一般来说,外科医生将蘑菇头置入储袋,用吻合器完成吻合,并使用 2.0Prolene® 缝线荷包缝合,然后用环形吻合器对接(经肛门下面置入)。在吻合器闭合前,应检查肠系膜近端一直到十二指肠空肠曲以确保系膜没有扭曲(图 23.5b)。如果识别到肠系膜扭曲,应解除蘑菇头,松开肠系膜,重复吻合过程(图 23.5b)。

用系膜后方来引导回肠

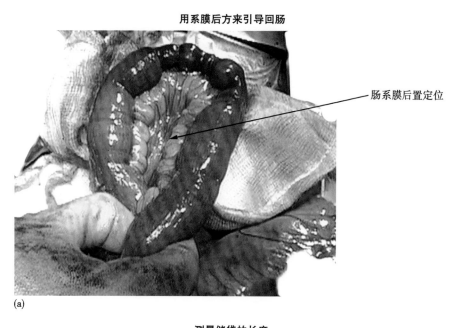

肠系膜后置定位

(a)

测量储袋的长度

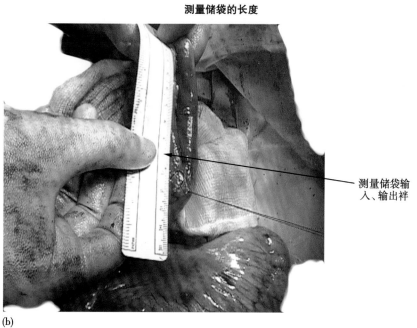

测量储袋输
入、输出祥

(b)

图 23.3　（a）术中末端回肠图片，已将肠系膜后置，回肠折叠，外科医生在采取的最佳长度
上有不同，大多数推荐长度在 15 厘米到 20 厘米之间。（b）术中显示使用尺子来决定每个
储袋的长度

回肠储袋对系膜侧切开肠壁

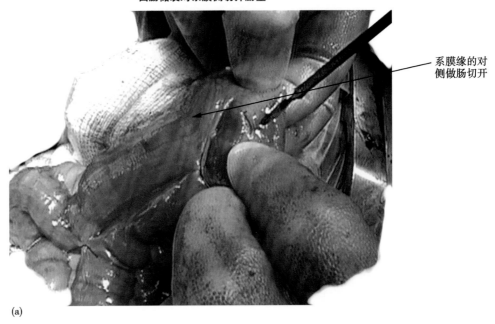

系膜缘的对
侧做肠切开

(a)

回肠吻合器吻合,肠系膜后置

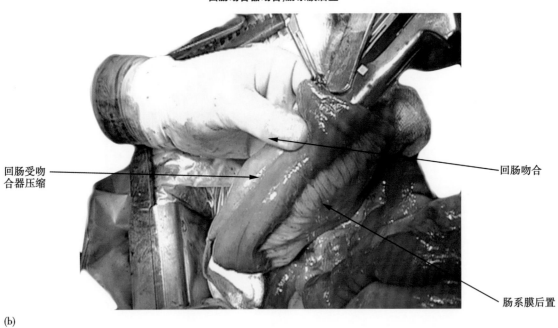

回肠受吻
合器压缩

回肠吻合

肠系膜后置

(b)

图23.4 (a)在回肠系膜缘的对侧切开肠壁,这可使吻合器置入。在此位置放置切开肠壁是很重要的,因为靠近肠系
膜边界的位置可以在吻合器吻合后损害血供。(b)插入和闭合吻合器,确保肠系膜朝向后方。这样,确保肠系膜没有
被钉入吻合线中

吻合口加固缝合

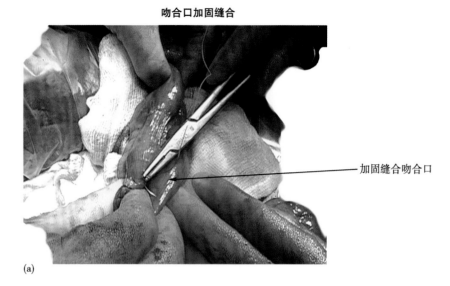

加固缝合吻合口

(a)

回肛吻合,肠系膜后置定位

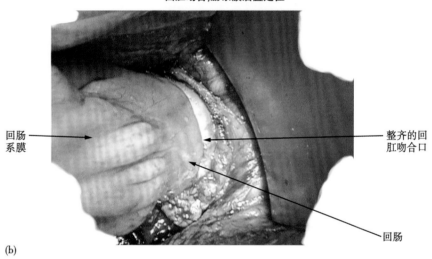

回肠
系膜

整齐的回
肛吻合口

回肠

(b)

图 23.5 （a）回肛吻合口的加固缝合。（b）术中显示 UL 外视镜吻合后的回肛吻合口。肠系膜后置,回肠和肛管在没有扭转的情况对齐。这些特征用外视镜可以看到

总结

回肠储袋肛管吻合术（IPAA）中的一个要点是要充分游离出小肠和肠系膜,以保证吻合口无张力。在手术过程中,须在多个区域保护肠系膜。

参考文献

1. Davies, M. and P.R. Hawley, Ten years experience of one-stage restorative proctocolectomy for ulcerative colitis. *Int J Colorectal Dis*, 2007. **22**(10): 1255–1260.

2. Heuschen, U.A. et al., One- or two-stage procedure for restorative proctocolectomy: Rationale for a surgical strategy in ulcerative colitis. *Ann Surg*, 2001. **234**(6): 788–794.

3. Ikeuchi, H. et al., Safety of one-stage restorative proctocolectomy for ulcerative colitis. *Dis Colon Rectum*, 2005. **48**(8): 1550–1555.

4. McGuire, B.B., A.E. Brannigan, and P.R. O'Connell, Ileal pouch-anal anastomosis. *Br J Surg*, 2007. **94**(7): 812–823.

5. Remzi, F.H. et al., The outcome after restorative proctocolectomy with or without defunctioning ileostomy. *Dis Colon Rectum*, 2006. **49**(4): 470–477.

6. Sugita, A. et al., Reconstruction of proctocolectomy: Which is the best surgical procedure? *Nihon Geka Gakkai Zasshi*, 2008. **109**(5): 269–273.

7. Swenson, B.R. et al., Modified two-stage ileal pouch-anal anastomosis: Equivalent outcomes with less resource utilization. *Dis Colon Rectum*, 2005. **48**(2): 256–261.

24. 造口成形和回纳中对系膜的思考

J. CALVIN COFFEY, COLIN PEIRCE, AND ANN BRANNIGAN

Science never solves the problem without creating ten more.

—— George Bernard Shaw

目的

本章旨在阐述在造口形成和回纳中的肠系膜和腹膜要素。

介绍

本章将重点讨论在造口形成和回纳中的肠系膜和腹膜要素,共分两个部分。首先着重介绍造口的形成和回纳的一般情况;第二部分重点介绍肠系膜和腹膜部分造成的一些术中难点及处理策略。造口的形成和回纳是非常重要的技术,如果操作不当,则须保持永久性造口,这对每一个患者来说都是毁灭性的[1]。

造口的形成与回纳

回肠造口的形成

一般口径大小

口径必须足够大,以确保不损害肠系膜的血管。

另外,小肠和肠系膜复合体必须在垂直方向上穿过,而不是斜向穿过。由于小肠肠道本身是可折叠的,所以前腹壁的开口必须足够大,以使肠系膜可随相应的肠道部分通过。有多种方法可以确保实现这一目标。其中一个方法是在开腹手术中,在皮肤和筋膜上放置两个夹子(一个垂直于另一个上方)。当造口成型时,夹子可以保证造口肠道是垂直叠放的。在皮肤上切一个圆形切口,然后用 Langenbachs 分开皮下组织来暴露筋膜(图 24.1)。重要的是,不要切除皮下组织。将筋膜从纵向上锐性切开,分离但不要切开腹直肌层(图 24.1)。底面的筋膜被暴露出来,将折叠的纱布置于其后方并进行锐性分离。理想情况下,8 号手的两根手指可轻松通过该孔径[2-5]。这种方法确保了造口的垂直口道足够大,肠道和肠系膜可在不损害肠系膜的血管的情况下通过(图 24.1)。

小肠和系膜通过造口

如果造口呈垂直方向,那么肠管和相关肠系膜能以最小的创伤通过。有几种方法可以实现这一目标。其中一种方法是用一根尼龙带在浆膜的下方穿过肠系膜,并用该方法将两个组织通过孔道牵拉到体外。通过体外的尼龙带轻轻牵拉肠管和系膜,同时从腹腔内用温柔的手法协助。

回肠造口术形成；肠系膜和腹膜基础

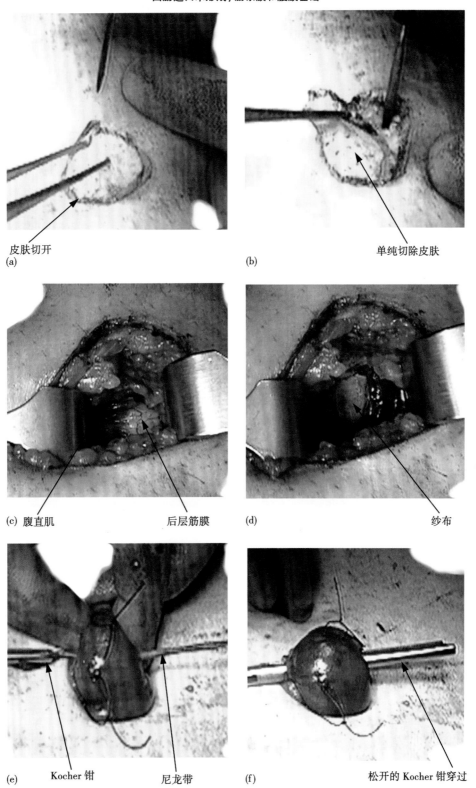

皮肤切开
(a)

单纯切除皮肤
(b)

(c) 腹直肌　　　后层筋膜

(d)　　　　　纱布

(e)　Kocher 钳　尼龙带

(f)　　　松开的 Kocher 钳穿过

图 24.1　（a）用电刀环形切开皮肤。（b）皮肤（而不是皮下组织）切除，皮下脂肪将与胃肠系膜复合物的形状一致，以及在其周围形成一个脂肪环。（c）术中分开和牵开肌肉，以暴露腹直肌后鞘。（d）术中将腹直肌鞘分开直至纱布，观察到抵于前腹壁的纱布。（e）尼龙带支架技术以一种无创的方式将松开的 Kocher 钳穿过肠系膜。（f）然后用 Kocher 钳将杆抽回肠系膜通道。肠系膜通道以一种无创的方式形成，从而确保杆子回拉时不会有损伤

尽可能用无创的方式将尼龙带穿过肠系膜,这可以使用以下方法。将一个动脉血管钳的尖端轻轻地顶在胃肠系膜交界面上,由于该处只有结缔组织,血管钳可以在阻力小的地方轻松穿过,然后抓住尼龙带一端,将钳子和尼龙带的另一端穿过肠系膜拉回到开始的一侧(图 24.1e 和 f)。

当肠道和肠系膜被拖到体表时,外科医生必须确保它们没有扭曲。明显的扭转很容易被识别,但程度轻微可能不易察觉,从而导致恢复延迟。如果肠系膜没有扭曲,那么根据解剖原理,肠道也没有扭曲。

为了充分固定造口的位置,通常在其下放置一根杆子。杆子也必须以无创的方式穿过肠系膜。实现这一目标的一种方法是用有齿血管钳(Kocher 钳)夹住尼龙胶带,并将钳子在肠系膜和肠管的汇合处穿

出。当钳子穿过时,应旋转钳子使其沿螺旋路径转出,而不是直接穿过。旋转钳子可以减少肠系膜损伤。一旦通过,Kocher 钳就会建立一条肠系膜通道,其宽度可以容纳一根杆子。抓住杆子,将杆子/血管钳回拉穿过肠系膜。在此过程中,钳子朝着与进入时相反的方向转动回退。(图 24.1e 和 f)。

造口外翻

为了防止肠系膜和肠道脱水及撕裂,须将小肠外翻过肠系膜。如果是裆式回肠造口术或结肠造口术,可以采取以下预防措施:在肠管远端(流出方向)几乎与皮肤齐平处做一个横向肠管切口,切口与皮肤齐平从而可以防止小肠内容物从切口溢出(图 24.2)。在三个罗经方位点上,将小肠全层缝合到皮肤真皮层,从而固定好肠管切口。

回肠造口术形成;肠系膜和腹膜基础

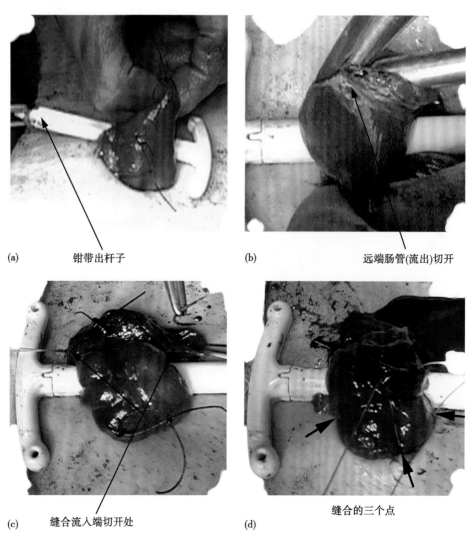

(a)   钳带出杆子

(b)   远端肠管(流出)切开

(c)   缝合流入端切开处

(d)   缝合的三个点

图 24.2 (a)在肠道和肠系膜之间的界面上的杆子。(b)在流出肠管上做肠切开术,使其与皮肤齐平。(c)将缝合线放置在三个点上,以确保肠的流出端固定到皮肤上。(d)将缝合线放置在三个点上,以确保肠的流入端固定到皮肤上

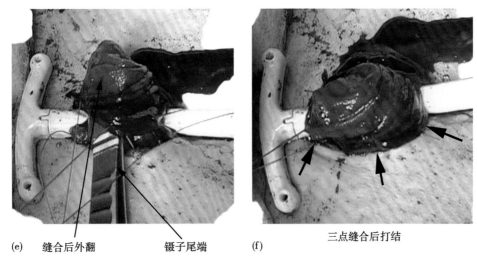

(e) 缝合后外翻　　镊子尾端　　(f)　三点缝合后打结

图 24.2（续） （e）固定并外翻流入端，以确保对浆膜和肠系膜的覆盖。（f）完全外翻和固定的祥式回肠造口流入端。通过少量缝合，实现了完全皮肤黏膜的对位

为了覆盖浆膜和邻近的肠系膜，须将流入口外翻。将缝合线在三点处穿过全层肠管，然后穿过真皮层，最后将每根线夹住（图24.2）。肠道的流入口将自动开始外翻。通过将缝合线拉紧并同时将钝头钳置于肠管下方可以将其完全外翻（图24.2）。在完成外翻后，黏膜皮肤对位并环形包绕，只有少量的浆膜或肠系膜外露。

在末端回肠造口、结肠造口中的肠系膜和腹膜原则和在祥式结肠造口的形成中是相似的。因此，这些内容不会另外单独描述。

回肠造口回纳

如前所述，所有的造口都有肠道和肠系膜部分。而要将其回纳，关键在于对两者都进行安全无创的游离。避免对肠系膜造成创伤有难度，其中有两个原因。

首先，肠系膜和皮下脂肪相似，通常在造口中附着紧密。为了解决这一问题，一旦肠管已部分脱离了周围的皮肤和皮下组织，外科医生应致力于直接分离肠管浆膜表面（图24.3）。沿着浆膜表面进行环形操作，有利于肠系膜的识别并将其与邻近皮下脂肪区分开来（图24.3）。如果外科医生没有直接解剖浆膜，那么他/她可能会无意中切开肠系膜脂肪，这肯定会伴

有出血。为了止血，可能要结扎肠系膜血管。

第二个困难出现在筋膜/造口上。在此处，总有一段腹膜连接在浆膜/肠系膜和腹膜缺口之间（图24.3）。一旦将腹膜分开，术者可进入腹膜腔内。问题是腹壁缺口处的腹膜覆盖在肠系膜或浆膜上并附着于此（图24.3）。必须识别粘连的区域，才可将界面结构解剖性分离。可将 Kocher 钳夹在筋膜缺口上来识别并牵引粘连。对肠/肠系膜的反向牵引可以暴露粘连，从而识别腹膜。

一旦将造口完全游离直至腹腔，须将其分离以清楚地显示所有肠道和肠系膜的解剖结构。如果不这样做，则会遗漏浆膜撕裂、肠道切口撕开或肠系膜缺血这样的并发症。这一过程涉及对所有粘连的分离（图24.4），包括肠道和肠系膜之间以及肠系膜相邻区域之间的粘连（图24.4）。一旦肠道和肠系膜的解剖结构完全显露出来，须锐性分离皮肤和浆膜之间的粘连，将外翻的输入端回纳（图24.5）。接下来，外科医生切除皮缘，并检查是否有残留的浆膜裂口或肠管切口撕开。然后用间断缝合关闭肠道切口，从而内翻黏膜并完成浆膜对位。完成这两个步骤（即内翻和浆膜对位）对防止出现吻合口漏很重要（图24.5）。

回肠造口术形成；肠系膜和腹膜基础

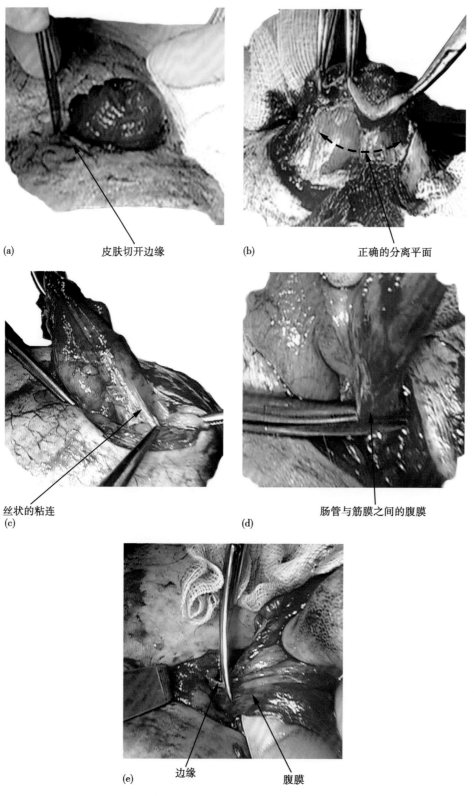

图 24.3 （a）用 10 号刀切开皮肤，在造口周围切出一圈皮缘。（b）通过皮下组织剥离造口，使外科医生能直接解剖到浆膜表面。（c）丝状粘连将浆膜和肠系膜表面连接到邻近的脂肪，以及腹直肌鞘的缺损。沿着周围的浆膜表面，我们可以观察到肠系膜表面。（d）在腹直肌鞘的缺口处，周边的腹膜粘连在前面所讲的浆膜/肠系膜和缺口之间。必须将其分开才能进入真正的腹腔。（e）在腹直肌鞘缺口边缘的牵引力，在造口上有反向牵引力，暴露腹膜粘连，方便其锐性的分离

回肠造口术形成；肠系膜和腹膜基础

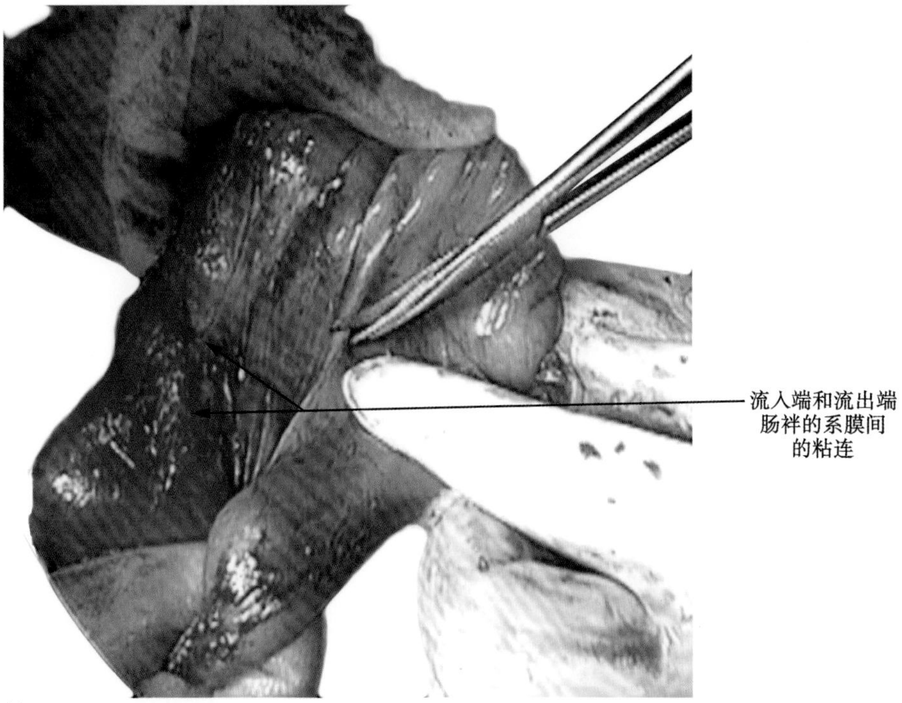

流入端和流出端
肠袢的系膜间
的粘连

(a)

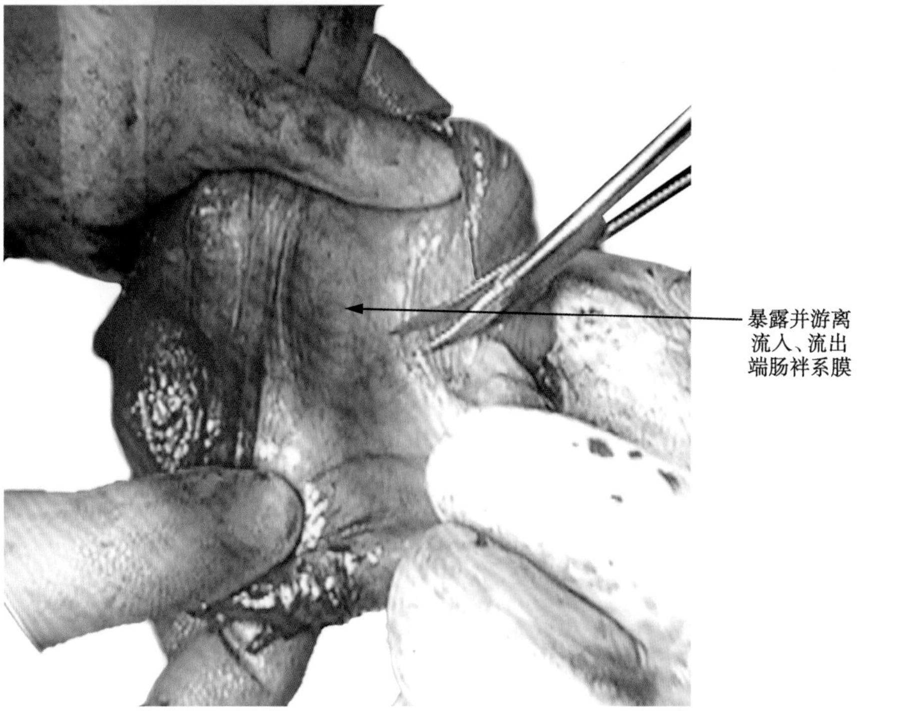

暴露并游离
流入、流出
端肠袢系膜

(b)

图 24.4 （a）在沿环周向下游离至真正的腹膜腔的水平后的术中造口图片。粘连导致流入和流出端肠袢的肠系膜表面融合。（b）粘连松解术分离流入端和流出端肠袢的肠系膜表面，进一步暴露小肠和肠系膜的解剖结构

回肠造口术形成；肠系膜和腹膜基础

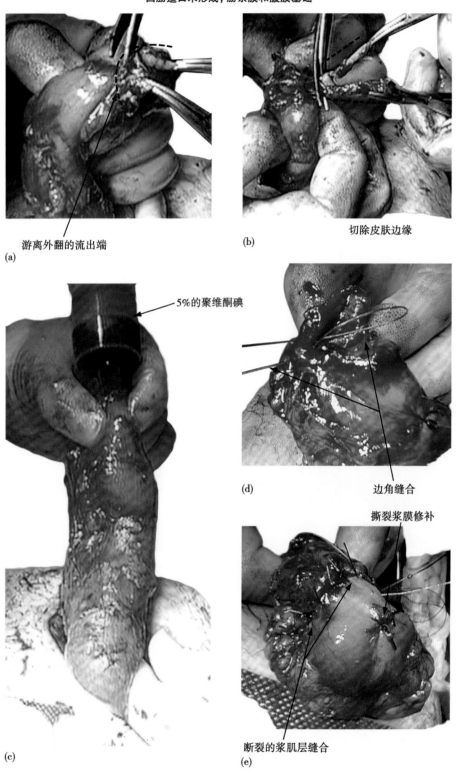

(a) 游离外翻的流出端

(b) 切除皮肤边缘

5%的聚维酮碘

(c)

(d)

边角缝合

撕裂浆膜修补

断裂的浆肌层缝合

(e)

图 24.5 （a）在皮肤和浆膜之间的粘连锐性分离，将造口的外翻部分游离开来。（b）将造口周围的皮肤切除。（c）用 5% 的聚维酮碘来灌入肠袢，以明确是否有浆膜撕裂和肠道裂口。（d）在边角上用外翻缝合的方法，此缝合法（如图所示）可使吻合口黏膜内翻和浆膜对位。这两种操作对于防止泄漏都相当重要。（e）全面关闭造口开口，黏膜内翻和浆膜对位

特殊注意事项

回肠造口形成

肠系膜解剖在回肠袢式造口术和回纳中是非常重要的技术要素。回肠造口的位置通常在右髂窝，这是由小肠的移动性，也相应地是由肠系膜的移动能力决定的。附着的肠系膜区域（即从十二指肠空肠曲到回盲部）是固定的。肠系膜的移动性指的是肠系膜边缘的伸长能力。如果肠系膜边缘足够长，那么就可轻而易举地将回肠拉到右髂窝进行造口（如前文所述）。

肠系膜异常会使回肠造口术变得困难。首先，肠系膜可能会显著增厚（在内脏脂肪增多、克罗恩氏病、憩室病，以及腹内败血症中就是如此）。系膜增厚导致其在径向和纵向上长度缩短。在大多数情况下，小肠和肠系膜的一小部分可以充分游离直到前腹壁，但无法到达右髂窝。最后造口的位置取决于肠系膜缩短的程度。

大量皮下脂肪的存在（通常伴有相当程度的内脏脂肪增多）会带来另一个技术难题。内脏和皮下脂肪的增多可能意味着无法将小肠和肠系膜在无张力的状态下带到体表。这种情况下，一种方法是将回肠的远端切开，并进行袢式回肠单腔造口术。将回肠分离，暴露呈铰链式张开的附着肠系膜。可将肠系膜往回修剪一部分，或者垂直分离。这些措施通常足以在最具挑战性的情况下构建造口。皮下脂肪和内脏脂肪增多带来的技术问题可以通过上述方法解决，这再次强调了肠系膜在结直肠手术中的重要性。

大量的肠系膜可能会阻碍造口外翻。外翻对预防出现造口撕裂和溃疡必不可少。有一些技巧可以帮助解决这个肠系膜问题。其中一种方法是将镊子的尾端置于黏膜下，并按压肠系膜使其外翻。如果失败，那么要用电刀对肠系膜表面进行电灼（因为它主要由脂肪组织构成）。操作时需要做好止血准备，将电刀尖平放在肠系膜表面并电灼，这可以大幅减小肠系膜体积。

大量的肠系膜会在造口形成的过程中阻碍缝线的固定，为了解决这一问题，助手可使用 Adson 组织镊的尾端将肠系膜推离邻近皮肤的真皮层。

如前所述，每个造口都必须考虑其肠道和肠系膜部分。肠系膜部分造成的困难如上文所述。一般来说，肠道部分是可折叠的，因此不会造成很多问题。但当肠道水肿时，就会带来问题，因为肠道浮肿将导致其无法外翻，这有时见于克罗恩病、憩室病和腹腔内败血症。在第一次操作时，不应对该造口进行任何尝试性外翻。应该用主要成分是石蜡的敷料包裹浆膜（即：Jelonet）。这种敷料有疏水功能，可使浆膜表面不脱水、不裂开。随着时间的推移，水肿将会消退（假设主要的手术问题已经解决了），有可能会实现将造口外翻。如果无法将其外翻，那么造口最终将在数周内回缩。

回肠造口回纳

袢式回肠双腔造口术术前需要考虑许多肠系膜因素。同样的，回肠造口回纳需要外科医生能够区分皮下脂肪和肠系膜。新手常常无法区分（由于两者的外观相似），这样二者就有可能被破坏而导致出血，影响手术界面的识别，并进一步增加了破坏肠系膜（也因此包括肠道）的风险。造口旁疝疝囊和前腹壁肌表面筋膜间的相似之处使这一困难更加复杂化。

当造口被充分游离和拉出体外时，术者通常会注意到肠袢输入端和输出端的肠系膜相粘连。小心确定肠袢两端之间的界面后，对粘连进行锐性分离，避免破入肠道。再次强调，操作时需要注意肠系膜平面。因为两个肠系膜表面之间的粘连非常致密，所以可能会不可避免地损伤到其中一个，但应尽量避免，以防损伤血管，并确保相关肠道的活力。

横结肠袢式造口形成

该操作常用于远端病变梗阻的情况下，辅助治疗可以改善肿瘤的预后，或用于姑息治疗中，患者有系统症状而难以清扫肿瘤，因此，这是一个相对常用的手术。尽管如此，如果操作不当，对病人来说，造口会问题频发。其中一个主要的挑战在于区分网膜与横结肠系膜脂肪。

关键的操作目标是使结肠系膜获得充分的游离，从而使结肠系膜无张力地到达腹壁表面。在梗阻和姑息治疗的情况中，由于病理原因，横结肠和结肠系膜可能发生大幅位移，这可能发生于晚期腹膜癌转移，转移性沉积物将横肠系膜拴到邻近结构上。在预测这种可能性时，很有用的一种方法是，将硬币放在右上腹并拍摄腹部平片，以确定横结肠相对于硬币的位置。这个简单的操作可以帮助定位最初的切口，并且在术中可以节省用于定位横结肠和肠系膜的大量时间。

如前所述，横结肠袢式造口通常在右上腹进行，基本上来说，需充分游离横结肠系膜和横结肠本身，以将其很容易（无张力）地牵拉到腹壁表面。因此，可以认为，该操作过程中最关键的一点是，将横结肠系膜从邻近的附着中游离出来。根据第 2 章的详细介绍，腹膜返折由四种解剖结构组成，以肠系膜上的汇合处（腹膜、结肠、肠系膜和筋膜）为中心[6-8]。在肝曲，肝结肠返折形成了其最上方的结构。该结构与此区域的大网膜有不同程度的融合。在大网膜与横结肠之间有另外一个腹膜返折，大网膜的下表面和横结肠系膜的上端也有粘连。因此，重要的是识别大网膜和结肠（以及横结肠系膜），并将这些结构小心地分离[9]。

一旦将横结肠系膜和结肠从相邻的结构中游离出来，就必须将结肠固定。这时可用杆子或红色的橡皮管穿过肠系膜。为了放置杆子或橡皮管，必须在直视下在肠系膜中开一个小窗。这一点非常重要，因为必须避开边缘血管。理想情况下，应在无血管的蒂间区域进行开窗。然后，将血管钳的尖端慢慢穿过肠系膜，而不是把脂肪分开，抓住尼龙带并将其拉回到肠系膜对侧。接下来，用 Kocher 钳夹住尼龙带，逆时针旋转穿过肠系膜，然后顺时针转动回拉并松开。以上操作能以无创方式建立一个肠系膜通道，由此通道可以拉入一根杆子或橡皮管。这个技巧在弯曲部位尤为重要，因为弯曲部位的边缘血管相对较细小，可能会在不经意间被损伤。

游离横结肠的难点

如前所述，需要横结肠袢式造口术进行姑息治疗的患者可能有严重的腹腔疾病。在通常情况下，腹膜转移癌、腹膜和间皮肿瘤会使术者无法充分游离横结肠系膜，从而无法将其在无张力的状态下拉至腹壁表面。如果是这样的话，那么就应该放弃游离横肠系膜的尝试，因为游离操作会导致腹腔出血。这对外科医生来说是一个技术上的挑战，因为剖腹手术开始的位置不能很好地用于回肠造口或乙状结肠造口形成。一种解决方案是将切口向中间延伸，并识别小肠和肠

系膜。将二者充分拖出体外，以分辨流入端和流出端，从而可以构造一个袢式回肠造口。

总结

与肠系膜和腹膜解剖有关的技术操作是造口形成和回纳手术操作的基础。

参考文献

1. Rostas, J.W., III, Preventing stoma-related complications: Techniques for optimal stoma creation. *Seminars Colon Rectal Surg*, 2012. **23**(1): 2–9.
2. Beck, D.E. et al., *The ASCRS Textbook of Colon and Rectal Surgery*, 2nd ed. Springer, New York, 2011, pp. 517–533.
3. Fazio, V.W., J.M. Church, and C.P. Delaney, *Current Therapy in Colon and Rectal Surgery*. Elsevier Mosby, the Curtis Center, Philadelphia, PA, 2005, pp. 549–556.
4. Milsom, J.W. et al., *Laparoscopic Colorectal Surgery*. Springer, New York, 2006, pp. 304–313.
5. O'Connell, P.R., R.D. Madoff, and M. Solomon, *Operative Surgery of the Colon, Rectum and Anus, Sixth Edition*. CRC Press, Boca Raton, FL, 2015, pp. 227–344.
6. Culligan, K. et al., The mesocolon: A prospective observational study. *Colorectal Dis*, 2012. **14**(4): 421–428; discussion 428–430.
7. Culligan, K. et al., The mesocolon: A histological and electron microscopic characterization of the mesenteric attachment of the colon prior to and after surgical mobilization. *Ann Surg*, 2014. **260**(6): 1048–1056.
8. Coffey, J.C., Surgical anatomy and anatomic surgery—Clinical and scientific mutualism. *Surgeon*, 2013. **11**(4): 177–182.
9. Coffey, J.C. et al., Mesenteric-based surgery exploits gastrointestinal, peritoneal, mesenteric and fascial continuity from duodenojejunal flexure to the anorectal junction—A review. *Dig Surg*, 2015. **32**(4): 291–300.

25. 腹部再手术中对系膜的思考

J. CALVIN COFFEY AND FEZA REMZI

Circle the enemy.

—— Victor Fazio

目的

本章的目的是阐述肠系膜和腹膜要素在腹部再手术中的重要性。

介绍

腹部再手术在技术上是具有挑战性的,所以经常被外科医生提及。大多数人认为,腹部再手术应只在有大量病例的医学中心进行,因为这些医学中心有多学科支持的机制[1-5]。腹部再手术的挑战在于须遵守严格的解剖方法。多种因素造成了这一困难,包括对肠系膜和结肠系膜的解剖学结构不清晰,难以区分肠系膜与腹膜后、网膜脂肪结构,涉及多种结构的粘连复合体形成,及脂肪组织间隙(如腹膜后)转化为粘连复合体。腹膜化(图 25.1)过程让腹腔内再手术变得更为复杂。腹膜化即在并行结构之间生成一个新的间皮表面[6]。

如果可能的话,在二次进入腹腔之前,至少需要间隔 3 个月的时间。如果上次手术存在腹腔渗液和腹

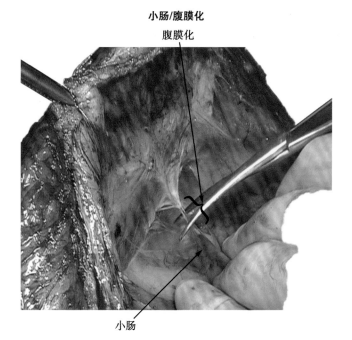

小肠/腹膜化
腹膜化

小肠

图 25.1 小肠壁与前腹壁之间的腹膜化(粘连)

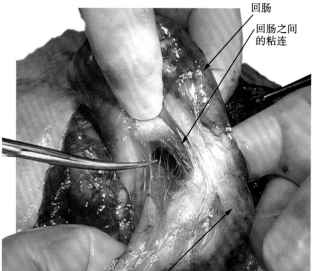

肠袢间粘连形似筋膜

回肠
回肠之间
的粘连

回肠

图 25.2 小肠袢间的疏松粘连(易分离)

腔感染的情况,间隔的时间应该更长。过早进入腹腔的问题是组织粘连仍然紧密,血管也未形成,并且无法以无创的方式安全地将小肠和肠系膜分离。随着时间的推移,粘连充分软化,才可以安全地将二者分离(图25.2)[7,8]。

就再手术的初始步骤而言,即剖腹手术,首先要注意进入腹部要最大限度地减少浆膜渗液,以及损伤小肠和肠系膜。最好的办法是在手术尚未操作过的区域开始,这并不总是可行的。因此,需要预备从手术瘢痕进入腹腔的手术策略。一种方法是先打开筋膜(虽然很浅表),并在上面放置一个 Kocher 钳,然后将钳子垂直向上提升,同时将腹腔内的内容物推向后方(图25.3)。通常,为了分离层面,可仅在此处取得几毫米的进展,该层面由下方的肠管和覆

盖在上面的腹膜化筋膜构成。有时候,可能无法区分该界面的组织成分。在这种情况下,应推迟在该区域进一步分离,并在其他地方开始分离操作。另外两种手术技巧也有帮助,第一种是将水注入到粘附处(由 Victor Fazio 推广),这种方法有时可在阻力最小处撑开一个平面;第二种方法是使用 15 号手术刀的刀尖将粘连连带筋膜一起分离。但问题是此方法并没有按照解剖结构来进行操作,因而容易引起出血,而且其操作目标也不是将界面分离。因此,这种方法尽管可以将肠管从前腹壁分离开,但并不能构建肠系膜入路,对小肠肠袢的分离也没有帮助。尽管如此,当外科医生无法进一步操作时,这种没有遵循解剖学的操作可能是继续手术的唯一折中方法。

打开腹部

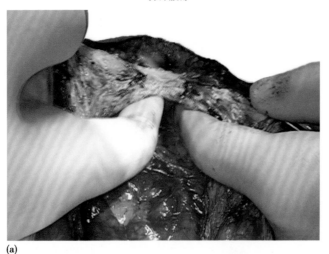

在两指之间进入腹腔

(a)

顺着手指进入腹部

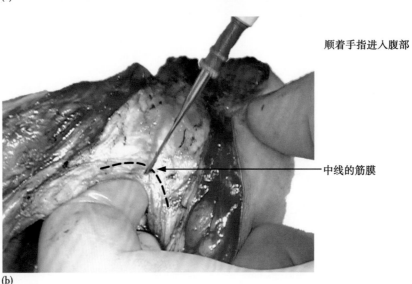

中线的筋膜

(b)

图25.3　(a)用两根手指在中线伤口下方分开,在两个手指间用电刀分离,打开腹腔。(b)将手指放在中线创口下方,将其分离(使用电刀),打开腹腔

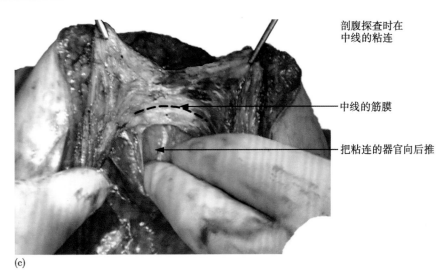

剖腹探查时在
中线的粘连

中线的筋膜

把粘连的器官向后推

(c)

图 25.3(续)   （c）将小肠和网膜从中线的下表面推开,把小肠推走使外科医生可以
将手指放在中线的伤口下面打开腹腔

一般来说,中线处的粘连最为致密。在关腹时,开腹切口在此处缝合对位(图 25.1 至图 25.3)。在这种情况下,甚至在更困难的再手术病例中,侧方分离可使外科医生到达较疏松的粘连。将粘连分离后,外科医生就可以进入真正的腹腔。通常来说,中线处的切口粘连仅仅分布在切口中线外侧几厘米内,这样医生的手可以到达粘连周围。因此,这让外科医生可以先避开粘连致密区域,在杠杆作用更大的位置再处理该区域。

显然,不管肠系膜在腹腔内的位置如何,对其解剖的全面认知可使再手术安全进行并且使其操作也

可以被复制。一旦阐释清楚肠系膜的解剖,那么肠道的解剖也一目了然了。为此,必须先对肠系膜进行识别,然后将其从粘连组织中分离出来,而不破坏其完整性(图 25.4)。尽管每个再手术都要考虑到个体情况和具体的手术技术,但肠系膜游离的重要性意味着我们可以对再手术的主要步骤和重点进行总结概括。

在再手术中,当无法安全地完成肠道和肠系膜的彻底游离时,从进一步的分离中退出是非常重要的。这并不代表手术失败,而是在技术上的一个很重要的决定。

特殊注意事项

在上述内容中,我们详细介绍了在再手术中安全游离肠系膜的技术方法。然而,在特殊情况下,可能无法将肠系膜与相邻的结构分离。例如病理过程形成了一个解剖粘连,而这种粘连只能通过整块多脏器的切除或终止病理过程来解决。一个比较常见的例子是 T4 肠道癌症,癌细胞已经扩散到了正常的解剖界面,并直接累及附近结构。另外,在晚期的克罗恩病中(由于造口或穿孔),纤维炎症反应已经累及邻近的器官或脂肪组织。在这种情况下,在末端回肠后方形成瘘管并不少见,并且瘘管很可能会穿透髂腰肌。在憩室病中也有类似的现象,邻近膀胱会穿孔形成瘘管。

在再手术中必须注意到一些间皮现象。例如,覆盖肠系膜的腹膜通常会增厚。这种效应在侧腹膜区域表现得更为明显,可能与两个间皮表面的长期稳定的接触有关(图 25.5)。新腹膜化,或新间皮化,增加了手术难

区分肠系膜

肠系膜

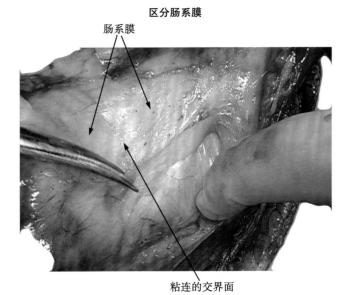

粘连的交界面

图 25.4   通过粘连松解术分离出来的小肠系膜。肠系膜已经折叠并粘附在粘连上。一旦后者被分离,就可以看到肠系膜。重要的是,坚持沿着平面解剖意味着肠系膜仍然完好无损,没有被破坏

度,因为新形成的腹膜组织可能和壁腹膜极为相似。一般来说,在该区域进行牵引和反牵引可以显示新形成的间皮和壁腹膜间皮之间的界面(图25.6)。一旦确定了界面,就可将其毗邻部分锐性分离。这通常需要花费一些时间,因为新间皮/新腹膜界面通常范围较广,可从骨盆延伸到上腹部,跨过整个结肠旁区域。

腹膜化2

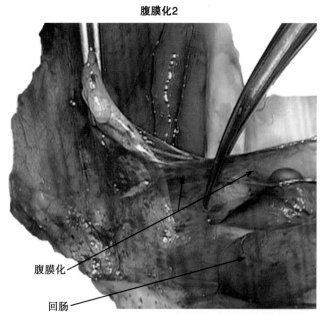

腹膜化

回肠

图25.5 在左侧腹形成的新腹膜,位于下面的小肠和邻近的腹壁之间

牵引/反牵引和锐性分离

把前腹壁牵拉开　　　　　　被牵拉的粘连

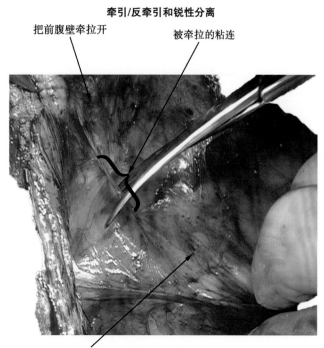

将回肠牵拉向相反的方向(反向牵拉)

图25.6 对前腹壁的牵引力和对小肠、肠系膜的反牵引力暴露出分离平面

新间皮层和壁腹膜的附着处增厚也并不少见。通常在接触放疗后、进行腹膜透析或在局部术后感染后(可能发生在瘘后)会出现这种情况。新内皮化通常扩及肠道的浆膜表面,并与腹膜类似。由于外观相似,外科医生可能会无意中切开浆膜,甚至将全层肠切开,这在肠梗阻时会引起严重后果。因为此处穿孔会造成压力急速下降(在压力下)和大范围的腹腔污染。当在显著的新间皮化区域操作时,重要的是要谨记肠道和肠系膜在邻近。如果粘连过于致密而无法分离,折中的方案是,在壁腹膜外将粘连与新间皮化组织整体切除。

外科医生倾向于立即修复浆膜撕裂或肠切口,从而尽量减少任何的潜在污染。合理的操作是暂时关闭缺口,因为继续分离可能造成缺口扩大。这样也减少了潜在的污染。如果肠道切开的解剖范围明显,应立即进行修复。在修复前,应对黏膜进行修剪,留下健康部分。如果肠道切开的解剖范围不明确,则不应该在此时试图闭合。在没有完全游离肠系膜的情况下尝试进行修复,这问题常牵涉到小肠和肠系膜,这会加剧对周围组织的损伤,使进一步的游离更加困难。在这种情况下的策略应该是轻轻对齐边缘,但留下较长的缝合口。这些都提醒我们,一旦完成肠系膜和肠系膜的完全游离,就必须进行彻底的修复。

粘连的构造各异,所以在外观上也各不相同。在某些区域,它们类似于腹膜(见以上了解新间皮化),而在另一些区域则类似于Toldt则类筋膜(图25.7)。这有时会引起混淆,因为筋膜通常只存在于肠系膜的下表面,并在此处附着在后腹膜。

在再手术中,对肠系膜进行游离时,外科医生应尽可能避免损伤肠系膜,这一点很重要。肠系膜损伤的主要问题之一是会有出血。虽然出血量不多,但血液会模糊筋膜层面。由于这种情况可能无法避免,外科医生必须制定手术策略来安全清除血液,而不妨碍外科手术进程。用盐水或水进行反复冲洗(使用50ml的膀胱注射器)通常可以做到这一点。喷射的压力可以清除有血的区域,使解剖结构更容易识别和区分。此外,这种方法可以有助于辨认出血点从而准确的缝线结扎。

有时,粘连会使出血点视野不清楚,此时绝对不可盲目结扎,因为这样操作会损伤组织,并可能使出血更严重。解决以上问题的一种方法是先将一个4cm×4cm的纱布轻轻放置在此处,之后再处理出血点。海绵会起到压迫和止血的效果。如果血液继续通过纱布渗出,就用止血纱布覆盖并加纱布按压该区域。如果以上措施仍不能止血,必须立即直接缝合结扎来控制出血。

在肠道再手术中,肠系膜极易被损伤,因此外科医生必须有手术备案来应对可能出现的各种情况。也

筋膜和腹膜相似之处

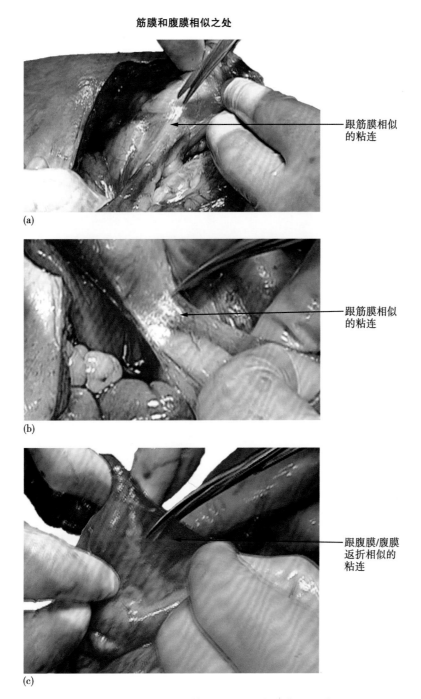

跟筋膜相似的粘连

跟筋膜相似的粘连

跟腹膜/腹膜返折相似的粘连

图 25.7 类似于 Toldt 筋膜(a 和 b)或腹膜(c)的粘连

许最重要的是避免在靠近肠系膜上动脉区域进行分离。这就需要对肠系膜和结肠系膜解剖有明确的认识。在再手术中,只要小肠系膜被充分游离,这种风险就存在(即作为回肠储袋肛门吻合术及和克罗恩病相关的切除手术操作的一部分)。

一些调查者发现手术方式存在差异,这与早期和长期术后结果的不同有关[9-13]。对手术方式差异的认知催生了如结肠系膜、结肠系膜内和固有肌层界面手术等术语[14]。参与再手术的外科医生需要记住这些差异。在过去,由于缺乏对系膜筋膜的认识,外科医生们会剖入腹膜后平面。在进行再手术时,同样的原因会导致外科医生无意中损害输尿管或生殖血管。

就像腹膜后脂肪可以出现在异常位置一样,大网膜也会移位(图 25.8)。同样,能够将网膜脂肪同肠系膜及腹膜后脂肪区分开来变得尤为重要。新间皮化生会增加手术难度,但安全地将网膜脂肪从肠系膜或腹膜后脂肪完全分离出来仍然是可能的。

如前文所述,再手术的整体目标是将整个肠管和肠系膜完全并完整地分离到十二指肠的第四部分。只有充分实现以上目标时,才可以开始肠段切除。

网膜小肠粘连

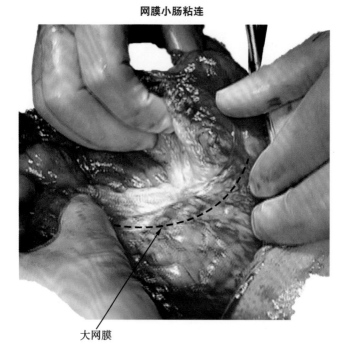

大网膜

图25.8 大网膜通常附着于下方的胃肠系膜结构。大网膜的分离需要小心松解粘连

再手术：其他区域的技术难点

其他有技术难点的区域包括左右两侧髂窝的远端、膀胱的后表面以及骨盆深处的骶骨前表面（图25.9）。左侧和右侧髂窝的腹膜化可能会相当致密，尤其难以进行安全解剖。因此，为了防止对输尿管和（在前中线）对膀胱底造成损害，践行前面解释并强调过的处理原则很重要。膀胱损伤可能是不可避免的，因此应该有处理这些损伤的策略预案（不在该著作的论述范围内）。解剖骶骨的前表面和盆底存在很大的技术挑战。这些表面上的粘附面积大且致密，还累及肠道及相关肠系膜。良好的照明、牵引、冲洗和吸引对于识别这些区域的系膜筋膜层面至关重要。

再手术及术后并发症

结直肠再手术通常是处理术后并发症的一部分。最常见的例子是术后吻合口瘘、腹腔血肿或脓肿形成。在这些情况下，小肠、肠系膜和网膜往往在病变部位聚集，并引起蜂窝织炎，组织炎症继而向腹腔其他部位蔓延。再次强调，对肠系膜和腹膜结构的清晰认识非常重要，其目的是：①到达病变部位；②手术处理病变部位。为了到达病变部位，外科医生必须能够区分不同的脂肪间隙，并在不破坏其结构完整性的情况下将它们分开。如果不同组织的融合过于紧密，应该在其他地方继续分离，最终回到原来区域。

在再手术时，经常需解决棘手的出血问题。例如，将大网膜从肠系膜或结肠系膜上剥离下来时，常常伴有二者表面出血。另一个例子是在两个毗邻的肠系膜结构之间（如当小肠系膜附着于乙状结肠的右侧表面上）。不幸的是，炎症反应导致表面间皮变得脆弱，继而可能会被剥蚀，从而容易导致肠系膜的两个表面出血。由于出血源于表面血管（位于肠系膜结缔组织内），通常可以很快止住。

在处理阑尾切除术后的盆腔脓肿时，必须小心谨慎地分离脓肿的解剖结构。其目的是充分暴露所有的粘连复合体，并全面检查肠系膜。这可以确保没有残留的肠袢间脓肿或肠系膜脓肿。这一过程应该由熟悉肠系膜和结肠系膜解剖（盆腔内和盆腔外）的外科医生来进行，因为须游离从十二指肠空肠曲到骨盆的所有肠袢。

再手术：误入错误平面

由于肠系膜、相关筋膜和腹膜返折的解剖最近才被阐明，所以过去的外科医生在解剖时可能会误入腹膜后[14-18]，这也不足为奇。因此，术者应该预料到，在手术中可能会遇到对胃肠外科医生来说并不熟悉的平面（特别是如果术者没有参与首次手术）（图25.10和图25.11）[12-15]。也许最常见的例子是，在最初的手术中，外科医生在进行分离时进入了筋膜后间隙。那么，在再手术中，髂腰肌就会暴露出来。这反过来应该让外科医生提高警惕，考虑腹膜后结构（即输尿管）明显移位的可能性。

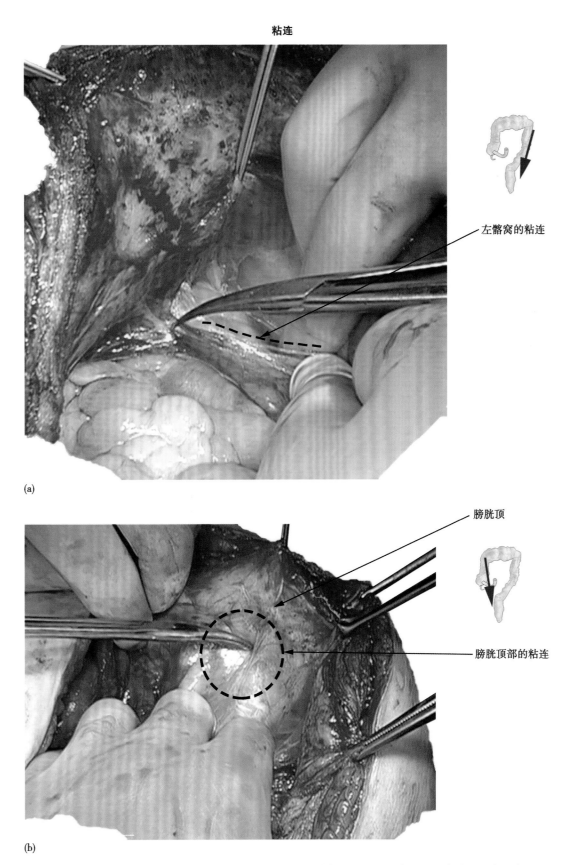

图 25.9　(a,b)粘连也发生在膀胱底(和/或子宫)处,分离时小心不要穿破进入膀胱(和/或子宫)

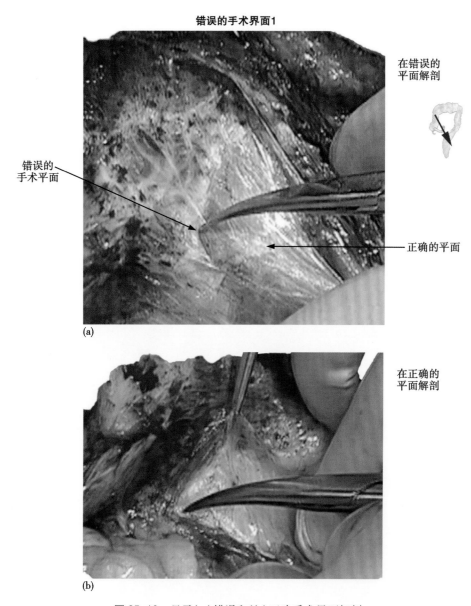

图 25.10 显示(a)错误和(b)正确手术界面解剖

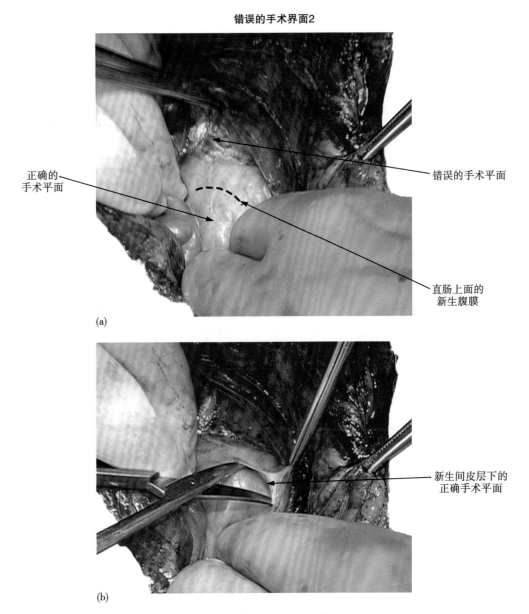

图 25.11　显示(a)错误和(b)正确手术界面的分离

总结

在腹部再手术中,通常需要完全分离位于十二指肠空肠曲远端的整个肠道和肠系膜。这就需要清晰地认识肠系膜、腹膜和筋膜的解剖结构,以及这些结构在再手术中是如何被改变的。

参考文献

1. Senagore, A.J., Can reoperative surgery be profitable? Maximizing reimbursement. *Clin Colon Rectal Surg*, 2006. **19**(4): 251–253.
2. Morris, A.M. et al., Reoperation as a quality indicator in colorectal surgery: A population-based analysis. *Ann Surg*, 2007. **245**(1): 73–79.
3. Archampong, D. et al. Workload and surgeon's specialty for outcome after colorectal cancer surgery. *Cochrane Database Syst Rev*, 2012. Issue 3. Art. No.: CD005391.
4. Aquina, C.T. et al., High volume improves outcomes: The argument for centralization of rectal cancer surgery. *Surgery*, 2016. **159**(3): 736–748.
5. Yeo, H.L. et al., Surgeon annual and cumulative volumes predict early postoperative outcomes after rectal cancer resection. *Ann Surg*, 2016. [Epub ahead of print].
6. diZerega, G., *Peritoneal Surgery*. Springer, New York, 1999, pp. 117–131, 217–227.
7. Diamond, M.P. and M.L. Freeman, Clinical implications of postsurgical adhesions. *Hum Reprod Update*, 2001. **7**(6): 567–576.
8. Davies, S.W. et al., A comparative analysis between laparoscopic and open adhesiolysis at a tertiary care center. *Am Surg*, 2014. **80**(3): 261–269.
9. Joris, J.L. et al. Prevalence, characteristics and risk factors of chronic postsurgical pain after laparoscopic colorectal surgery: Retrospective analysis. *Eur J Anaesthesiol*, 2015. **32**(10): 712–717.
10. Mallick, I.H. et al., Management and outcome of pouch-vaginal fistulas after IPAA surgery. *Dis Colon Rectum*, 2014. **57**(4): 490–496.
11. Fiscon, V. et al., Laparoscopic reversal of Hartmann's procedure. *Updates Surg*, 2014. **66**(4): 277–281.
12. Genser, L. et al., Postoperative and long-term outcomes after redo surgery for failed colorectal or coloanal anastomosis: Retrospective analysis of 50 patients and review of the literature. *Dis Colon Rectum*, 2013. **56**(6): 747–755.
13. Fazio, V.W. et al., Ileal pouch anal anastomosis: Analysis of outcome and quality of life in 3707 patients. *Ann Surg*, 2013. **257**(4): 679–685.
14. West, N.P. et al., Pathology grading of colon cancer surgical resection and its association with survival: A retrospective observational study. *Lancet Oncol*, 2008. **9**(9): 857–865.
15. Coffey, J.C., Surgical anatomy and anatomic surgery—Clinical and scientific mutualism. *Surgeon*, 2013. **11**(4): 177–182.
16. Coffey, J.C. et al., Terminology and nomenclature in colonic surgery: Universal application of a rule-based approach derived from updates on mesenteric anatomy. *Tech Coloproctol*, 2014. **18**(9): 789–794.
17. Culligan, K. et al., The mesocolon: A prospective observational study. *Colorectal Dis*, 2012. **14**(4): 421–428; discussion 428–430.
18. Culligan, K. et al., The mesocolon: A histological and electron microscopic characterization of the mesenteric attachment of the colon prior to and after surgical mobilization. *Ann Surg*, 2014. **260**(6): 1048–1056.

26. 展望未来

J. CALVIN COFFEY

If the facts don't fit the theory, change the facts.

——Albert Einstein

介绍

至此,肠系膜的结构已经通过严谨的科学方法阐述清楚。这些认识将有助于基础与应用科学的研究,更有助于人类对自身健康和疾病的深入认识。肠系膜的系统研究已经催生了新的诊断和治疗方式。本章将展望肠系膜的未来。

历史

令人惊讶的是,手术中所见的肠系膜有别于解剖学所描述的肠系膜。高质量的外科手术有赖于清晰可辨的腹膜、系膜及毗邻筋膜,但解剖学专家对肠系膜的描述是不连续且复杂的。近来,仍有个案报道左、右结肠系膜的存在是异常的。这种错误的认识很可能是由早期组织保存方法的缺陷所导致,同时与肠系膜形状结构独特,不易识别也有关系。因为肠系膜一旦和腹膜分离,就无法保持原状。尽管过去对肠系膜的认识有差异,但对科学家与临床学家来说,现在是对肠系膜作用机制进行再探索的最佳时机。

解剖学

基于对肠系膜解剖的深入阐述,很多问题也就迎刃而解。例如,了解了肠系膜的毗邻性,可以更好地描述节后肠神经系统的分布。迄今为止,已有对肠神经系统的清晰描述,内容涉及节前肠神经元及三个神经结的位置。但关于节后神经纤维的相关研究仍很有限,且多半没有对其离开三大神经结后的解剖路径进行有实质性内容的详细描述。

胚胎学

腹膜、肠系膜和筋膜相毗邻的概念在根本上不同于复杂且不连续的结构概念。目前为止,肠系膜及其相关结构的胚胎发育是基于肠系膜不连续的概念。也许,用于解释左、右结肠系膜概念性缺失的理论(即滑动、复原理论)未被广泛接受也不足为奇了。现在,对肠系膜发育过程的研究仍然是基于其在成年人体内的连续性。该研究应该首先关注肠系膜本身,然后才是悬于其周围的筋膜和腹膜返折。

组织学

在该部分有几个有趣的问题。也许最紧要的是对肠管和肠系膜交叉区域的组织学特征进行描述。在这一区域,结缔组织块连接着肠管和肠系膜。该区域的细胞和分子活动对人体的健康和疾病可能至关重要。实际上,这就是肠道的"肠门",血管、神经和淋巴管在此进入或离开肠道。肠门至少有几米长。

另一个重要问题是组织特化的概念。这是指组织独特的特征对应着其独有的功能。在心脏系统中,心肌细胞是负责收缩心脏的。在神经系统中,神经元是专门远距离传递电化学信号的特化细胞。如此类推,肠系膜内是否也存在特有的细胞或组织。如果肠系膜内也存在组织特化,那么这将支持应把肠系膜定位为身体器官的讨论。

Toldt 筋膜

该部分将探讨和筋膜有关的几个问题。筋膜存在于肠系膜附着于后腹壁的任何地方。其发育机制尚不清楚。但从肉眼上观察,筋膜与粘连在外观上非常相似,这可以说明二者有相同的细胞和分子机制。本章的目的是进行大胆的推测,即:跨 Toldt 筋膜的肠系膜贴壁和粘连附着对人类的直立行走起着重要的作用。这意味着当一个人处于直立状态时,附着将结肠和小肠维持在骨盆外。如果没有肠系膜的附着,二者都会坠入骨盆内,这样,人在站立时,肠道功能就会受损。

生理学

有越来越多的证据说明了肠系膜的重要生理作用。肠系膜独特地存在于肠道和机体之间,它能采集腹腔异常信号,从而调节局部黏膜的炎症反应。此外,肠系膜还调控着全身的生理反应,如溶血、凝血和炎症级联反应。

最近的研究证明了肠系膜间皮细胞具有可塑性。当肠系膜间皮细胞在体外扩增时,可以转变成多种间充质细胞。这个过程可能会促进人体内粘连的形成,也可能会导致克罗恩病患者的肠系膜及肠道中产生间充质细胞。这些有趣的假设仍需进一步的研究来证实。

肠系膜在不同时间点有着不同的功能,而关于所有这些功能的研究总体上还不够充分。在胚胎发育中,它为细胞在特定区域的特化提供了平台。细胞在肠系膜腹侧区域的特化形成了肝脏,在十二指肠附近特化形成了胰腺,在肠系膜周边的特化形成了小肠。肠系膜的该功能应进行深入研究,以了解每个区域形成所需的区域转换。

肠系膜是成人脂肪的主要储存部位。人体利用这一能量储备来维持自身的动态平衡。肠系膜的脂肪储存量在内脏肥胖人群中显著增加。成人肠系膜使肠管与身体解剖主体有一定的距离,但同时肠系膜和肠管又通过肠门彼此连接。在肠门、肠管与肠系膜之间不断发生着交换。把肠系膜本身作为实质性结构来认识,将有助于研究肠系膜的能量储存与信号交换功能。

病理学

众所周知,很多病理过程会波及肠系膜。肠系膜与其他器官和系统一样,易受血管、炎症、间充质和恶化过程的影响。目前还不清楚是否可将一些病理视为原发性或继发性肠系膜病。例如,越来越多的证据表明克罗恩病是由肠系膜早期炎症发展而来,随后累及邻近肠管。在揭示疾病发展的过程时,肠道和肠系膜之间的界面可提供重要线索,并且在该解剖平面的细胞和分子活动至关重要。肠系膜和邻近肠管之间的间充质连续性(即胃肠-肠系膜轴)可能会为疾病持续进展创造条件。此外,结缔组织还包绕着肠系膜属支静脉的外膜,因此,全身的结缔组织是连续的,这也可以解释为什么肠道疾病会有肠外表现或肠外疾病也会有肠道症状。

放射学

由于肠系膜、筋膜和腹膜结构最近才被阐述清楚,因此其影像学特征也是最近才进行重新考量。因此,十二指肠空肠曲远端的所有腹内疾病的影像学表现也需重新考究。这将有助于恶性肿瘤的术前分期及手术策略的规划(如多部位手术切除的预案),同样有助于从空间上解释诸如胰腺炎和憩室病的蔓延情况。例如,在胰腺炎中,炎性渗液往往会从小网膜囊开始从左结肠系膜下方渗出,并将结肠系膜和下方的肠系膜底分离。克罗恩病和憩室病的肠系膜外蔓延说明有可能存在瘘管。在结直肠癌中,结肠系膜淋巴结肿大可能需要使用新辅助化疗。

肠系膜在解剖学上的核心重要性将带来另一个机遇。十二指肠空肠曲以远的肠管实际上是以肠系膜为中心。因此,通过对肠系膜与肠管的影像学评估,放射科医生可以生成腹部和病理部位的复合图片。这种肠系膜优先的方法仍需严谨地研究。

专业术语

结直肠专业术语缺乏准确性。为了解决这一问题,研究者费劲心思设计了一个改良的命名法。一个术语要包罗万象是不可能的,因为结直肠手术很复杂,且涉及很多方面。例如,"直肠乙状结肠切除术"是准确的,但忽略了切除的肠系膜部分。TME 也是准确的,但忽略了切除的肠管部分。术语"完全结肠系膜切除术"忽略了一个事实,那就是小肠系膜与右结肠系膜相连,从而使切除完全的结肠系膜在技术上非常有挑战性。尽管存在这些问题,但新近出现的这些术语(如全结肠系膜切除术、全直肠系膜切除术和完全结肠系膜切除术)代表了结直肠手术操作系统化的进展。这对结直肠手术操作的标准化至关重要。因此,应就结直肠亚专科的相关术语寻求共识,以进一步明确手术操作。

手术器械

在结直肠手术中进行切除时,大部分手术时间用于探查,然后分离和切除相关的肠系膜。这一过程因耗时过多,催生了新的器械和新的手术方法,可以更有效地进行腹膜切开、系膜间筋膜分离和肠系膜切除。目前正在研究中的有气体和水解剖,还有隔离装置,腹腔镜疝手术中就有使用。在气体解剖中,将通常用于给胆囊减压的针头插在腹膜返折下方,再通过针头重新排出用于产生气腹的 CO_2。展开下腹膜平面可为定向腹膜切开提供更有效的线路图。将系膜筋膜快速有效地分离仍然是个挑战。在系膜筋膜平面进行放射学引导的置管术可为放射科医生游离肠系膜提供路径,就不需外科医生来完成游离操作了。如果这种方法与基于磁力的肠管分离技术相结合,那么肠系膜外科手术的许多步骤(即腹膜切开、系膜间筋膜分离术和椎间筋膜分离术)有朝一日可以通过放射学手段来实现,因此比现用的手术方法创伤更小。

全直肠系膜切除

在骨盆中,直肠系膜在其大部分长度上与周围的结构有明显界限。但在腹膜返折的侧方与深部除外。这一区域被称为粘连带或 T 型带,显示出自主神经和血管的切向连接,之前被称为外侧韧带。长期以来,该处被认为是中直肠血管进入直肠系膜的解剖入路。通过对人类可视计划的全彩数据集进行详查分析,未能证实粘连带的存在,也未能清楚地展示将整个直肠系膜与邻近结构分开的环形直肠系膜平面。鉴于这种争议,应集中精力进一步对该区域的解剖结构进行研究。

胃肠病学

内窥镜技术应开发并用于识别结肠的系膜极点。内窥肠系膜标测可为结肠镜提供一个路径可循,以减少患者在检查中的不适。内窥肠系膜标测使沿结肠周围定位病灶成为可能。如果与纵向数据结合,可以确定结肠中病灶的具体部位。就像前列腺的活检操作一样,肠系膜的病灶也可以经肠道进行活检。这个技术在各种疾病中均具有诊断价值。

教学

为了解释肠道手术的肠系膜基础,需要开发一些图谱。这些包括尸体、数字、影像、手术(开放和腹腔镜)图集以及基于人类可视计划中图像的图谱。与本书一起,这些构成了课程的基础。这个课程可以在大学本科和研究生教育中开设。授课对象将包括所有医学本科生以及参加手术、放射、病理、胃肠及肿瘤等专科培训的研究生学员。

总结

肠系膜、腹膜和筋膜结构的澄清为科学领域和临床学领域提供了一系列的机遇。总的来说,这些认识为很多领域的疾病过程研究更新了思路。肠系膜的系统研究可自此开始。

附录 A:手术模板

J. CALVIN COFFEY,D. PETER O LEARY,AND LEON G. WALSH

Everyone must row with the oars he has.
——English proverb.

以下是为开腹、腔镜及机器人结直肠癌根治手术提供的示范。本文的论述以第 2 章的解剖学和第 9 章的命名法为基础。读者也需参照第 13 章(腹腔镜/机器人图集)和第 14 章(开腹图集)。

此手术示范提供了将手术过程标准化并将其记录的方法,以及如何将这种方法授于后人。但本文只介绍手术中与肠系膜结构有关的解剖内容。其他手术过程的标准化描述,例如切开腹腔、造口位置的设置和气腹的建立等并未涉及。

模板 Ⅰ:腹腔镜/机器人右半结肠切除术

过程:

为了便于显露右侧结肠系膜,让病人取头低左倾位使小肠和小肠系膜向左侧滑离。

通过右髂窝 Trocar 处的肠钳提起阑尾,由此将尾侧盲肠向头侧腹壁方向牵拉回结肠血管因此也受到牵拉,其血管根部显露。从覆盖在回结肠血管根部处的间皮层开始系膜的切除。进入上层系膜和下层筋膜之间的间隙,并将其从中间向侧边分离。向前翻转结肠系膜,向后翻转 Toldt 筋膜,继续进行系膜筋膜的分离。

向下偏转 30° 腔镜便于确认回结肠血管根部系膜。再次切开系膜并进入回结肠血管根部系膜和筋膜之间的间隙并进行分离。在确认血管结构后使用超声刀裸化血管根部。

从左上腹部的 10/12mm 的 Trocar 口伸入施夹钳。回结肠血管放置于夹子后。确保夹子闭合式,可畅通地接触到血管处的系膜平面。

向右侧继续分离系膜筋膜间隙直至右结肠旁沟和右侧腹壁返折处。提起肠系膜的弯曲部分,在结肠右曲处分离系膜筋膜间隙。

然后病人取头高脚低位,暴露结肠肝曲处腹膜返折。提起腹膜返折,可以通过提起右半结肠的阑尾系膜和朝向左侧髂窝的右半结肠肝曲系膜。使用组织密封装置分离直接分离肝结肠曲的系膜并扩展至右结肠旁沟进行腹膜分离。尽可能地向下分离右结肠旁沟的腹膜返折。

然后病人采取头低脚高位暴露覆盖在回盲肠系膜交汇和阑尾系膜上的回盲肠处的腹膜返折。向右侧腹膜返折处的边缘游离腹膜并进行腹膜分离。沿着小肠系膜根部向中间进行腹膜分离。此操作可暴露结肠系膜筋膜间隙,并尽可能地靠近肠系膜根部,充分游离小肠和右结肠系膜处的肠系膜筋膜间隙。

在右侧切开一处长约 4cm 的小切口,并用甲钩撑开。然后取出脏器,并使用 Kocher 离断回肠末端和肝曲处的横结肠。在肠管分离之后,就完成了远端和近端肠系膜的切除和结肠的切除。标本送检病理。

为了完成手工吻合,分离回肠系膜,确保距离肠系膜缘至少 1cm。在结肠侧继续进行该操作,确保整个小肠暴露于视野之下的情况下完成手工吻合。如果是进行机械吻合,要确保两边针脚位于肠系膜缘之上。用 2-0 普利林线缠绕在圆形吻合器的底座,并使用圆形吻合器把结肠和小肠末端吻合在一起。吻合器的尖端和横结肠的结肠水平放置。移动吻合器的尖端连接着吻合器的底座和吻合器的尖端。在吻合器尖端靠近结肠的离断端后,激发吻合器。用 2-0 的 Vicryl 丝线进行缝合。将 2 根缝合线放置在回肠系膜的两侧并在系膜处缝合小肠和结肠,并使用 3-0 的 Vicryl 缝合线沿着圆形吻合器固定。

检查系膜切缘是否出血,出血点以 judicious 线结扎止血。拉近系膜边缘以关闭系膜间隙。把取出的组织重新放回腹腔。沿着切除后的腹膜边缘、右半结肠表面及血管根部进行系膜结扎，最后系统地检查出血点并止血。

模板 II：开放的右半结肠切除术

过程：

取腹部正中切口以确保足够的右半切除空间。切口的周围放置切口圈套保护器。使用腹钩将小肠和系膜拉向腹部的左侧。

将盲肠向头侧牵拉，此操作使回盲部的腹膜返折处于牵拉状态，暴露回结肠旁沟，作为腹膜分离的标志。切口腹膜返折暴露此处的结肠筋膜交界面。使用电刀分离结肠筋膜。

以相同的方式分离暴露的肠系膜筋膜交界面。

抓住右半结肠向头侧牵拉使右腹膜返折处于牵拉状态。通过此种方式切开腹膜并暴露结肠筋膜交界面进行分离。向中间继续该过程直至系膜筋膜交界面并完成分离。

向左侧展开升结肠。该操作可暴露结肠肝曲，分离此处的腹膜返折。这为到达结肠筋膜和系膜筋膜交界提供了入路。向中侧分离结肠筋膜和系膜筋膜交界面至肠系膜根部。在分离十二指肠和胰头处的系膜时，务必小心以免损伤此处的血管。在系膜的分离完成之后，使用 Kocher 钳将回肠末端和结肠离断，采取常规方式完成手工回结肠的吻合。如果是机械吻合，按照之前描述进行操作。

检查系膜出血点并使用生物夹夹闭止血。拉紧系膜边缘以关闭系膜之间的空隙。将脏器回纳腹腔。沿着系膜边缘系统地检查出血点，包括右半结肠系膜表面，系膜根部处的血管结扎处。

模板 III：腹腔镜/机器人乙状结肠系膜分离术

过程：

将病人按照轻微的低位并肩膀水平位放置。因此可以将小肠和系膜滑离骨盆方便暴露乙状结肠系膜根部。然后进行结肠系膜的分离。

向头侧牵拉住结肠脂肪垂。暴露乙状结肠系膜根部的腹膜返折，显露肠系膜下动脉血管根部处的突起。

提起腹膜返折处的间皮组织后使用一种组织密封机分离腹膜。在确认系膜筋膜交界处后仔细地进行分离并先后提起乙状结肠系膜和展开平筋膜。调整 30° 镜，以展现下层的乙状结肠系膜分离并进行深层的系膜筋膜分离。输尿管和生殖血管为深入筋膜的标志。

沿着血管根部分离腹膜并在系膜筋膜分离后更加方便。调整腹腔镜观察左半结肠，抬高患者左肩使小肠滑离左半结肠并暴露十二指肠空肠曲，为左半结肠的切除提供了入路。再次调整 30° 镜，确认结肠系膜处的血管根部。在肠系膜和分离后的系膜筋膜交界处进行腹膜的分离。接下来分离血管根部。血管根部处的脂肪需用抵挡超声刀小心地游离。

从左侧的 10/12mm 的 Trocar 口伸入施夹钳夹闭离断肠系膜下动脉。待施夹钳激发后夹闭 1 分钟，将其打开并移走。残留的出血点通过线性吻合器进行对角剪裁止血。在左半结肠系膜中血管根部完全被分离后，确认左半结肠系膜的表面。与此类似，用同样的方式拓展在乙状结肠系膜之下的系膜筋膜交界。继续乙状结肠系膜分离，使乙状结肠系膜偏向头侧和筋膜后侧。通过先后调整乙状结肠系膜和筋膜的牵拉方向，继续乙状结肠系膜的分离，直至乙状结肠系膜左侧腹膜返折处。调整 30° 镜直接确认左侧腹膜返折处。向头侧的降结肠和向尾侧的左侧直肠旁沟进行腹膜的分离。这样就完成了乙状结肠系膜的分离。

模板 IV：开放的乙状结肠系膜的分离

过程：

术者站在患者的左侧，提起乙状结肠并向头侧牵拉。此操作可以暴露乙状结肠和左侧髂窝处腹膜之间的先天粘连。在乙状结肠和髂窝之间的粘连分离后，就可以进行乙状结肠系膜左侧腹膜返折的腹膜分离。确认直肠和乙状结肠交界面并将其向头侧牵拉。这样可保持侧腹膜返折处于牵拉状态并可伸展腹膜返折处的结肠旁沟。向头侧和尾侧进行腹膜的分离。腹膜切除后可暴露在左半结肠和深层筋膜之间的结肠筋膜交界。分离结肠筋膜交界直至系膜筋膜交界面被同样地分离。

向头侧牵拉乙状结肠并伸展乙状结肠系膜和深层筋膜之间的交界面。用单极电刀分离乙状结肠系膜和深层筋膜之间的交界面并分离乙状结肠系膜后，可使乙状结肠系膜前层与覆盖在后腹膜的筋膜分离。向头侧和尾侧进行右侧腹膜切除。向前牵拉肠系膜下的血管根部。裸化血管并使用生物夹夹闭血管用丝线缝合结扎。这样就完成了开放的乙状结肠系膜的游离。

模板 V：腹腔镜/机器人结肠脾曲的游离

过程：

向头侧尽可能地分离左侧腹膜。分离结肠脾曲末端有突出的粘连。使用抓钳牵拉降结肠远端向右侧髂窝方向牵拉。继续向头侧进行左侧腹膜返折处的腹膜分离。此操作可暴露左侧的结肠筋膜交界。通过先后改变筋膜和结肠进行结肠筋膜交界的分离直到系膜筋膜交界处。作为左半结肠系膜分离的一部分，左结肠系膜已经被尽可能地和深筋膜分离。此步骤已经充分游游离了左结肠系膜。

然后调整患者体位为头高位。使用抓钳提起大网膜向远离胃网膜处牵拉。以同样的方式提起邻近的大网膜并进行分离。进入小网膜囊并侧向分离大网膜。此种操作可游离横结肠系膜前叶。在脾曲，大网膜和脾曲处的腹膜返折相粘连。将患者左侧肩膀抬高，分离大网膜和腹膜相粘连处。暴露深筋膜和腹膜返折。环周分离腹膜返折可游离左侧腹膜返折处的边缘。沿着腹膜返折的边缘分离腹膜返折。

分离完腹膜返折以后，结肠脾曲系膜筋膜交界面完成分离。通过向中间牵拉系膜交界和向尾侧牵拉筋膜完成系膜筋膜的分离。继续分离至中结肠血管结束。这就完成了腹腔镜/机器人脾曲的游离。

模板 VI：开放的结肠脾曲的游离

过程：

患者采取头高位。术者站于患者两腿之间，助手（站于左上腹部）牵拉左上腹部分组织。二助（站于右侧）向右侧牵拉小肠和系膜。此种站位可暴露整个左侧结肠系膜。

可最快完成游离左半结肠系膜和结肠。

向头侧和尾侧分离左半结肠暴露系膜筋膜交界面。分离系膜和筋膜交界面后，展平筋膜。继续分离直至达到左侧系膜筋膜交界面。通过牵拉脾曲处的结肠分离结肠和系膜筋膜交面界。用止血钳分离侧腹膜远端的先天粘连。

然后把注意力转向横结肠。向头侧牵拉大网膜，向尾侧牵拉结肠，暴露两者之间的腹膜返折。在中线附近分离此处的腹膜并向脾曲处牵拉。暴露出

大网膜和深筋膜之间的粘连。充分游离横结肠系膜。一直向脾曲进行腹膜和结肠系膜的分离。大网膜和结肠脾曲处的腹膜返折相粘连。沿着侧腹壁分离大网膜和系膜直至左侧腹膜返折。术者左手牵拉横结肠和左半结肠脾曲向右侧髂窝轻轻地牵拉。在分离完腹膜和脾曲处的网膜后可确认系膜筋膜交界面。向尾侧牵拉筋膜可完全游离脾曲处的系膜。直至分离过程被中结肠血管阻挡。这样就完成了脾曲的游离。

模板 VII：腹腔镜/机器人横结肠系膜的游离

术中发现：

为了完成这次描述，假定横结肠系膜的切除是腹腔镜下的全系膜切除。此文中假定乙状结肠、左结肠系膜和脾曲已经游离。作为乙状结肠系膜系膜分离的一部分，其包括血管根部的深筋膜分离和远处的系膜边缘分离。

过程：

第一步是分离大网膜和横结肠系膜。如果这一步骤完成不了，就不能完全分离中结肠血管根部。

将患者头高脚低位放置，用右侧 5mm Trocar 处抓钳提起大网膜。术者用位于右髂窝 truck 处的抓钳提起大网膜向腹壁牵拉。暴露出大网膜的分离边缘。从中间向脾曲分离大网膜。在脾曲处，分离大网膜和肝结肠系膜返折的粘连。可完全分离大网膜与横结肠系膜。

第二步是分离中结肠血管根部。一助向前提拉横结肠系膜上的大网膜。二助提起脾曲处的肠系膜并向前提拉。打开在中结肠血管根部的横结肠系膜并游离肠系膜。因为此处的系膜没有血管，可用密封装置进行游离。

进行肠系膜切除直至中结肠血管。进入小网膜囊，切除血管根部对面的无血管系膜。从中结肠血管处轻轻游离系膜脂肪。在中结肠血管的根部继续进行系膜的切除。采用此种入路，中结肠血管可被完全游离并裸化。这样就完成了所有步骤。术者在确认中结肠动静脉后进行操作。向头侧牵拉结肠肝曲处系膜，并按照之前描述进行操作，通过无血管区域进行肠系膜的侧方游离。这样就完成了横结肠系膜的游离。